발간사 Preface

미래를 향한 새로운 시작

급변하는 의료시장의 환경 속에서 병원 서비스의 가치는 날마다 새롭게 정의되고 있습니다. 고객의 기대 수준이 높아짐에 따라 양질의 의료서비스는 선택이 아닌 필수가 되었습니다. 이에 따라 의료 현장에서 고객 만족과 병원의 경쟁력을 높이는 전문 인력, 바로 병원코디네이터의 역할은 더욱 중요해지고 있습니다. 이들이야말로 환자와 병원을 잇는 가교이자, 서비스 혁신을 주도하는 핵심적인 존재입니다.

2015년 병원코디네이터를 위한 수험서 발간을 시작으로 꾸준한 개정을 거듭하면서, 많은 수험생 여러분과 함께 성장해 온 우리 대한병원코디네이터협회는 이러한 시대적 변화와 요구에 부응하고자 심혈을 기울여 2025년 새로운 수험서인 '병원코디네이터 시크릿 노트'를 발간하게 되었습니다. 이번 교재는 단순히 지난 내용의 보완을 넘어, 새로운 시각으로 고민하고 연구하여 구성하였습니다.

첫째, 코로나19 팬데믹 이후 달라진 병원 서비스의 패러다임을 깊이 있게 다루었습니다.

비대면 진료, 원격 상담, 온라인 예약 시스템 등 새로운 서비스 제공 방식이 일상화된 오늘날, 병원코디네이터가 갖추어야 할 디지털 역량과 변화된 고객 응대 전략을 제시하였습니다.

둘째, 다가온 AI시대에 적절한 병원 서비스의 미래를 조망합니다.

인공지능 기반의 챗봇, 빅데이터를 활용한 맞춤형 서비스 등 첨단 기술이 의료서비스에 접목되는 현실을 반영하여, AI와 공존하며 환자 경험을 극대화하는 병원코디네이터의 역할과 윤리를 다루었습니다.

셋째, 100세 시대에 병원코디네이터들이 갖추어야 할 역할 변화를 강조합니다.

평균 수명 증가와 함께 질병 치료를 넘어 건강 증진과 삶의 질 향상을 위한 의료 수요가 커지고 있습니다. 본 교재는 환자의 생애 주기에 맞춘 의료서비스의 새로운 지평을 열어갈 수 있도록 돕는 실질적인 지식과 기술을 담았습니다.

넷째, 병원코디네이터의 선도 협회로서의 사명과 비전을 담았습니다.

대한병원코디네이터협회는 단순한 자격검정 및 교육 기관을 넘어, 국내 병원 서비스의 표준을 제시하고 선도하는 역할을 하고자 합니다. 본 교재는 이러한 사명 아래, 병원코디네이터가 가져야 할 전문성, 리더십, 그리고 미래 지향적 태도를 강조하며, 협회가 나아가야 할 방향을 함께 제시하고자 노력했습니다.

이 책이 병원코디네이터를 꿈꾸는 분들에게는 훌륭한 나침반이, 현직에 계신 분들에게는 끊임없이 발전하는 의료시장에서 앞서 나갈 수 있는 지혜와 영감을 제공해 주길 바랍니다.

이 책이 세상에 나오기까지 아낌없는 지지와 조언을 보내주신 협회 이사님들과 회원 여러분, 그리고 출판을 위해 노고를 아끼지 않으신 계축문화사의 대표님 외 관계자 여러분께 진심으로 감사드립니다.

대한병원코디네이터협회

2025년 11월

대한병원코디네이터연구회

시험 안내

"병원코디네이터 자격증 취득은 대한병원코디네이터협회에서"

온라인 시험을 편리하게!

- 2개월마다(짝수달) 온라인 시험 응시 가능
- 회원가입 후 30일간 병원코디네이터 과정 무료 수강
- 교육 이수 후 자격시험 응시 자격 부여

안 내

[병원코디네이터 자격시험 배점표]

교시	시험과목		문항수	배점
1교시	PART 01	1장 병원코디네이터	5	10
		2장 병원의 이해	5	10
	PART 03	6장 병원코디네이터 실무	40	80
2교시	PART 02	3장 기본 서비스	10	20
		4장 고객 커뮤니케이션	5	10
		5장 고객 심리의 이해	5	10
	PART 04	7장 병원마케팅	15	30
	PART 05	8장 서비스 품질관리	15	30

[병원코디네이터 자격시험 합격기준]

1. 병원코디네이터 자격시험은 4지선다형 객관식으로 출제됩니다.
2. 자격시험 합격 기준 : 매 교시 100점 만점 기준 각 40점 이상, 전체교시 평균 60점 이상의 득점을 취득한 자

차례 Contents

PART 03 고객 서비스 흐름과 병원코디네이터 실무

제6장 병원코디네이터 실무

PART 04 병원 마케팅의 이해와 실무

제7장 병원마케팅

PART 05 병원 서비스 품질경영 실무

제8장 서비스 품질관리

PART 01

병원코디네이터와 병원의 기본 이해

제 1 장

병원코디네이터

제1장 병원코디네이터

학습목표

1. 의료환경 변화에 따른 병원코디네이터의 역할 변화를 설명하고, 병원 내에서 병원코디네이터의 핵심적인 기능과 가치를 인식한다.
2. 병원코디네이터 직무의 도입 배경과 국내 발전 과정을 설명하고, 미래 의료환경 변화에 따른 병원코디네이터의 역할 확대 및 전문성을 예측하고 대비할 수 있다.
3. 병원코디네이터의 다양한 직무 영역과 세부 수행 업무를 파악하고, 자기 적성과 관심 분야를 탐색할 수 있다.
2. 병원코디네이터에서 요구되는 지식, 기술, 태도 측면의 핵심 역량을 이해하고, 자기 계발 계획을 수립할 수 있다.
3. 병원코디네이터의 유형별 코디네이터의 주요 업무를 파악하고, 실제 병원 상황에 적용할 수 있다.

오늘날 급변하는 의료환경 변화와 고객의 요구도 증가 및 고급화에 따라 병원들은 양질의 의료서비스와 상품을 개발하여 제공하는 것이 치열한 경쟁 속에서 생존하기 위한 필수 과제가 되었다. 이는 의료시장이 과거 의료기관 중심의 시장에서 고객 중심의 시장으로 전환되는 질적 변화를 가져왔고, 의료기관은 이러한 변화에 효율적으로 적응하기 위해 부단한 노력을 하게 되었다. 이를 위한 수단으로 조직원들의 역량 향상을 통해 경쟁력을 갖춘 인재를 양성하고자 노력하고 있다. 이러한 시점에서 병원코디네이터의 역할은 조직 내에서 더욱 중심화되고 전문화되어 가고 있다.

1 용어 정의

병원코디네이터(Hospital Coordinator)의 사전적 의미는 '병원(Hospital)'의 '조정자

(Coordinator)' 즉, 의료기관에서 다양한 입장의 의견 등을 종합하는 사람 또는 중재자로 의료기관에서 환자의 치료 과정에서 일어나는 여러 상황 및 절차들을 조정하고 행정적인 업무를 수행하는 전문가를 일컫는다. 병원코디네이터는 병원 내 근무 분위기 조성과 차별화된 의료서비스의 제공으로 환자와의 유대를 통하여 신뢰감을 구축하고 병원 이미지와 홍보를 담당하며 병원의 인사관리와 고객관리 등 환자 치료 이외의 업무가 원활하게 진행되도록 이끌어 가는 전문 직업인이다.

최근 병원마다 기업과 유사한 브랜드화를 추구하면서 병원의 이미지가 곧 병원 경영에 긍정적인 영향을 미치게 되자 병원코디네이터의 역할에 대한 중요성도 함께 주목받고 있다.

그 간 병원을 찾는 고객의 생활 수준 향상과 의식구조 변화는 과거 의료제공자 중심에서 환자와 고객 중심의 시대로 주체 의식이 전환되었다. 병원마다 차별적인 서비스로 고객에게 먼저 다가가는 고객 최우선주의를 실천하기 위해 병원코디네이터와 같이 서비스 전문가의 필요성이 더욱 절실해지는 상황이다.

2 발전사와 비전

코디네이터는 Coordinate(조정하다, 동등한, 대등한, 통합하다)+or(사람)로 만들어진 단어이다. 코디네이터(Coordinator)는 조정하는 사람, (의견 등을)종합하는 사람, 진행자 등의 의미가 있다(동아 프라임 영한사전 인용, 2003). 병원코디네이터는 고객의 불만을 해소하여 신뢰관계를 유지하고 단순한 증상의 치료만이 아닌 고객의 마음까지도 헤아려 고객으로 하여금 고객 만족을 통해 병원의 이미지를 제고하는 주체이다. 좀 더 쉽게 말하면 병원코디네이터는 의사와 간호사 등 의료 전문 인력이 환자(고객)에게 집중할 수 있도록 돕고 고객 입장에서는 편안하게 진료를 받을 수 있도록 도와주는 역할을 하는 사람이다. 병원코디네이터는 주로 병원 서비스와 병원 경영 및 행정과 관련된 업무들을 담당하며 의료행위는 하지 않는다. 이 직무는 1994년에 처음 우리나라에 도입되었는데, 당시 국내의 한 치과의원이 미국, 싱가포르, 일본 등 의료서비스 선진국의 병원 경영 사례를 벤치마킹하면서 시작되었다.

그 후 2004년, 한국직업능력개발원에서 처음으로 병원코디네이터의 직무분석 연구를 진행했고, 이를 통해 체계적인 역량 개발과 교육과정이 마련되었다. 같은 해 '대한병원코디네이터협회'가 설립되면서 병원코디네이터의 전문성 향상을 위한 교육, 자격 인증, 학술 활동, 네트워크 구축 등을 이끌어왔으며, 이를 통해 병원코디네이터의 전문성을 인정받고 향상하기 위한 교육, 인증, 학술, 네트워크 등의 활동을 수행해 왔다.

또한 병원코디네이터 민간자격이 등록되면서 병원코디네이터가 갖추어야 할 지식과 기술을 검증하고 의료기관에서 구직자의 전문성을 평가하는 기준을 마련하였다(https://www.khca.or.kr/introduce/history.asp).

병원코디네이터 도입 이후 우리나라의 의료서비스는 빠르게 발전해 왔다. 특히 의료 전공 여부와 관계없이 개인의 능력과 리더십을 중심으로 평가받게 되면서, 의료 현장에서의 역할이 꾸준히 확대되고 있다.

앞으로 병원코디네이터의 역할은 더욱 다양하고 중요해질 것이다. 그 배경으로는 첫째, 경쟁이 심화하는 의료시장에서 전문적인 병원코디네이터의 필요성이 커지고 있다. 소득수준이 높아지면서 의료서비스에 대한 기대치도 함께 상승하고 있어, 양질의 서비스를 제공할 수 있는 전문인력의 수요가 늘어나고 있다.

둘째, 고령화 사회로 진입하면서 병원을 찾는 환자는 급격히 증가하고 있다. 인구의 노령화는 병원코디네이터가 관리해야 할 고령 환자의 수와 복잡도를 증가시킨다. 고령 환자는 만성 질환이나 다중 질환을 앓고 있을 가능성이 크며, 치료 계획이나 의료서비스에 대한 이해도와 만족도가 낮을 수 있다. 따라서 병원코디네이터는 최적의 치료 방법을 도출하기 위한 의사와 환자 간의 커뮤니케이션을 돕는다. 또한 인구의 노령화에 따라 병원코디네이터가 제공해야 할 의료서비스의 질과 만족도를 다각적으로 향상시킬 필요를 갖는다. 고령 환자는 개인화된 의료서비스를 원하며, 원격진료나 원격수술 등의 혁신적인 서비스에도 관심이 있다. 따라서 병원코디네이터는 고령 환자에게 맞춤형 의료서비스를 제공하고, 인공지능이나 빅데이터 등의 기술을 활용하여 의료서비스의 효율성과 편리성을 높이는 역할을 한다. 인구의 노령화는 병원코디네이터가 참여해야 할 의료 혁신과 발전에 이바지할 기회를 제공한다. 고령 환자는 예후를 관리하고 예방하는 것이 중요하며, 건강정보나 교육자료 등을 필요로 한다. 그렇기 때문에 의료진은 고령 환자의 건강상태를 지속적으로 모니터링하여, 건강한 생활습관을 유지할 수 있도록 관리해야 하고, 또한 병원코디네이터는 환자의 생애주기 변화에 맞춘 맞춤형 서비스를 제공함으로써, 고객 만족을 향상시키는 역할을 수행해야 한다.

셋째, 인공지능과 빅데이터는 의료환경에 많은 변화와 혜택을 줄 것으로 기대되고 있다. 하지만 동시에 인공지능과 빅데이터의 사용에는 윤리적이고 인권적인 원칙을 준수해야 하는 숙제가 남으며, 잠재적인 위험이나 부작용에 대한 대비도 필요하다. 하버드대학교는 인공지능이 의료 데이터의 수집과 사용에 있어서 개인정보보호와 사생활 침해 문제를 초래할 수 있으며, 알고리즘에 내재된 편향이나 오류가 환자의 안전이나 신뢰도에 영향을 줄 수 있다고 지적하였다. 이에 의료기관에서는 환자와 고객의 개인정보와 데이터 보안 등에 더 많은 관심을 두고 관리해야 할 것이다. 병원코디네이터는 인공지능과 빅데이터의 활용에 따라 환자에게 맞춤형 의료서비스를 제공하고, 의료자원의 효율적인 배분과 관리를 담당하는 역할을 할 것이다. 또한 환자의 건강상태를 지속해서 추적하고, 재발이나 합병증을 예방하고, 건강한 생활 습관을 권장하는 역할을 할 수 있다. 인공지능과 빅데이터 시대에 병원코디네이터는 단순한 의료 보조 역할에서 벗어나, 의료 데이터의 가치를 제고하고, 의료서비스의 질과 만족도를 높이고, 의료 혁신과 발전에 이바지하는 전문가로서 해야 할 역할과 위상을 갖게 될 것으로 기대한다.

또한 병원코디네이터는 의료 분야에서 발생하는 이슈나 경향에 대해 잘 알고 있어야 하며, 의료 분야의 교육이나 홍보 자료를 제작하는 등의 창의적인 활동을 통해 의료 혁신과 발전에 이바지할 수 있는 전문가로 자리 잡게 된다.

3 역할과 직무분석

병원코디네이터는 의료서비스의 질을 높이고, 병원의 경쟁력을 강화하는 데 핵심적인 역할을 한다. 환자와 의료진 사이에서 가교역할을 담당하는 병원코디네이터는 병 · 의원 고객의 응대 및 상담, 진료서비스 지원관리, 병원 환경 관리, 병원마케팅, 진료 예약 및 수납관리 등의 업무를 수행할 수 있다(대한병원코디네이터협회. khca.or.kr, 2021).

한국직업능력개발원(2004)의 직무분석에 따르면 병원코디네이터의 직무는 급변하는 의료환경의 변화에 대응하고 양질의 의료서비스를 제공하기 위해 의료 현장에서 고객 상담 및 지속 관리, 원활한 조직관리, 병원관리와 마케팅을 담당함으로써 고객의 만족도를 높이고 병원의 경쟁력을 강화하는 역할을 담당한다.

대한병원코디네이터협회가 2007년 '병원코디네이터 직무분석 위원회'를 조직하고, 데이컴(DACUM) 기법을 활용하여 병원코디네이터의 직무를 체계적으로 분석했다. 이를 통해 통해 데이컴 차트(DACUM Chart)를 완성하고, 병원코디네이터의 역할을 더욱 폭넓게 정의했다.

[표 1-1] 병원코디네이터 직무분석표

	구분	1	2	3	4	5	6	7	8	9	10	11
A	의료기관 고객응대 서비스	A-1 의료기관 방문 고객맞이 준비하기 BCB	**A-2 의료기관 방문 고객맞이하기 ACA**	A-3 고객진료정보 파악하기 ACA	**A-4 진료접수하기 BBA**	**A-5 대기고객 응대하기 ACA**	**A-6 진료비 수납하기 BCA**	**A-7 의료기관 고객배웅 하기 ACA**				
B	진료지원	**B-1 진료대기시간 관리하기 ABA**	B-2 진료팀 지원하기 AAB	B-3 진료시간 조정하기 ABB	B-4 진료 후 주의 사항설명하기 AAA	**B-5 재진예약 하기 BBA**	**B-6 리콜서비스 하기(치료 과정 포함) AAA**	**B-7 진료예약 안내하기 (SMS,전화) ACA**				
C	의료기관 고객상담	C-1 진료 전 상담하기 AAA	C-2 진료 후 치료 계획설명하기 AAA	C-3 진료경과 점검하기 AAA	**C-4 전화상담 답변하기 AAA**	**C-5 인터넷상담 답변하기 AAA**						
D	의료기관 고객관리	D-1 의료기관 고객정보 분류하기 ABA	D-2 의료기관 고객기념일 축하하기 BCB	D-3 의료기관 VIP특별서비스 제공하기 ABB	**D-4 의료기관 컴플레인 고객관리하기 AAB**	D-5 진료상품 안내하기 ABA	**D-6 의료기관 온라인회원 관리하기 ABA**					
E	의료기관 재무관리	**E-1 의료기관 수입 결산하기 ABA**	**E-2 의료기관 비용 지출 결산하기 ABA**	E-3 의료기관 미수금 관리하기 ABB	**E-4 원무통계 분석하기 AAA**	E-5 의료소모품 재고 파악 하기 BCB	E-6 의료소모품 구매 요청 하기 BCB	**E-7 의료기관 보험청구 하기 AAC**				
F	의료 서비스 기획	**F-1 의료기관 서비스평가 기획하기 AAA**	**F-2 의료기관 서비스 평가하기 ABA**	**F-3 의료기관 서비스 평가 결과분석하기 AAA**	**F-4 의료기관 서비스 개선 계획수립하기 AAA**							
G	의료 서비스 마케팅	**G-1 의료기관 고객 만족도조사 계획수립하기 AAA**	**G-2 의료기관 고객만족도 조사 실시하기 ABC**	**G-3 의료기관 고객만족도 조사분석하기 AAC**	G-4 의료기관고객 서비스행사 기획하기 AAA	**G-5 의료기관 홍보용 자료 수집하기 ABB**	**G-6 의료기관 홍보계획 수립하기 AAB**	**G-7 의료기관 홍보물 제작하기 AAB**	G-8 의료기관 홍보물 배부하기 AAB	G-9 의료기관 신규 상품 기획하기 AAC	G-10 의료기관 정보수집 하기 ACA	G-11 의료기관 정보분석 하기 AAA
H	의료기관 조직관리	H-1 의료기관 조직 파악하기 ACC	H-2 의료기관 조직 기능 파악하기 ACC	**H-3 의료서비스 메뉴얼 작성하기 AAC**	**H-4 의료기관 내부 고객 서비스 교육 계획수립하기 AAB**	**H-5 의료기관 내부고객 서비스 교육 실시하기 ABB**	H-6 의료기관 내부 고객 서비스 교육효과 평가하기 ABC	**H-7 의료기관 내부고객 만족도조사 계획수립하기 AAC**	H-8 의료기관내부 고객만족도 조사 실시하기 ACC	H-9 의료기관 내부고객 만족도조사 분석하기 ABC	H-10 의료기관 내부고객 만족도 증진 활동하기 ABB	**H-11 원내회의 주관하기 ABB**
I	의료기관 이미지 관리	**I-1 의료기관 내부 고객 용모복장 체크리스트 작성하기 ACC**	I-2 의료기관 내부 고객 용모복장 체크리스트 결과 분석하기 ACB	**I-3 의료기관 내부 고객 용모복장 개선사항 제시 하기 ABA**	I-4 의료기관 내부 고객 용모복장 개선 이행사항 확인하기 ACB	**I-5 의료기관 고객 접점별 체크 리스트 작성 하기 AAA**	I-6 의료기관고객 접점별 체크 리스트 결과 분석하기 AAA	**I-7 의료기관고객 접점별 개선 이행사항 제시하기 AAA**	I-8 의료기관고객 접점별 개선 이행사항 확인하기 ABA	I-9 의료기관 게시물 점검하기 ACA		
J	자기 계발	**J-1 병원코디네이터 업무관련 자격증 취득 하기 ABB**	J-2 의료시장 관련 최신 정보 수집하기 ACA	**J-3 병원코디네이터 관련 최신 정보수집하기 ACB**	**J-4 컴퓨터 활용 능력 배양하기 ABA**	J-5 외국어 능력 배양하기 BAB	J-6 관련 기관 벤치마킹하기 ACB	J-7 원내 교육 프로그램 이수하기 ACB	J-8 원외 교육 프로그램 이수하기 ACB	J-9 병원코디네이터 관련 동아리 활동하기 BCB		

주1) 굵은 파란 테두리선으로 표시된 하늘색 바탕의 작업들은 취업 초기에 갖추어야 할 작업들이고, 나머지는 직업 전 생애 동안 직장에서 갖추어 나갈 작업들임

주2) 우하단 세 개씩의 영문표기는 각 작업의 중요도, 난이도, 빈도를 정도에 따라 A(높음), B(보통), C(낮음)로 구분했음

출처 : 대한병원코디네이터협회, 병원코디네이터 직무분석, 2007

분석 결과, 병원코디네이터의 직업에 대한 직무영역은 의료기관 고객 응대 서비스, 진료 지원, 의료기관 고객 상담, 의료기관 고객관리, 의료기관 재무관리, 의료서비스 기획, 병원 마케팅, 의료기관 조직관리, 의료기관 이미지관리, 자기 계발 등 총 10개 영역으로 구분되었으며, 각 직무는 다시 총 76개의 수행 작업으로 세분된다.

병원코디네이터의 정의

병원에서 고객의 가치 창출을 위하여 고객응대서비스, 진료지원, 고객상담, 고객관리, 의료기관 조직 및 재무관리, 의료서비스 기획 및 마케팅 크리고 의료기관 이미지 관리 업무와 관련된 분야에서 의료서비스를 제공하는 전문가

(대한병원코디네이터협회, 데이컴 기법에 의한 병원코디네이터 직무분석, 2007)

이처럼 병원코디네이터는 고객과 병원과의 관계를 매끄럽게 해주는 역할을 한다. 병원 내 조정자로서 의료제공자(의사), 직원, 고객 사이에서 관계를 조정하고 원활한 커뮤니케이션이 이루어질 수 있도록 돕는다.

이러한 역할을 수행하기 위해 병원코디네이터는 병원의 규모와 유형에 따라 다양한 업무를 수행한다. 일반적으로 수행하는 구체적인 업무는 다음과 같다.

① 접수, 수납, 예약, 전화응대 업무
② 고객 응대 및 안내
③ 원내 서비스 품질 관리
④ 고객의 편안한 병원 이용 지원
⑤ 진료 전,후 고객 상담
⑥ 진료 지원 업무
⑦ 고객 관리 및 고객 서비스 지원 업무
⑧ 고객 만족도 조사 및 분석
⑨ 병원 환경 관리
⑩ 물품, 의료 소모품 재고 및 구매 관리
⑪ 온 · 오프라인 마케팅 기획 및 실행
⑫ 수입, 지출 결산

역량 높은 전문 병원코디네이터는 의료 분야에서 고객 서비스 외 경영을 담당하는 중요한 직무를 수행하게 되는데, 그 역할이 확대 · 심화함에 따라 전문가의 수요는 계속 늘어나고 있다.

이러한 업무를 수행하기 위해서 병원코디네이터는 여러 가지 핵심역량을 갖출 필요가 있다. 핵심역량은 크게 나누면 지식, 기술, 태도 등 3가지로 나누어 볼 수 있다. 조직에 대한 이해와 관련 지식을 갖추어야 하고, 업무 관련 지식과 일 처리 능력을 갖추어야 한다.

업무 시 컴퓨터를 많이 활용하기 때문에 컴퓨터활용능력이 중요하고, 대인관계를 형성하고 유지하는 능력이 필요하다. 리더의 역할을 담당하는 병원코디네이터의 경우에는 리더십을 발휘하여 중재자로서 해야 할 역할을 할 수 있어야 한다. 또한 직업의식을 갖고 전문가다운 이미지를 갖추는 것도 매우 중요하다. 그 외에도 병원의 규모와 특성에 따라서 요구되는 핵심역량은 다양하다. 아래 [표 1-2]는 병원코디네이터가 갖추어야 할 기본적인 핵심역량이다.

[표 1-2] 병원코디네이터의 핵심역량

지식	조직에 대한 이해와 지식 업무관련 지식 (환자응대 및 진료접수와 수납업무)
기술	컴퓨터 활용 능력 대인관계 능력 의사소통 능력 상담 능력 정보수집 및 활용 능력 고객 응대 스킬 및 서비스 매너
태도	리더십 전문가다운 이미지(신뢰감을 줄 수 있는 용모와 태도) 직업의식 친절한 마음자세 긍정적인 사고와 활발한 성격

병원코디네이터의 업무는 병원의 규모와 진료과의 특성에 따라서 달라질 수 있다.

규모가 작은 의원에서 근무할 때는 진료를 제외한 모든 부분의 역할을 병원코디네이터가 담당하기도 한다. 그러나 규모가 큰 의원 또는 병원의 경우는 업무의 세분화로 여러 명의 병원코디네이터가 각자 맡은 분야에서 전문적인 역할을 하기도 한다. 일반적 업무를 중심으로 구분하면 리셉션 코디네이터, 서비스 코디네이터, 진료 코디네이터, 상담 코디네이터, 마케팅 코디네이터, 재무 코디네이터, 통역 코디네이터 등으로 그 업무를 구분할 수 있다.

1) 리셉션 코디네이터

리셉션 코디네이터는 고객맞이와 응대를 담당하며, 주요 고객뿐 아니라 동반 고객(보호자) 응대와 기본적인 상담, 진료 접수 및 수납, 전화응대 등의 업무를 담당한다.

리셉션 코디네이터는 병원에서 고객과의 처음과 마지막에 만나는 접점에서 근무하기 때문에 병원의 첫인상을 결정짓는 중요한 역할을 한다. 따라서 좋은 인상과 서비스 매너가 필수적이며, 고객의 말에 귀 기울이고 공감하며 부드러운 표정으로 응대하는 것이 매우 중요하다. 이는 향후 진행될 의료서비스에 대한 고객의 인식에 직접적인 영향을 미칠 수 있다.

리셉션 코디네이터는 병원의 규모와 고객관리 전략에 따라 업무를 세분화하는데, 초진 전담 코디네이터, 재진 전담 코디네이터, VIP 고객 전담 코디네이터로 나누어 전문적인 응대를 시행한다. 리셉션 코디네이터는 초진 고객의 불안할 수 있는 마음을 안정시키고 병원에 대한 신뢰감을 가질 수 있도록 해야 한다. 처음 방문한 고객이 병원에서 혼란스러워하지 않도록 배려하고 안내해야 하며, 예상되는 대기시간 안내와 총소요 시간 등을 미리 안내하여 고객의 불암감을 해소해야 한다. 재진 고객의 방문 시에는 지난 진료 내용을 미리 숙지하고 이전과 달라진 점이나 불편 사항을 확인한다. 여러 번 내원한 고객의 경우에는 고객의 이름과 얼굴을 기억해서 더욱 친밀한 관계를 형성할 필요가 있다. VIP 고객 또는 불만 제기 고객의 경우는 전 직원이 정보를 공유하고 중요내용을 숙지해야 하며, 특히 리셉션 코디네이터는 해당 고객의 정보를 매일 점검하여 고객 응대에 소홀함이 없도록 한다.

2) 서비스 코디네이터

서비스 코디네이터는 고객이 병원을 이용할 때, 편리하고 기분 좋은 서비스를 받는다고 생각될 수 있도록 여러 가지 서비스를 관리하고 실행하는 역할을 담당한다. 가장 기본적으로 병원 내 환경 관리와 서비스 품질관리, 대기 고객 응대 및 그 외 다양한 서비스 업무를 담당하며, 자체 서비스 교육을 진행하는 병원에서는 서비스 코디네이터가 원내 서비스 교육을 담당하기도 한다. 서비스 코디네이터는 계절별 시간대별에 따른 음료 서비스와 원내 음악 서비스를 제공하고 실내 온도와 습도, 조명, 향기 등을 관리하며 그 외에도 직접 고객의 불편 사항을 들어주고 해결하는 역할을 담당하기도 한다. 원내 서비스 문제점이 발생하는 곳이 있는지 수시 점검하고 더 나은 서비스를 제공하기 위해 다양한 아이디어를 제안하거나 개선 활동을 한다. 서비스 코디네이터는 고객들이 경험하는 대기실의 환경 조성을 통해 시각, 청각, 후각, 미각적인 부분을 관리하는 고객 감동 서비스를 제공한다.

3) 진료 코디네이터

진료 코디네이터는 의사와 진료팀 간의 중재를 하고, 진료실에서 고객의 서비스를 전담한다. 고객이 진료를 받기 전과 후 그리고 치료를 받는 중간에도 여러 서비스는 제공된다. 초진 고객의 경우는 불안하지 않도록 진료 절차를 설명하고 불편한 점은 있는지 확인하여 고객이 최대한 편안하고 안정된 상태에서 진료를 받을 수 있도록 도와준다. 재진 고객과는 친밀한 관계를 유지하고 지속적인 관심을 두고 응대한다. 또한 진료실 또는 치료실 내에 있는 고객의 편안함을 위해 TV, 잡지, 음악, 담요 등을 제공하며 세심하게 배려한다.

진료 중간 고객이 불편한 점을 토로하면 빠르게 원인을 파악하여 개선 활동을 하며, 진료 후에는 고객이 유의해야 할 점 등을 안내하고 다음 진료의 예약을 할 수 있도록 도와준다. 원활한 진료 진행을 위하여 의료진의 일정과 고객의 일정을 관리하여 진료가 효율적으로 이루어지도록 한다. 진료 코디네이터는 진료팀 내에서 근무하기 때문에 해당팀에 내원하는 고객을 응대하는 경우가 대부분이다. 따라서 진료 코디네이터가 속한 진료팀에 내원하는 고객과 친밀한 관계를 형성하고 고객 개개인의 특징을 기억해 두면 좋다.

4) 상담 코디네이터

상담 코디네이터는 진료 전후의 고객 상담 업무를 담당하고, 시술 및 수술 일정을 관리하는 역할을 한다. 진료 상담은 전문적인 의료상담을 수행해야 하므로 주로 간호사 등의 의료인이 담당하며 치과의 경우는 치위생사가 상담 업무를 담당한다.

상담 코디네이터는 진료 전 고객 상담을 통해 고객이 원하는 진료 분야를 정확히 파악하고, 가장 적절한 의료진에게 진료받을 수 있도록 연결해 준다. 초기 상담을 통해 고객이 원하거나 불안해하는 요소가 있는지 파악하여 의료진에게 전달함으로써, 고객이 편안하고 신뢰할 수 있는 진료환경을 조성한다. 진료 후에는 의사와 상담한 내용 중 고객이 반드시 알아야 하는 중요한 부분들을 쉽고 명확하게 설명하여 고객의 이해를 돕는다. 시술이나 수술을 받을 고객에게는 사전 준비 사항을 상세히 안내하고, 일정을 체계적으로 관리하며 필요한 정보를 제공한다. 더불어 환자의 치료 과정을 면밀히 모니터링하여 누락되거나 지연되는 치료가 없도록 세심하게 관리한다.

5) 마케팅 코디네이터

마케팅 코디네이터는 의료시장의 분석과 고객 분석, 그리고 경쟁병원의 현황을 분석해 우리 병원이 나아가야 할 방향을 제시하고 홍보 전략을 수립하는 역할을 한다. 또한 온라인과 오프라인을 통해 다양한 마케팅 활동을 기획하고 실행하는 역할도 담당한다. 마케팅 코디네이터는 고객에게 우리 병원을 알리는 다양한 홍보 활동도 담당한다. 외부 업체를 통해 마케팅 진행을 하는 병원의 경우는 외부 업체와 관련 업무를 조율하고 실행하는 담당자 역할을 한다. 마케팅 코디네이터는 병원 홍보물 제작이나 주요 매체를 관리하기도 한다. 최근 온라인 마케팅이 활성화되면서 병원 홈페이지, 블로그, 카페, SNS 등을 관리하고 포스팅을 제작하거나 댓글을 작성하는 역할도 담당한다. 또한 키워드를 개발하고 검색광고를 진행하는 등의 검색 마케팅을 담당하기도 한다.

6) 재무 코디네이터

재무 코디네이터는 병원의 재무 관리, 세무 관리, 보험 청구 관련 업무 등을 담당한다. 연간, 월별 예산을 수립하고 일일 수입과 지출을 관리한다. 미수금 발생 시 미수금 관리를 통해 수입의 누락이 발생하지 않도록 하며, 매월 지출되는 비용을 지급하고 관리하는 역할을 담당하기도 한다.

7) 통역 코디네이터

통역 코디네이터는 외국인 고객과 의료진 간의 원활한 의사소통을 유도하고 외국인 고객을 관리하는 역할을 담당한다. 통역 코디네이터는 외국인 환자와 의료진 간의 연결고리로서 신뢰감 형성에 큰 역할을 한다. 외국인 고객의 접수, 진료, 상담, 치료, 수납에 이르는 모든 과정에서 함께하게 되고 외국인 고객이 힘들어하거나 고민하는 부분들을 파악하여 해결하는 역할을 한다. 통역 코디네이터는 정확하게 고객의 언어를 통역하여 의사전달을 해야 하므로 진료에 대한 충분한 이해와 지식을 갖추고 있어야 한다. 국가별로 주의해야 할 매너와 생활 상식들을 충분히 숙지하고 응대해야 하며, 타국에서 진료받는 만큼 따뜻한 배려와 친절함으로 병원에 대한 믿음을 가질 수 있도록 해야 한다.

[표 1-3] 병원코디네이터의 종류

분류	상세 업무
리셉션 코디네이터	접수와 수납, 전화응대와 예약업무, 고객 안내
서비스 코디네이터	대기실 환경관리 및 서비스 품질관리, 대기고객응대 및 각종 서비스 업무
진료 코디네이터	의사와 진료팀간의 원활한 중재, 진료 전후 및 치료 중간 서비스 업무, 의료진 스케줄 관리
상담 코디네이터	진료 전, 후 상담업무 및 시술 · 수술 스케줄 관리 및 고객관리 업무
마케팅 코디네이터	의료시장 분석 및 경쟁병원 분석, 온라인 오프라인 마케팅 기획 및 실행
재무 코디네이터	병원의 재무 관리, 세무 및 보험 관리 업무
통역 코디네이터	외국인 고객과 의료진간의 원활한 의사소통을 유도, 외국인 고객관리 업무

1 실전 연습 문제

01. 병원코디네이터에 대한 설명으로 가장 적절한 것은?

① 병원코디네이터는 의료법상 의료인에 포함된다.
② 의료서비스 품질향상을 위한 의료서비스 전문가이다.
③ 의료기기를 개발하고 관리하는 전문가이다.
④ 병원급 의료기관을 개설할 경우 법적 필수 인력이다.

해설 병원코디네이터는 의료법상 의료인이 아니다.

02. 다음 중 병원코디네이터의 주요 역할이 아닌 것은?

① 환자 응대 및 상담
② 진료 서비스 지원 관리
③ 병원 환경 관리
④ 의료기기 개발

해설 병원코디네이터의 주요 역할은 환자 응대, 진료 서비스 지원, 병원 환경 관리, 병원마케팅 등이다. 의료기기 개발은 병원코디네이터의 역할에 포함되지 않는다.

03. 병원코디네이터의 핵심 역량 중 '태도'에 해당하는 것은?

① 컴퓨터 활용 능력
② 대인 관계 능력
③ 친절한 마음 자세
④ 정보 수집 및 활용 능력

해설 병원코디네이터의 핵심 역량은 지식, 기술, 태도로 나눌 수 있으며, 친절한 마음 자세는 태도에 해당한다.

04. 병원코디네이터 업무에 해당하지 않는 것은?

① 서비스 품질 관리
② 고객 응대
③ 온라인 마케팅 기획
④ 진단 및 치료

해설 진단 및 치료는 의료인의 역할이다.

1. ② 2. ④ 3. ③ 4. ④ 정답

05. 고령화 사회에서 병원코디네이터의 역할이 중요해지는 주된 이유는?

① 의료기술 발달 ② 환자 수 및 복잡도 증가
③ 병원 홍보 강화 ④ 의료비 상승

해설 고령화 사회로 진입하면서 병원을 찾는 환자가 급증하고 있으며, 고령 환자는 만성 질환이나 다중 질환을 앓고 있을 가능성이 크기 때문에 병원코디네이터의 역할이 중요해진다.

06. 병원코디네이터에 대한 설명으로 올바르지 않은 것은?

① 코디네이터는 Coordinate(조정하다, 동등한, 대등한, 통합하다)+or(사람)로 만들어진 단어이다.
② 병원코디네이터는 2000년에 처음 우리나라에 도입되었다.
③ 국내의 한 치과의원이 미국, 싱가포르, 일본 등 의료서비스 선진국의 병원 경영 사례를 벤치마킹하면서 시작되었다.
④ 2004년에 한국직업능력개발원에서 처음으로 병원코디네이터의 직무분석 연구를 진행했다.

해설 병원코디네이터는 1994년에 우리나라에 처음 도입되었다.

07. 병원코디네이터의 직무에 해당하지 않는 것은?

① 의료서비스 마케팅
② 의료기관 재무관리
③ 질병 진단, 치료, 예방
④ 의료서비스 기획

해설 질병 진단, 치료, 예방하는 업무는 의료인의 직무에 해당한다.

08. 병원코디네이터에게 요구되는 핵심 역량과 가장 거리가 먼 것은?

① 컴퓨터 활용 능력 ② 뛰어난 외국어 능력
③ 친절한 마음 자세 ④ 리더십

해설 병원코디네이터에서 요구되는 핵심 역량은 조직 이해, 업무 관련 지식, 컴퓨터 활용 능력, 대인관계 능력, 의사소통 능력, 상담 능력, 정보 수집 및 활용 능력, 고객 응대 스킬, 리더십, 전문가다운 이미지, 직업의식, 친절한 마음 자세, 긍정적인 사고 등이며, 뛰어난 외국어 능력은 필수적인 핵심 역량이라고 보기는 어렵다.

5. ② 6. ② 7. ③ 8. ② 정답

09. 다음 중 병원코디네이터에서 요구되는 '기술' 역량에 해당하는 것은?

① 조직에 대한 이해　　② 컴퓨터 활용 능력
③ 친절한 마음 자세　　④ 전문가다운 이미지

해설 병원코디네이터에서 요구되는 '기술' 역량에는 컴퓨터 활용 능력, 대인 관계 능력, 의사소통 능력, 상담 능력 등이 있다.

10. 한국직업능력개발원에서 병원코디네이터 직무 분석 연구를 처음으로 실시한 연도는 언제인가?

① 1994년　② 2000년　③ 2004년　④ 2010년

해설 한국직업능력개발원에서 병원코디네이터의 직무 분석 연구를 처음으로 진행한 것은 2004년이다. 이 연구를 통해 병원코디네이터의 체계적인 역량 개발과 교육과정이 마련되었다.

9. ② 10. ③ 정답

제2장

병원의 이해

제2장 병원의 이해

학습목표

1. 의료법 및 WHO의 정의를 바탕으로 의료기관과 병원의 개념을 명확히 이해한다.
2. 병원의 기본적인 기능을 설명하고, 병원코디네이터로서 각 기능에 이바지할 방안을 모색한다.
3. 병원의 분류 체계 이해하고, 각 분류의 특징을 이해한다.
4. 병원의 주요 특성을 이해하고, 병원코디네이터로서 병원의 특성을 고려하여 효율적인 업무 수행 및 고객 만족도 향상을 위한 전략을 제시할 수 있다.

우리나라 의료법 제3조에 따르면 의료기관이란 의료인이 공중 또는 특정 다수인을 위하여 의료업을 행하는 곳이라고 규정한다. 또한 세계보건기구(WHO)에서는 병원을 치료, 예방과 왕진을 포함한 완전한 의료를 제공하는 사회 의료조직의 핵심적 구성 요소며, 보건 인력의 훈련과 생태 사회학적 연구도 수행하는 조직이다"라고 정의한 바 있다.

따라서 병원은 의료인이 환자를 진단하고 치료하는 역할은 물론 지역주민의 포괄적인 보건의료서비스를 제공하고 의료인의 교육과 연구의 기능을 수행하고 있으며 최근에는 환자의 다양한 욕구에 부응하기 위하여 진료의 향상과 서비스의 개선 등 양질의 의료서비스를 제공하기 위하여 노력하고 있는 장소이다.

1 병원의 분류

병원은 여러 가지 기준에 따라 분류할 수 있다. 우선 병원을 설립한 주체에 따라 국·공립병원, 공공병원, 사립(민간)병원으로 구분할 수 있다. 규모와 진료과목에 따라서는 의원,

병원, 전문병원, 종합병원, 상급종합병원으로 구분할 수 있다. 그리고 의료전달체계에 따라 1차 의료기관, 2차 의료기관, 3차 의료기관으로 구분한다.

우리나라 의료법 제3조에서 제3조의5에 따라 구분한 의료기관의 분류는 [표 2-1]과 같다.

[표 2-1] 의료기관의 구분

구분		내용
의원급 의료기관	의원 치과의원 한의원	의사, 치과의사 또는 한의사가 주로 외래환자를 대상으로 각각 그 의료행위를 하는 의료기관을 말한다.
조산원		조산사가 조산과 임산부 및 신생아를 대상으로 보건활동과 교육 · 상담을 하는 의료기관을 말한다.
병원급 의료기관	병원 치과병원 한방병원 요양병원 정신병원	의사, 치과의사 또는 한의사가 주로 입원화자를 대상으로 의료행위를 하는 의료기관을 말한다. 1. 병원 · 한방병원은 30개 이상의 병상을 갖춘다. 2. 요양병원은 요양병상(장기입원이 필요한 환자를 대상으로 의료행뷔를 하기 위하여 설치한 병상을 말한다)을 갖추어야 한다.
	종합병원	1. 100개 이상의 병상을 갖출 것 2. 100병상 이상 300병상 이하인 경우에는 내과 · 외과 · 소아청소년과 · 산부인과 중 3개 진료과목, 영상의학과, 마취통증의학과와 진단검사의학과 또는 병리과를 포함한 7개 이상의 진료과목을 갖추고 각 진료과마다 전속하는 전문의를 둘 것 3. 300병상을 초과하는 경우에는 내과, 외과, 소아청소년과, 산부인과, 영상의학과, 마취통증의학과, 진단검사의학과 또는 병리과, 정신건강의학과 및 치과를 포함한 9개 이상의 진료과목을 갖추고 각 진료과마다 전속하는 전문의를 둘 것
	상급종합병원	종합병원 중에서 중증질환에 대하여 난이도가 높은 의료행위를 전문적으로 하는 종합병원을 상급종합병원으로 지정할 수 있다. 3년마다 평가를 통해 상급종합병원으로 지정 및 재지정된다. 1. 보건복지부령으로 정하는 20개 이상의 진료과목을 갖추고 각 진료과목마다 전속하는 전문의를 둘 것 2. 전문의가 되려는 자를 수련시키는 기관일 것 3. 보건복지부령으로 정하는 인력 · 시설 · 장비 등을 갖출 것 4. 질병군별 환자구성 비율이 보건복지부령으로 정하는 기준에 해당할 것

2 병원의 기능

병원은 환자의 질병을 진단하고 치료하는 것이 가장 기본적인 기능이다. 하지만 병원은 그것뿐만 아니라 다음과 같은 다양한 기능을 수행한다.

(1) **교육**: 병원은 의사, 간호사 등의 의료인력을 양성하고 교육하는 곳이다. 병원에서는 실제 환자와 함께 상황에 직면하여 의료 지식과 기술을 습득할 수 있다. 또한, 병원은 의료 관련 분야의 학생들이 임상 실습을 하거나 연구를 할 수 있는 기회를 제공한다.

(2) **연구**: 병원은 의학 연구의 중심지다. 병원에서는 새로운 질병이나 치료법을 발견하거나 개발하기 위해 다양한 임상시험을 진행한다. 또한, 병원에서는 환자의 보건의료정보를 수집하고 분석하여 의학 지식을 증진하고 공유한다.

(3) **보건의료시스템 지원**: 병원은 보건의료시스템의 일부로서 다른 의료기관과 협력하고 지원한다. 예를 들어, 병원은 1차 의료기관에서 해결할 수 없는 중증이나 희귀 환자들을 수용하고 치료한다. 또한, 병원은 응급상황이나 재난 시에 대비하여 의료자원과 인력을 배치하고 대응한다.

(4) **고용**: 병원은 많은 사람에게 일자리를 제공한다. 병원에서는 의료 전문가뿐만 아니라 행정, 전산, 감염관리, 영양, 원무 등 다양한 부서의 직원들을 필요로 한다. 병원은 이러한 인력들에 적절한 보상과 교육을 제공하여 그들의 능력과 만족도를 높여야 한다.

(5) **사회적 역할**: 병원은 사회적 책임과 역할을 갖는 곳이다. 병원은 환자와 가족들에게 인간적이고 존중받는 의료서비스를 제공해야 한다. 또한, 병원은 저소득층이나 취약계층에게 의료비 지원이나 무료진료 등의 혜택을 제공하여 사회적 정의와 평등을 실현해야 한다.

병원은 이 외에도 우리 사회에서 중요한 위치와 기능이 있으며, 그에 걸맞은 품질과 효율성을 유지하고 개선해야 한다.

3 병원의 특성

병원은 의료서비스를 제공하는 기관으로서, 다른 업종과 비교하여 다음과 같은 주요 특성을 가진다.

(1) **비영리성**: 병원은 이윤을 추구하는 것이 아니라, 환자의 건강과 삶의 질을 향상하는 것이 목적이다. 따라서 병원은 환자의 요구와 기대에 부응하고, 의료 품질과 안전을 보장하고, 사회적 책임과 윤리를 준수해야 한다.

(2) **노동집약성**: 병원은 의료서비스를 제공하기 위해 다양한 직종과 전문 분야의 인력이 필요하다. 예를 들어, 의사, 간호사, 약사, 영상의학사, 임상병리사, 물리치료사, 작업치료사, 사회복지사 등이 있다. 이들은 장기간의 교육과 훈련을 거쳐 자격증이나 면허를 취득해야 하며, 지속적인 교육과 연수를 통해 최신의 의료 지식과 기술을 습득해야 한다.

(3) **자본 집약성**: 병원은 의료서비스를 제공하기 위해 많은 자본이 필요하다. 병원 건물과 시설, 의료 장비와 기기, 의약품과 소모품 등이며, 이들은 고가이며 지속적인 유지보수와 교체가 필요하다. 또한, 병원은 의료기술의 발전과 환자의 요구에 맞추어 새로운 자본을 투자하고 있다.

(4) **복잡성**: 병원은 다양한 환자와 질환을 다루며, 다양한 직종과 전문 분야가 협력하고 조정해야 한다. 환자는 입원부터 퇴원까지 여러 과목의 진료와 검사를 받으며, 여러 부서의 인력과 상호작용을 한다. 이들은 각자의 역할과 책임을 명확히 하고, 원활한 커뮤니케이션과 정보를 공유한다.

(5) **불확실성**: 병원은 환자의 상태와 요구가 변화하고, 의료기술과 환경이 변화하는 상황에서 의료서비스를 제공한다. 환자는 응급상황이나 합병증 등으로 예상치 못한 변화를 겪을 수 있으며, 의료서비스에 대한 만족도나 불만도를 표현할 수 있다. 또한, 병원은 새로운 질병이나 치료법에 대응하고, 법률이나 정책에 따라 의료서비스의 내용이나 방식을 변경해야 할 때도 있다.

이 외에도 병원의 특성은 많다. 이처럼 병원은 우리 사회에서 중요한 임무를 수행하는 기관으로서, 그에 걸맞은 전문성과 효율성을 유지하고 개선해야 한다.

2 실전 연습 문제

01. 우리나라 의료법에서 의료기관을 정의하는 조항은?

① 제1조 ② 제3조 ③ 제5조 ④ 제7조

해설 우리나라 의료법 제3조에 따르면 의료기관이란 의료인이 공중 또는 특정 다수인을 위하여 의료업을 행하는 곳이라고 규정한다.

02. 세계보건기구(WHO)의 병원 정의에 포함되지 않는 기능은?

① 치료 ② 예방 ③ 왕진 ④ 미용

해설 세계보건기구(WHO)에서는 병원을 치료, 예방과 왕진을 포함한 완전한 의료를 제공하는 사회의료조직의 핵심적 구성 요소라고 정의한다. 미용은 WHO의 병원 정의에 포함되지 않는다.

03. 병원을 설립 주체에 따라 분류할 때 해당하지 않는 것은?

① 국립병원 ② 공립병원 ③ 사립병원 ④ 종합병원

해설 병원은 설립 주체에 따라 국 · 공립병원, 공공병원, 사립(민간)병원으로 구분될 수 있으며, 종합병원은 규모와 진료과목에 따른 분류이다.

04. 다음 중 의료기관의 분류 기준이 아닌 것은?

① 설립 주체 ② 규모 및 진료과목
③ 의료전달체계 ④ 직원 만족도

해설 의료기관은 설립 주체, 규모 및 진료 과목, 의료전달체계 등에 따라 분류되며, 직원 만족도는 분류 기준에 해당하지 않는다.

05. 의료기관을 설명한 것으로 옳은 것은?

① 의원급 의료기관에는 의원, 치과의원, 한의원, 조산원이 있다.

정답 1. ② 2. ④ 3. ④ 4. ④ 5. ③

② 상급종합병원은 5년마다 평가를 통해 지정 및 재지정된다.
③ 종합병원은 100병상 이상의 병상을 갖추어야 한다.
④ 병원 및 한방병원은 20개 이상의 병상을 갖추어야 한다.

해설 의원급 의료기관에는 의원, 치과의원, 한의원이 있다. 상급종합병원은 3년마다 평가를 통해 지정 및 재지정된다. 병원 및 한방병원은 30개 이상의 병상을 갖추어야 한다

06. **병원의 가장 기본적인 기능은 무엇인가?**

① 교육 ② 연구 ③ 진료 ④ 고용

해설 병원의 가장 기본적인 기능은 환자의 질병을 진단하고 치료하는 것이다.

07. **병원이 수행하는 교육 기능에 해당하지 않는 것은?**

① 의료 인력 양성
② 임상 실습 제공
③ 새로운 치료법 개발
④ 연구 기회 제공

해설 병원은 의료 인력 양성, 임상 실습 제공, 연구 기회 제공 등의 교육 기능을 수행하며, 새로운 치료법 개발은 연구 기능에 더 가깝다.

08. **병원이 보건의료시스템에서 수행하는 역할은?**

① 수익 창출
② 중증 환자 치료 및 응급 대응
③ 의료기기 개발
④ 의료 정책 수립

해설 병원은 1차 의료기관에서 해결할 수 없는 중증이나 희귀 환자를 수용하고 치료하며, 응급상황이나 재난 시에 대비하는 등 보건의료시스템을 지원하는 역할을 한다.

09. **병원의 특성 중 비영리성의 의미는?**

① 이윤 추구
② 환자 건강 및 삶의 질 향상
③ 최대 이윤 확보
④ 주주 이익 극대화

해설 병원은 이윤을 추구가 아닌 환자의 건강과 삶의 질을 향상하는 것을 목적으로 한다.

10. **병원의 노동집약성과 가장 관련 있는 것은?**

① 자본 규모
② 인력 구성
③ 건물 시설
④ 의료 장비

6. ③ 7. ③ 8. ② 9. ② 10. ② 정답

해설 병원은 의료서비스를 제공하기 위해 다양한 직종의 인력이 필요하므로 노동집약적 특성을 가진다.

11. 병원의 자본 집약적 특성에 해당하는 것은?

① 다양한 직종의 인력
② 고가의 의료 장비 및 시설
③ 환자와의 긴밀한 관계
④ 지속적인 교육과 훈련

해설 병원은 의료서비스를 제공하기 위해 많은 자본이 필요하며, 고가의 의료 장비 및 시설 등이 자본 집약적 특성에 해당한다.

12. 병원의 복잡성을 가장 잘 나타내는 것은?

① 수익 구조
② 다양한 진료과와 부서 간 협력
③ 건물 디자인
④ 마케팅 전략

해설 병원은 다양한 환자와 질환을 다루며, 여러 직종과 부서가 협력해야 하므로 복잡한 특성을 가진다.

13. 병원의 불확실성과 가장 관련 있는 것은?

① 정해진 진료 과정
② 예상치 못한 환자 상태 변화
③ 안정적인 수익 구조
④ 정형화된 업무 프로세스

해설 병원은 환자의 상태와 요구 변화, 의료기술 및 환경 변화 등 불확실한 상황에서 의료서비스를 제공한다.

14. 의료기관의 분류 기준으로 옳지 않은 것은?

① 설립 주체
② 규모 및 진료과목
③ 직원 수
④ 의료전달체계

해설 의료기관은 설립 주체, 규모 및 진료과목, 의료전달체계에 따라 분류된다. 직원 수는 직접적인 분류 기준이 아니다.

11. ② 12. ② 13. ② 14. ③ 정답

15. 다음 중 병원의 사회적 역할로 보기 어려운 것은?

① 지역 주민에게 양질의 의료서비스 제공

② 취약 계층에게 의료 지원

③ 최대 이윤 추구

④ 의료 인력 교육 및 훈련

해설 병원은 환자에게 양질의 의료서비스를 제공하고 사회적 책임을 다해야 하는 기관이므로, 최대 이윤 추구는 병원의 사회적 역할로 보기 어렵다.

15. ③ 정답

PART 02

서비스 매너와 고객 심리 이해

제3장 기본 서비스

제4장 고객 커뮤니케이션

제5장 고객 심리의 이해

제3장

기본 서비스

제 1 절 서비스의 이해

학습목표

1. 서비스의 특성을 이해할 수 있다.
2. 의료서비스의 본질을 이해하고 서비스의 중요성을 이해할 수 있다.
3. 의료서비스의 특성에 대해 체계적으로 파악할 수 있다.

1 서비스의 어원과 특성

1) 서비스(Service)의 어원

서비스(Service)의 어원은 노예를 의미하는 라틴어 Servus(세르브스)에서 유래되었다. 노예는 주인이나 권력자의 이익을 위해서 자기를 희생한다. 그러나 현대적 서비스는 노예를 의미하지 않는다. 오늘날 서비스의 사전적 정의는 봉사, 친절의 의미를 가지고 있으며, 자기의 정성과 노력을 다른 사람을 위해서 사용한다는 의미로 발전되어서 사용되고 있다.

2) 서비스와 고객만족

서비스란 고객에게 진심으로 감사하는 것으로 상대방에게 어떤 감정과 감동을 느낄 수 있도록 부드러운 말, 따뜻한 마음, 사람 냄새가 물씬 풍기는 그런 마음을 커뮤니케이션하는 것이 참다운 서비스의 본질이다.

좋은 서비스를 제공하여 고객만족을 높이는 것은 병원의 입장에서는 경쟁적인 이점을 갖게 하고, 장기적인 면에서는 고객의 신뢰와 충성도를 얻을 수 있기 때문에 병원의 성장과 발전에 큰 영향을 주게 된다.

따라서 고객에게 만족할만한 서비스를 제공하기 위해서 병원코디네이터는 고객이 원하는 서비스가 무엇인지를 알아야 하고, 고객이 원하는 때에 원하는 형태로 제공하기 위해서 노력해야 한다. 또한 지속적으로 서비스를 관리하면서 서비스 개선을 해야 하고, 서비스가 제공되는 각 단계마다 문제는 없는지 신경 써야 한다.

고객이 만족하는 서비스를 제공하기 위해서는 다음과 같은 원칙을 따르는 것이 좋다.

첫째, 고객의 요구와 기대가 무엇인지 세심하게 파악한다.

둘째, 고객이 원하는 서비스를 제공한다.

셋째, 차별화된 고객 경험 관리를 한다.

넷째, 지속적인 관리를 통해 서비스의 품질을 향상시킨다.

2 의료서비스의 특성

1) 의료서비스의 이해 및 특징

의료서비스란 의료인이 주체가 되어 환자를 진찰하고 증세에 따라 적절한 투약이나 조치로써 환자를 치료하는 행위는 물론 질병 예방 및 재활과 관련된 모든 서비스를 의미하며, 의료행위보다 광의(廣義)의 개념이다. 의료행위는 의학 및 의료기술의 발달과 사회통념에 따라 차이가 있지만 일반적인 개념은 의료인이 의학적 전문지식과 경험을 기초로 진찰, 검안, 처방, 투약 또는 수술 및 처치 등 질병의 예방이나 치료행위를 말한다. 그러나 현재는 국민의 생활 수준이 향상되면서 질 높은 서비스를 기대하게 되었고, 수명 연장에 따라 예방적 의학과 기능성 의학에 관심이 높아지는 현상이 생겨 의료서비스의 의미는 질환을 가지고 있는 환자에서부터 건강 유지와 관리에 신경을 쓰는 고객에까지 더욱 범위가 넓어지고 있다.

의료서비스는 병원에 내원한 고객들에게 보다 친절하고 편안한 환경을 제공하여 병원을 신뢰할 수 있도록 해주고, 안심하고 진료를 받을 수 있도록 하는데 큰 역할을 하기 때문에 중요하다.

(1) 의료서비스의 분류

예전에는 진료 내용과 치료의 기술적 수준을 중요한 의료서비스의 질로 인식하였으나 현재는 치료적인 측면 외의 다양한 부분들도 중요하게 생각하고 있다. 예를 들어 의료서비스 제공자와의 치료에 관련된 설명, 일반적인 커뮤니케이션, 친절 등을 중요하게 생각한다. 그리고 치료와 직접적인 관계는 없지만 병원 내에서 경험하게 되는 대기시간, 편의시설, 병원 환경 등을 중요한 의료서비스로 인식하게 되었다.

이런 현상은 일반인인 고객이 전문적인 의학지식을 갖고 있기 않기 때문에 의학적인 의료서비스를 평가하기 어려워 간접적으로 제공되는 서비스로 의료서비스 질을 평가하는 경향이 있기 때문이다. 그렇기 때문에 의료서비스는 치료에 관련된 의료행위 뿐만 아니라 그 외에 제공되는 넓은 의미의 간접 서비스도 포함하여 관리해야 한다.

① 의료적 서비스(진찰, 수술, 처치 등 의료행위)

의료행위는 고도의 전문화된 분야이며, 비전문가인 고객의 입장에서는 전문지식 부족으로 서비스 가치를 평가하는 데는 어려움이 있다.

② 의료 외적 서비스

직원들의 친절성이나 병원의 진료환경, 대기시간이나 병원을 이용하는데 있어 시스템 등, 의료적인 행위를 제외한 고객이 경험하는 모든 서비스를 말한다. 고객들은 전문화된 분야를 제외한 감성을 사용하여 병원서비스를 평가하는 부분이 많고, 이 고객만족도가 미치는 영향은 매우 크다.

(2) 의료서비스의 단계

의료서비스는 사전서비스(Pre-service), 제공서비스(On-service), 사후서비스(Post-service) 단계로 이루어진다.

① 사전서비스(Pre-service)

사전서비스는 고객이 병원에 방문하기 전에 이루어지는 서비스를 말한다. 예약, 상담(전화 및 온라인 상담), 병원내 환경관리 등이 포함된다. 병원은 고객이 편리하게 이용할 수 있는 예약시스템을 갖추고 고객이 이용하기 편리한 서비스를 준비하여 제공해야 한다.

② 제공서비스(On-service)

제공서비스는 고객이 병원에 방문했을 때 제공되는 서비스를 말한다. 기본적으로 고객 응대 서비스와 진료 접수, 대기시간 관리, 상담, 수납, 사후상담, 예약, 불만처리, 주차안내 및 배웅 등의 서비스가 제공된다. 이 단계에서는 병원의 전문성이 나타나도록 서비스를 관리해야 하고, 친절한 응대를 통해 고객이 편안하게 진료를 받을 수 있도록 신경 써야 한다.

③ 사후서비스(Post-service)

사후서비스는 진료가 끝난 후에 제공되는 서비스를 말한다. 사후관리, 리콜과 해피콜, 미수금 관리, 보험심사 청구 및 세무와 관련된 업무 등이 이루어진다. 병원은 고객의 건강을 지속적으로 관리하기 위하여 적절한 정보를 정기적으로 제공하고, 재방문이 필요한 고객에게는 알림 서비스를 제공하여 지속적인 관계 관리를 위해 노력해야 한다.

[표 3-1] 의료서비스 과정

구분	내용
사전서비스	• 자기 관리 및 리셉션 환경관리 • 전화 상담 : 고객 문의 사항 상담, 위치 및 진료 시간 안내 • 예약 관련된 업무 • 기타 업무
제공서비스	• 고객 응대 업무 : 방문 시 응대, 고객 상담 • 접수 및 대기시간 관리 • 수납 및 예약관리 : 상담 안내, 예약, 진료비 정산 • 불만 사항 관리 및 사후 상담 • 주차 안내 및 배웅 • 기타 업무
사후서비스	• 사후관리 • 고객 관리 : 해피콜, 리콜 • 미수금 관리 • 보험심사 청구 • 세무 관련된 업무 • 기타 업무

이와 같이 체계적이고 전문적인 서비스를 제공하면 고객의 만족도는 높아지고 의료기관에 대한 신뢰도에도 영향을 주어 긍정적인 효과를 얻을 수 있다.

(3) 의료서비스의 특성

서비스는 제품과 다른 특성을 가지고 있다. 서비스의 특성은 무형성(Intangibility), 이질성(Heterogeneity), 동시성(Inseparability), 소멸성(Perishability) 등으로 설명할 수 있다.

① 무형성

서비스는 구매하기 전에는 눈으로 보거나 만질 수 없는 무형성의 특징이 있다. 증서나 약속 이외에는 서비스 결과를 확인할 수 있는 방법이 없나. 따라서 진료나 상담을 받기 진까지 고객은 제공되는 의료서비스가 어떤 것인지 사전에 알 수가 없다. 서비스는 실체를 보거나 만져볼 수 없는 물질적 무형성과 제공되는 서비스가 어떤 것인지 상상하기 어려운 정신적 무형성 등 이중의 무형성을 갖는다. 서비스는 무형성의 특성 때문에 서비스 제공 시 서비스 품질과 가치를 고객에게 잘 전달하기 위해 노력해야 한다.

② 이질성

서비스는 제공자에 따라서 서비스 질이 달라진다. 동일한 서비스 제공자라고 하더라도 언제(when), 어디서(where), 어떻게(how) 전달하느냐에 따라 제공되는 서비스는 다르게 인식된다. 소비자가 인식하는 서비스는 전달되는 시간, 장소, 상태에 따라서 다르다는 것이다. 의사가 수술하는 경우에는 그 사람의 기분 상태, 장소 등에 따라서 수술의 결과가 달라질 수 있는 것이다. 그렇기 때문에 서비스를 표준화하기 어렵다. 이런 문제를 최소화하기 위해서 서비스 제공자는 서비스의 품질이 일관되게 제공되도록 집중해서 관리를 해야 한다.

③ 동시성(비분리성)

서비스는 제공자와 고객이 함께 한 자리에서 서비스가 생산되고 소비되며 재화처럼 생산과 소비가 거의 동시에 이루어진다. 일반적으로 고객이 병원에 들어와서 접수하는 순간부터 의료서비스의 생산과 소비가 이루어진다. 이러한 서비스의 동시성을 불가분성 또는 비분리성이라고도 한다. 동시성은 일반 제품과 달리 소비자가 직접 생산 활동에 참여하여야만 서비스 상품이 생산되어 소비된다는 것이다. 이런 특성 때문에 고객과의 관계, 서비스의 품질, 의사소통 능력 등이 서비스 만족도에 큰 영향을 미치게 된다.

④ 소멸성

서비스는 사용 후 보관할 수 없고 소멸되는 특징이 있다. 그러므로 필요시에는 다시 구매하지 않으면 안 된다. 그러나 재화는 한번 구매하면 이후에도 계속 사용할 수 있다. 즉 병원은 환자가 없거나 입원실이 공실이라면 의료서비스를 생산하는 시설과 인력의 낭비를 초래하여 수입의 감소를 가져오게 된다. 이것은 바로 의료서비스가 저장되거나 재고상태를 유지할 수 없음을 의미한다. 이런 손실이 생기지 않도록 방지하기 위해서는 수요 예측을 잘해야 하고, 효율적인 시간 관리와 자원관리에 신경을 써서 관리해야 한다.

(4) 고객 응대 서비스 마인드

고객 응대 서비스 마인드는 고객에게 가장 좋은 경험을 제공하기 위한 태도와 마음가짐을 말한다. 고객 응대 서비스 마인드를 잘 실천하기 위해서는 아래와 같은 원칙과 노력이 필요하다.

① 고객의 입장에서 서비스를 설계하고 제공한다.

서비스를 설계할 때 병원의 입장에서 설계하는 것이 아니라 먼저 고객의 기분과 입장이 되어 생각하고 고객이 원하는 서비스가 무엇인지 파악한 후 설계하고 제공해야 한다. 서비스는 고객을 위한 봉사이므로 고객 본위의 서비스가 아니면 진정한 서비스가 될 수 없다.

② 성의를 가지고 좋은 응대에 대한 마음을 가진다.

서비스의 기본은 친절함이다. 고객에게 예의 바르고 정중한 태도를 갖추는 것이 매우 중요하다. 무성의한 태도는 어떠한 테크닉을 써도 형식적인 응대라는 것을 고객은 본능적으로 알게 된다. 우리 마음 깊이 우러나는 좋은 응대란 성의가 중심이 되는 것이므로, 좋은 응대를 하기 위해서는 성의 있는 태도, 신속함, 따뜻한 표정, 친절한 응대 등 4가지 사항을 잘 조화시키는 것이 필요하다.

③ 신속한 처리를 업무 지침으로 삼는다.

고객이 원하는 것을 원하는 시간에 제공할 수 있도록 모든 시스템을 가동시켜야 한다. 신속한 동작과 업무처리를 통하여 고객에게 최선을 다하고 있는 것을 느낄 수 있도록 가능한 빠른 업무처리를 해야 한다. 업무 중 동료와 잡담을 하거나 사적인 전화 통화 등과 같은 일들로 인해 업무가 지연되지 않도록 유의해야 한다.

④ 자기 개발을 통하여 업무 소양을 높인다.

고객의 요구는 계속 변화한다. 날마다 반복되는 업무로 인해 시대적 변화에 둔감해져서는 안 된다. 의료와 서비스의 발달, 고객 요구의 변화, 고객의 관심과 취향, 트렌드 등에 관한 변화에 관심을 가져야 한다. 또한 자신의 분야에 대해서 전문적인 지식을 갖추어야 하고, 고객에게 서비스를 하는데 있어서 필요한 지식과 기술을 개선하기 위해 꾸준한 학습과 경험을 쌓아야 한다.

제2절

병원코디네이터의 이미지메이킹

학습목표

1. 이미지의 중요성에 대해서 이해할 수 있다.
2. 자신의 이미지를 이해하고 분석하여 올바른 서비스 전문가로서의 이미지를 연출할 수 있다.
3. 이미지와 관련한 심리적 효과를 통해 이미지의 특성에 대해 이해할 수 있다.
4. 첫인상 관리와 좋은 표정 연출, 용모 복장의 중요성에 대해서 이해하고 서비스 전문가로서 알맞은 이미지를 연출할 수 있는 기술을 터득할 수 있다.

1 이미지의 정의

1) 이미지(Image)란

이미지란 마음속에 그려지는 사물의 감각적 영상, 심상을 뜻한다. 이미지는 라틴어 Imago(이마고)에서 유래되었다. Imago는 라틴어로 "영상"이나 "상"을 의미하며, Imago가 시간이 지나면서 Image라는 단어로 발전하게 되었다. 이미지의 사전적 의미는 '어떤 사람이나 사물로부터 받는 느낌이나 인상'을 뜻한다. 예를 들어 어떤 사람의 모습을 떠올릴 때 그 사람과 함께 마음속에 떠올려지는 얼굴이나 외적인 모습, 표정, 음성, 말투, 옷차림, 걸음걸이, 함께 있을 때의 느낌, 성격, 신뢰감 등 수많은 생각들이 떠오르면서 점차 하나의 형체가 만들어지는 것을 경험하게 된다. 이렇게 우리의 사고와 취향에 따라 편집되어 만들어지는 어떤 대상에 대한 생각의 덩어리, 하나로 통합되어지는 독특한 감정, 고유한 느낌들이 있는데 이것이 바로 어떤 대상이 가지고 있는 행위 결과로써의 이미지라고 할 수 있다.

이미지 연출은 현대 생활 예절의 필요한 요소로서 자신을 돌보고 관리하는 것에서 시작하

여 타인을 배려하는 것으로 이어지는 사회적 행위라고 말할 수 있다. 이미지 연출은 자신을 좀 더 매력적으로 표현하고자 하는 것에서 시작해서 구체적으로 자신을 디자인해 나가는 과정이다. 이것은 시각 언어의 효율적 사용을 통한 자신의 최상의 모습을 끌어내는 일이다. 병원코디네이터의 이미지 관리가 중요한 이유는 직원들의 이미지를 통하여 병원에 대한 인상이 형성되기 때문이다.

정돈된 이미지는 예의 바른 행동을 불러오며, 업무에 어울리는 자기관리는 좋은 이미지 창출에 기여한다. 자신의 차별화, 특성화 전략은 경쟁시장에서의 성패를 좌우한다. 이처럼 자신의 단점을 보완하고 장점을 부각하는 효과적 기술로써의 이미지 연출은 이제 특정 전문인에게만 국한된 분야가 아니라 병원코디네이터에게 있어서도 필수 요소가 되었다.

2 이미지의 종류

이미지는 외적 이미지, 내적 이미지, 사회적 이미지로 나누어진다.

외적 이미지는 개인의 외모, 옷차림, 태도, 언행, 표정 등 개인이 보여주는 외적인 특징을 기반으로 형성이 되며, 대인관계에서 매우 중요한 역할을 한다.

내적 이미지는 개인의 내면적인 특징이나 성격, 취향, 가치관, 습관, 감정, 신념, 욕구 등 개인이 가진 내부적인 요소들을 기반으로 형성된다. 내적 이미지는 타인의 인식에 영향을 미치기 때문에 잘 관리해야 하며, 부정적인 요소를 최소화 시키고 긍정적인 자세를 유지하는 것이 중요하다.

마지막으로 사회적 이미지는 특정한 사회적 환경이나 문화적 배경에서 만들어지는 이미지로 사람들이 공유하는 가치관, 문화, 행동 규범 등과 같은 사회적 요소들을 기반으로 해서 형성이 된다. 사회적 이미지를 통해 개인이 사회적으로 인정받는 정도가 달라지기도 하고, 다른 사람들과의 상호작용에서도 많은 영향을 미치기 때문에 사회적 이미지를 잘 관리해야 한다.

3 이미지 형성에 영향을 주는 여러 가지 효과

1) 초두효과(Primacy effect)

초두효과는 처음에 제시된 정보가 나중에 나오는 정보보다 인상을 형성하는데 더 큰 영향을 미치는 현상을 말한다. 사람들은 정보를 받아들일 때 처음 나오는 정보를 더 중요하게 인지하는 경향이 있고, 처음의 정보를 기억하는 것이 더 쉽기 때문에 이런 현상이 일어난다. 예를 들어, 어떤 사람을 만났을 때 처음 몇 분 동안에 만들어지는 인상이 그 이후에 대화를 나누면서 만들어지는 인상보다 더 크게 기억하게 되는 현상을 말한다. 그래서 사람과의 관계에서 첫인상은 그 사람의 전반적인 인상을 형성하는 데 있어서 매우 중요한 역할을 한다.

2) 최신효과(Recency effect)

최신효과는 초두효과와 반대되는 효과이다. 기억력의 한계로 인해서 사람들은 가장 최근의 정보를 과거의 정보보다 더 쉽게 기억하게 되는데, 어떤 사람에 대한 정보 중에서 과거의 정보보다는 최근에 들어온 정보가 인상을 형성하는데 있어서 더 큰 영향을 준다는 효과이다.

3) 맥락효과(Context effect)

맥락효과는 처음에 알게 된 정보를 통해 만들어진 판단 기준에 따라 나중에 들어오는 정보들을 해석하는데 영향을 주고, 전반적인 맥락을 만들어서 인상을 형성하는데 영향을 주는 효과이다. 예를 들어, 얼굴이 예쁜 사람이 공부를 잘하면 똑똑하다고 생각하는 반면에 얼굴이 못생긴 사람이 공부를 잘하면 독하다고 생각한다. 맥락효과는 주변 환경이나 마주하게 되는 상황, 소문이나 평판에 의해서도 이미지를 형성하는데 영향을 주기도 한다.

4) 빈발효과(Frequency effect)

빈발효과는 첫인상이 좋지 않았더라도 이후에 반복해서 제시되는 행동이나 태도 등이 첫

인상과는 다르게 진솔하게 보인다면 점차 좋은 인상으로 바뀌어 첫인상의 이미지가 바뀌는 현상을 말한다.

5) 후광효과(Halo effect)

후광효과는 어떤 사람을 평가할 때 그 사람이 가지고 있는 한 가지나 두 가지 이상의 두드러진 특성으로 인해 그 사람의 다른 특성들을 평가하는데 영향을 미치는 효과를 말한다. 후광효과는 주로 긍정적인 영향을 미치는 경우에 사용된다.

예를 들어, 신규 입사자가 명문대 출신이라면 똑똑하고 지적이며 유능할 것이라고 생각하게 된다.

6) 부정성 효과(Negativity effect)

부정성 효과는 부정적인 특징이 긍정적인 특징보다 인상을 형성하는데 더 강력한 영향을 주는 현상을 말한다. 사람들은 어떤 사람의 인상을 평가할 때 대개는 긍정적으로 평가를 한다. 기왕이면 좋게 사람들을 평가하려는 그런 경향을 '인물 긍정성 편향'이라고 하고, 미국 소설에 나오는 여주인공의 성격에 비유해 '폴리아나 효과(Pollyanna effect)'라고도 한다. 그럼에도 불구하고 사람들은 어떤 부정적인 정보가 나타나면 다른 긍정적인 정보보다 부정적인 것에 더 비중을 두고 인상을 평가한다. 예를 들어, 100번 잘하다가 1번 잘못했을 때 한 번의 잘못된 행동으로 인해 그 사람을 나쁘게 생각하게 된다.

4 첫인상 관리

1) 첫인상의 중요성

사람의 이미지 형성에서 가장 중요한 것이 첫인상이다. 첫인상의 사전적 의미는 '사람이나 사물을 처음 보고 갖게 되는 인상'이다. 첫인상은 대개 그의 표정에서 비롯된다. 미국의 심리학자인 고든 올포트(Gordon Allport)는 그의 대인지각 이론에서 대개의 사람들은 만난 지 30초 동안에 처음 만난 상대방의 성별, 나이, 직업, 성격, 신뢰감, 성실함 등을 어느 정도 파악할 수 있다고 한다.

첫인상은 보통 지속적으로 대인관계에 영향을 준다. 첫인상은 형성시 그 전달이 신속하며, 일방적이고, 회수 불가능한 것에 반해, 어떤 사람에 대해 반영구적인 편견으로 남게 된다. 첫인상은 첫 만남이 끝나고 헤어진 뒤에 남은 상대방에 대한 느낌이다. 첫인상은 한번 형성되면 각인된 이미지가 잘 바뀌지 않는다. 그렇기 때문에 첫 만남에서 호감 가는 첫인상을 만드는 것은 매우 중요하다.

2) 좋은 표정

좋은 표정은 긍정적이고 좋은 첫인상을 만들어준다. 서비스직에 근무하는 사람들에게 좋은 표정이란 고객이 편안함을 느낄 수 있도록 따뜻하고 친절한 미소를 담은 모습을 말한다. 그리고 전문적인 느낌을 전달하기 위해서 자신감 있는 표정을 갖추어야 한다. 고객과 대화를 할 때에는 적절하게 눈 맞춤을 하여 고객에게 관심을 표현하며 무표정한 모습이 되지 않도록 주의해야 한다. 병원은 몸이 불편한 고객들이 방문하는 곳이다. 이런 특징으로 인하여 병원에서 근무하는 병원코디네이터에게는 무조건 웃는 것만이 좋은 표정이 아니다. 고객이 많이 아파하거나 힘들어할 때에는 상황에 맞추어 공감하는 표정이나 진지한 표정을 짓는 것이 더 바람직하다.

- 표정은 다른 사람에 대한 자기 서비스 정신의 고백이다.
- 표정은 마음의 창이며 심성의 분화구이다.
- 표정은 대인관계에 있어 자기를 나타내는 첫 단계이다.
- 깊이가 없는 사람의 표정은 상대나 상황에 따라 즉시 변화한다.
- 밝고 온화한 표정은 그 사람의 인격이다.

(1) 좋은 표정 만드는 얼굴 체조

〈눈썹 운동〉

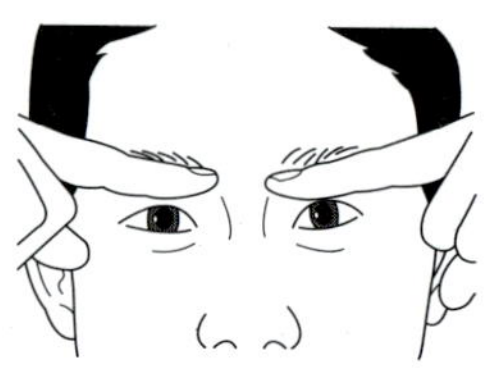	① 양 손의 검지손가락을 맞대어 눈썹에 일종의 기준선으로 갖다 댄다. ② 기준선 위아래로 5회씩 반복한다. ③ 손가락을 떼고 위아래로 5회씩 반복한다.

〈눈 운동〉

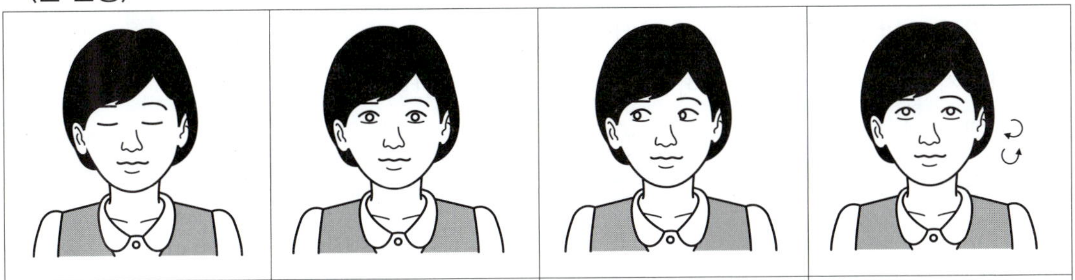

① 눈을 감고, 하나 둘 셋을 센다.	② 최대한 크게 눈을 번쩍 뜬다.	③ 눈동자를 천천히 위, 아래 ,좌, 우로 움직인다.	④ 눈동자를 오른쪽으로 한 바퀴, 반대로 한 바퀴 천천히 움직인다.

〈볼 운동〉

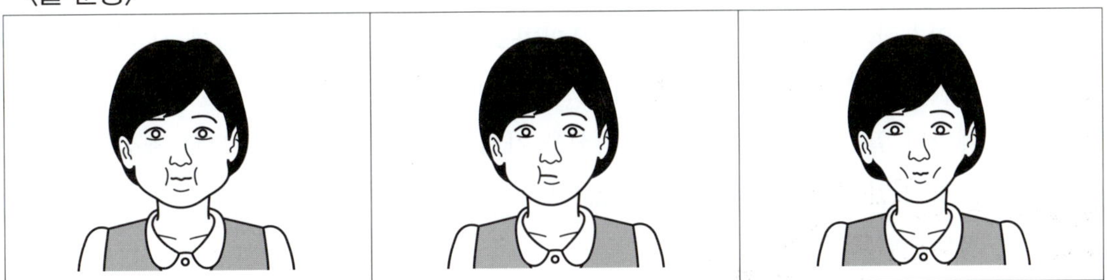

① 풍선을 불듯이 입안에 공기를 불어 넣는다.	② 공기를 좌, 우, 위, 아래로 각각 3번 정도 반복하여 움직인다.	③ 볼을 끌어 당긴다.

〈입 꼬리 운동〉

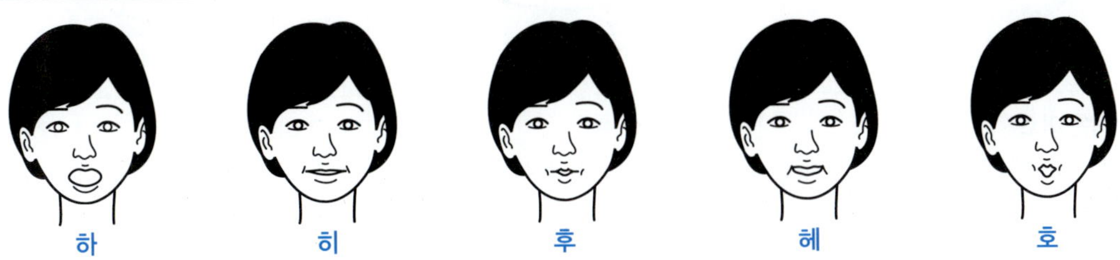

배에 힘을 주고 입을 최대한 벌려 하, 히, 후, 헤, 호를 10초간 외친다.

(2) 눈의 표정

눈은 마음의 창이라고 한다. 눈의 표정을 통해서 사람의 내면이 나타나기도 하기 때문에 병원코디네이터는 고객을 만날 때 눈의 표정에도 신경을 써야 하고, 눈의 표정과 효과적인 아이컨텍을 통해서 고객의 신뢰를 얻어야 한다.

- 단정하고 밝고 친근한 느낌의 시선을 만든다.
- 이야기를 들을 때는 이야기하는 사람의 눈을 주시한다.
- 고객 앞에서는 다소곳한 시선이 좋다.
- 다정한 표정은 자애롭고, 그윽한 눈빛은 상대를 편안하게 해준다.
- 특별한 경우가 아니면 눈을 많이 움직이지 않는다.
- 곁눈질과 위아래로 훑어보는 태도는 좋지 않다.
- 힐끔 힐끔 보는 것은 상대방에게 불쾌감을 준다.
- 시계를 자주 보면 가 주었으면 하는 뜻이 될 수도 있다.

(3) 입의 표정

- 입은 자연스럽게 다물고 입술 양끝이 올라가도록 부드러운 미소를 살짝 짓는다.
- 말할 때 입을 너무 많이 크게 벌리지 않도록 한다.
- 말할 때마다 입을 가리는 것은 열등의식을 가지고 있다는 인상을 주므로 조심한다.
- 사람이 앞에 있을 때 귓속말은 하지 않는다.
- 턱은 자연스럽고 반듯하게 유지한다.

〈미소 만들기〉

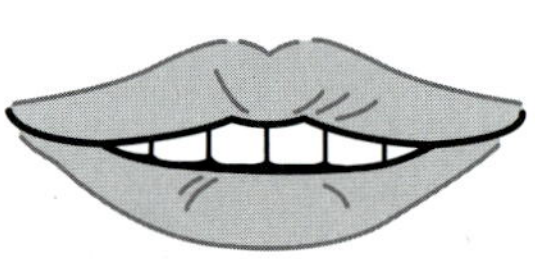	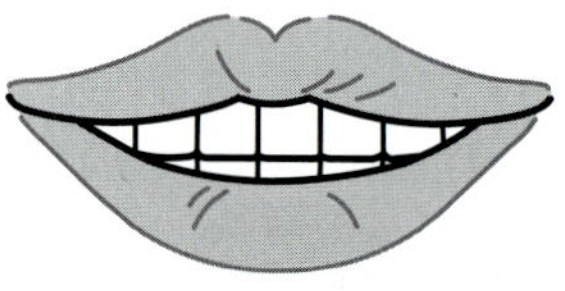	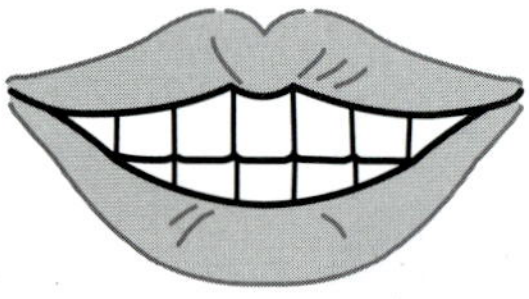
1. 작은 미소 입꼬리를 양쪽 똑같이 위로 끌어 올린다. 윗 입술도 끌어 올리듯 긴장을 준다. 앞니 2개가 약간 보이도록 한 채 10초간 그대로 유지한 다음 다시 원상태로 돌아가 긴장을 푼다.	2. 보통 미소 근육을 천천히 긴장시키면서 입꼬리를 양쪽 똑같이 위로 올린다. 윗 입술도 위로 끌어 올리듯 긴장시킨다. 위 앞니가 6개쯤 보이게 하며, 눈도 약간 웃는다. 10초간 그대로 유지한 후 원상태로 돌아가 긴장을 푼다.	3. 큰 미소 근육이 당겨질 정도로 강하게 긴장시키면서 입 꼬리를 양쪽 똑같이 위로 올리고 위 앞니가 10개 정도 보이게 한다. 아랫니도 살짝 보이게 한다. 10초간 유지한 다음 원상태로 돌아가 긴장을 푼다.

5 용모·복장 관리

1) 용모 · 복장의 중요성

용모(容貌)는 사전적 의미로 '사람의 얼굴 모양'을 의미한다. 복장(服裝)은 사전적 의미로 '옷차림'을 뜻한다. 고객에게 전문적인 느낌을 전달하고 좋은 인상과 신뢰를 얻기 위해서는 병원코디네이터에 어울리는 적절한 용모와 복장을 유지하고 관리해야 한다.

- 병원 직원의 용모복장 이미지는 곧 병원의 이미지이다.
- 단정한 용모와 청결한 복장은 고객에게 신뢰를 준다.
- 잘 정돈된 자기관리는 일의 성과에 영향을 미친다.
- 용모복장에 따라 병원 내 분위기가 변화된다.

유니폼은 병원의 또 하나의 이미지이다. 고객이 병원에 내원했을 때 처음 접하는 병원의 외관이나 하드웨어적인 요소들에 첫인상을 받기도 하지만, 유니폼에 의해서도 병원의 이미지를 느낀다. 병원에서의 유니폼은 전문성과 청결, 권위 등을 표출한다. 유니폼은 그것을 입는 사람의 이미지와 역할을 인식시키는데 큰 역할을 한다. 지저분한 유니폼을 착용한 의료진을 고객이 신뢰할 리가 없기 때문이다. 그렇기 때문에 근무 시 착용하게 되는 유니폼은 세심한 관리가 필요하다. 또한 유니폼은 업무를 효과적으로 수행하기 위하여 착용하는 사람이 편안할 수 있도록 제작되어야 한다.

2) 병원코디네이터의 용모 · 복장

(1) 헤어

이미지에서 헤어스타일이 차지하는 비중은 약 70% 정도로 매우 큰 편이다. 따라서 정돈되고 청결한 상태의 헤어스타일을 유지해야 한다.

<table>
<tr><th colspan="2">공통사항</th></tr>
<tr><td colspan="2">• 청결하고 단정하게 관리한다.
• 앞머리가 있는 경우 눈을 가리지 않도록 한다.
• 지나치게 밝은 염색이나 탈색, 과한 웨이브 퍼머는 하지 않는다.</td></tr>
<tr><th>여성</th><th>남성</th></tr>
<tr><td>• 짧은 머리의 경우에는 어깨에 닿지 않는 기장을 유지하고, 드라이를 하여 단정하게 한다.
• 긴 머리의 경우에는 머리끈으로 묶고 헤어망이 있는 헤어핀이나 그물망 등을 이용해서 고정한다.
• 잔머리가 나오지 않도록 헤어제품을 사용하여 단정하게 고정한다.
• 화려하고 큰 액세서리는 신뢰감을 떨어뜨리므로 눈에 띄지 않는 검정색 계열의 헤어핀을 사용한다.</td><td>• 머리카락이 귀나 셔츠 깃에 닿지 않도록 깔끔하게 자른다.
• 헤어젤이나 왁스, 스프레이 등을 통해 헤어스타일을 단정하게 연출한다.</td></tr>
</table>

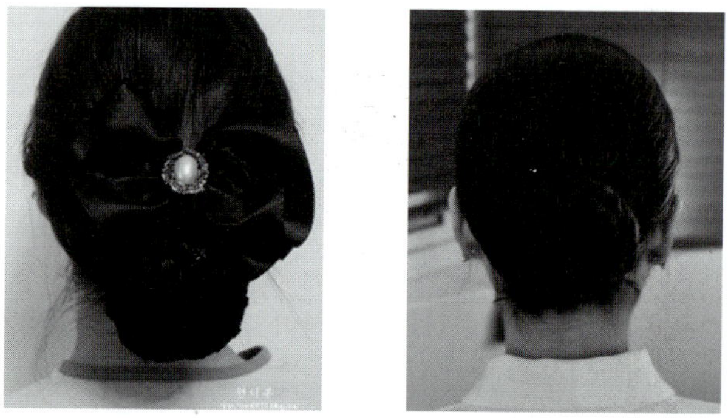

[그림 3-1] 긴머리 헤어망 고정(좌-핀망/우-실망)
출처 : 대한병원코디네이터협회, 병원코디네이터, 2017

(2) 얼굴(메이크업)

얼굴 관리는 고객과 대면하는 업무가 많은 병원코디네이터에게 중요한 부분이다. 고객과 만날 때 가장 먼저 눈에 띄는 부분이며, 얼굴을 통해 이미지와 인상이 결정되기 때문이다.

여성	남성
• 화장(바탕화장, 눈썹, 입술)을 반드시 한다. 화장은 너무 진하지 않고 깔끔한 느낌을 주도록 한다. • 화장이 흐트러지지 않았는지 수시로 점검한다. • 입술 화장 시 색상은 혈색이 도는 붉은색 계열을 사용하되, 너무 진하지 않도록 주의한다. • 인조 속눈썹을 붙이는 것은 권장하지 않는다. • 컬러렌즈나 써클렌즈를 착용하지 않는다. • 안경을 착용하는 경우 렌즈가 청결하도록 관리한다.	• 면도를 깔끔하게 한다(콧수염이나 턱수염은 기르지 않는다). • 세안 후 보습 화장품을 발라 건강한 피부를 유지한다(과도한 화장을 하지 않는다). • 입술이 트지 않도록 입술 보습제를 바른다. • 코털이 지나치게 길거나 무성하지 않도록 정기적으로 관리한다.

(3) 손

병원코디네이터는 손의 사용이 빈번한 편이다. 고객에게 잘 보이는 부분이기 때문에 평소에도 관리를 잘할 필요가 있다.

공통사항
• 손톱의 길이는 1mm 이내가 되도록 관리하고, 손톱 사이에 때가 끼지 않도록 주의한다. • 손은 항상 청결한 상태를 유지한다. • 손이 트지 않도록 핸드크림을 자주 발라준다. • 문신을 하지 않는다. • 검사물이나 지저분한 집기류를 만졌을 경우 반드시 손 씻기를 시행한다.
여성
• 매니큐어는 투명 매니큐어나 베이지색 등 튀지 않는 색상을 사용할 수 있다. • 지나친 네일아트는 피한다.

(4) 복장(유니폼)

유니폼은 조직이나 단체가 정한 규정에 따라 표준화하여 근무 시 입는 복장을 말한다. 유니폼은 외부적으로는 조직이나 단체의 전문성과 이미지를 전달하는 역할을 하고, 내부적으로는 구성원들의 일치성과 소속감을 강화시켜 주는 역할을 한다. 유니폼은 담당하고 있는 업무의 전문성을 나타내는 중요한 요소이기 때문에 유니폼 규정에 맞추어 잘 관리하고 착용해야 한다.

<table>
<tr><th colspan="2">공통사항</th></tr>
<tr><td colspan="2">• 유니폼은 자주 세탁하고, 다림질하여 착용한다.
• 수선할 곳이 있는 경우에는 즉시 수선한다.
• 자신에게 적합한 사이즈의 유니폼을 입어야 한다.
• 유니폼을 변형하여 입지 않으며, 개인적인 액세서리를 부착하지 않는다.
• 명찰은 바른 위치에 꼭 패용한다.
• 속옷의 색상은 살색 계열 또는 연한 계열의 색상을 입어 유니폼 밖으로 표시 나지 않게 한다.
• 소매를 접거나 바지 단을 접어 입지 않는다.
• 근무복은 근무지에서만 착용한다.</td></tr>
<tr><th>여성</th><th>남성</th></tr>
<tr><td>• 흰색 양말이나 살색 또는 커피색 스타킹을 착용한다.</td><td>• 바지 색상에 맞추어 양말을 착용한다. 목이 짧은 양말은 착용하지 않는다.
• 넥타이 착용 시 넥타이 길이는 벨트 버클 윗부분에 닿는 정도이거나 약간 덮는 정도의 길이가 적당하다.
• 벨트는 정장용으로 착용하고, 검정색 또는 갈색이 무난하다.</td></tr>
</table>

(5) 신발

공통사항
• 간호사는 유니화를 착용하고, 구두를 착용하는 부서는 일반적으로 검정색 정장 구두를 착용한다. • 신발은 깨끗하게 잘 닦아서 착용하고, 관리한다. • 신발은 구겨서 신지 않는다. • 샌들이나 슬리퍼 등과 같이 뒤축이 없는 신발과 앞이 트인 오픈형의 신발은 신지 않는다.
여성
• 3~5cm 펌프스(pumps)를 착용한다(굽이 너무 높은 하이힐 또는 굽이 너무 낮은 플랫 슈즈는 신지 않는다).

(6) 액세서리

공통사항
• 병원 내에서 근무 시 목걸이, 시계, 귀걸이, 반지 외의 액세서리는 착용하지 않는다. • 반지는 한 개만 착용하고, 돌출된 모양은 고객에게 상처를 입힐 수 있기 때문에 착용을 금한다. • 액세서리는 종류별로 각 1개씩만 착용할 수 있다(목걸이 2개, 귀걸이 2쌍, 반지 2개 등으로 착용하는 것은 금한다).

- 색상이 화려하거나 진한 색(검은색 등)의 액세서리는 금한다.
- 팔찌는 업무에 방해가 되므로 근무 시에는 착용을 금한다.
- 시계는 서비스 업종 필수 착용 요소이므로 가능하면 착용하고 근무한다(단, 시계의 크기가 너무 크거나 화려한 것, 고가의 제품은 지양한다).

여성	남성
• 귀걸이는 귀밑 1cm가 넘지 않는 것을 착용하고, 디자인 모양의 지름이 1cm가 넘지 않아야 한다. 되도록이면, 귀걸이는 부착형을 사용한다.	• 귀걸이는 착용하지 않는다.

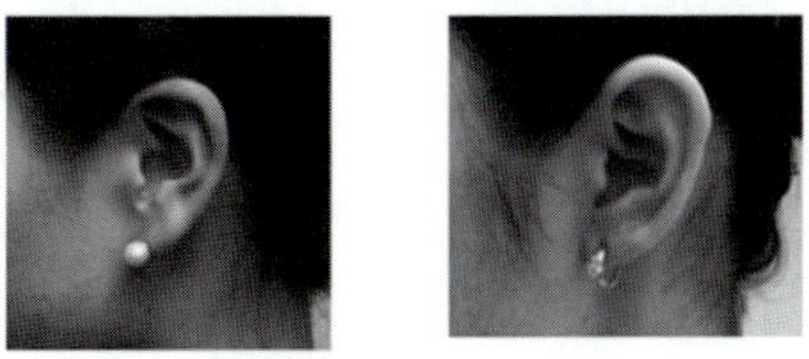

바람직한 귀걸이

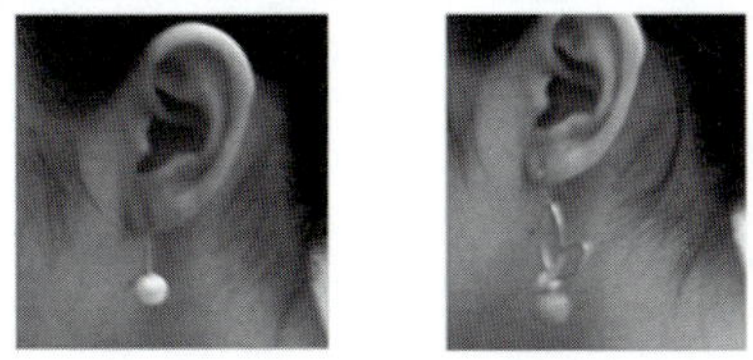

바람직하지 못한 귀걸이

[그림 3-2] 액세서리 착용 예시(귀걸이)

출처 : 대한병원코디네이터협회, 병원코디네이터, 2017

3) 용모 · 복장 점검 체크리스트

구 분	체크항목	상	중	하
표정	호의적이고 적극적인 표정인가요?			
	밝고 경쾌한 행동이 준비되어 있나요?			
헤어	깔끔하고 세련되게 손질되어 있나요?			
	눈과 귀를 가리지 않고 단정한 상태인가요?			
	염색이나 컬링은 화려하지 않은가요?			
	머리핀이나 액세서리가 너무 크고 화려하지 않나요?			
	복장과 잘 어울리는 헤어스타일인가요?			
메이크업	No 메이크업의 상태는 아닌가요?			
	립스틱이 너무 흐리지는 않나요?			
	아이섀도우는 너무 진하지 않은가요?			
	(남) 수염과 코털 정리는 되었나요?			

복장	지정된 유니폼이나 정돈된 정장을 착용했나요?			
	옷의 조화가 잘 이루어져 깔끔한 이미지를 연출하나요?			
	옷의 상태가 청결하나요? 얼룩이 지지는 않았나요?			
	옷이 구겨지지는 않았나요?			
신발 스타킹 양말	검정색이나 브라운계열의 정장화를 착용했나요?			
	신발은 깨끗한가요?			
	화려한 색상이나 무늬의 스타킹(양말)은 신지 않았나요?			
	스포츠나 발목 양말은 신지 않았나요?			
액세서리	귀걸이는 화려하지 않은 것으로 착용했나요?			
	본인의 이미지와 복장에는 잘 어울리는 것으로 선택했나요?			

제 3 절 자세 매너

학습목표

1. 고객을 응대하기 위한 병원코디네이터의 마음가짐과 이를 표현하는 방법인 고객 응대를 위한 매너에 대해 알 수 있다.
2. 서비스 업무를 잘 수행하기 위한 여러 가지 자세 매너에 대해서 배우고 이해할 수 있다.
3. 고객 응대 업무에서 많이 활용되는 자세 매너를 학습하고 현장에서 적용하고 활용할 수 있다.

1 기본 자세

자세는 사전적 의미로 '몸을 움직이거나 가누는 모양', '사물을 대할 때 가지는 마음가짐이나 태도'를 뜻한다. 병원코디네이터는 올바르고 품위 있는 자세를 통해 고객에게 신뢰감을 주고, 좋은 이미지를 전달해야 한다. 바른 자세를 익히고, 자신감 있는 모습으로 고객 응대를 하면 고객에게 제공되는 서비스의 품위가 한층 높아지고 고객 만족에도 긍정적인 영향을 주게 된다. 현장에서 많이 활용되는 여러 가지 기본 자세에 대해서 알아보도록 하자.

1) 공수 자세

고객에게 인사를 하거나 경건한 의식에 참여하여 인사할 때는 공손한 자세를 취하고 이때 두 손을 앞으로 맞잡는다. 이를 공수(拱手)라고 한다.

(1) 두 손의 손가락을 가지런히 붙여서 편 다음 앞으로 모은다.

(2) 엄지손가락은 엇갈려 깍지를 끼고 집게손가락 이하 네 손가락은 포갠다.

(3) 평상시 남자는 왼손이 위로, 여자는 오른손이 위로 가게 한다(여우남좌). 이것은 음양오행설에 따른 것이다.

(4) 상가(喪家)에 가서는 평상시 손 위치와 반대로 한다. 남자는 오른손이 위로, 여자는 왼손이 위로 가게 한다.

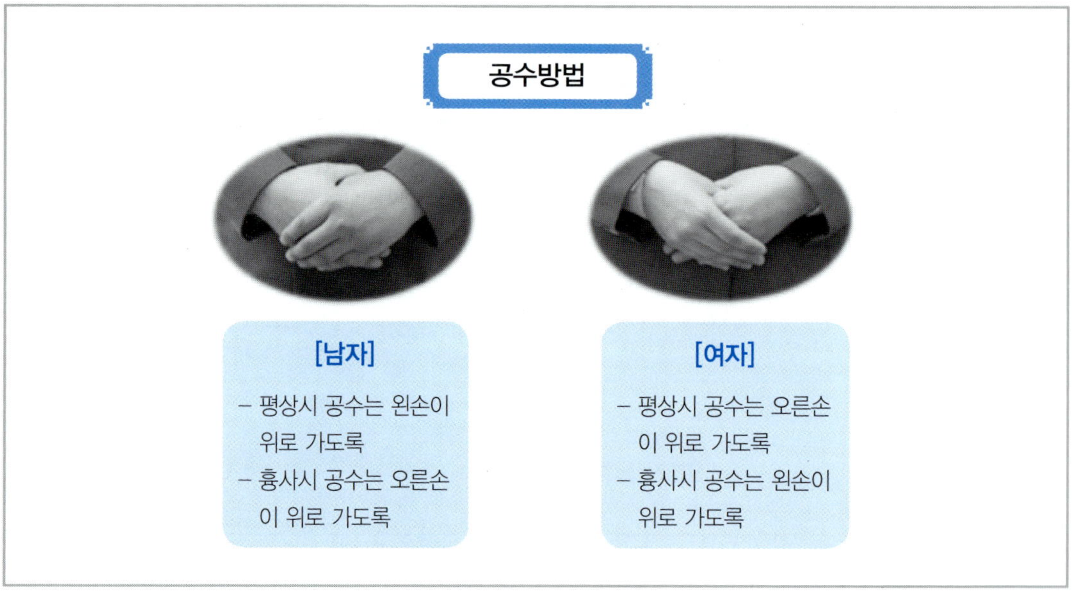

[그림 3-3] 대기시 공수자세

출처 : 대한병원코디네이터협회, 병원코디네이터, 2017

2) 선 자세

(1) 등과 가슴은 곧게 펴고, 두 어깨는 수평이 되도록 한다.

(2) 발은 가지런히 모아서 붙이거나, 뒤꿈치는 붙이고 앞꿈치는 살짝 벌린 자세를 취한다.

(3) 무릎은 힘을 주어 붙이고, 배는 안으로 당긴다.

(4) 손은 공수 자세를 취한다(가지런히 양손을 옆으로 내리는 자세를 취할 시에는 주먹을 살짝 쥐고 바지나 스커트의 옆 봉제선에 손이 닿을 듯한 자세를 취한다).

(5) 고개는 반듯하게 들고, 턱은 가볍게 당긴다.

(6) 입은 자연스럽게 다물고 밝은 표정으로 시선은 정면을 향한다.

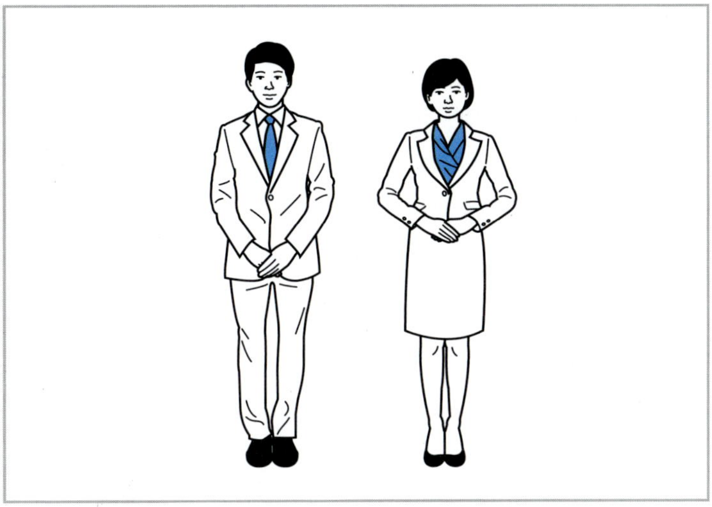

[그림 3-4] 서있는 자세

3) 앉는 자세

(1) 상반신 자세는 서는 자세와 동일하게 곧게 편 자세를 유지한다.
(2) 등줄기는 꼿꼿이 펴고, 등받이에 등을 기대지 않도록 한다.
(3) 손은 여성의 경우 허리와 무릎 중간쯤에 오른손이 위로 가도록 가지런히 포개어 둔다. 남성의 경우에는 주먹을 살짝 쥐고 허리와 무릎 중간쯤에 올려둔다.
(4) 무릎은 여성의 경우 붙이고 발도 가지런히 붙인다. 남성의 경우에는 허리 넓이만큼 다리를 벌리고 무릎과 발이 수직이 되도록 자세를 취한다.

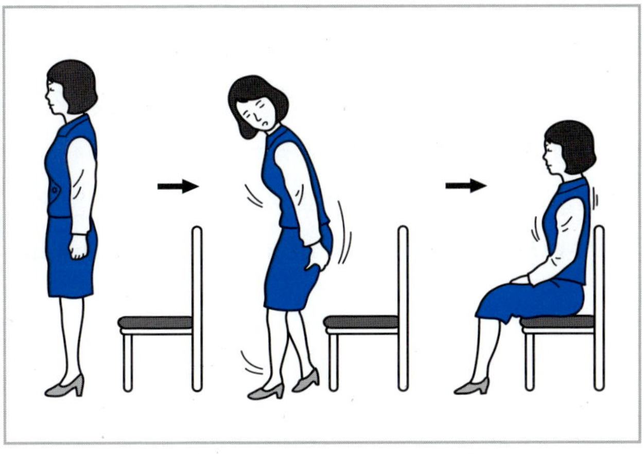

[그림 3-5] 앉는 자세

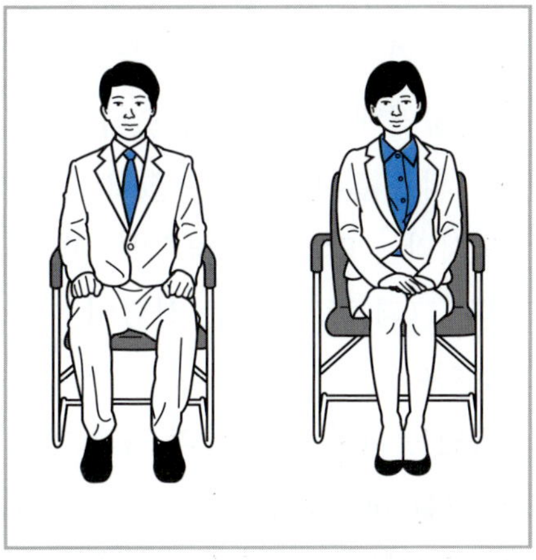

[그림 3-6] 남성과 여성의 앉는 자세 정면

4) 걷는 자세

걷는 자세는 그 사람의 품성과 교양, 직업까지도 나타낸다. 그러므로 몸을 좌우로 기우뚱거리거나 상하로 흔들지 말고 수평으로 걸어야 하며, 신발의 뒤꿈치를 끌지 말고 경쾌한 발걸음을 구사한다.

(1) 턱을 당기고 나아가야 할 방향을 응시한다.
(2) 가슴을 펴고 등을 똑바로 세운다.
(3) 발을 끌어당겨 올리기에 적당한 속도로 걷는다.
(4) 손은 가볍게 주먹을 살짝 쥐고, 걸음에 맞춰서 약간 흔들며 걷는다.
(5) 한 줄 선 위를 걷는 것처럼 걷는다(발뒤꿈치 → 발바닥 → 발끝 순으로 발이 지면에 닿도록 한다).
(6) 보폭은 자신의 체격에 맞추어 조정하고, 구두 소리나 신발 끄는 소리가 나지 않도록 주의하면서 걷는다.
(7) 걷는 중에는 다른 사람의 통행에 방해가 되지 않도록 주의하면서 걷는다.

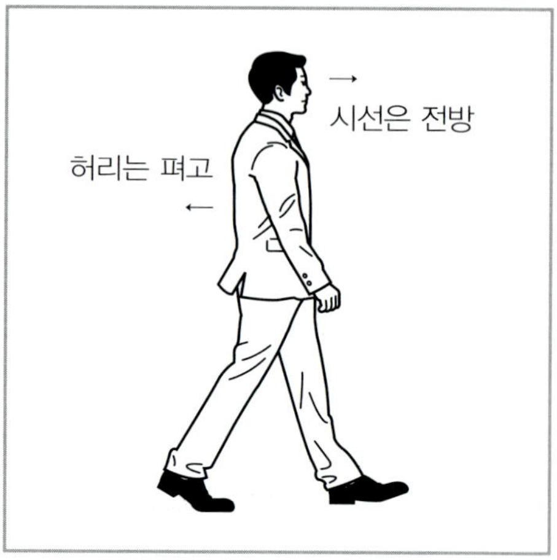

[그림 3-7] 걷는 자세

5) 인사 자세

인사의 유래는, 상대방에게 '나는 적의가 없다'라는 의사를 표현하는 것에서 비롯되었다. 고대 수렵사회에서는 모르는 사람이 모두 적이었다. 따라서 내가 당하지 않기 위해서는 상대를 공격해 쓰러뜨려야 했다. 그런데 사회가 발전하면서 굳이 다른 사람을 쓰러뜨리지 않아도 되는 질서가 만들어졌고, 그 과정에서 생겨난 것이 바로 인사다.

인사라는 단어는 사람 '인(人)'자에 일 '사(事)'자로 이루어진 말로 '사람이 하는 일'을 의미한다. 그러므로 인사는 사람이 사람다울 수 있는 가장 아름다운 행위이며 인간 관계매너의 기본이다.

병원은 다른 곳과 달리 몸과 마음이 성치 못한 고객들이 치료를 목적으로 찾아오는 곳이다. 그들 대부분은 질병으로 인한 고통과 병원에 대한 불안감을 갖고 있으며 작은 일에도 흥분하기 쉬우므로 너무 밝은 표정으로 일관된 인사를 하기보다는 고객 상황에 따른 따뜻한 마음이 담긴 정감 어린 인사로 맞이해야 한다.

(1) 인사의 원칙

① 내가 먼저 인사하는 것이다. 인사란 '제가 당신을 보았습니다.'라는 일종의 사인이다. 그리고 먼저 인사한다는 것은 상대를 인정한다는 뜻이다. 누구나 자신의 존재를 인정받으면 기뻐하기 때문에 먼저 인사하는 것이 좋다.

② 인사는 가능한 자주 많이 하는 것이 좋다.

③ 올바른 인사의 기본 자세를 잘 갖추고 인사해야 한다.

④ 상대방에 맞추어 인사해야 한다. 병원에 내원하는 다양한 고객층에 맞추어 적절한 인사 멘트와 함께 정중한 태도로 인사해야 한다. 기계적인 인사보다는 상대방의 상황을 고려한 인사말을 건네면서 하는 인사가 더 좋다.

(2) 올바른 인사의 6단계 동작

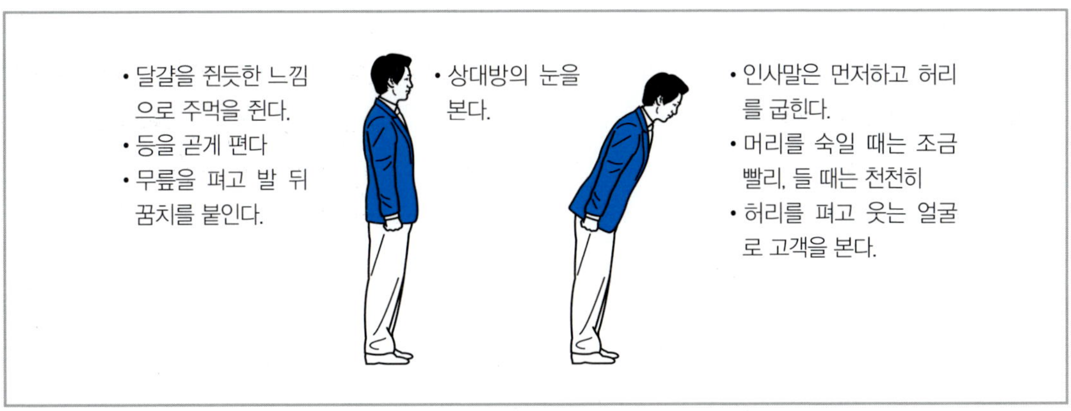

[그림 3-8] 올바른 인사법

① 1단계 : 상대방과 부드럽게 시선을 맞추고 인사할 준비를 한다.
- 시선 – 상대방의 미간 사이(eye-zone)를 부드럽게 응시한다.
- 발 – 뒤꿈치가 떨어지지 않게 모은다. 양발의 앞꿈치 각도는 15~30도로 벌린다.
- 손 – 공수 자세를 취한다(여성은 오른손이 위로 남성은 왼손이 위로 가도록).
- 가슴과 등 – 자연스럽게 곧게 편다.
- 어깨 – 힘을 빼고 어깨선을 편다.

② 2단계 : 인사말을 건넨다(예시–안녕하십니까?).

③ **3단계** : 허리부터 숙인다(머리, 등, 허리선이 일직선이 되도록 숙인다).
- 등과 목 – 일직선을 유지한다.
- 시선 – 상대방의 발끔치를 본다.
- 허리 – 상황에 맞는 각도 조절, 허리와 골반부터 굽히는 기분으로 숙인다.
- 엉덩이 – 뒤로 빠지지 않게 한다.

④ **4단계** : 숙인 상태에서 약 1초 정도 자연스럽게 멈추도록 한다.
⑤ **5단계** : 상체를 천천히 들어올린다(굽힐 때보다 천천히 한다).
⑥ **6단계** : 마지막으로 똑바로 선 후 다시 상대방과 시선을 맞춘다.

(3) 인사의 종류

① 목례

15도 각도의 가벼운 눈인사이다. 병원의 복도나 실내에서 상사, 동료, 부하직원을 만났을 때, 엘리베이터나 화장실 등 좁은 공간에서 마주쳤을 때, 물건을 양손에 들고 있을 때, 두 번 이상 만났을 때, 작업 중일 때 주로 하는 인사이다.

고개만 꾸뻑하는 인사가 아니라 허리부터 15도가량 숙이고 1초가량 예를 표하는 것이 좋다.

"잘 알겠습니다.", "네, 말씀하십시오", "안녕하세요", "실례합니다", "고객님 무엇을 도와드릴까요?" 등의 인사말이 많이 쓰인다.

② 보통례

약 30도 각도의 인사이다. 주로 업무상 만나게 되는 고객, 상사, 그리고 일상적인 맞이인사, 배웅 인사를 할 때의 인사이며, 우리가 일상생활에서 가장 많이 행하는 일반적인 인사법이다. 상체를 30도 정도 숙이고 그 자세로 1초 정도 유지한 후에 고개를 든다(각도는 2m 정도 전방 바닥을 볼 때 30도가 된다).

"안녕하십니까", "어서 오십시오", "안녕히 가십시오", "처음 뵙겠습니다" 등의 인사말이 많이 쓰인다.

③ 정중례

약 45도 각도의 인사이다. 깊은 감사와 존경, 진심 어린 사과, 정중하고 격식을 갖추어야 하는 자리에서 진심으로 정중함을 표현할 때 사용하는 인사법이다. 허리를 45도가량 깊숙이 숙이고 전방 1m 정도를 응시하며 30도 인사보다 다소 길게 한다.

"대단히 감사합니다", "정말 죄송합니다" 등의 인사말을 한다.

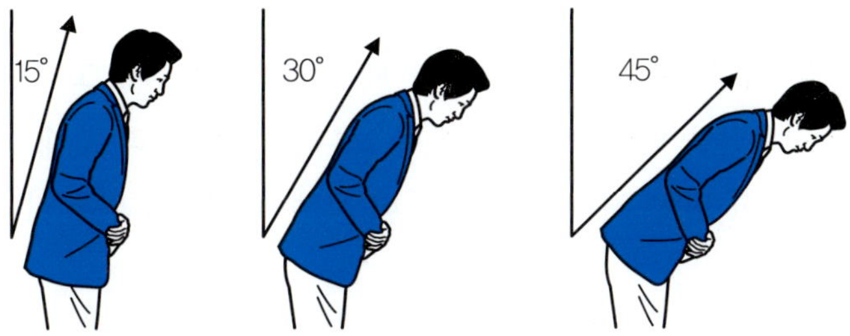

[그림 3-9] 인사의 종류

(4) 인사의 시기

① 인사하려고 하는 상대방과 방향이 다를 경우에는 30보 이내에서 인사한다.

② 방향이 마주칠 경우에는 6보 정도(10m 이내)의 거리에서 인사하는 것이 좋다.

③ 이동 중에 갑자기 만나거나 측면에서 갑자기 나타난 경우 등에는 즉시 인사한다.

(5) 올바르지 않은 인사의 유형

① 표정이 없는 무뚝뚝한 인사

② 고개를 숙이지 않은 채 입으로만 하는 인사

③ 고개만 까딱 숙이는 인사

④ 엉뚱한 곳을 쳐다보며 건성으로 하는 인사

2 안내 자세

병원코디네이터는 고객을 맞이하고, 고객에게 필요한 정보를 제공하거나 위치를 안내하는 업무 등 여러 가지 안내 업무를 수행하게 된다. 세련되고 예의 바른 자세로 안내하면 병원의 이미지 향상과 고객 만족도를 높이는데 좋은 영향을 주게 된다. 지금부터 상황별로 많이 활용되는 안내 매너에 대해서 배워보자.

1) 방향 안내 자세

병원에서는 방향을 지시하는 자세를 구사할 때가 많은 편이다. 고객이 병원에서 길을 잃었을 때, 고객에게 진료실을 안내할 때, 차트나 모니터 등을 가리킬 때 등 방향을 안내할 때에는 예의 바르고 정중한 방향 지시 매너를 통해 고객에게 편안함과 신뢰감을 줄 수 있도록 해야 한다.

(1) 등줄기를 꼿꼿이 편다.

(2) 팔은 겨드랑이와 주먹이 하나 들어갈 정도로 벌리고 팔꿈치는 90도 각도로 한다(기본자세). 멀리 있는 곳을 안내할 때와 가까운 곳을 안내할 때에는 아래의 그림과 같이 팔의 각도를 이용해서 간접적으로 거리감을 나타낸다.

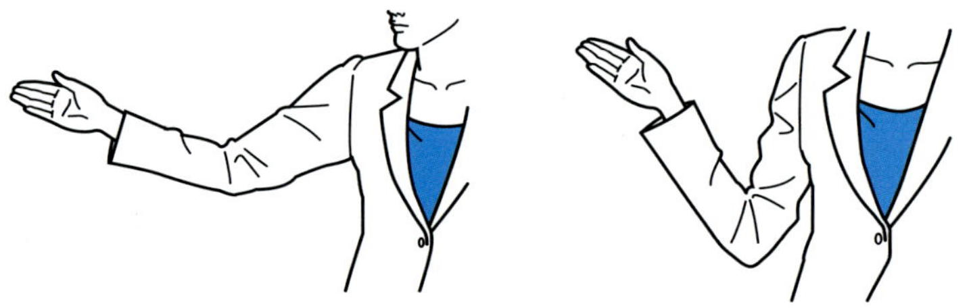

먼거리 물건(장소) 안내시 자세 　　 가까운거리 물건(장소) 안내시 자세

[그림 3-10] 방향 안내 자세

(3) 표정은 미소를 짓는다.

(4) 사람을 가리킬 때는 양손을, 방향이나 물건을 가리킬 때는 한손(오른쪽 방향을 가리킬 때에는 오른손을 사용하고 왼쪽 방향을 가리킬 때에는 왼손을 사용한다)을 사용한다.

(5) 동작은 너무 빠르거나 느리지 않게 한다.

(6) 볼펜 끝이나 손끝으로 방향을 지시하지 않는다.

(7) 시선의 순서는 '고객의 눈 → 가리키는 방향 → 고객의 눈'이다.

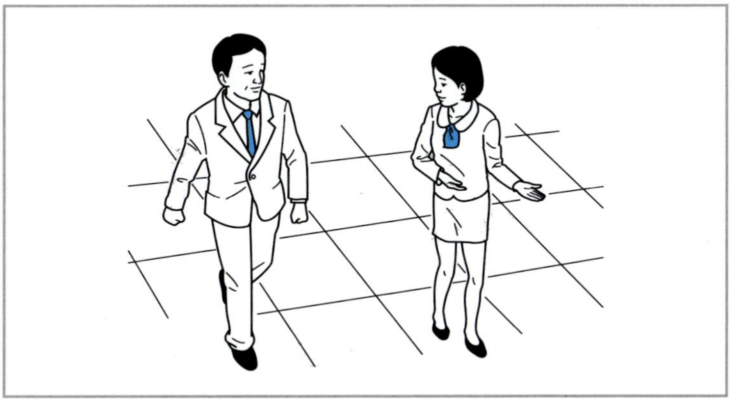

[그림 3-11] 고객 안내시 자세

2) 복도 안내 자세

(1) 안내할 장소를 말해 주고 고객의 오른쪽 1~2보 앞에 서서 안내한다.

(2) 고객의 보행 속도에 맞춘다.

(3) 가끔씩 사선걸음으로 고객을 확인하며 안내하고 방향, 위치안내 동작은 정중하게 한다.

※ 상사를 수행할 때는 왼쪽 1~2보 뒤에서 수행한다.

(4) 모퉁이를 돌거나 복잡한 지점에서는 구두로 미리 안내한 후 손으로 방향 지시 안내를 한다.

3) 계단 안내 자세

(1) 고객에게 층수를 말해 준다.

(2) 고객이 계단의 손잡이 쪽에서 걷도록 배려한다.

(3) 올라갈 때는 고객이 먼저(여성인 경우는 안내자가 먼저) 내려갈 때는 안내자가 먼저(여성인 경우 고객이 먼저) 안내한다.

※ 여성 고객이 스커트를 입은 경우는 안내자가 고객보다 낮은 위치에 서게 되면 실례일 수 있으므로 고객보다 높은 위치에서 안내한다.

4) 엘리베이터 안내 자세

(1) 엘리베이터 탑승 전에 미리 가야 하는 층수를 알린다.

(2) 가장 좋은 자리는 버튼 대각선 방향 뒤이다.

(3) 엘리베이터내 안내원이 있는 경우에는 고객이 먼저 탑승하도록 하고, 먼저 내리게 한다.

(4) 엘리베이터내 안내원이 없는 경우에는 병원코디네이터가 먼저 탑승하여 버튼을 조작하고, 내릴 때에는 고객이 내릴 때까지 열림 버튼을 누른 후 고객이 내린 것을 확인한 후 재빨리 내리고 안내한다.

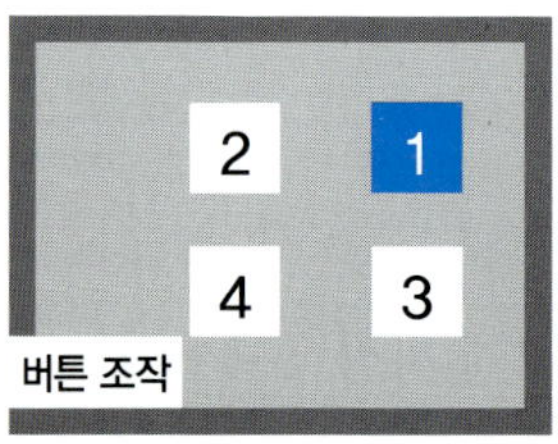

1 : 최고상석
2 : 1번 최고 상석의 오른쪽
3 : 이동이 없는 거리
4 : 층수를 누르거나 오픈, 클로즈 버튼 조작

[그림 3-12] 엘리베이터 상석

5) 문에서의 안내 자세

(1) 앞으로 당기는 문

손잡이를 앞으로 당긴 후 고객이 먼저 들어가도록 하고 조용히 문을 닫는다.

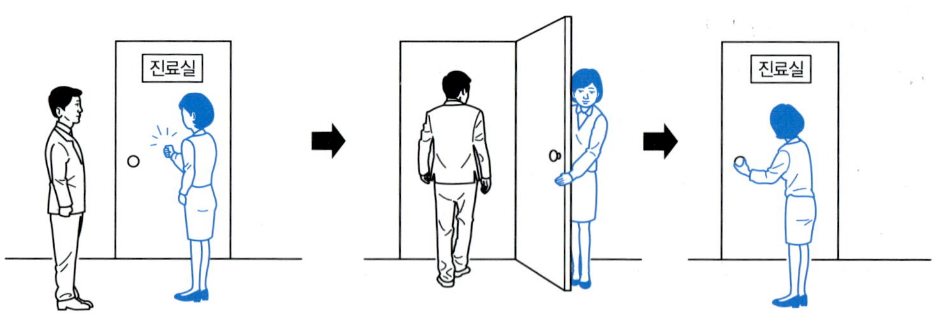

[그림 3-13] 앞으로 당기는 문 안내 자세

(2) 밀고 들어가는 문

안내자가 먼저 들어간 후 손잡이를 잡고 서서 고객이 들어오도록 한다.

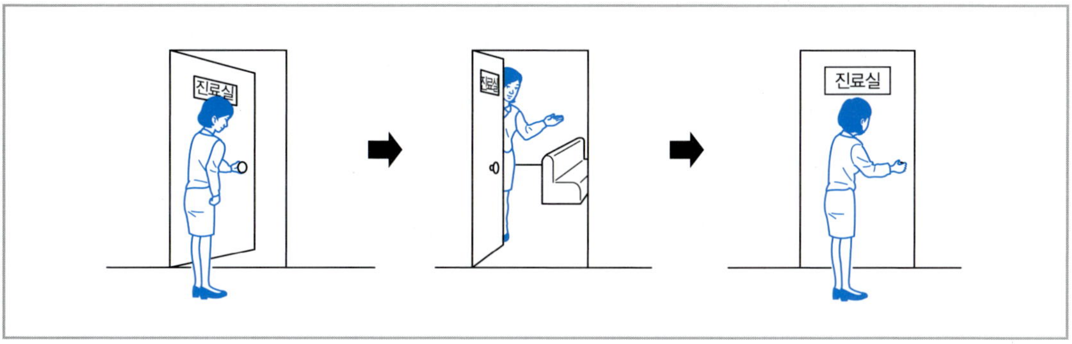

[그림 3-14] 밀고 들어가는 문 안내 자세

6) 서명 안내 자세

(1) "여기 부탁드립니다."라고 말하면서 손가락을 모은 손으로 서명해야 하는 위치를 가리킨다. 이때 손등이 보이지 않도록 하고 손을 곧게 편 상태에서 사선이 되도록 한다.

(2) 고객이 기록할 때 기록하는 모습을 계속 보고 있으면 불편해하므로 한발 물러서서 다른 곳을 본다.

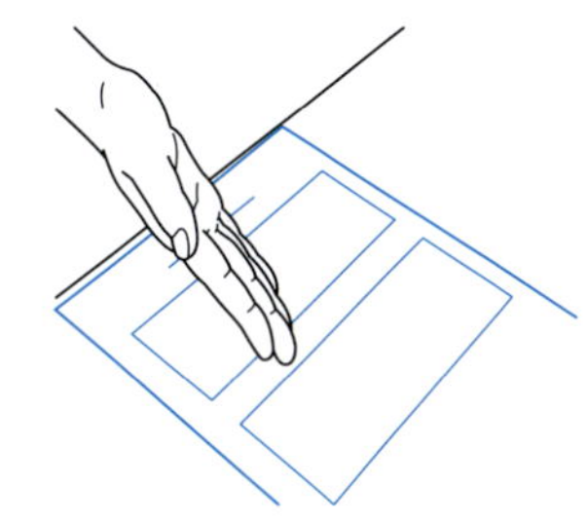

고객 서명 요청 시

[그림 3-15] 서명 안내시 손 자세

7) 서류 또는 물건 수수 자세

(1) 모든 물건은 양손으로 잡는다(받을 때도 드릴 때도 양손으로 한다).

(2) 올바른 방향(보기 쉽고, 사용하기 쉽고, 받아서 즉시 사용하기 쉬운)으로 드린다.

(3) 이동이나 건네는 위치는 허리와 가슴 사이에서 포물선을 그리듯이 건넨다.

(4) 미소를 띠며 건네는 물건의 명칭을 말하며 건넨다(예시-고객님께서 요청하신 팜플렛입니다).

(5) 시선의 순서는 '고객의 눈 → 물건 → 고객의 눈'이다.

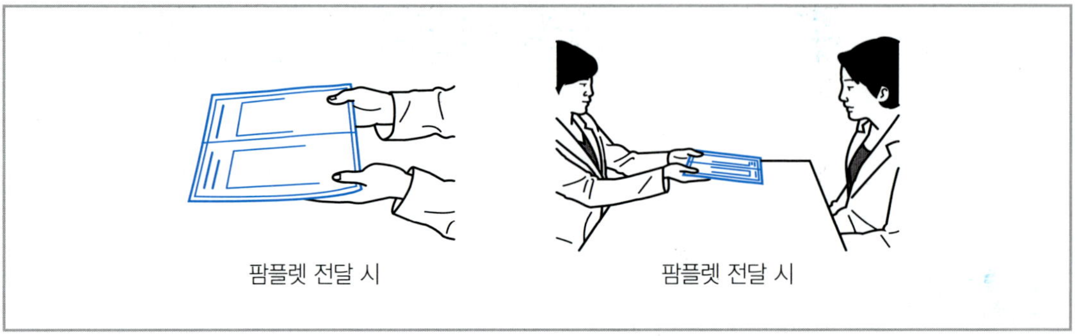

[그림 3-16] 서류 또는 물건 수수 자세

8) 필기구 건네는 자세

(1) 펜촉이 자신(병원코디네이터)을 향하게 하고 건넨다.

(2) 오른손을 위쪽으로 하고 왼손을 아래쪽으로 받치면서 건넨다.

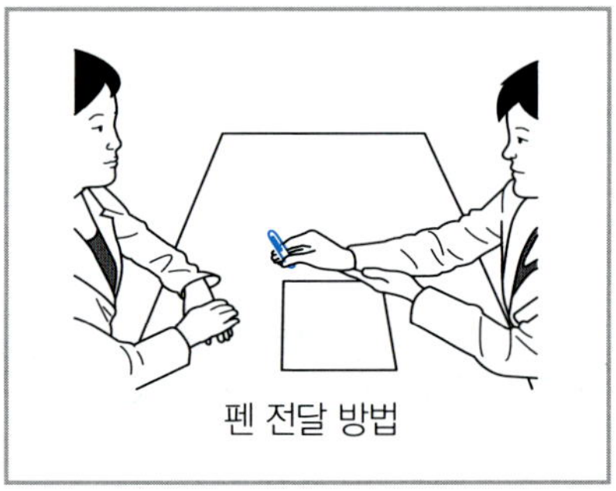

[그림 3-17] 필기구 건네는 자세

제4절 비즈니스 매너

학습목표

1. 기본적인 비즈니스 예절에 대해서 이해할 수 있다.
2. 비즈니스 상황에서 필요한 적절한 예절과 규칙을 습득하고, 현장에서 적용할 수 있다.
3. 비즈니스 매너를 다양한 상황에서 활용하여 전문성을 향상시키고, 성공적인 대인관계를 구축하는 데 활용할 수 있다.

1 소개 매너

비즈니스 상황에서 소개 예절은 매우 중요하다. 비즈니스를 통해 만나게 되는 사람과의 인상과 관계를 형성하는데 소개 예절이 큰 역할을 하기 때문이다.

소개를 통해서 지금까지 알지 못했던 사람들과 친해지고 서로 얘기를 나눌 기회가 생기는 것이므로 적절한 소개 예절로 상대방에게 존중과 예의를 보이고, 좋은 관계를 구축하도록 해야 한다.

첫 이미지는 어느 상황에서도 중요하지만, 비즈니스 관계에서는 더욱 신경 써야 하며, 좋은 이미지를 상대방에게 전달하여 일의 진행에도 긍정적인 영향을 주도록 해야 한다. 따라서 병원코디네이터는 소개를 하거나 소개를 받는 형식과 예의에 대해서 잘 숙지하고 업무적인 만남이나 비즈니스 상황에서 유용하게 사용하는 것이 좋다.

1) 소개하는 순서

소개는 손아랫사람(연소자)을 손윗사람(연장자)에게 먼저 소개하는 것이 일반적이다. 병원코디네이터는 다양한 상황에 따라 소개 순서를 숙지하고 실수가 없도록 해야 한다. 소개 순서는 아래와 같다.

상황	소개방법
사회적인 지위가 다른 경우	지위가 낮은 사람을 지위가 높은 사람에게 먼저 소개한다.
연령이 다른 경우	연령이 낮은 사람을 연령이 높은 사람에게 먼저 소개한다.
연령과 사회적 지위가 각각 다른 경우	사회적 지위를 우선하여 지위가 낮은 사람을 지위가 높은 사람에게 먼저 소개한다.
남성과 여성의 경우	남성을 여성에게 먼저 소개하되, 단, 남성이 연장자이고 사회적 지위도 높은 경우에는 여성을 남성에게 먼저 소개하는 것이 자연스럽다.
같은 나이, 같은 지위에 있는 동성인 경우	소개하는 사람과 친한 쪽을 먼저 소개하며, 같은 여성인 경우 미혼자를 기혼자에게 먼저 소개한다.
동료직원과 고객의 경우	동료직원을 고객에게 먼저 소개한다.
한 사람이 많은 사람을 소개하는 경우(그룹 소개)	일반적으로 좌측에서부터 차례로 한사람씩 소개하며 특별히 지위나 연령이 높은 사람이 있으면 먼저 소개한다.

2) 소개의 에티켓

(1) 각자 직접 본인을 소개하는 경우

① 일어서서 하는 것이 예의이다.

② 상대방(고객)이 바로 볼 수 있게 몸의 방향을 맞춘다.

③ "고객님 저는 담당 병원코디네이터 ○○○입니다."라고 간단한 소개와 함께 인사말을 건넨다.

(2) 제3자가 소개하는 경우

① 소개자의 소속, 직책, 성명을 간단명료하게 말한다.

② 소개하는 이유, 소개자의 경력 등을 함께 소개한다.

③ 소개받은 사람은 한 차례 소개가 끝나면 자기가 다시 한 번 소속과 성명 등을 확인한다.

④ 소개받을 때에는 소개되는 사람과 소개받는 사람 쌍방이 모두 일어서서 인사한다.

⑤ 앉은 채로 인사를 하는 것은 예의에 어긋나는 행동이다.
⑥ 소개되는 사람의 이름은 정확하게 기억한다. 소개될 때 상대방의 이름을 정확하게 기억하였다가, 대화 중 상대방의 이름을 부르면 친근감을 줄 수 있다.
⑦ 처음 소개받은 사람과 대화를 할 때에는 날씨, 여행, 예술, 스포츠 등 누구에게나 통하는 가벼운 화제를 선택하도록 한다.
⑧ 개인적인 일신상의 문제나 정치, 종교, 금전 등에 관한 화제는 피하도록 한다.

2 악수 매너

악수는 역사가 오래된 관습이다. 악수는 상대방과 싸울 의사가 없고 아무런 무기도 지니지 않고 있음을 보여주기 위해 오른손을 잡았는데, 이것이 악수의 유래가 되었다는 설이 가장 많이 알려져 내려오고 있다.

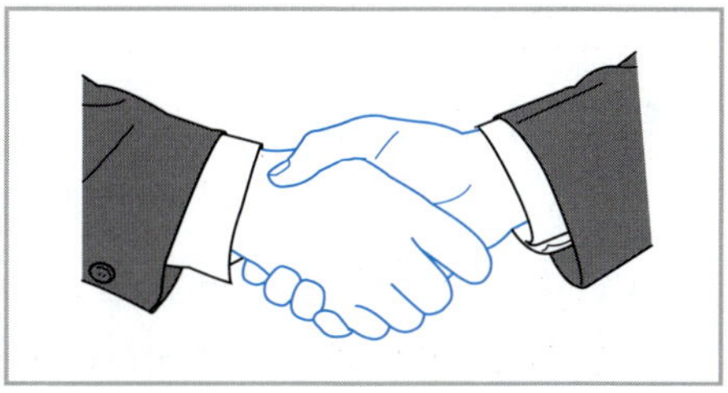

[그림 3-18] 악수의 기본자세

1) 악수를 청하는 순서

(1) 상급자가 하급자에게 먼저 청한다.
(2) 연장자가 연소자에게 먼저 청한다.
(3) 여성이 남성에게(단, 직급이 우선) 먼저 청한다.

먼저	나중
여성	남성
지위가 높은 사람	지위가 낮은 사람
선배	후배
연장자	연소자
기혼자	미혼자

2) 악수하는 방법

(1) 악수를 할 때에는 반드시 상대방과 눈을 맞추며 해야 한다.
(2) 원칙적으로 오른손으로 악수를 해야 하며, 적당히 힘을 주고 바른 자세로 서서한다(오른손에 장애가 있거나 부상을 입은 경우에는 왼손으로 한다).
(3) 우리나라의 경우에는 악수 시 오른쪽 손목 아래 또는 오른쪽 팔꿈치 아래에 왼손을 받치고 악수한다.
(4) 맞잡은 손은 2~3회 정도 가볍게 흔든다.
(5) 외국인과 악수 시에는 상체를 곧게 편다. 우리나라에서는 윗사람과 악수 시 상체를 가볍게 숙이는 것이 좋다(국가원수나 왕족, 성직자와 악수 시에는 머리를 숙여 경의를 표한다).

3) 악수 시 금기사항

(1) 손을 너무 세게 쥐거나 손끝만 내밀고 악수하는 모습
(2) 왼손을 뒷짐 지거나 주머니에 넣은 채 악수하는 모습
(3) 양손을 잡고 굽신거리는 모습
(4) 왼손 또는 장갑을 착용한 채 악수를 청하는 모습
(5) 땀에 젖은 손, 불결한 손으로 덥석 잡고 악수하는 모습
(6) 잡은 손을 놓지 않고 계속 흔드는 모습

3 명함 매너

명함에는 상대방의 사회적 지위와 소속, 이름, 연락처 등이 적혀 있다. 그래서 명함은 그 사람을 알리는 작은 소개서라고도 하고, 그 사람을 나타내는 중요한 수단으로 활용되고 있다. 명함을 교환할 때에는 나의 명함을 전달할 때나 상대방의 명함을 받을 때 존중의 표현을 하며, 매너 있게 행동해야 한다.

1) 명함의 중요성 및 보관

(1) 명함은 제2의 얼굴로써 자신을 소개하는 수단이다.
(2) 명함 지갑을 사용하여 깨끗하고 구겨지지 않게 보관한다.
(3) 명함은 평소 충분히 가지고 다닌다.
(4) 상담실 안에서는 테이블 위에 명함 케이스를 비치하여 손쉽게 전달할 수 있도록 한다.

2) 명함 교환 순서

(1) 연소자가 연장자에게 먼저 건넨다.
(2) 방문 시에는 방문자가 먼저 건넨다.
(3) 직장 상사와 함께 외부를 방문한 경우에는 상사가 먼저 명함을 전달한 후 이어서 전달한다.

3) 명함 교환하는 방법

(1) 명함을 줄 때

① 일어서서 명함을 드리는 것이 예의이다.
② 명함을 건넬 때에는 간단한 소개와 함께 정중한 인사를 하며 드리는 것이 좋다. "안녕하세요! OO 의원 병원코디네이터 OOO입니다"
③ 명함은 상대방이 바로 읽기 좋은 방향으로 건넨다.
④ 오른손으로 명함을 잡고 왼손은 오른손 손목을 받쳐 건네거나 명함의 양쪽 끝을 잡고 두 손으로 건넨다.

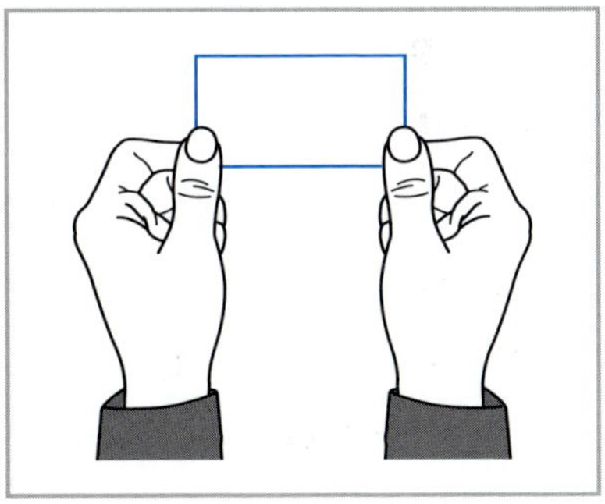

[그림 3-19] 명함 드리는 자세

⑤ 시선의 순서는 '고객의 눈 → 명함 → 고객의 눈' 순으로 한다.
⑥ 명함을 건넬 상대가 여러 명인 경우에는 가장 윗사람에게 먼저 건네야 한다.

(2) 명함을 받을 때

① "성함이 참 좋으시네요.", "아, OO병원 다니시는군요. OO병원 이야기 많이 들었습니

다." 등으로 관심을 표현한다.

② 어려운 한자어나 영문 이름은 즉석에서 확인 후 실수하지 않도록 한다(양해를 구하지 않고 받은 명함에 메모하는 것은 예의에 어긋난다).

③ 미소 띤 표정으로 반드시 일어서서 두 손으로 받는다.

④ 명함을 받은 후 병원(회사)명과 성명을 확인하고 관심을 표현한다.

⑤ 상대의 직함과 성명을 기억하며 그에 맞는 호칭을 한다.

⑥ 받은 명함에 낙서를 하거나 구기는 등의 결례되는 행동을 하지 않는다.

⑦ 테이블에서 맞교환 했다면 자리를 뜰 때까지 테이블 위에 놓아두는 것이 바람직하다.

⑧ 받은 명함은 명함집에 넣어서 보관한다.

(3) 명함을 동시에 주고받을 때

① 오른손으로 건네고, 왼손으로 받는다. 단, 상대가 먼저 명함을 건넬 경우에는 자신의 명함은 일단 잠시 놓아 둔 후 상대의 명함을 받은 후 건넨다.

② 고객의 성함, 병원(회사) 등에 관심을 표현한다.

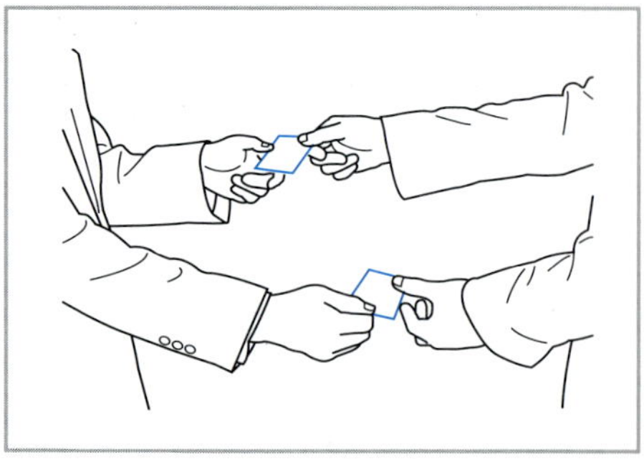

[그림 3-20] 명함 맞교환 시 자세

(4) 명함 교환 시 주의 사항

① 고객의 명함을 받자마자 바로 넣지 않도록 한다.

② 고객의 면전에서 상대의 명함 위에 글씨를 쓰지 않도록 한다.

③ 고객의 명함으로 장난치지 않는다.

④ 고객의 명함을 바닥에 떨어뜨리지 않는다.

⑤ 미팅 후 고객의 명함을 테이블 위에 그대로 두고 오지 않는다.

제5절 전화 응대 매너

학습목표

1. 전화 응대의 중요성에 대해서 이해하고, 기본적인 전화 예절을 고객 응대 시 활용할 수 있다.
2. 전화를 받는 방법과 거는 방법 등과 같은 기술을 습득하고, 명확한 발음과 적절한 속도로 커뮤니케이션 할 수 있다.
3. 전화 응대 시 문제가 발생할 경우 문제를 파악하고 해결할 수 있다.

1 전화 응대의 중요성

전화응대는 보이지 않는 병원의 첫인상이며 서비스 창구이자 고객과 제일 처음 소통하는 중요한 커뮤니케이션 수단이므로 매너를 갖추고 성심껏 응대해야 한다. 전화는 얼굴이나 표정을 보지 않고 내용을 전달해야 하는 수단인 만큼 응대자의 태도가 매우 중요하다. 전화상담을 하는 직원의 음성 높낮이, 어투, 어감, 태도 등에 영향을 많이 받는다. 한 사람의 응대가 병원 전체의 이미지를 대표하거나 서비스의 좋고 나쁨을 좌우하기도 한다. 그렇기 때문에 전화 응대 시에는 주인의식을 갖고 성의껏 응대해야 하며, 음성으로만 전달되는 서비스이기 때문에 더욱더 세심한 주의를 기울여 응대해야 한다는 것을 잊어서는 안 된다.

1) 전화 응대의 원칙

(1) 신속

불필요한 말을 길게 하지 않고 간결하게 통화한다. 전화벨이 울릴 때 2~3회내로 받는 것이 좋다.

(2) 정확

5W1H로 메모하는 습관을 기른다. 인사와 병원 이름을 밝히는 첫 발음은 다소 천천히 정확하게 발음하며 통화한다. 연락처, 증상, 담당 의사, 소개 여부 등을 정확하게 확인하고 중요한 내용일 경우 재차 확인한다.

(3) 친절

정성을 다하고 친절한 태도로 응대하여 고객의 기분과 심리를 긍정적으로 만든다. 호칭이나 직함, 단어 선택 등에 신경을 쓰고, “뭐라구요” “~라구요” 등의 표현은 사용하지 않는다. 고객이 접하는 첫 병원 접점에서 좋은 인상으로 느낄 수 있도록 고객을 존중하고 예의를 갖추어서 응대한다.

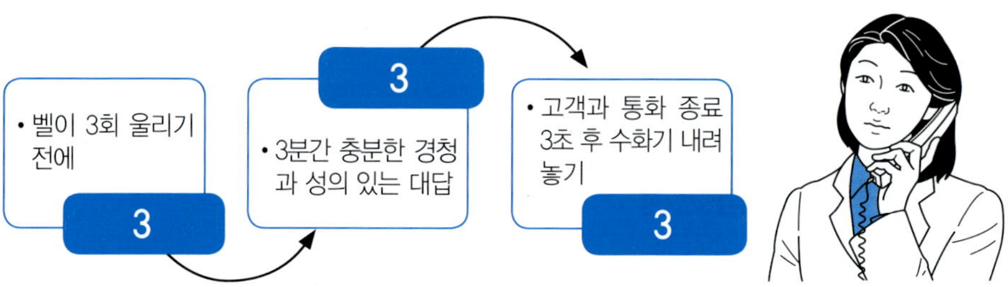

2 전화 응대의 구성요소

전화통화 시 어조를 통해 상대방의 태도나 그 사람이 생각하고 느끼는 것이 그대로 나타난다. 전화응대에서는 놀랍게도 어조가 82%로 비대면 커뮤니케이션에서 중요한 요소를 차지한다. 어조란 ‘말하는 투’로서 전화 응대 시 목소리, 음성, 음량, 속도, 발음 등을 일컬으며, 18%에 해당하는 단어는 사용되는 언어, 즉 말의 진실 여부를 일컫는다.

1) 음성

전화 통화의 경우 82%가 목소리 톤, 18%가 사용되는 단어로 언어의 전달이 이루어지므로 음성관리가 무척 중요하고 밝고 따뜻한 목소리, 건강하고 힘 있는 목소리로 신뢰감을 주도록 해야 한다.

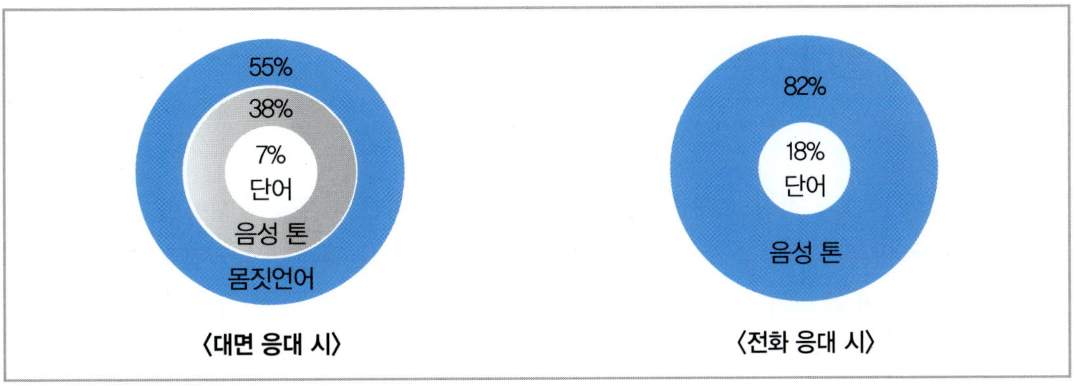

2) 속도

너무 빠른 속도로 말하면 고객이 이해를 하지 못할 수 있고, 너무 느린 속도로 말하면 지루하게 느껴지고 시간이 많이 소요될 수 있다. 고객의 말하는 속도에 맞추어서 적절한 속도를 유지하되, 일반적인 대화 속도보다는 약간만 느리게 말하는 것이 좋다.

3) 억양

일정한 목소리 톤을 유지하기보다는 목소리에 높낮이를 줌으로써 적극적인 느낌을 전달하는 것이 좋다. 고객의 감정에 공감하는 억양으로 통화를 하면 고객의 문제에 관심을 가지고 신중하게 다루고 있다는 느낌을 전달해 준다.

4) 명확한 발음

전화 응대 시 불명확한 발음은 고객에게 혼란을 주며 잘못된 내용을 전달할 수 있으므로 고객이 이해하기 쉽도록 명확하게 발음해야 한다.

5) 단어 선택

고객의 욕구와 문제, 흥미에 관심을 보여줄 수 있는 단어를 사용하고, 고객에게 확신을 줄 수 있는 긍정적인 표현과 이해하기 쉽고, 단순한 통상적인 상용단어를 사용한다.

3 전화 응대 기본자세

1) 전화 통화 시에도 직접 응대를 할 때와 같은 표정과 바른 자세를 유지하며 통화한다.
2) 수화기는 왼손으로 받고 오른손으로 메모할 준비를 한다(왼손잡이의 경우에는 반대).
3) 전화벨이 3번 울리기 전에 받는다(벨이 3회 이상 울린 후 받았을 경우에는 "늦게 받아서 죄송합니다"라고 사과 멘트를 한다).
4) 병원명과 전화를 받은 자신의 소속과 이름을 밝히고 인사말을 한다.
   예 : 안녕하십니까? 정성을 다하는 대한병원 고객관리팀 최수민입니다.
5) 중요한 내용이나 정확하게 확인해야 하는 단어 및 숫자는 복창한다.
6) 메모는 육하원칙에 맞추어서 작성하고 다시 한번 고객에게 해당 내용을 복창하여 확인한다.
7) 통화 시에 사용하는 단어는 표준어를 사용하고, 의학용어나 약어 또는 신조어 등을 사용하지 않도록 유의해야 한다.
8) 통화 종료 시에는 고객이 전화를 끊은 후에 수화기를 내려놓는다.
   ※ 전화 종료시 거는 사람이 먼저 끊는 것이 원칙이지만, 고객 또는 연장자 등과 통화하는 경우에는 나중에 끊어야 한다.

4 상황에 따른 전화 응대 스킬

1) 전화를 받는 경우

(1) 전화 통화 시에도 직접 응대를 할 때와 같은 표정과 바른 자세를 유지하며 통화한다.
(2) 수화기는 왼손으로 받고 오른손으로 메모할 준비를 한다.
(3) 전화벨이 2~3회 울릴 때 받는다.
(4) 인사말을 한 후 병원명과 전화를 받은 자신의 소속과 이름을 말한다.
(5) 상대방을 확인한 후 인사를 한다.
(6) 고객의 용건을 들으면서 요점을 메모하고, 통화 내용을 정리한다.
(7) 정리한 통화 내용을 확인하고 복창한다.
(8) 추가 질문이 있는지 확인한 후 마무리 인사를 한다.
(9) 통화 종료 시에는 고객이 전화를 끊은 후에 수화기를 내려놓는다.

2) 전화를 거는 경우

(1) 전화 걸기 전 준비 사항을 점검한다. 통화할 용건, 필요한 자료, 전화번호 확인 등이 필요하다.
(2) 왼손으로 수화기를 들어 전화하고 오른손으로 메모할 준비를 한다.
(3) 고객이 전화를 받으면 인사말을 하고 병원명과 자신의 소속과 이름을 밝힌다.
(4) 수신자를 확인하고 통화 가능여부를 확인한다.
(5) 용건을 간결하게 전달한다.
(6) 고객에게 통화 내용이 잘 전달되었는지 확인하고, 중요한 부분은 한 번 더 반복한다.
(7) 상황에 어울리는 끝인사를 하고, 고객이 전화를 먼저 끊은 후에 수화기를 내려놓는다.

3) 전화를 다른 사람(타부서)에게 연결할 경우

(1) 통화를 원하는 사람이 누구인지 또는 통화를 원하는 부서가 어디인지 확인한다.
(2) 전화를 연결하기 전에 전화를 건 사람이 누구인지 확인한다.

(3) 통화 연결 시에는 hold 버튼을 누르거나 수화기를 손으로 막고 연결한다.
(4) 연결이 끊어질 경우를 대비해서 직통 전화번호를 알려준다.
(5) 전화 받을 담당자가 부재중인 경우에는 부재중인 이유를 알리고, 메모 전달을 원하는 경우에는 메모를 받아 전달한다.
(6) 마무리 인사를 하고 고객이 전화를 끊은 후에 수화기를 내려놓는다.

※ 전언 메모

전화를 받은 일시, 전화를 받은 사람의 이름, 찾는 사람의 부서와 이름, 전화를 건 사람의 소속과 이름, 용건, 차후 연락 방법(전화 왔었다만 전달하는지, 전화를 드려야 하는지, 다시 전화를 건다는 것인지 등의 여부)

4) 전화가 잘 안 들리는 경우

(1) 전화 상태가 좋지 않아서 잘 들리지 않음을 알린다.
(2) 다시 전화 걸어주실 것을 정중하게 요청한다.
※ 전화를 건 쪽이 다시 전화하는 것이 일반적이지만, 전화번호를 알고 있는 고객 또는 상사의 경우에는 내가 다시 거는 것이 좋다.

5) 전화 통화 중에 고객이 방문한 경우

(1) 전화 통화를 유지하면서 방문한 고객과 눈을 맞추고 목례를 한다.
(2) 방문한 고객에게 "잠시만 기다려주세요"라고 안내한다.
(3) 전화 통화를 최대한 빨리 끝내도록 한다.
(4) 응급고객이 방문하였거나 통화가 많이 길어질 경우에는 현재 통화중인 고객에게 사과하고 양해를 구한 후에 다시 전화드릴 예정 시간을 안내하고 전화 통화를 종료한 후 방문한 고객을 응대한다.
(5) 약속한 시간에 고객에게 다시 전화를 걸어 통화를 이어나간다.

6) 내원 고객을 응대하는 중에 전화가 걸려 온 경우

(1) 현장의 고객에게 "죄송합니다, 잠시만 기다려주십시오"라고 반드시 양해를 구하고 전화를 받는다.
(2) 전화 통화를 최대한 빨리 끝마친다.
(3) 통화가 길어질 것 같으면 "지금 고객과 상담을 하는 중에 전화를 받았습니다."라고 하여 다시 걸기를 유도하거나 연락처를 받아 놓고 전화를 끊는다.

7) 잘못 걸려 온 전화의 경우

(1) 잘못 걸려 온 전화이지만 친절하게 응대한다.
(예시–실례지만 몇 번으로 전화를 거셨는지 확인 부탁드립니다. 여기는 대한병원입니다.)
※ 잘못 걸려 온 전화를 친절하게 받을 경우 병원의 좋은 이미지를 전달할 수 있고, 잠재 고객을 개발할 수 있는 기회도 될 수 있다.

5 전화 응대 체크리스트

전화 응대 체크리스트를 이용하면 고객과 전화 통화 시 일관성 있는 서비스를 제공할 수 있다는 장점이 있다. 특히 전화 응대 담당자가 여러 명인 병원의 경우에는 서비스 품질 관리가 중요한데, 체크리스트를 통해 일관성 있는 서비스를 제공하도록 기준을 만들어주기 때문에 많은 도움이 된다. 체크리스트는 전화 응대 시 해야 할 일에 대한 항목을 만들어놓기 때문에 빠르게 업무를 처리할 수 있고, 해야 할 일을 놓치는 실수도 방지할 수 있으며 효과적인 전화 상담과 응대가 가능하도록 도움을 준다.

1) 전화 응대 체크리스트

(1) 전화 받을 때 점검 체크리스트

번호	점검 항목	확인
1	병원의 진료상품 및 서비스, 행사, 위치안내 등의 자료가 준비되어 있는가?	
2	메모지와 필기구가 준비되어 있는가?	
3	전화벨이 2~3회 울릴 때 전화를 받는가?	
4	전화벨이 3회 이상 울리고 받았을 때에는 사과를 하는가?	
5	인사말과 자신의 소속과 이름을 말하였는가?	
6	중요한 용건은 메모를 하면서 응대하는가?	
7	중요한 내용은 복창하여 확인하였는가?	
8	밝은 목소리 톤을 유지하는가?	
9	고객 문의에 대한 답변은 충분하게 잘하였는가?	
10	다른 문의 사항은 없는지 확인하였는가?	
11	마무리 인사를 하였는가?	
12	고객이 먼저 끊고 난 후에 전화를 끊었는가?	

(2) 전화 걸 때 점검 체크리스트

번호	점검 항목	확인
1	통화할 용건에 대해 미리 정리했는가?	
2	전화 받을 고객의 시간과 장소, 상황 등을 고려했는가?	
3	전화 통화할 전화번호를 확인하였는가?	
4	인사말과 자신의 소속과 이름을 말하였는가?	
5	수신자를 확인하였는가?	
6	통화 가능 여부를 물었는가?	
7	용건을 간결하고 정확하게 전달하였는가?	
8	마무리 인사를 하였는가?	
9	고객이 먼저 끊고 난 후에 전화를 끊었는가?	

3 실전 연습 문제

01. 다음 중 의료서비스의 단계 중 제공서비스에 해당하지 않는 것은?

① 보험심사 청구 ② 불만사항 관리 및 사후 상담
③ 접수 및 대기시간 관리 ④ 주차 안내 및 배웅

해설 보험심사 청구는 사후서비스에 해당한다.

02. 의료서비스의 특성에 해당하지 않는 것은?

① 이질성 ② 무형성 ③ 소멸성 ④ 동질성

해설 : 의료서비스의 특성은 이질성, 무형성, 소멸성, 동시성(비분리성)이다.

03. 내적 이미지를 형성하는 요소가 아닌 것은?

① 성격 ② 취향 ③ 외모 ④ 신념

해설 내적이미지를 형성하는 요소는 성격, 취향, 가치관, 습관, 감정, 신념, 욕구 등이 있다. 외모는 외적 이미지를 형성하는 요소이다.

04. 처음에 제시된 정보가 나중에 나오는 정보보다 인상을 형성하는데 더 큰 영향을 미치는 현상을 무슨 효과라고 하는가?

① 최근효과 ② 맥락효과 ③ 초두효과 ④ 빈발효과

해설 초두효과에 대한 설명이다.

05. 어떤 사람을 평가할 때 그 사람이 가지고 있는 한 가지나 두 가지 이상의 두드러진 특성으로 인해 그 사람의 다른 특성들을 평가하는데 영향을 미치는 효과를 무슨 효과라고 하는가?

① 부정성 효과 ② 후광효과 ③ 맥락효과 ④ 초두효과

해설 후광효과에 대한 설명이다.

정답 1. ① 2. ④ 3. ③ 4. ③ 5. ②

06. **첫인상에 대한 설명으로 가장 옳지 않은 것은?**

① 첫인상의 효과는 일시적이기 때문에 얼마든지 바꿀 수 있다.
② 첫인상은 보통 지속적으로 대인관계에 영향을 준다.
③ 첫인상은 첫 만남이 끝나고 헤어진 뒤에 남은 상대방에 대한 느낌이다.
④ 첫인상은 형성시 그 전달이 신속하며, 일방적이고, 회수 불가능하다.

해설 첫인상은 한번 형성되면 각인된 이미지가 잘 바뀌지 않는다.

07. **병원코디네이터로서 올바른 용모 복장이 아닌 것은?**

① 구두는 깨끗하게 잘 닦아서 착용하고 구겨서 신지 않는다.
② 유니폼은 자신에게 적합한 사이즈의 유니폼을 입는다.
③ 손톱은 고객들에게 세련되게 보이도록 네일 케어를 받아 화려하게 장식하고 꾸민다.
④ 헤어는 지나치게 밝은 염색이나 탈색 등은 하지 않는다.

해설 손톱은 손이 깔끔하게 보이도록 짧게 자르고, 베이지색이나 옅은 스킨색 또는 투명색 등의 매니큐어를 바르기도 하지만 화려하게 꾸미는 것은 적절하지 않다.

08. **올바른 유니폼 착용방법과 거리가 먼 것은?**

① 유니폼을 변형하여 입지 않고, 개인적인 액세서리를 부착하지 않는다.
② 활동성을 높이기 위해서 소매는 접어서 입는다.
③ 수선할 곳이 있는 경우에는 즉시 수선한다.
④ 근무복은 근무지에서만 착용한다.

해설 소매는 접지 않고 입는 것이 단정하며, 날씨가 덥거나 실내 온도가 높아서 긴 팔의 옷이 불편할 경우에는 소매가 짧은 유니폼을 착용하는 것이 좋다.

09. **바르게 선 자세로 옳지 않은 것은?**

① 등과 가슴은 곧게 펴고, 두 어깨는 수평이 되도록 한다.
② 발은 허리 너비로 벌리고 선다.
③ 손은 공수 자세를 취한다.
④ 고개는 반듯하게 들고, 턱은 가볍게 당긴다.

해설 발은 가지런히 모아 붙이거나, 뒤꿈치는 붙이고 앞꿈치는 살짝 벌린 자세를 취한다.

6. ① 7. ③ 8. ② 9. ② 정답

10. 여성의 올바른 앉는 자세에 대한 설명 중 옳지 않은 것은?

① 상반신 자세는 곧게 편 자세를 유지한다.
② 등줄기는 꼿꼿이 펴고, 등받이에 등을 기댄다.
③ 손은 허리와 무릎 중간쯤에 오른손이 위로 가도록 가지런히 포개어 둔다.
④ 무릎은 붙이고 발도 가지런히 붙인다.

해설 등받이에 등을 기대지 않아야 한다.

11. 올바르게 걷는 자세에 대한 설명으로 옳지 않은 것은?

① 턱을 당기고 나아가야 할 방향을 응시하며 걷는다.
② 가슴을 펴고 등을 똑바로 세우고 걷는다.
③ 손은 가볍게 주먹을 살짝 쥐고, 골반 옆쪽에 붙여서 움직이지 않게 하고 걷는다.
④ 보폭은 자신의 체격에 맞추어서 조정하여 걷는다.

해설 손은 걸음에 맞춰서 약간 흔들며 걸어야 한다.

12. 올바른 공수 자세에 대한 설명으로 옳지 않은 것은?

① 두 손의 손가락을 가지런히 붙여서 편 다음 앞으로 모은다.
② 엄지손가락은 엇갈려 깍지를 끼고 집게손가락 이하 네 손가락은 포갠다.
③ 평상시 남자는 오른손이 위로, 여자는 왼손이 위로 가게 한다.
④ 상가에 가서는 평상시 손 위치와 반대로 한다.

해설 평상시에는 남자는 왼손이 위로 가게, 여성은 오른손이 위로가게 한다.

13. 인사의 종류와 설명이 올바르게 연결된 것은?

① 정중례 – 오른손을 들어 올려서 하는 경례를 말하며, 주로 군복이나 제복을 입은 사람들이 한다.
② 목례 – 엘리베이터나 화장실 등 좁은 공간에서 마주쳤을 때 목을 깊게 숙여 인사하는 인사법이다.
③ 보통례 – 일상적인 맞이 인사와 배웅 인사를 할 때 사용하는 인사법이다.
④ 거수경례 – 깊은 감사와 진심어린 사과, 정중하고 격식 있는 자리에서 사용하는 인사법이다.

해설 정중례는 정중하고 격식 있는 자리에서 사용하는 인사방법이며, 목례는 15도 각도의 가벼운 눈

10. ② 11. ③ 12. ③ 13. ③ 정답

인사이다. 거수경례는 오른손을 들어 올려서 하는 경례로 제복을 입은 사람들이 하는 경례이다.

14. 다음 중 올바른 인사 자세 매너와 가장 거리가 먼 것은?

① 발뒤꿈치가 떨어지지 않도록 모으고 서고, 양발의 각도는 15–30도로 벌린다.
② 손의 자세는 여성은 왼손이 위로, 남성은 오른손이 위로 가도록하여 공수 자세를 한다.
③ 인사를 하기 전과 후에 상대방과 아이컨택을 한다.
④ 인사를 할 때 표정은 밝고 부드럽게 유지한다.

해설 여성은 오른손이 위로, 남성은 왼손이 위로 가도록 공수하는 것이 기본자세이다.

15. 다음 중 인사의 원칙으로 가장 옳지 않은 것은?

① 인사는 가능한 자주 많이 하는 것이 좋다.
② 올바른 인사의 기본 자세를 잘 갖추고 인사해야 한다.
③ 인사는 상대방이 먼저 하는 것이다.
④ 인사는 상대방에 맞추어 인사해야 한다.

해설 인사는 내가 먼저 한다. 먼저 인사한다는 것은 상대를 인정한다는 뜻이다.

16. 깊은 감사와 존경, 진심어린 사과, 정중하고 격식을 갖추어야 하는 자리에서 진심으로 정중함을 표현할 때 사용하는 인사법은 무엇인가?

① 정중례　　② 목례
③ 보통례　　④ 거수경례

해설 정중례에 대한 설명이다.

17. 인사의 시기로 가장 옳지 않은 것은?

① 인사하려고 하는 상대방과 방향이 다를 경우에는 10보 이내에서 인사한다.
② 방향이 마주칠 경우에는 6보 정도의 거리에서 인사하는 것이 좋다.
③ 이동 중에 갑자기 만나게 된 경우에는 즉시 인사한다.
④ 측면에서 갑자기 나타난 경우에는 즉시 인사한다.

해설 상대방과 방향이 다를 경우에는 30보 이내에서 인사한다.

14. ② 15. ③ 16. ① 17. ① 정답

18. 올바른 방향안내 자세에 대한 설명으로 옳지 않은 것은?

① 손등이 보이거나 손목이 굽지 않게 한다.
② 동작은 너무 빠르거나 느리지 않게 한다.
③ 시선의 방향은 '가리키는 방향 → 고객의 눈 → 가리키는 방향'이다.
④ 방향이나 물건을 가리킬 때는 한손을 사용하고, 오른쪽 방향을 가리킬 때에는 오른손을 사용하고 왼쪽 방향을 가리킬 때에는 왼손을 사용한다.

해설 시선의 방향은 고객의 눈 → 가리키는 방향 → 고객의 눈이다.

19. 복도를 안내할 때의 올바른 자세로 가장 거리가 먼 것은?

① 모퉁이를 돌거나 복잡한 지점에서는 구두로 미리 안내한 후 손으로 방향지시 안내를 한다.
② 안내할 장소를 말해주고, 고객의 오른쪽 1~2보 뒤에 서서 안내한다.
③ 고객의 보행 속도에 맞춘다.
④ 가끔씩 사선걸음으로 고객을 확인하며 안내한다.

해설 고객의 오른쪽 1~2보 앞에 서서 안내한다.

20. 고객과 엘리베이터로 이동할 때 안내하는 자세로 옳지 않은 것은?

① 엘리베이터 탑승 전에 미리 가야 하는 층수를 고객에게 알린다.
② 가장 좋은 엘리베이터 내의 자리는 버튼 대각선 방향 뒤쪽이므로 고객이 그곳에 설 수 있도록 안내한다.
③ 엘리베이터 내 안내원이 없는 경우에는 병원코디네이터가 먼저 탑승하고, 내릴 때에는 고객이 먼저 내릴 수 있도록 안내한다.
④ 엘리베이터 내 안내원이 있는 경우에는 병원코디네이터가 먼저 탑승하고, 병원코디네이터가 먼저 내리며 안내한다.

해설 엘리베이터 내 안내원이 있는 경우에는 고객이 먼저 탑승하고 고객이 먼저 내려야 한다.

21. 물건 수수 자세로 옳지 않은 것은?

① 모든 물건은 양손으로 잡는다.
② 고객이 보기 쉽고, 사용하기 쉽고, 받아서 즉시 사용하기 쉬운 방향으로 드린다.
③ 물건을 건네는 위치는 골반에서 허리선까지 포물선을 그리듯이 건넨다.

18. ③ 19. ② 20. ④ 21. ③ 정답

④ 시선의 순서는 '고객의 눈 → 물건 → 고객'의 눈이다.

해설 물건을 건네는 위치는 허리와 가슴사이에서 포물선을 그리듯이 건넨다.

22. 다음 중 병원코디네이터의 올바른 자세 매너로 거리가 먼 것은?

① 고객에게 필기구를 건넬 때에는 펜촉이 고객을 향하게 하고 건넨다.
② 고객에게 서명할 위치를 가리킬 때에는 손등이 보이지 않도록 하고 손을 곧게 편 상태에서 사선이 되도록 한다.
③ 고객을 진료실로 안내할 경우 밀고 들어가는 문은 병원코디네이터가 먼저 들어간 후 손잡이를 잡고 서서 고객이 들어오도록 한다.
④ 고객과 이동시 계단을 이용할 경우에는 고객이 계단의 손잡이 쪽으로 걷도록 배려한다.

해설 고객에게 필기구를 건넬 때에는 펜촉이 병원코디네이터를 향하게 하고 건넨다.

23. 소개 예절에 대한 설명 중 옳지 않은 것은?

① 소개 받을 때에는 소개받는 사람과 소개되는 사람 쌍방이 모두 일어서서 인사한다.
② 앉은 채로 인사를 하는 것은 예의에 어긋나는 행동이다.
③ 소개는 손윗사람(연장자)을 손아랫사람(연소자)에게 먼저 소개하는 것이 일반적이다.
④ 개인적인 일신상의 문제나 정치, 종교, 금전 등에 관한 화제는 피한다.

해설 소개는 손아랫사람(연소자)을 손윗사람(연장자)에게 먼저 소개하는 것이 일반적이다.

24. 다음 중 소개하는 순서가 올바른 것은?

① 사회적인 지위가 다른 경우에는 지위가 낮은 사람을 지위가 높은 사람에게 먼저 소개한다.
② 연령이 다른 경우에는 연령이 높은 사람을 연령이 낮은 사람에게 먼저 소개한다.
③ 동료 직원과 고객을 소개할 경우에는 고객을 동료직원에게 먼저 소개한다.
④ 연령과 사회적 지위가 각각 다른 경우에는 사회적 지위를 우선하여 지위가 높은 사람을 지위가 낮은 사람에게 먼저 소개한다.

해설 연령이 다른 경우에는 연령이 낮은 사람을 연령이 높은 사람에게 먼저 소개하고, 동료직원과 고객을 소개할 경우에는 동료직원을 고객에게 먼저 소개한다. 연령과 사회적 지위가 각각 다른 경우에는 사회적 지위를 우선하여 지위가 낮은 사람을 지위가 높은 사람에게 먼저 소개한다.

22. ① 23. ③ 24. ① 정답

25. **악수를 청하는 순서로 올바른 것은?**

① 연소자가 연장자에게 먼저 청한다.
② 상급자가 하급자에게 먼저 청한다.
③ 남성이 여성에게 먼저 청한다.
④ 미혼자가 기혼자에게 먼저 청한다.

해설 악수는 연장자가 연소자에게 먼저 청하고, 여성이 남성에게 먼저 청한다. 기혼자가 미혼자에게 먼저 청하고, 선배가 후배에게 먼저 청한다.

26. **악수 예절에 대한 설명 중 옳지 않은 것은?**

① 악수를 할 때에는 반드시 상대방과 눈을 맞추고 한다.
② 악수는 원칙적으로 오른손으로 하며, 적당히 힘을 주고 바른 자세로 서서한다.
③ 맞잡은 손은 2~3회 정도 가볍게 흔든다.
④ 악수는 손아랫사람이 손윗사람에게 먼저 청하는 것이 예의이다.

해설 악수는 손윗사람이 손아랫사람에게 청한다.

27. **명함 수수에 대한 설명으로 옳지 않은 것은?**

① 일어서서 명함을 드리는 것이 예의이다.
② 명함을 건넬 상대가 여러 명인 경우에는 가장 아랫사람에게 먼저 건네야 한다.
③ 명함을 건넬 때 시선의 순서는 '고객의 눈 → 명함 → 고객의 눈' 순으로 한다.
④ 명함은 상대방이 바로 읽기 좋은 방향으로 건넨다.

해설 명함을 건넬 상대가 여러 명인 경우에는 가장 윗사람에게 먼저 건네야 한다.

28. **명함을 교환할 때 예절로 올바른 것은?**

① 고객의 명함은 받자마자 바로 명함집에 넣는다.
② 미팅 후 고객의 명함을 테이블 위에 그대로 두고 온다.
③ 명함을 동시에 주고받을 때에는 오른손으로 건네고, 왼손으로 받는다.
④ 고객의 명함 위에 고객에 관한 정보를 적는다.

해설 고객의 명함을 받을 때에는 받자마자 바로 넣지 않도록 해야 하고, 고객의 명함위에 글씨를 쓰지 않아야 한다. 미팅이 끝난 후에는 고객의 명함을 테이블 위에 두고 오지 않도록 한다.

25. ② 26. ④ 27. ② 28. ③ 정답

29. **전화 응대의 3가지 원칙에 해당하지 않는 것은?**

① 안전 ② 신속 ③ 정확 ④ 친절

해설 전화응대의 3가지 원칙은 신속, 정확, 친절이다.

30. **전화 응대의 기본자세로 옳지 않은 것은?**

① 전화 통화 시에도 직접 응대를 할 때와 같은 표정과 바른 자세를 유지하며 통화한다.
② 수화기는 오른손잡이의 경우 오른손으로 받고, 왼손잡이의 경우 왼손으로 받는다.
③ 통화 시에는 표준어를 사용하고, 의학용어나 약어 또는 신조어 등은 사용하지 않는다.
④ 통화 종료 시에는 고객이 전화를 끊은 후에 수화기를 내려놓는다.

해설 오른손잡이는 수화기를 왼손으로 받고 오른손으로 메모할 준비를 한다. 왼손잡이는 수화기를 오른손으로 받고 왼손으로 메모할 준비를 한다.

29. ① 30. ② 정답

제4장

고객 커뮤니케이션

제1절 커뮤니케이션의 이해
제2절 커뮤니케이션의 종류
제3절 커뮤니케이션 이론 및 스킬

제1절 커뮤니케이션의 이해

학습목표

1. 커뮤니케이션의 기능을 이해할 수 있다.
2. 커뮤니케이션의 과정에 대해서 설명할 수 있다.
3. 커뮤니케이션 시에 발생하는 오류에 대해서 알고, 원활한 커뮤니케이션을 할 수 있는 방법에 대해서 학습한다.

1 커뮤니케이션(Communication)이란?

1) 커뮤니케이션의 정의

(1) 커뮤니케이션(Communication)은 라틴어 communis(공유, 공통)에서 파생되었으며, 둘 또는 그 이상의 사람들 간에 공통성을 만들어내는 과정이라고 할 수 있다.

(2) 둘 이상의 사람들 간의 정보, 감정, 생각, 소망 등의 메시지를 주고받는 과정이다.

(3) 사전적 의미로는 사람들끼리 서로 생각, 느낌 따위의 정보를 주고받는 일을 의미한다.

(4) 사람들이 감정, 태도, 사실, 신념 등을 주고받아서 상호 이해와 관계를 형성하는 과정이며, 원하는 행동을 유발시키기 위해 발신자가 수신자에게 어떤 의미를 전달하는 과정이다.

(5) 언어적(말, 글)인 요소뿐만 아니라 비언어적(표정, 눈짓, 동작 등)인 요소를 통해서도 의미를 주고받을 수 있다.

2 커뮤니케이션의 과정

커뮤니케이션은 사람들 사이에서 상호작용하며 정보를 전달하는 역할을 하게 되는데, 이때 반드시 있어야 하는 기본적인 요소들과 과정이 있다. 커뮤니케이션을 할 때에는 우선 메시지를 주는 사람인 발신자가 있어야 하고, 해당 메시지를 받는 사람인 수신자가 있어야 한다. 그리고 그 과정에서 전달하고자 하는 내용들이 있어야 하고, 그 내용들을 이해하는 과정들이 필요하다. 또 여러 가지 경로를 통해서 메시지들이 전달되고, 해당 메시지를 수신자가 잘 이해했는지 확인하는 과정들도 필요하다.

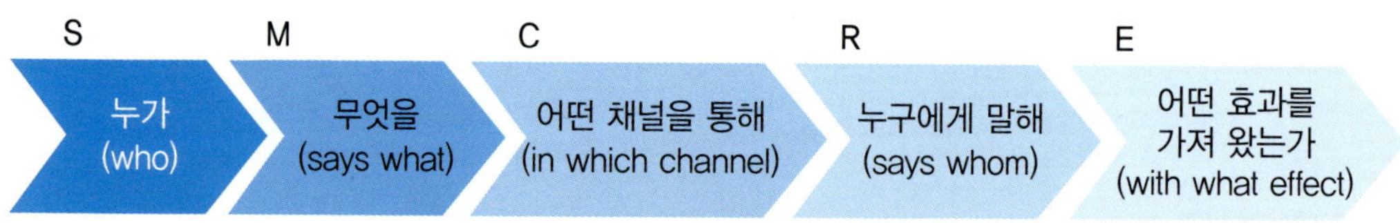
S
M
C
R
E
누가
(who)
무엇을
(says what)
어떤 채널을 통해
(in which channel)
누구에게 말해
(says whom)
어떤 효과를
가져 왔는가
(with what effect)

[그림 4-1] Lasswell 모형(SMCRE모형)

미국의 커뮤니케이션 연구가 해럴드 라스웰(Harold Lasswell)이 제시한 SMCRE 모델은 커뮤니케이션의 기본 모델로 발신자, 메시지, 채널, 수신자, 효과 등 5가지 요소로 이루어진다고 설명한다. 즉, 이 모델은 발신자가 메시지를 어떤 채널을 통해 수신자에게 보내면 커뮤니케이션의 결과인 효과가 나타나는 과정을 나타낸 것이다.

1) 커뮤니케이션의 기본 요소

(1) **발신자(Sender)** : 메시지를 주는 사람으로 커뮤니케이션을 시작하는 사람을 말한다. 발신자는 정보를 전달하거나 자신의 의도를 표현하기 위해서 커뮤니케이션을 시작한다.

(2) **메시지(Message)** : 발신자가 전달하고자 하는 정보, 감정, 생각 등을 포함한 내용이다. 즉, 자신의 정보, 감정, 생각 등을 상징을 사용해 기호화한 메시지를 의미한다. 메시지는 여러 가지 형태로 전달할 수 있는데 구두, 서면, 비언어적 등을 통해서 가능하다.

(3) **채널(Channel)** : 메시지를 전달하는 수단이나 매체 등을 말한다. 대면, TV, 라디오, 전화, 편지, 이메일 등 다양한 채널을 통해서 메시지를 전달한다.

(4) **수신자(Receiver)** : 메시지를 받는 사람을 말한다.

(5) **효과(Effect)** : 커뮤니케이션의 결과를 말한다.

2) 커뮤니케이션 추가 요소

커뮤니케이션 과정에 영향을 미치는 요소에는 기본 요소 외에도 인코딩, 디코딩, 피드백, 잡음 등의 요소도 있다.

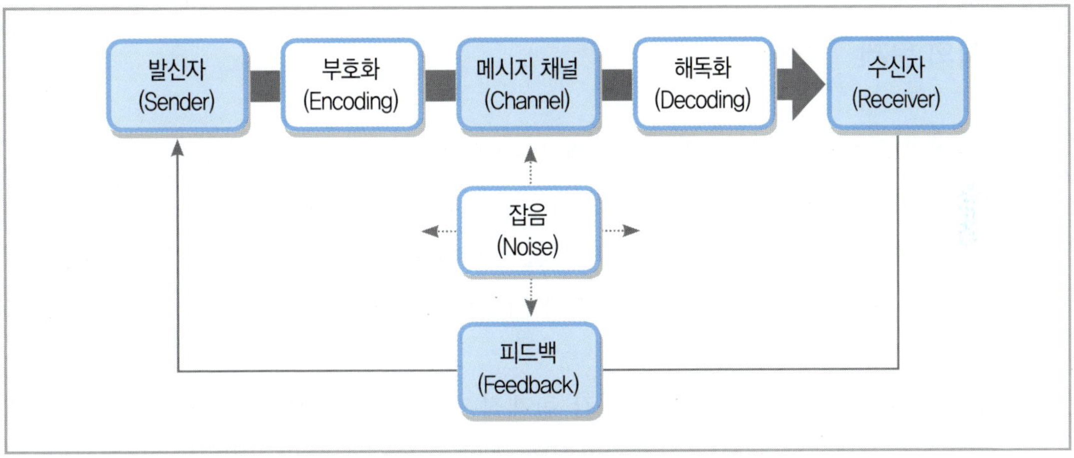

[그림 4-2] 커뮤니케이션 과정

(1) **인코딩(Encoding)** : 발신자가 수신자에게 전달하고자 하는 생각이나 감정들을 말이나 기호, 글 등의 형태로 변환하는 과정을 말한다.

(2) **디코딩(Decoding)** : 수신자가 전달받은 메시지를 자신의 경험과 지식에 의해 해석하는 과정이다.

(3) **피드백(Feedback)** : 메시지에 대한 수신자의 반응을 의미하며, 발신자에게 다시 전달되는 반응이다.

(4) **잡음(Noise)** : 의사소통을 방해하는 요소를 말한다. 커뮤니케이션 과정에서 잡음으로 인해 정보의 전달이 어려운 경우가 생기고 발신자의 의도와는 다른 메시지를 받게 되기도 한다. 예를 들어 외부소음 등과 같은 물리적으로 발생하는 외적 잡음, 슬픈 기분으로 인해 대화에 집중하지 못한 경우와 같이 개인 내면에서 발생하는 내적 잡음 등 다양한 잡음들이 있다.

3 커뮤니케이션의 오류 원인

커뮤니케이션은 서로의 생각을 공유하고 이해하면서 쌍방향으로 진행되어야 오류 발생을 최소화 시킬 수 있다. 그러나 같은 정보를 받아도 사람들마다 각자 다르게 이해하고 해석하는 경향이 있기 때문에 종종 커뮤니케이션 오류가 발생하게 된다. 커뮤니케이션 장애를 일으키는 요인에는 어떤 요인이 있는지 알아보자.

1) 발신자의 문제

(1) **목적의식의 부족** : 발신자가 명확한 목적 없이 의사 및 정보를 전달하고자 할 경우 메시지 내용을 명확하게 나타내기 어렵다.

(2) **기술의 부족** : 발신자가 부적절한 단어를 선택하거나 문법상의 과오가 있는 경우, 발음이 정확하지 않거나 서투르고 부족한 화술로 인하여 메시지가 제대로 전달되지 못하거나 왜곡된다.

(3) **대인 감수성의 부족** : 발신자가 인간 관계적 상호작용을 충분하게 경험하지 못하고, 상대방의 질문에 동문서답하거나 자신의 말만 반복하는 등의 일방적인 대화 문제가 발생한다.

(4) **혼합 메시지의 사용** : 말하는 내용과 의도가 불일치하는 '혼합 메시지' 또는 '이중 메시지'를 사용하여 발신자의 의사가 명확하지 않아서 문제가 발생한다.

(5) **전문용어의 사용** : 전문 집단 구성원들 사이에서 통용되는 독특하거나 전문적인 용어를 사용하여 이 용어를 알지 못하는 다른 집단 사람들과의 대화 시에 커뮤니케이션 장애가 발생한다.

(6) **정보의 여과와 누락** : 발신자가 일부러 수신자가 듣기 좋아할만한 메시지만 전달하고 싫어할만한 정보는 여과하여 빼버리고 전달하여 의사소통의 장애를 일으킨다.

2) 수신자의 문제

(1) **선입견과 불신** : 수신자가 발신자에 대한 선입견이 있을 때 상대방의 말을 대충 듣거나 성급하게 판단하여 장애를 발생시키고, 수신자가 발신자를 신뢰하지 않았을 때에

는 발신자의 메시지도 신뢰하지 않아서 커뮤니케이션 문제가 발생한다.

(2) **경청의 문제** : 충분하게 경청하지 않거나, 수신자의 신념과 일치하는 메시지만 받아들이고 수신자의 신념과 갈등을 일으키는 메시지는 부정하거나 왜곡하는 문제가 발생한다.

(3) **부정확한 피드백** : 발신자의 메시지에 대한 부적절한 반응을 하거나 무반응을 보여서 발신자를 낙담하게 만들고, 발신자의 메시지에 관심이 없다거나 더 이상 의사소통하기 싫다는 것을 암시하여 커뮤니케이션 기회를 줄인다.

(4) **평가적 경향** : 발신자로부터 메시지를 전달받기 이전에 수신자는 해당 메시지의 전반적인 가치를 평가하고, 메시지가 가지고 있는 실제 의미를 왜곡시켜 버린다.

(5) **왜곡된 인지와 감정적 반응** : 수신자가 과거에 겪은 경험에 의한 오해와 왜곡된 인지, 그릇된 지각 때문에 발신자의 메시지를 잘못 이해하고 수용하는 문제가 발생한다.

3) 상황의 문제

(1) **언어의 문제** : 전문적인 용어, 부적절한 언어 등의 사용으로 인하여 오류가 발생한다.

(2) **정보의 과중** : 과중한 정보로 인하여 수신자가 합리적인 의사결정을 하기 어려워져 의사소통 효과가 감소한다.

(3) **시간의 압박** : 시간이 부족하여 쫓기다 보면 각자의 선택적 듣기에 의해서 커뮤니케이션의 정확성이 저해되고 오류가 발생하게 된다.

(4) **커뮤니케이션 분위기** : 개방적이고 신뢰성이 높은 관계에서는 발신자와 수신자의 커뮤니케이션이 긍정적으로 반응할 가능성이 크다.

(5) **비언어적 메시지** : 직접 마주하는 대면 의사소통에서는 언어적 메시지와 비언어적 메시지를 함께 사용하는데, 언어적 메시지와 비언어적 메시지가 일치할 경우에는 커뮤니케이션의 효과가 향상되지만 불일치할 경우에는 커뮤니케이션의 효과가 감소된다.

4 커뮤니케이션의 일반적 원칙

1) 일관성의 원칙(principle of consistency)

전달되는 메시지 내용, 사용되는 언어, 표현하는 방법, 매체의 이용 등에 있어서 일관성을 갖는 것이 효과적이다.

2) 명료성의 원칙(principle of clarity)

발신자는 수신자가 쉽고 정확하게 이해할 수 있도록 뚜렷하고 분명하게 전달한다.

3) 적시성의 원칙(principle of timeliness)

알맞은 때에 메시지 내용을 전달한다.

4) 적정성의 원칙(principle of adequacy)

전달하고자 하는 내용의 양과 규모가 적절해야 한다.

5) 분배성의 원칙(principle of distribution)

전달하고자 하는 내용이 비밀인 경우를 제외하고는 모든 경로에 적절히 분배되어 알려지도록 해야 한다.

6) 적응성의 원칙(principle of adaptability)

전달 내용은 구체적 상황과 시기에 따라 적절히 대응할 수 있어야 한다.

7) 수용성의 원칙(principle of acceptability)

수신자가 반응을 보이면서 수용할 수 있는 전달 내용이어야 한다.

제2절

커뮤니케이션의 종류

학습목표

1. 언어적 커뮤니케이션에 대해서 이해하고 설명할 수 있다.
2. 비언어적 커뮤니케이션에 대해서 이해하고 의사소통 시에 적절하게 활용할 수 있다.
3. 원활한 커뮤니케이션을 위해 언어적 커뮤니케이션과 비언어적 커뮤니케이션을 효과적으로 활용하는 방법에 대해서 학습한다.

1 언어적 커뮤니케이션

언어적 커뮤니케이션이란 단어, 문장 등과 같은 음성언어를 통해 대화의 내용을 전달하는 것을 말한다. 언어적 커뮤니케이션은 음성으로 반드시 표현해야 하는 것은 아니다. 음성이 아닌 수화나 문서를 통해서도 언어적 커뮤니케이션을 할 수 있기 때문이다.

고객과 대면 시 사용하는 커뮤니케이션은 언어가 많이 사용되기 때문에 언어적 커뮤니케이션은 매우 중요하다. 언어적 커뮤니케이션은 전달 속도가 빠르고, 분명한 의사 표현을 전달할 수 있으며 빠르게 피드백을 받을 수 있다.

1) 구두 커뮤니케이션

정보를 전달하거나 의견을 전달할 때 가장 빈번하게 사용되고 있는 방법이며, 의사소통에서 기본적으로 사용되는 의견 전달 방법이다. 구두 커뮤니케이션에는 대화, 발표, 회의, 전화 등이 있다.

구두 커뮤니케이션이 원활하게 진행되기 위해서는 어떤 내용을 전달할 것인지 미리 생각하고, 적절한 단어를 사용하여 구체적이고 명료하게 전달해야 한다. 구두 커뮤니케이션의 장점은 빠른 전달 속도와 피드백이 빠르다는 것이다. 그러나 여러 사람을 거쳐서 전달할 경우에는 메시지의 왜곡이 발생할 수 있고, 말로 표현한 후 저장되지 않고 사라지는 단점이 있다.

2) 문서 커뮤니케이션

커뮤니케이션은 쌍방향으로 소통하는 것을 기본으로 하지만 공식적으로 기록하여 보관해야 하는 경우나 수신자가 원거리에 있을 때에는 문서를 이용하여 커뮤니케이션을 하기도 한다. 이메일, 보고서, 계약서 등이 문서 커뮤니케이션에 속한다.

문서 커뮤니케이션은 구두 커뮤니케이션의 단점인 말로 표현한 후 사라지는 단점을 보완할 수 있으며, 영구적으로 보관이 가능하고, 필요시마다 다시 읽어볼 수 있다는 장점이 있다. 그러나 글을 읽지 못하는 사람에게는 활용할 수 없고, 구두 커뮤니케이션처럼 즉각적인 피드백을 하기 어려워서 정확하게 전달되었는지를 확인하는데 시간이 오래 걸리는 단점이 있다.

2 비언어적 커뮤니케이션

비언어적 커뮤니케이션은 사람과 사람사이에서의 의사소통에서 구두나 문서화된 언어의 사용 없이 메시지를 전달하는 것으로 얼굴 표정, 눈 맞춤, 몸의 움직임, 자세, 목소리, 억양 등을 통해서 메시지를 전달하는 것을 말한다. 비언어적 커뮤니케이션은 의식적으로 사용하기도 하지만 무의식적으로 드러나는 경우가 많기 때문에 언어적 커뮤니케이션에 비해서 주관적 신뢰성이 높다. 비언어적 커뮤니케이션은 정서적인 정보와 감정, 심리적인 정보를 전달하며 의미 전달에 많은 영향을 미친다.

비언어적 커뮤니케이션의 중요성을 설명할 때에 자주 사용되는 메라비안의 법칙을 보면 비언어적인 요소가 커뮤니케이션에서 얼마나 중요한지 알 수 있다.

미국 캘리포니아대학교 심리학과 명예교수인 심리학자 앨버트 메라비안은 상대방에 대한 인상이나 호감을 결정하는데 있어서 시각적인 요소가 55%, 청각적인 요소가 38% 영향을 미치고, 말의 내용은 7%만 작용한다는 이론을 발표했다. 이 이론은 제한된 상황에서의 연구였기 때문에 모든 커뮤니케이션에 적용하기에는 한계가 있지만, 비언어적 요소의 중요성도 높다는 점을 참고하는 정도로 활용하면 커뮤니케이션시 도움이 된다.

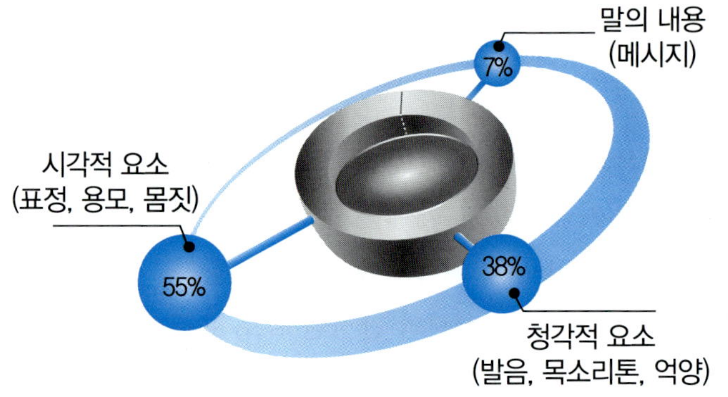

[그림 4-3] 앨버트 메라비안의 법칙

1) 비언어 커뮤니케이션의 유형

(1) **신체 언어** : 얼굴 표정이나 눈 맞춤, 자세와 몸짓, 고개 끄덕임 등을 상징으로 하여 음성언어를 사용하지 않고 의사 표현을 하는 커뮤니케이션을 말한다.

(2) **신체적 외양 언어** : 외모나 헤어스타일, 옷차림, 액세서리, 신체적인 매력인 키와 체격 등 외적으로 보이는 모습을 말한다. 겉으로 보여지는 외모와 외양은 커뮤니케이션에서 많은 영향을 미친다. 매력적인 외모를 가지고 있는 사람에게 호감이 더 잘 생기고, 깔끔한 용모 복장을 한 사람에게 더 신뢰감이 생기는 등 외형적으로 보이는 것은 매우 중요한 역할을 한다.

(3) **유사 언어(준언어)** : 말의 어조, 음량, 속도, 발음 등과 같이 사람의 발성기관에서 나오는 것이기는 하지만 말 자체는 아닌 음성과 관련된 비언어적 메시지를 의미한다.

목소리	• 음성언어를 제외하고 의미를 전달하는데 가장 중요한 역할을 한다. • 목소리를 통해 감정이 전달된다. • 이상적인 목소리는 맑고 부드러운 목소리이며, 좋은 목소리는 타고나는 경우가 다수이지만 노력에 의해서도 좋은 음성을 만들 수 있다.

크기와 높낮이	• 목소리의 크고 작음은 감정을 표현한다. • 화가 난 상대방에게는 낮은 소리로 응대하고, 주의를 요할 때에는 큰 목소리로 응대한다. 그러나 이미 집중된 상태라면 목소리를 낮출수록 집중력이 강해진다.
말의 속도	• 감정과 태도를 반영한다. • 상대방의 감정과 말의 속도에 맞춰서 말하고, 천천히 말하는 연습을 하는 것이 도움 된다.
발음	• 정확하게 의사를 전달하는데 중요한 역할을 한다.

(4) **공간적 커뮤니케이션** : 상대방과 이야기를 할 때 물리적으로 얼마만큼 거리를 두는지도 중요하므로, 공간도 커뮤니케이션에서 중요하게 작용하는 요소이다. 커뮤니케이션시 상대방과 나와의 거리, 바라보는 방향, 장소 등을 잘 활용하면 도움 된다. 미국의 인류학자인 Edward T. Hall(1914–2009)은 대인 간격을 친밀한 거리, 개인적 거리, 사회적 거리, 공적인 거리 등 4가지로 분류했다.

친밀한 거리 (0~45cm)	• 가장 가까운 사람들만 들어갈 수 있는 거리이다. • 가족, 연인, 친한 친구 등에게만 허락된다.
개인적 거리 (45~120cm)	• 손을 뻗으면 닿을 수 있는 정도의 거리이며, 격식과 비격식의 관계를 넘나드는 공간이다. • 친한 친구, 동료, 동아리 모임 등과 같이 제한적인 관계의 사람들과 개인적 대화를 나누는 거리이다.
사회적 거리 (120~360cm)	• 업무상 미팅, 공식적인 모임에서 유지되는 거리이다. • 여러 사람과 대화할 수 있고, 대화 도중 새로운 사람의 참여나 이탈이 자유로운 편이다.
공적 거리 (360cm 이상)	• 공적인 모임에서 공적인 간격으로 유지되는 거리로 대중 앞에서 편하게 연설할 수 있는 거리이다.

출처 : 에드워드 홀(Edward T. Hall)의 4가지 인간관계 거리

병원에서는 고객과의 만남에서 '친밀한 거리'의 용역안으로 직원이 들어가는 경우가 많이 발생한다. 일반적으로 개인적 거리 안에 타인이 들어오는 경우 불안감과 불쾌함을 느끼는 경우가 많은데, 병원에서는 처음 만난 고객들과 상담, 진료, 치료 등을 위하여 개인적 거리보다 더 가까운 친밀한 거리로 접근하여 행위를 진행할 때가 많다. 그렇기 때문에 고객이 미리 상황에 대한 예측을 할 수 있도록 치료의 순서나 진행에 대한 사전 설명, 치료 시작에 대한 안내, 치료 시 진행되는 치료 행위 등에 대한 안내를 먼저 하는 것이 필요하다.

제**3**절

커뮤니케이션 이론 및 스킬

학습목표

1. 커뮤니케이션의 다양한 이론에 대해서 학습한다.
2. 여러 가지 커뮤니케이션 효과를 활용하여 고객과의 상담시 적절하게 활용할 수 있다.
3. 경청의 중요성에 대해서 이해하고, 올바른 경청을 통한 커뮤니케이션 방법에 대해서 학습한다.
4. 다양한 서비스 화법을 활용하여 상황에 맞는 화법을 구사할 수 있다.

1 커뮤니케이션 이론

1) 피그말리온 효과(Pygmalion effect)

그리스신화에 나오는 피그말리온은 여성의 결점을 많이 알고 있었기에 여성을 혐오하였고 평생 독신으로 살 것을 결심하였다. 하지만 외로움에 가장 완벽하고 아름다운 여인을 조각하여 함께 지내기로 하고 이 조각상에 옷을 입히고 자신의 아내인 것처럼 정성을 다했다. 피그말리온은 자신이 조각한 여성 조각상을 사랑하게 되었지만 아무런 대답이 없는 조각상에 괴로워하다 신들에게 조각상과 같은 여인을 아내로 맞이하게 해 달라고 기원했고, 미의 여신 아프로디테가 그의 소원을 들어주면서 조각상을 인간으로 만들어 주었다.

(1) 누군가에 대한 믿음, 기대, 예측이 그 대상에게 그대로 실현되는 경향을 말한다.

(2) 피그말리온 효과는 그리스 신화속의 피그말리온에서 유래되었다.

(3) 사람들은 다른 사람으로부터 긍정적인 기대감을 받으면 그 기대에 부응하기 위해 행

동하고 노력하여 그 기대에 부합할 수 있는 긍정적인 결과를 가져오는 현상을 말한다.

(4) 피그말리온 효과를 교육학에 접목하여 활용한 효과를 로젠탈 효과(Rosenthal effect), 교사 기대효과(Teacher expectancy effect)라고 한다.

(5) 교육심리학에서 심리적 행동의 하나로 교사의 기대에 따라서 학습자의 성적이 향상되는 것을 말한다.

※ 로젠탈 효과(Rosenthal effect)의 사례

1968년 하버드 대학교의 로젠탈 교수는 미국의 초등학교에서 피그말리온 효과에 관한 실험을 진행했다. 전교생을 대상으로 지능검사를 실시한 후 무작위로 20%의 학생을 뽑아 그들에게 IQ가 높은 학생들이라고 믿게 했다. 그리고 이 내용을 담당 교사에게도 알려주고 믿게 하였다. 8개월이 지난 후 다시 실시한 검사에서 IQ가 높은 학생들이라고 뽑혔던 학생들의 성적이 다른 학생들보다 더 높은 평균 점수가 나왔고 학교 성적도 크게 향상된 것으로 나타났다. 이 실험은 연구자의 이름을 따서 로젠탈 효과라고 부르게 되었다.

2) 낙인 효과(Stigma effect)

(1) 피그말리온 효과와는 반대되는 효과이다.

(2) 스티그마(Stigma)의 유래는 고대 헬라 사회에서 죄수, 노예, 가축에게 찍었던 낙인에서 유래되었다.

(3) 타인으로부터 부정적인 낙인이 찍히게 되면 의식적 · 무의식적으로 부정적인 방향으로 행동하게 되는 현상을 말한다.

3) 플라시보 효과(Placebo effect)

(1) 위약효과라고도 하며, 효과가 전혀 없는 약을 진짜 약으로 가장하고 환자에게 복용시켰을 때 환자의 병세가 실제로 호전되는 효과를 말한다.

(2) 플라시보는 '즐겁게 한다' '만족스럽게 하다'라는 뜻의 라틴어에서 유래되었다.

(3) 긍정적인 심리적 믿음이 신체를 치유하는데 역할을 한다. 따라서 강한 믿음과 확신은 많은 영향력을 미칠 수 있고, 긍정적인 믿음과 확신은 긍정적인 결과를 가져오는데 많은 영향을 준다는 의미로 사용되고 있다.

4) 노시보 효과(Nocebo effect)

(1) 플라시보 효과와는 반대되는 효과이다.
(2) 노시보는 '해를 입게 된다'라는 뜻의 라틴어에서 유래되었다.
(3) 좋은 효과가 있는 약이지만 환자가 효과가 없는 약이라고 생각하면, 실제 약의 효능이 떨어져서 상태가 호전되지 않는 현상을 말한다.
(4) 부정적인 생각과 믿음은 부정적인 결과를 나타내게 된다는 의미로 사용된다.

5) 호손 효과(Hawthorne effect)

(1) 누군가 지켜보고 있다는 사실을 의식하면 행동에 변화가 생기는 현상을 말한다.
(2) 호손 효과는 1955년 헨리 랜즈버그가 호손 공장의 실험 결과를 분석하면서 지은 이름이다. 1924년~1927년 호손 공장에서 진행된 '전등 빛의 밝기가 직원들의 생산성에 어떤 영향을 미치는지'에 관한 연구가 있었고, 전등 밝기가 밝으면 생산성이 증가하는 현상을 발견하였다. 그러나 실험이 종료된 후 생산성이 떨어지자 전등의 밝기가 생산성에 영향을 미친 것이 아니라 실험자들의 관심이 생산성에 영향을 미쳤다는 것을 알게 되었다. 호손 효과는 이 실험에서 유래가 되었으며, 누군가 관심을 가지고 지켜보고 있다는 것을 의식하면 자신의 본성과는 다른 행동을 하게 된다는 의미로 사용되고 있다.

2 커뮤니케이션 스킬

1) 경청

경청의 사전적 의미는 다른 사람의 말을 듣기만 하는 것이 아니라, 상대방이 전달하고자 하는 말의 내용과 말속에 깔려있는 동기와 감정에 귀를 기울여 주의 깊게 듣고 이해된 바를 상대방에게 피드백(feedback) 해주는 것을 말한다.

대화에서 가장 중요한 것은 듣기이다. 특히 고객과의 상담에서 경청은 매우 중요한 요소이다. 고객의 내재된 욕구와 니즈를 파악해야 대화가 부드럽게 진행되는데, 고객은 상담자에게 마음을 열기까지 시간이 걸리기 마련이다. 그러므로 상담자는 경청을 통해 보다 상대의 말을 귀 기울여 들어야 한다. 경청은 상대의 말을 귀로만 듣는 것이 아니라 눈으로도 봄으로써 상대의 얼굴에 나타난 감정까지지도 들을 수 있어야 한다.

(1) 경청 기법

① **경청 1.2.3 기법** : 1.2.3기법은 경청의 방법으로써 커뮤니케이션의 가장 중요한 요소를 함축해 놓은 것이라고도 할 수 있다.
이것은 상대와 대화를 나눌 때
1번 자신의 의사를 말하고,
2번 상대의 이야기에 귀 기울이며,
3번 맞장구를 쳐주라는 이야기이다.
자신의 이야기를 1번 말하는 것은 자신이 말하기보다 상대방이 말할 기회를 더 주라는 의미이며, 2번 상대의 이야기에 귀 기울인다는 것은 상대가 더 많은 이야기를 할 수 있기 때문에 더 많이 들으라는 의미가 있으며, 대화를 하면서 맞장구를 치면 상대는 더욱 많은 이야기를 하게 되기 때문에 3번 이상 맞장구를 활용하라는 기법이다. 상대의 이야기를 많이 듣게 되면 상대방의 정보를 많이 얻을 뿐만 아니라 상대의 호감도 많이 얻을 수 있으며, 고객과 직원간이라면 컴플레인 예방의 효과도 가져올 수 있다.

② **BMW** : BMW는 B(Body, 자세), M(Mood, 분위기), W(Word, 말의 내용)을 의미한다.
㉠ **B(Body, 자세)** : 표정과 눈빛, 자세 등을 고객에게 집중하면서 들어야 한다.
㉡ **M(Mood, 분위기)** : 음색, 말투, 말의 속도, 높낮이 등을 적절하게 표현한다.
㉢ **W(Word, 말의 내용)** : 고객의 말을 다시 확인하고 고객이 원하는 것이 무엇인지 집중하며 듣는 것을 말한다.

③ **경청의 5L** : 스티븐코비 박사가 제시한 경청의 5가지 방법은 상대방의 이야기를 얼마나 내가 집중하고 관심을 기울여서 잘 들어 주고 있는 것인지를 말해 준다.
㉠ **Look at customer's face(얼굴을 쳐다보라)** : 상대의 얼굴을 보지 않고 말한다는 것은 상대에게 무시한다는 느낌을 줄 수 있고 제대로 된 내용도 전달하기 어렵다.

㉡ Lean forward(**상체를 5°정도 기울일 것**) : 상체를 앞으로 기울여 고객의 말을 듣게 되면 적극적으로 듣고 있다는 생각이 든다. 상체를 기울이는 것만으로도 고객에게서 많은 이야기를 끌어낼 수 있다.

㉢ Lift Head(**고개 끄덕끄덕**) : 상대의 말을 듣고 있다는 표시는 상대가 말을 할 때 불안하지 않게 해준다. 상대방의 말에 동의하고 있다. 잘 듣고 있다는 표현을 고개 끄덕임을 통해 전달한다.

㉣ Lift Eyebrows(**눈썹의 움직임**) : 가장 적극적으로 듣고 있다는 반응을 보일 수 있는 방법 중 하나가 바로 눈썹의 움직임이다. 눈썹으로 많은 감정을 표현할 수 있는데, 놀란 표정, 너무나 반가운 표정, 아주 즐거운 표정, 슬픈 표정, 죄송한 표정, 안타까운 표정 등 이러한 모든 표정을 눈썹 하나로 표현할 수 있다.

㉤ Listen more and get to know more(**상대방이 말하지 않은 마음 속 깊은 내용까지 들을 것**) : 상대의 표정을 잘 살펴본다거나 상대가 취하고 있는 제스처를 보면 상대가 하고자 하는 말이 현재 말하고 있는 내용과 일치하는지 알 수 있다. 사람은 가끔 자신이 하고자 하는 말과 현재 하고 있는 말의 내용이 일치하지 않는 경우가 있다. 그것이 겉으로 드러나 보일 때는 상대가 그 마음을 알아주길 바라기 때문이다.

④ FAMILY 법칙

㉠ F(Friendly, **친절**) : 친절하게 경청하는 것

㉡ A(Attention, **집중**) : 상대에게 집중하며 경청하는 것

㉢ M(Me too, **공감**) : 공감하며 경청하는 것

㉣ I(Interest, **관심**) : 관심을 갖고 경청하는 것

㉤ L(Look, **시선**) : 상대를 바라보면서 경청하는 것

㉥ Y(You are centered, **상대방 중심**) : 상대를 중심으로 경청하는 것

(2) 적극적인 경청 방법

① 상대의 입장을 이해하고 말하고 있는 의미 전체를 이해하기 위해 노력하면서 듣는다.

② 전달하고 싶어 하는 메시지가 무엇인지를 생각하면서 듣는다.

③ 말하고 있는 중간에 말을 끊거나 가로채지 않고 끝까지 잘 듣는다.

④ 상대의 이야기를 들으면서 주관적으로 판단하거나 지레짐작을 하지 않고 듣는다.

⑤ 상대의 이야기를 잘 이해하기 위해서 적극적으로 질문을 한다.

⑥ 말 뿐만 아니라 비언어적인 요소를 파악하면서 듣는다.
⑦ 적절한 맞장구를 치면서 듣는다.
⑧ 대화에 방해가 되는 소음과 같은 환경적인 요소들을 제거한다.

(3) 경청 시 주의할 점

① 대답을 안 하거나 건성으로 듣는 것
② 눈을 쳐다보지 않고 무관심한 태도를 보이는 것
③ 팔짱을 끼고 듣거나 불필요한 손동작을 하는 것
④ 말을 중간에 끊는 것
⑤ 말끝이나 실언을 트집 잡고 늘어지는 것
⑥ 말참견을 하는 것
⑦ 주위를 두리번거리고 시계를 자꾸 쳐다보는 것
⑧ 상대를 너무 뚫어지게 쳐다보는 것

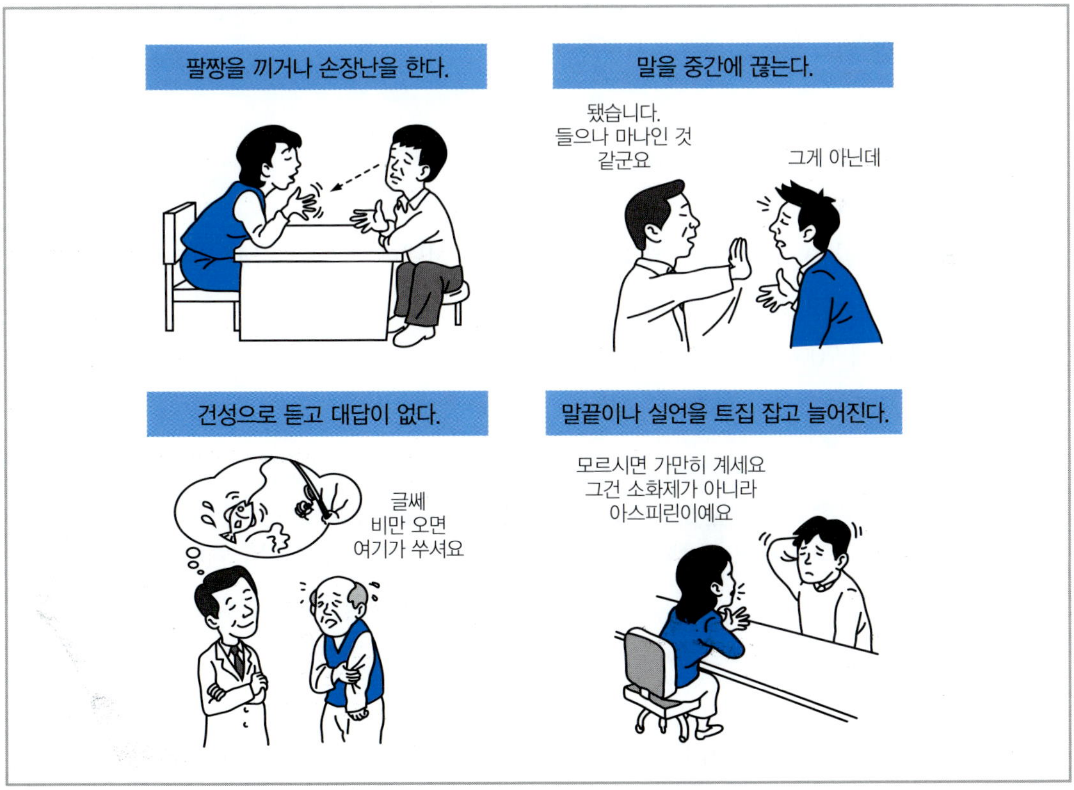
팔짱을 끼거나 손장난을 한다.
말을 중간에 끊는다.
됐습니다. 들으나 마나인 것 같군요
그게 아닌데
건성으로 듣고 대답이 없다.
글쎄 비만 오면 여기가 쑤셔요
말끝이나 실언을 트집 잡고 늘어진다.
모르시면 가만히 계세요 그건 소화제가 아니라 아스피린이예요

[그림 4-4] 병원 상담 시 경청의 나쁜 예시

2) 서비스 화법

여러 가지 화법이 있지만 그중에서 고객을 응대할 때 가장 많이 사용되고 있는 화법에 대해서 알아보도록 하자.

(1) 쿠션 화법

단호한 표현보다는 미안함의 마음을 먼저 전하기 위해서 사전에 쿠션의 역할을 할 수 있는 말을 전하는 화법이다. 쿠션 화법을 잘 활용하면 고객에게 미안함을 표현하거나 부탁을 할 때 고객의 기분이 나빠지는 것을 최소화시킬 수 있다.

죄송합니다만~ 안타까우시겠지만~ 유감입니다만~

수고스럽겠지만~ 번거로우시겠지만~ 실례합니다만~

공교롭게도~ 네~(이후 대답)

- 실례합니다만, 치료 전에 간단한 검사를 먼저 받으셔야 하는데 이쪽으로 이동해 주시겠습니까?
- 죄송합니다만, 다시 한번 말씀해 주시겠습니까?

(2) 신뢰 화법

상대방에게 신뢰감을 줄 수 있는 대화는 말 어미의 선택에 따라 조금씩 달라질 수 있는데, 다까체와 요조체를 7:3 정도의 적절한 비율로 섞어서 사용하면 된다.

- 정중한 다까체 70% : ~다. ~까?
- 부드러운 요조체 30% : ~요. ~죠?

- 오늘은 신경치료 했고요. 내일 오시면 한 번 더 할 거거든요.(×)
- 오늘 신경치료 많이 힘드셨죠? 내일도 한 번 더 진행해야 마무리가 될 것 같습니다.(O)

(3) 레이드 화법

사람은 "~이렇게 해" 같은 명령조의 말을 들으면 반발심이나 거부감이 들기 쉽다. 레이드 화법은 권유형 화법이나 질문형 화법이라고도 부르는데, 의뢰나 질문형식으로 바꿔 말하면 훨씬 더 부드러운 커뮤니케이션이 될 수 있다.

~ 좀 해주시겠습니까? ~ 좀 부탁해도 될까요?

- 앉아서 기다리세요.(×) → 잠시 앉아서 기다려 주시겠습니까?(O)
- 다음에는 예약하고 오세요.(×) → 다음에는 예약을 하고 방문해 주시겠습니까?(O)

(4) 맞장구 화법

상대방이 하는 이야기에 관심 있다는 것을 표현하기 위해 귀담아 들어주고 반응하는 화법으로 맞장구 화법을 잘 활용하면 상대방에게 호감을 살 수도 있다.

- 가벼운 맞장구 : 저런 그렇습니까?
- 동의 맞장구 : 네, 맞습니다. 저도 그렇게 생각합니다.
- 정리 맞장구 : 그 말씀은 ~라는 말씀이군요.
- 몸짓 맞장구 : 고객 끄덕끄덕/ 눈 맞춤/ 박수

(5) Yes, But 화법

나와 다른 의견을 내는 상대방에게 사용하거나, 상대방에게 거절의사를 표현할 때 사용할 수 있는 화법으로 상대방의 이야기에 긍정의 맞장구를 친 후에 반대되는 나의 의견을 표현한다.

- 네, 친척분이 무릎 수술을 하셔서 잘 아시는군요. 하지만 저희 병원에서 치료하는 방법은 다릅니다. 치료방법에 대해 말씀드려도 될까요?

(6) 아론슨 화법

부정의 내용과 긍정의 내용을 혼합해야 할 때에는 나중에 들은 이야기가 더 강한 인상을 남기므로, 부정적인 것(−)을 먼저 이야기하고 긍정적인 내용(+)으로 마무리하는 화법이다.

- 가격은 좀 비싸지만(−), 유지 기간이 더 오래 지속되는(+) 장점이 있습니다.
- 진료 상담이 길어져서 많이 기다리셨겠지만(−), 이현수님 진료 받으실 때에도 원장님께서 자세하게 진찰해 주시고 상담해(+) 주십니다.

(7) 칭찬 화법

칭찬은 고래도 춤추게 한다는 말처럼, 고객에게 칭찬을 건네게 되면 신뢰와 호감이 더해지는 화법이다. 구체적으로, 즉시 칭찬하는 것이 핵심이다.

- 이현수님 정기 방문 감사합니다. 6개월 동안 치아 관리를 잘해 주셨군요.
- 이번 치료는 아프고 힘든 치료였는데, 잘 견뎌주셔서 감사합니다.

(8) 나 메시지(나 전달법) 화법

주어를 나로 하는 대화법으로 자신의 감정을 표현하는 방법의 화법이다. 문제의 원인을 상대방에게 돌리는 것이 아니라 내가 느낀 감정을 솔직하게 상대방에게 표현해 주는 방법이다.

- 김서진 선생님 왜 이렇게 지각해요? 빨리 좀 다녀요.(너 메시지 화법)
- 김서진 선생님 지각하셨어요? 선생님이 늦으실 때마다 저는 아침 진료 준비에 문제가 있을까 봐 초조하고 긴장이 돼요.(나 메시지 화법)

(9) 긍정 화법

긍정적인 부분을 중심으로 표현하는 화법으로, 같은 내용이더라도 긍정적인 부분을 강조해서 말하면 거부감을 줄일 수 있다.

- 예약시간 어기면 안 됩니다.(×) → 예약시간 잘 지켜주시기를 부탁드립니다.(O)
- 오늘 MRI 검사는 예약 안 하셔서 못합니다.(×) → MRI 검사는 예약제로 운영되고 있어서 오늘은 곤란하시고 내일 오후에는 검사 예약이 가능하십니다.(O)

4 실전 연습 문제

01. 커뮤니케이션에 대한 설명으로 옳지 않은 것은?

① 커뮤니케이션은 둘 또는 그 이상의 사람들 간에 공통성을 만들어내는 과정이라고 할 수 있다.

② 사전적 의미로는 사람들끼리 서로 생각, 느낌 따위의 정보를 주고받는 일을 의미한다.

③ 셋 이상의 다수 사람들 간의 정보, 감정, 생각, 소망 등의 메시지를 주고받는 과정이다.

④ 언어적인 요소뿐만 아니라 비언어적인 요소를 통해서도 의미를 주고받을 수 있다.

해설 커뮤니케이션은 둘 이상의 사람들 간의 정보, 감정, 생각, 소망 등의 메시지를 주고받는 과정이다.

02. 커뮤니케이션의 기본 요소 중 메시지를 전달하는 수단이나 매체를 무엇이라고 하는가?

① 발신자(Sender) ② 채널(Channel)
③ 메시지(Message) ④ 효과(Effect)

해설 채널은 메시지를 전달하는 수단이나 매체를 말한다.

03. 발신자가 수신자에게 전달하고자 하는 생각이나 감정들을 말이나 기호, 글 등의 형태로 변환하는 과정을 무엇이라고 하는가?

① 인코딩(Encoding) ② 디코딩(Decoding)
③ 피드백(Feedback) ④ 잡음(Noise)

해설 인코딩에 대한 설명이다.

1. ③ 2. ② 3. ① 정답

04. **수신자가 전달받은 메시지를 자신의 경험과 지식에 의해 해석하는 과정을 무엇이라고 하는가?**

① 인코딩(Encoding) ② 디코딩(Decoding)
③ 피드백(Feedback) ④ 잡음(Noise)

해설 디코딩에 대한 설명이다.

05. **의사소통을 방해하는 요소를 무엇이라고 하는가?**

① 인코딩(Encoding) ② 디코딩(Decoding)
③ 피드백(Feedback) ④ 잡음(Noise)

해설 잡음에 대한 설명이다.

06. **커뮤니케이션의 오류 원인 중 발신자의 문제로 인한 것이 아닌 것은?**

① 경청의 문제 ② 기술의 부족
③ 전문용어의 사용 ④ 정보의 여과와 누락

해설 커뮤니케이션의 오류 중 발신자의 문제는 목적의식의 부족, 기술의 부족, 대인 감수성의 부족, 혼합 메시지의 사용, 전문용어의 사용, 정보의 여과와 누락 등이 있다.

07. **커뮤니케이션의 오류 원인 중 수신자의 문제로 인한 것이 아닌 것은?**

① 선입견과 불신 ② 경청의 문제
③ 왜곡된 인지와 감정적 반응 ④ 정보의 여과와 누락

해설 커뮤니케이션의 오류 중 수신자의 문제는 선입견과 불신, 경청의 문제, 부정확한 피드백, 평가적 경향, 왜곡된 인지와 감정적 반응 등이 있다.

08. **커뮤니케이션의 일반적 원칙 중 '전달하고자 하는 내용의 양과 규모가 적절해야 하는 원칙'은 무엇인가?**

① 일관성의 원칙 ② 명료성의 원칙
③ 적시성의 원칙 ④ 적정성의 원칙

해설 적정성의 원칙에 대한 설명이다.

4. ② 5. ④ 6. ① 7. ④ 8. ④

09. '발신자는 수신자가 쉽고 정확하게 이해할 수 있도록 뚜렷하고 분명하게 전달해야 한다'는 원칙은 커뮤니케이션의 일반 원칙 중 어떤 원칙인가?

① 일관성의 원칙　② 명료성의 원칙　③ 적시성의 원칙　④ 적정성의 원칙

해설 명료성의 원칙에 대한 설명이다.

10. 언어적 커뮤니케이션에 대한 설명으로 옳지 않은 것은?

① 언어적 커뮤니케이션은 단어, 문장 등과 같은 음성 언어를 통해 대화의 내용을 전달하는 것이다.
② 음성이 아닌 수화나 문서를 통해서도 언어적 커뮤니케이션을 할 수 있다.
③ 언어적 커뮤니케이션은 전달 속도가 느리다.
④ 언어적 커뮤니케이션은 분명한 의사표현을 전달할 수 있으며, 빠르게 피드백을 받을 수 있다.

해설 언어적 커뮤니케이션의 전달 속도는 빠르다.

11. 사람과 사람사이에서의 의사소통에서 구두나 문서화된 언어의 사용 없이 얼굴 표정, 눈맞춤, 몸의 움직임, 자세, 목소리, 억양 등을 통해서 메시지를 전달하는 것을 무엇이라고 하는가?

① 비언어적 커뮤니케이션　② 언어적 커뮤니케이션
③ 공간적 커뮤니케이션　④ 문서 커뮤니케이션

해설 비언어적 커뮤니케이션에 대한 설명이다.

12. 공간적 커뮤니케이션에 대한 설명이 올바르게 연결된 것은?

① 친밀한 거리 – 손을 뻗으면 닿을 수 있는 정도의 거리이며, 격식과 비격식의 관계를 넘나드는 공간이다.
② 개인적 거리 – 공적인 모임에서 공적인 간격으로 유지되는 거리로 대중 앞에서 편하게 연설할 수 있는 거리이다.
③ 사회적 거리 – 업무상 미팅, 공식적인 모임에서 유지되는 거리이다.
④ 공적 거리 – 가장 가까운 사람들만 들어갈 수 있는 거리이다.

해설 친밀한 거리는 가장 가까운 사람들만 들어갈 수 있는 거리이고, 개인적 거리는 손을 뻗으면 닿을 수 있는 정도의 거리이며, 사회적 거리는 업무상 미팅과 공식적인 모임에서 유지되는 거리

9. ② 10. ③ 11. ① 12. ③ 정답

이다. 공적 거리는 공적인 모임에서 공적인 간격으로 유지되는 거리이며 대중 앞에서 편하게 연설할 수 있는 거리이다.

13. **'사람들은 다른 사람으로부터 긍정적인 기대감을 받으면 그 기대에 부응하기 위해 행동하고 노력하여 그 기대에 부합할 수 있는 긍정적인 결과를 가져오게 되는데, 이런 현상은 어떤 효과에 의해서인가?**

① 피그말리온 효과 ② 낙인 효과
③ 플라시보 효과 ④ 노시보 효과

해설 피그말리온 효과(Pygmalion effect)에 대한 설명이다.

14. **다음 중 노시보 효과(Nocebo effect)에 대한 설명으로 옳지 않은 것은?**

① 플라시보 효과와 동일한 효과이다.
② 노시보는 '해를 입게 된다'라는 뜻의 라틴어에서 유래되었다.
③ 좋은 효과가 있는 약이지만 환자가 효과가 없는 약이라고 생각하면, 실제 약의 효능이 떨어져서 상태가 호전되지 않는 현상을 말한다.
④ 부정적인 생각과 믿음은 부정적인 결과를 나타내게 된다는 의미로 사용된다.

해설 노시보 효과는 플라시보 효과와는 반대되는 효과이다.

15. **누군가 지켜보고 있다는 사실을 의식하면 행동에 변화가 생기는 현상을 무슨 효과라고 하는가?**

① 피그말리온 효과 ② 호손 효과
③ 플라시보 효과 ④ 낙인 효과

해설 호손 효과(Hawthorne effect)에 대한 설명이다.

16. **경청의 방법으로 올바른 것은?**

① 눈을 쳐다보지 않고 무관심한 태도를 보이는 것
② 팔짱을 끼고 듣거나 불필요한 손동작을 하는 것
③ 말끝이나 실언을 트집 잡고 늘어지는 것
④ 1,2,3기법으로 듣고, 말하고, 끄덕거리는 것

해설 경청의 1,2,3기법은 효과적인 경청 방법이다.

13. ① 14. ① 15. ② 16. ④ 정답

17. 적극적인 경청 방법으로 옳지 않은 것은?

① 상대의 입장을 이해하고, 말하고 있는 의미 전체를 이해하기 위해 노력하면서 듣는다.
② 상대가 말하고 있는 중간에 말을 끊고 적극적으로 질문하여 더 많은 이야기를 듣는다.
③ 적절한 맞장구를 치면서 듣는다.
④ 말 뿐만 아니라 비언어적인 요소를 파악하면서 듣는다.

해설 말하고 있는 중간에 말을 끊거나 가로채지 않아야 하고 끝까지 잘 들어야 한다.

18. 단호한 표현보다는 미안함의 마음을 먼저 전하기 위해서 사전에 쿠션의 역할을 할 수 있는 말을 전하는 화법을 무엇이라고 하는가?

① 쿠션 화법 ② 신뢰 화법
③ 레어드 화법 ④ 맞장구 화법

해설 쿠션 화법에 대한 설명이다.

19. 권유형 화법이나 질문형 화법이라고도 하는 이 화법은 의뢰나 질문형식으로 바꿔서 말하는 화법이다. 이 화법은 무슨 화법인가?

① 신뢰 화법 ② 레어드 화법
③ Yes, But 화법 ④ 맞장구 화법

해설 레어드 화법에 대한 설명이다.

20. 나와 다른 의견을 내는 상대방에게 사용하거나, 상대방에게 거절 의사를 표현할 때 사용할 수 있는 화법으로 상대방의 이야기에 긍정의 맞장구를 친 후에 반대되는 나의 의견을 표현하는 화법은 무슨 화법인가?

① 쿠션 화법 ② 레어드 화법
③ 아론슨 화법 ④ Yes, But 화법

해설 Yes,But 화법에 대한 설명이다.

21. 다음 중 화법에 대한 설명으로 옳지 않은 것은?

① 맞장구 화법 – 상대방의 이야기에 관심 있다는 것을 표현하기 위해 귀담아 들어주고 추임새로 표현한다.
② 쿠션 화법 – 죄송합니다만~, 수고스럽겠지만~, 번거로우시겠지만~ 등과 같은 쿠

17. ② 18. ① 19. ② 20. ④ 21. ③ 정답

션언어를 사용한다.

③ 레어드 화법 – 명령조로 말하는 화법으로 고객에게 강력하게 주의사항을 전달할 때 사용한다.

④ 칭찬 화법 – 상대방을 칭찬하여 호감을 가지고 격려할 때 사용하는 화법이다.

해설 레어드 화법은 의뢰나 질문형식으로 바꿔서 말하여 부드러운 커뮤니케이션이 되도록 하는 화법이다.

22. 다음 중 레어드 화법의 표현으로 옳은 것은?

① 이쪽으로 오세요. – 죄송하지만 이쪽으로 오세요.

② 이쪽으로 오세요. – 이쪽으로 오시겠습니까?

③ 이쪽으로 오세요. – 고객님께서 이쪽으로 오시면 제가 일하는데 좋을 것 같아요.

④ 이쪽으로 오세요. – 네, 그 자리가 편하시군요. 그런데 이쪽으로 오시면 더 빨리 검사를 받으실 수 있습니다.

해설 레어드 화법은 의뢰나 질문형식으로 말하는 화법이다. 1번은 쿠션 화법, 3번은 나 메시지 화법, 4번은 Yes,But 화법을 활용한 예시이다.

23. 나중에 들은 이야기가 더 강한 인상을 남긴다는 것으로, 부정적인 것을 먼저 이야기하고 긍정적인 내용으로 마무리하는 화법은 무슨 화법인가?

① Yes,But 화법 ② 레어드 화법

③ 아론슨 화법 ④ 긍정 화법

해설 아론슨 화법에 대한 설명이다.

24. 다음 중 경청하는 자세로 적절하지 않은 것은?

① 고객에게 다가가서 상체를 고객의 방향으로 향한다.

② 고객을 바라보면서 고개를 끄덕인다.

③ 적절한 맞장구를 치면서 듣는다.

④ 주위를 두리번거리면서 집중하여 듣는다.

해설 경청 시 주위를 두리번거리는 것은 좋은 경청자세가 아니다.

22. ② 23. ③ 24. ④ 정답

제5장

고객 심리의 이해

제 1 절 고객의 이해

학습목표

1. 고객의 다양한 심리에 대해서 알아보고, 고객에 대한 이해의 기초를 다진다.
2. 커뮤니케이션 시 고객의 특성에 따른 다양한 반응에 대해 이해하고, 서비스 현장에서 효과적인 고객 응대를 할 수 있다.
3. 서비스 제공자가 알아야 할 고객의 심리적 욕구에 대해 이해할 수 있다.

1 고객의 정의

1) 고객의 의미

고객은 한자어로 돌아볼 고(顧)와 손님 객(客)을 사용하여 '돌아보고 찾아오는 손님'을 의미하고 있고, 사전적인 의미로는 '상점 따위에 물건을 사러 오는 손님' 또는 '단골로 오는 손님'을 의미한다.

고객은 좁은 의미로는 '우리의 상품과 서비스를 구매하거나 이용하는 사람'을 말하지만, 넓은 의미로는 '상품과 서비스를 생산하고 제공하며 이것을 이용하는 일련의 과정에서 관계된 사람 중에서 자기 자신을 제외한 모든 사람'을 의미한다.

2) 고객의 구분

내부 고객	가치 생산에 직접 참여하는 내부 직원
중간 고객	기업과 최종 소비를 하는 고객 사이에서 그 가치를 전달하는 고객(도매상, 거래처 등)
외부 고객	기업이 생산한 가치를 구매하고 사용하는 고객

2 고객의 심리

의료서비스 이용 고객은 병원을 내원할 때 자기 존재의 중요성과 가치를 확인하길 원한다. 단순한 질병의 치료를 넘어서 서비스를 이용하는 고객으로서의 우월감을 가지며 서비스 제공자에게 만족과 감동의 서비스를 받기 원한다. 따라서 의료서비스 담당자는 이런 고객의 심리를 잘 이해함으로 고객의 입장에서 생각하고 행동하여 고객 니즈에 부합하는 서비스를 창출해야 한다.

1) 고객의 기본 심리

병원을 내원하는 일반적인 고객의 심리는 다음과 같다.

(1) 환영 기대 심리

고객은 언제나 환영받기를 원하므로 항상 밝은 미소로 맞이해야 한다. 고객이 가장 바라는 심리는 병원을 찾아갔을 때 나를 왕으로 대접해 주길 바라는 것이 아니라 항상 나를 환영해 주고 나를 반갑게 맞이해 주는 것이다. 그러나 병원이라는 특수 환경에서는 응대 고객의 상황에 따라서 적절한 표정으로 고객을 맞이하는 것도 중요하다.

(2) 독점 심리

고객은 누구나 모든 서비스에 대하여 독점하고 싶은 심리를 가진다. 그러나 고객 한 사람의 독점하고 싶은 심리를 만족시키다 보면 다른 고객들의 불편을 사게 된다. 따라서 모든 고객에게 공정한 친절을 베풀 수 있는 마음가짐을 가져야 한다.

(3) 우월 심리

고객은 서비스 종사자보다 우월하다는 심리를 가진다. 그러므로 서비스 종사자는 고객의 자존심을 인정하고 자신을 낮추는 겸손한 태도가 필요하다. 고객의 장점을 잘 찾아내어 적극적으로 칭찬하고 실수는 덮어주는 요령이 필요하다.

(4) 모방 심리

고객은 다른 고객을 닮고 싶은 심리를 가진다. 반말하는 고객이라도 정중하고 상냥하게 응대하면 고객도 친절한 태도로 반응하게 되며, 앞 고객이 서로 친절한 대화를 나누었다면 그다음 고객도 이를 모방하여 친절한 대화를 나누게 된다.

(5) 보상 심리

고객은 비용을 지불한 만큼의 서비스를 기대하며, 다른 고객과 비교해 손해를 보고 싶지 않은 심리를 가진다. 언제나 고객의 기대에 어긋나지 않는 좋은 의료적, 의료 외적 서비스를 공정하게 제공하는 것이 중요하며, 특정 고객에게 별도의 서비스를 제공할 때에는 그 서비스를 받는 고객보다 주변의 다른 고객에 대해서도 신경 쓰는 자세가 필요하다.

(6) 자기 본위적 심리

고객은 각자 자신의 가치 기준을 가지고, 자기 위주로 모든 사물이나 상황을 판단하는 심리를 가지고 있다. 따라서 의료서비스 담당자는 자신의 가치나 병원 입장, 고객 관리 기준을 고객에게 무작정 강요하지 말아야 한다.

2) 질환에 대한 고객의 일반적인 심리 반응

(1) **부정** : 감당하기 어려운 자극을 받을 때 '나는 병이 없다' '내 병은 별것 아니다'라는 심리 반응을 보인다.

(2) **퇴행** : 감당하기 어려운 스트레스를 받을 때 사고, 행동, 정서가 어린아이같이 되어서 울거나 떼를 쓴다.

(3) **불안** : 질병을 위험 상황으로 받아들인다.

(4) **우울** : '무엇을 상실하거나 상실하지 않을까'에 대한 반응이다.

(5) **분노** : 두려움이나 불안을 쫓기 위해 화를 낸다.

(6) **정보 수집을 통한 제어** : 병의 내용을 알아서 불안을 덜고자 한다.

(7) **수술에 대한 두려움** : 생명과 신체 손상에 대한 위협을 느끼고 전신마취를 두려워한다.

(8) **병에 관한 환상** : 정확한 진단명이 내려지기 전까지 병에 대한 엉뚱한 환상을 가진다.

(9) **걱정** : 집안 걱정, 돈 걱정, 직장 걱정 등을 한다. 특히 여성의 경우 자신의 역할을 제대로 하지 못한다는 것에 대한 죄책감을 갖는 경우가 많다.

3) 매슬로우(Maslow)의 욕구 5단계

매슬로우의 욕구 이론은 에이브러햄 매슬로우(Abraham Maslow)가 인간의 동기부여와 인간의 욕구를 5단계로 구분하여 설명한 이론이다. 사람은 누구나 5가지의 욕구를 가지고 태어나고, 이 5가지 욕구는 우선순위가 있어서 각 단계가 순차적으로 충족되어야만 다음 단계의 욕구가 동기부여 요인으로 작용한다고 하여 계층이론이라고도 불린다. 매슬로우 이론은 인간의 욕구를 설명하는 가장 기본적인 이론으로 활용되고 있다.

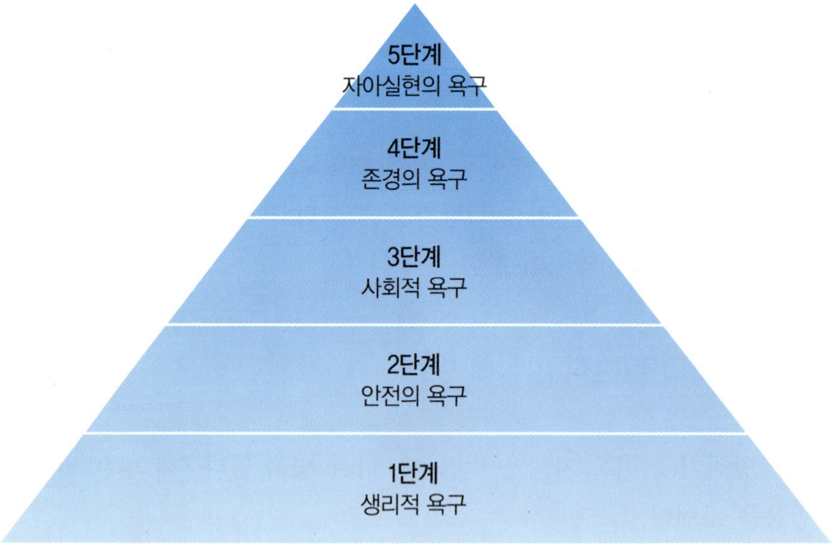

[그림 5-1] 매슬로우의 욕구 5단계

[표 5-1] 매슬로우의 욕구 5단계 및 단계별 서비스 관점의 욕구

단계	욕구	의미	서비스 관점의 욕구
1단계	생리적 욕구	가장 기본적인 욕구 의식주 등 생존을 위한 욕구	가격은 적당한가?
2단계	안전의 욕구	위험으로부터 신체적, 심리적으로 안전하고자 하는 욕구	안전한 치료인가? 병원은 편리한가? 치료기구는 청결한가?
3단계	사회적 욕구	사회적 존재로서 친밀한 관계와 어딘가에 소속이 되고 싶은 욕구	직원들은 친절한가? 나의 요구에 반응하며 상호 작용하는가?
4단계	존경의 욕구	타인에게 존경과 인정을 받고자 하는 욕구	직원들이 나를 존중해 주는가? 나에게 특별한 관심을 기울이는가?
5단계	자아실현의 욕구	자신만의 잠재력을 최대화하여 자아를 완성하고자 하는 욕구	차별화된 서비스를 제공해 주는가? 특별함이 느껴지는 우수한 서비스를 제공하는가?

제2절

고객의 의사결정 과정

학습목표

1. 고객이 어떤 과정을 통해서 구매를 결정하게 되는지에 대해서 학습한다.
2. 고객의 의사결정 단계별 특징에 대하여 이해할 수 있다.
3. 구매를 결정하는데 중요하게 미치는 요인이 무엇인지에 대해서 이해하고 고객 응대를 할 수 있다.

1 고객의 의사결정 과정

1) 구매의사 결정과정의 종류

고객이 구매를 결정하는 과정에 대해서 설명하는 모델인 AIDMA와 AISAS 모델에 대해서 알아보자.

(1) AIDMA 모델(아이드마 모델)

A 주의 → I 관심 → D 욕구 → M 기억 → A 행동

AIDMA는 1920년대에 미국의 롤랜드 홀(Rolland Hall)이라는 경제학자가 만들었으며, 고객의 구매 과정을 설명하는 전통적인 구매결정 프로세스 모델이다. AIDMA는 각각 주의

(Attention), 흥미(Interest), 욕망(Desire), 기억(Memory), 행동(Action)의 첫 글자를 따온 것이다.

① AIDMA 단계

㉠ **주의 단계(Attention)**

이 단계에서는 고객이 제품이나 서비스에 대해 처음 알게 되며 관심을 가지게 된다. 광고, 홍보 등을 통해 제품이나 서비스에 대한 인지도를 높이는 것이 중요하다.

예) 잡지 광고를 통해 새로운 리프팅 레이저 치료를 알게 된다.

㉡ **관심 단계(Interest)**

고객이 제품이나 서비스에 대해 더 자세히 알아보려는 관심이 생기게 된다. 이 단계에서는 정보 제공이 매우 중요하며, 제품이나 서비스의 특징과 장점 등의 세부 정보를 명확하게 전달하는 것이 중요하다.

예) 해당 레이저 치료에 대한 여러 가지 자료를 찾아보며 자세히 알아본다.

㉢ **욕구 단계(Desire)**

고객이 해당 제품이나 서비스를 실제로 구매하고 싶어 하는 욕구를 느끼게 되는 단계이다. 이 단계에서는 제품 또는 서비스의 가치에 대해서 잘 전달해야 하고, 고객의 문제와 요구사항을 어떻게 해결할 수 있는지 보여줄 필요가 있다.

예) 해당 레이저 치료에 관한 특징과 장점을 소개한 자료에 지속적으로 노출이 되면서 자신에게 꼭 필요한 레이저 치료라는 생각이 든다.

㉣ **기억 단계(Memory)**

기억 단계에서는 고객이 정보를 기억하고 구매를 결정하는 단계로 넘어가게 된다.

예) 치료받기로 결정한 레이저 치료명과 레이저 기기 이름을 메모해 둔다.

㉤ **행동 단계(Action)**

마지막으로 고객이 실제로 구매라는 행동을 취하는 단계이다.

예) 피부과에 방문하여 해당 레이저 치료를 결정하고 결제를 완료한다.

(2) AISAS 모델(아이사스 모델)

A 주의 → I 관심 → S 검색 → A 행동 → S 공유

AISAS 모델은 디지털 시대의 활성화로 인하여 진화된 구매결정 프로세스 모델이다. AISAS 모델은 2005년 일본의 최대 광고대행회사인 덴츠(Dentsu)가 네티즌의 구매 행동을 보고 AISAS이론을 만들었다. AISAS 모델은 전통적인 AIDMA 모델보다 디지털 환경과 SNS 환경에서의 고객 행동 패턴을 더 잘 반영하고 있다.

AISAS 모델은 Attention(인지), Interest(관심), Search(검색), Action(행동), Share(공유)의 각 첫 글자를 따서 만들어졌다.

① AISAS 단계

㉠ **주의 단계**(Attention)

고객이 제품이나 서비스, 브랜드 등에 대해 처음 알게 되는 단계로 AIDMA 모델과 동일하다. 이 단계에서는 광고, 소셜미디어, 웹사이트 등 다양한 채널을 통해서 이루어질 수 있다.

예) 유튜브를 통해 치아 자가 미백 치료에 대한 정보를 알게 된다.

㉡ **관심 단계**(Interest)

제품이나 서비스에 대한 초기 인식에서 한 단계 더 나아가 해당 제품에 대한 관심을 가지게 된다.

예) 치아 자가 미백 치료에 대한 관심이 생겨서 알아보기 시작한다.

㉢ **검색 단계**(Search)

관심을 가진 후에는 고객들이 추가 정보를 찾기 위해 검색을 하고 제품이나 서비스를 비교하고 분석한다. 이 과정은 주로 온라인에서 이루어지며 검색 엔진, 리뷰 사이트, SNS 등에서 진행된다.

예) 유튜브와 포털사이트 검색 등을 통해서 치아 자가 미백 치료에 대한 다양한 정보

와 가격 정보 등을 알아보고 여러 병원을 비교한다.

㉣ **행동 단계(Action)**

검색과 평가 과정을 거친 후 최종적으로 구매와 같은 행동으로 이어진다.

예) 치아 자가 미백 치료를 받기 위해 치과에 내원하여 상담 받고 치료를 결정한다.

㉤ **공유 단계(Share)**

구매 후 경험을 다른 사람들과 공유하는 단계이다. SNS나 리뷰 사이트 등에서 자신의 경험을 공유하는데, 이 내용들은 또 다른 잠재고객들의 인식이나 관심 단계에 영향을 주게 된다.

예) 치아 자가 미백 치료 과정과 자신의 치료 결과를 블로그나 홈페이지 등에 기록하고 공개한다.

2) 고객의 구매의사 결정과정

고객은 자신 또는 다른 사람(가족 등)을 위해서 다양한 제품이나 서비스를 구매하고자 한다. 구매를 하는 행동은 욕구를 충족하거나 동기부여에 의해서 유발된다.

고객의 구매의사 결정과정은 여러 단계를 거치면서 이루어진다. 다음은 일반적으로 고객의 구매의사 결정과정을 설명하는 모델이다.

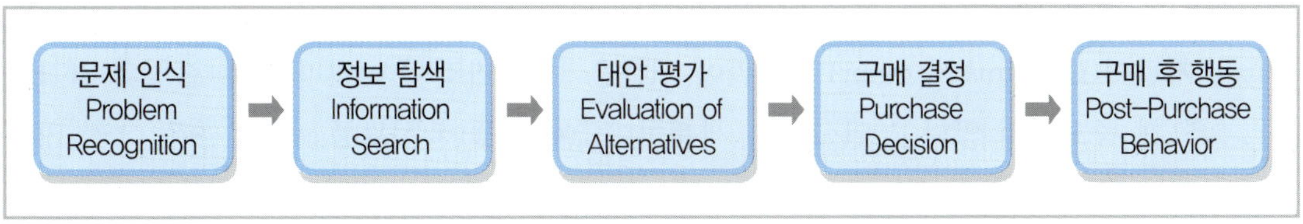

[그림 5-2] 구매의사 결정과정 모델

(1) 문제 인식(Problem Recognition)

고객은 자신이 어떤 필요성이나 문제를 가지고 있는지 인식하게 된다. 예를 들어, 겨울철 안경에 김이 서리는 문제로 인하여 불편함을 자주 겪자 시력교정술이 필요하다고 인식할 수 있다.

(2) 정보 탐색(Information Search)

문제나 필요성을 인식한 후에 고객은 그것을 해결하기 위해서 정보를 찾기 시작한다. 더 많은 양질의 정보를 찾기 위해서 고객은 온라인으로 검색을 해 보거나 지인 또는 가족에게 조언을 구하는 등 다양한 방법으로 정보를 검색하기 시작한다. 고객은 경험을 통한 정보를 가장 신뢰하는 편이고, 내부 탐색을 통해서 문제가 해결되는 경우에는 외부 탐색을 하지 않는다.

① 정보 탐색 유형

구분	내용
내부 탐색 (Internal Search)	고객이 자신의 기억력, 지식, 경험 등을 활용하여 정보를 찾는 것을 의미한다.
외부 탐색 (External Search)	고객이 자신의 개인적인 경험이나 지식 외의 출처에서 정보를 찾는 것으로 인터넷 검색, SNS 등을 통해서 정보를 획득한다.

내부 탐색과 외부 탐색 모두 중요하지만 상황에 따라 중요도는 달라질 수 있다. 따라서 해결해야 하는 문제의 중요도에 따라서 고관여 또는 저관여로 구분하여 탐색한다.

㉠ **고관여(High Involvement)** : 고관여 제품은 주로 높은 가격을 가지고 있거나, 구매 결정이 중요한 제품이다. 예를 들어 자동차, 보석, 부동산과 같은 상품은 고가이며 그 선택이 중대한 결과를 초래할 수 있기 때문에 고관여 상품으로 분류된다. 고객은 고관여 상품일 경우 지각된 위험이 크기 때문에 많은 정보를 찾으려 하고 다양한 옵션을 비교 분석하는 경향이 있다.

㉡ **저관여(Low Involvement)** : 저관여 제품은 보통 가격이 낮거나 구매 결정의 결과가 크게 중요하지 않다고 인식되는 제품이다. 예를 들어 식료품, 세제 등은 그리 많은 정보 탐색을 하지 않으며, 구매 의사결정도 빠르게 이루어진다.

(3) 대안 평가(Evaluation of Alternatives)

대안 평가는 고객의 구매의사 결정과정에서 매우 중요한 부분이다. 정보를 검색하면서 찾아낸 여러 가지 대안들 중에서 어떤 방법이 자신의 문제나 필요성을 가장 잘 해결해 줄 수 있는지 평가를 한다. 대안을 평가할 때 중요하게 생각하는 요소들은 진료상품 및 진료서비스의 특징, 가격, 품질, 브랜드 이미지 등 다양하게 고려한다. 온라인으로 편리하게 검색을 할 수 있는 지금은 다른 사람들의 리뷰와 추천 등도 매우 중요한 역할을 한다. 여러 가지 대안 중에서 한 가지를 선택하면 다음 단계인 구매 결정 단계로 넘어가게 된다.

(4) 구매 결정(Purchase Decision)

찾아낸 여러 가지 대안들에 대해 평가한 후에는 최종적으로 어떤 병원의 진료 상품 또는 서비스를 선택하여 구매를 결정한다.

(5) 구매 후 행동(Post-Purchase Behavior)

마지막 구매 후 행동 단계에서는 고객들이 자신의 선택에 만족하는지 아닌지를 평가한다. 만약 선택된 제품이 기대치와 맞지 않다면 후회와 같은 부정적인 반응을 경험할 수 있다.

① 만족도 평가

고객은 제품이나 서비스의 성능과 기대치를 비교하여 만족도를 평가한다. 만약 제품의 성능이 기대치를 충족하거나 초과한다면, 고객은 만족을 느끼게 된다. 만족한 고객은 동일한 제품을 재구매할 가능성이 높고, 해당 제품에 대한 충성도가 높아질 수 있다. 제품이나 서비스에 만족한 고객은 자신이 한 좋은 경험을 다른 사람들에게 소문내고 가까운 사람들에게 추천하거나 온라인상에서 추천글을 남기기도 한다. 그러나 반대로 제품의 성능이 기대치에 못 미친다면 고객은 실망하고 부정적인 반응을 보이게 된다. 이 경우에는 재구매 가능성이 낮아지게 되고, 부정적인 리뷰를 주변에 알리거나 온라인상에 남길 수도 있다.

② 구매 후 심리상태

고객은 구매를 하고 난 후 자신의 결정이 옳은 것이었는지에 대해서 고민을 하고 심리적인 갈등을 느끼기도 하는데, 이것을 구매 후 인지 부조화 현상이라고 한다. 인지 부조화 현상은 고객의 기대치와 실제 제품 또는 서비스의 성능 사이에 차이가 발생할 때 특히 자주 나타나고 구매 후 비슷한 기능을 하는 더 저렴한 제품을 발견했거나, 구매 후 동일 제품의 가격이 낮아지는 경우에도 발생하게 된다.

이러한 인지 부조화 현상은 고객에게 많은 스트레스를 주고, 브랜드의 충성도를 감소시키고 재구매 의사도 감소시킬 수 있다. 그렇기 때문에 인지 부조화 현상을 최소화시키기 위해 노력해야 하는데, 정확한 정보를 제공하고 불만족한 제품과 서비스를 신속하게 보안하고 고객 서비스를 강화시켜야 한다.

제 3 절

고객 유형별 응대

학습목표

1. 고객의 행동 패턴에 따른 유형인 DiSC에 대해 이해하고, 다양한 고객의 유형에 대해서 이해할 수 있다.
2. 고객의 행동 패턴에 따른 유형을 분석하고, 각 유형에 알맞은 응대 방법을 적용할 수 있다.
3. 고객 행동 유형 분류 방법과 각 유형별 고객과의 커뮤니케이션의 핵심에 대해 알 수 있다.

1 DiSC 분석

고객을 어떠한 틀에 가두고, 저 고객은 '저런 사람'이라고 규정짓는 것은 옳지 못하다. 그러나 의료기관에서는 고객을 만나고 파악하는 데 있어서 긴 시간이 주어지지는 않는다. 보다 효율적이고 고객 맞춤 응대를 하기 위해서는 DiSC라는 도구를 사용하는 것이 고객만족을 이끌어내기에 효과적이다. MBTI 또는 에니어그램 등 다양한 분석 방법들이 있으나, 고객의 행동을 통해 유형을 분석할 수 있는 DiSC를 통해 고객 행동 유형별 특징에 대해 파악하고, 그 적용 범위를 알아보도록 한다.

1) DiSC(디스크)의 개념

(한국교육컨설팅 연구소 홈페이지 게시 내용 일부 인용 http://www.kdisc.co.kr)

DiSC는 1928년 미국 콜롬비아 대학의 심리학 교수인 윌리엄 몰튼 마스톤(William Moulton Marston)에 의해서 개발된 인간의 성격과 행동유형에 따라 4가지 유형으로 분류한 분석방법이다.

인간은 태어나서부터 성장하여 현재에 이르기까지 자기 나름대로의 독특한 동기요인에 의해 선택적 또는 일정한 방식으로 행동하게 된다. 부모로부터 물려받은 유전적 기질과 성장과정에서 경험으로 깨달은 교훈 그리고 사회화하는 과정에서 학습된 규정들, 그 여러 가지 복합적인 요소가 일하거나 생활하는 환경에서 아주 편안한 상태로 자연스럽게 행동을 하게 된다. 우리는 이것을 행동 패턴(Behavior Pattern) 또는 행동 스타일(Behavior Style)이라고 부른다. 이러한 인식을 축으로 한 인간의 행동을 주도형(Dominance), 사교형(Influence), 안정형(Steadiness), 그리고 신중형(Conscientiousness) 의 네 가지로 분류하였고, 네 가지 행동유형의 머리글자를 딴 것이 DiSC 행동유형이다.

2 DiSC 행동유형별 특징

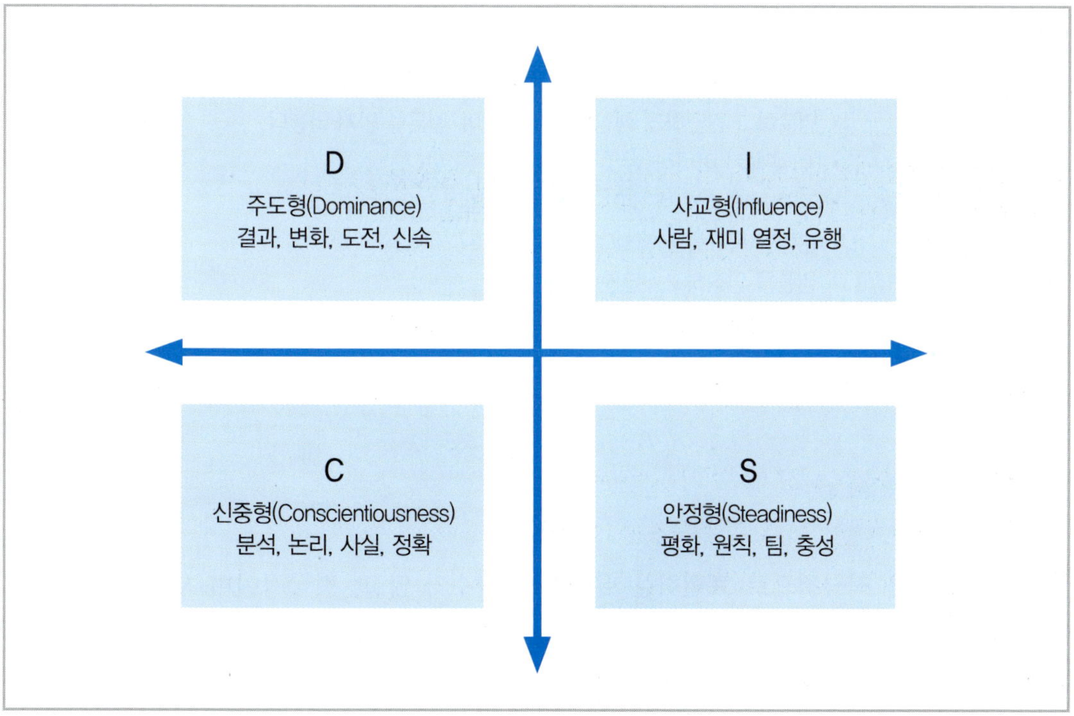

[그림 5-3] DiSC 분석의 행동유형

1) D 주도형(Dominance)

주도형의 고객의 경우 목소리가 크고 능동적이다. 치료에 적극적인 개입을 통하여 본인이 치료의 최종 진행 여부를 결정하고 싶어 한다.

한 번에 많이 치료하기를 원하며, 병원 방문 시에 깍듯한 응대를 좋아한다.

기본 성향	• 능률적이며 강한 의지를 가지고 있다. • 치료에 적극적으로 호응한다. • 결과적, 데드라인 중요하다. • 단호한 의사결정을 한다. • 냉소적으로 변할 수 있다. • 원하는 답을 얻을 때까지 질문한다.
기본 행동 유형	• 뚜렷한 성과를 낸다. • 활기 있게 행동한다. • 도전을 받아들인다. • 지도력이 있다. • 빠르게 결정한다.
응대 방법	• 상대를 존중해 준다는 표정을 지으며, 시선은 계속 고정한다. • 명료하고 간단하게 핵심을 이야기하며, 결론을 먼저 말한다. • '어떻게'가 아니라 '무엇'을 묻는 질문을 한다. • '다까체'의 어미를 많이 사용해서 가볍게 보이지 않도록 한다. • 분명한 목표를 제시하여 준다. • 권한을 인정하고 위임한다. • 경과, 결과, 성취 등에 대하여 간결하게 직접적 표현으로 칭찬한다.

출처 : 대한병원코디네이터협회, 병원코디네이터, 2017

2) I 사교형(Influence)

자신의 감정을 적극적으로 표현하는 유형으로 말수가 많고, 적극적이며 사람을 좋아하는 성향을 가지고 있다. 병원과의 관계를 좋게 유지하려는 경향이 강하고, 소개 환자로 왔을 경우에는 특별한 대우를 원하는 경우가 많다.

기본 성향	• 친근하고 사교적인 성향으로 사람들에게 잘 다가간다. • 말을 많이 하며, 목소리가 크다. • 호의적인 인상을 준다. • 사람에 대해 낙관적이며, 흥분하면 말이 빨라진다. • 말솜씨가 있고, 열정적이며, 사람들을 즐겁게 한다.
기본 행동 유형	• 사람과 접촉하기를 좋아한다. • 호의적인 인상을 준다. • 타인을 동기유발 시킨다. • 사람을 즐겁게 한다. • 그룹에 적극 참여한다.
응대 방법	• 호의적인 분위기를 만들고 응대한다. • 제한된 시간 안에 주제를 벗어나지 않도록 방향을 제시한다. • 강압적 환경이나 부정적인 정보는 피한다. • 긍정적이고 열정적인 상호 접촉 기회를 제공한다. • 상황이나 해결 방안을 안내 시에 실제 사례를 들어 설명한다. • 사교 능력, 언변, 긍정적 태도에 대해 열정적이고 공개적으로 칭찬한다.

출처 : 대한병원코디네이터협회, 병원코디네이터, 2017

3) S 안정형(Steadiness)

온화하고 조용한 성향의 고객으로 말수가 적은 편이고 말이 느리고, 억양에 높낮이가 작다. 관계유지를 잘하며 선택한 병원에 대한 충성도가 높으나 한꺼번에 많은 치료를 제시하면 불안해하는 경향이 있다.

기본 성향	• 안전한 환경을 선호한다. • 말이 느린 편이며, 지나치게 에너지 넘치는 대화를 부담스러워한다. • 강요받는 것을 싫어하고, 관계 형성에 주의를 기울인다. • 상냥하고 남의 말을 잘 들어준다.
기본 행동 유형	• 예상하지 못한 상황을 혼란스러워한다. • 인내심이 있다. • 타인을 배려하고 협력한다. • 남의 이야기를 경청해 준다. • 한번 맺은 관계를 지속하려는 경향이 있다.

응대 방법	• 따뜻하고 반기는 표정, 부드러운 시선으로 응대한다. • 진실하고 친밀하고 즐거운 분위기를 제공한다. • 적응할 시간을 준다. • 상세한 설명으로 문의에 대한 구체적인 해결책을 제시한다. • 꾸준한 결과와 협조적이고 온화함에 따뜻한 말과 잔잔한 억양으로 칭찬한다.

출처 : 대한병원코디네이터협회, 병원코디네이터, 2017

4) C 신중형(Conscientiousness)

분석적이며 정보를 많이 알고 오는 유형의 고객들이 많다. 적극적으로 개입하는 성향도 있으나 대부분이 조용한 편이며 얼굴 표정에 변화가 없어 상담할 때 어려움을 느낄 수 있다. 필요한 치료나 납득한 치료에 대해서는 치료 진행에 동의를 얻어 내기가 용이하다.

기본 성향	• 말이 적고, 말투가 건조하다. • 이론적인 근거와 세부 사항에 신경을 쓴다. • 정확성이 중요하고, 합리적인 환경 선택을 선호한다. • 타인의 말을 비평적으로 분석한다. • 표정의 변화가 없거나 말에 높낮이가 없는 경우가 많다.
기본 행동 유형	• 세부 사항에 신경을 쓴다(치료 기간 등). • 익숙한 환경을 선호한다. • 일을 정확히 처리한다. • 상황을 분석하고 위험 요인을 파악한다.
응대 방법	• 과장된 친절한 표정보다는 예의 있는 표정으로 응대한다. • 정확한 수치를 가지고 논리적이고 체계적으로 접근한다. • 더 많은 데이터와 시간으로 지원한다. • 끈기 있고 차분한 태도로 설명한다. • 핵심 내용을 재확인하고 과장보다는 적절한 맞장구를 사용한다. • 육하원칙 중 일부를 활용하는 체계적이고 상세한 표현법을 활용한다.

출처 : 대한병원코디네이터협회, 병원코디네이터, 2017

5 실전 연습 문제

01. 외부 고객이란 누구를 의미하는 것인가?

① 기업이 생산한 가치를 구매하고 사용하는 고객

② 기업과 최종 소비를 하는 고객 사이에서 그 가치를 전달하는 고객

③ 가치 생산에 직접 참여하는 내부 직원

④ 조직내에서 서로에게 업무적 가치를 제공하고 받는 모든 구성원

해설 외부 고객은 기업이 생산한 가치를 구매하고 사용하는 고객을 의미한다.

02. 고객은 각자 자신의 가치 기준을 가지고, 자기 위주로 모든 사물이나 상황을 판단하는 심리를 가지고 있다. 이 심리를 무엇이라고 하는가?

① 우월 심리 ② 독점 심리 ③ 보상 심리 ④ 자기 본위적 심리

해설 자기 본위적 심리에 대한 설명이다.

03. 병원을 찾는 고객의 심리에 대한 설명으로 적절하게 짝지어진 것은?

① 환영기대 심리 – 고객은 언제나 환영받기 원하므로 항상 밝은 미소로 맞이해야 한다.

② 독점 심리 – 고객은 다른 고객을 닮고 싶은 심리를 가진다. 반말하는 고객이라도 정중하고 상냥하게 응대하면 고객도 친절한 태도로 반응하게 되며, 앞 고객이 서로 친절한 대화를 나누었다면 그 다음 고객도 이를 모방하여 친절한 대화를 나누게 된다.

③ 보상 심리 – 고객은 서비스 종사자보다 우월하다는 심리를 가진다. 그러므로 서비스 종사자는 고객의 자존심을 인정하고 자신을 낮추는 겸손한 태도가 필요하다.

④ 우월 심리 – 고객은 누구나 모든 서비스에 대하여 독점하고 싶은 심리를 가진다. 그러나 고객 한 사람의 독점하고 싶은 심리를 만족시키다 보면 다른 고객들의 불편을 사게 되므로 모든 고객에게 공정한 친절을 베풀어야 한다.

1. ① 2. ④ 3. ① 정답

해설 1번은 환영기대 심리에 대한 설명이고, 2번은 모방 심리에 대한 설명이고, 3번은 우월 심리에 대한 설명이고, 4번은 독점 심리에 대한 설명이다.

04. **질환에 대한 고객의 일반적인 심리 반응에 대한 설명으로 옳지 않은 것은?**

① 부정 – 질병을 위험 상황으로 받아들인다.

② 퇴행 – 감당하기 어려운 스트레스를 받을 때 사고, 행동, 정서가 어린아이같이 되어서 울거나 떼를 쓴다.

③ 분노 – 두려움이나 불안을 쫓기 위해 화를 낸다.

④ 병에 관한 환상 – 정확한 진단명이 내려지기 전까지 병에 대한 엉뚱한 환상을 가진다.

해설 부정은 감당하기 어려운 자극을 받을 때 '나는 병이 없다''내 병은 별것 아니다'라는 심리 반응을 보이는 것을 말한다.

05. **매슬로우(Maslow) 욕구 5단계 중 타인에게 존경과 인정을 받고자 하는 욕구는 무엇인가?**

① 생리적 욕구 ② 안전의 욕구 ③ 사회적 욕구 ④ 존경의 욕구

해설 존경의 욕구에 대한 설명이다.

06. **매슬로우(Maslow) 욕구 5단계 중 각각의 욕구 단계와 서비스 관점의 욕구 연결이 올바르지 않은 것은?**

① 생리적 욕구 – 가격은 적당한가?

② 안전의 욕구 – 차별화된 서비스를 제공해 주는가?

③ 사회적 욕구 – 직원들은 친절한가?

④ 존경의 욕구 – 직원들이 나를 존중해 주는가?

해설 안전의 욕구는 '안전한 치료인가, 병원은 편리한가, 치료기구는 청결한가' 등의 서비스 관점의 욕구가 있다.

07. **고객의 의사결정 과정을 설명하는 모델인 AIDMA 모델의 각 단계별 설명이 옳지 않은 것은?**

① 주의 단계 – 이 단계에서는 고객이 제품이나 서비스에 대해 처음 알게 되며 관심을 가지게 된다.

4. ① 5. ④ 6. ② 7. ③ 정답

② 관심 단계 – 고객이 제품이나 서비스에 대해 더 자세히 알아보려는 관심이 생기게 된다.
③ 욕구 단계 – 고객이 정보를 기억하고 구매를 결정하는 단계로 넘어가게 된다.
④ 행동 단계 – 고객이 실제로 구매라는 행동을 취하는 단계이다.

해설 욕구 단계는 고객이 해당 제품이나 서비스를 실제로 구매하고 싶어 하는 욕구를 느끼게 되는 단계이다.

08. 다음은 AISAS 모델의 단계 중 어떤 단계에 대한 설명인가?

고객들이 추가 정보를 찾기 위해 검색을 하고 제품이나 서비스를 비교하고 분석한다. 이 과정은 주로 온라인에서 이루어지며 검색엔진, 리뷰 사이트, SNS 등에서 진행된다.

① 주의 단계　② 관심 단계　③ 검색 단계　④ 공유 단계

09. DiSC 유형 중 다음이 설명하는 고객은 어떤 유형에 해당하는가?

- 친근하고 사교적인 성향으로 사람들에게 잘 다가간다.
- 말을 많이 하며, 목소리가 크다.
- 사람에 대해 낙관적이며, 흥분하면 말이 빨라진다.
- 말솜씨가 있고, 열정적이며, 사람들을 즐겁게 한다.

① D(주도형)　② I(사교형)　③ S(안정형)　④ C(신중형)

해설 I형 사교형 고객의 기본 성향에 대한 설명이다.

10. DiSC 유형 중 C(신중형)형 고객의 응대 방법으로 옳지 않은 것은?

① 사교 능력, 언변, 긍정적 태도에 대해 열정적이고 공개적으로 칭찬한다.
② 정확한 수치를 가지고 논리적이고 체계적으로 접근한다.
③ 끈기 있고 차분한 태도로 설명한다.
④ 핵심 내용을 재확인하고 과장보다는 적절한 맞장구를 사용한다.

해설 사교 능력, 언변, 긍정적 태도에 대해 열정적이고 공개적으로 칭찬하는 것은 I(사교형)형 고객의 응대 방법이다.

8. ③ 9. ② 10. ①　정답

PART 03

고객 서비스 흐름과 병원코디네이터 실무

제6장 병원코디네이터 실무

제6장

병원코디네이터 실무

제1절 고객 서비스 실무의 흐름

학습목표

1. 고객 접점(MOT)의 의미와 중요성에 대해서 이해한다.
2. 고객 접점별 체크리스트를 작성하여 제공 서비스를 관리할 수 있다.
3. 고객의 요구사항을 파악하여 고객 매뉴얼을 작성하고 관리할 수 있다.
4. FAQ 매뉴얼을 작성하여 고객에게 일관성 있는 응대를 할 수 있다.

1 고객 접점의 개념 및 구성요소

1) 고객 접점(MOT)의 개념 및 유래

MOT란 moment of truth의 약자로 스페인의 투우 용어를 영어로 옮긴 것인데 스웨덴의 마케팅 학자인 리처드 노먼이 서비스 품질관리에 처음으로 사용하였다고 한다.

원래 이 말은 투우사가 소의 급소를 찌르는 순간을 말하는데 '피하려 해도 피할 수 없는 순간' 또는 '실패가 허용되지 않는 매우 중요한 순간'을 의미한다. 따라서 MOT란 '진실의 순간'이라는 통상적인 해석보다 '결정적 순간'이라는 말이 더 적합하다.

고객 접점(MOT)이라는 용어는 '고객이 조직의 어떤 일면과 접촉하는 접점으로써, 서비스를 제공하는 조직과 그 품질에 대해 어떤 인상을 받는 순간이나 사상'을 말한다. 일반적으로 MOT는 고객이 서비스를 제공받는 순간, 병원 홈페이지를 방문했을 때, 진료서비스를 제공받을 때, 전화 상담을 받을 때, 예약 안내 문자를 받을 때에 발생하지만 '지하철이나 버스 등 다양한 온 · 오프라인 채널을 통해 병원 광고를 보는 순간' 등과 같이 조직의 여러 자원과 직접 또는 간접적으로 접하는 순간에도 발생한다.

1970년대 말 오일 쇼크로 인해 2년 연속 적자를 기록한 스칸디나비아 항공에 39세의 젊은 나이로 사장에 취임한 얀칼슨이 1987년 [Moments of Truth] MOT란 책을 펴낸 이후 MOT란 말이 급속히 보급되었다. 그는 부임하자마자 MOT(고객 접점)의 중요성을 강조했는데 스칸디나비아 항공에서는 대략 한 해에 천만명의 고객이 이용하고 있었으며, 고객이 스칸디나비아 항공사를 이용하는 동안 평균 5명의 직원들과 접촉하고, 1회 응대 시 소요되는 시간은 평균 15초임을 알게 되었다.

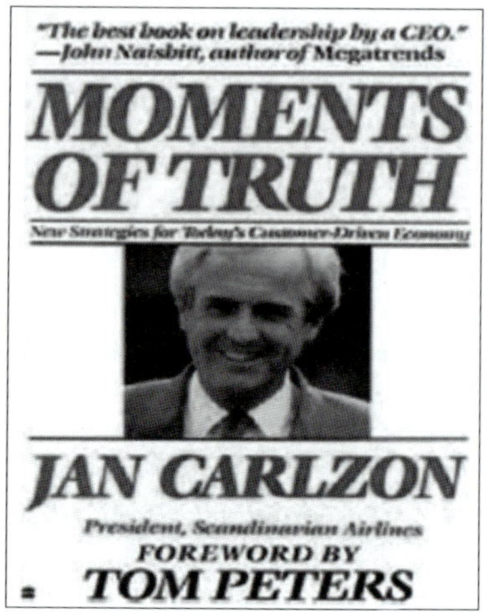

[그림 6-1] 얀칼슨 회장의 MOT 저서
출처 : 대한병원코디네이터협회, 병원코디네이터, 2017

얀칼슨 회장은 직원들에게 고객을 만나는 15초 동안이 '진실의 순간'이라고 강조하며 15초 동안에 고객을 평생고객으로 잡느냐, 아니면 불만고객으로 떠나보내느냐가 결정된다고 주장하였다.

그는 기내식 식반이 지저분하면 승객들은 비행기 전체가 지저분하다고 느낀다며 식반 닦는 직원들에게도 '진실의 순간'을 직접 강조할 정도로 MOT 관리를 중요하게 생각했다. 얀칼슨이 MOT경영방침을 실시한 지 불과 1년 만에 스칸디나비아 항공사는 연간 800억 달러의 적자 회사에서 7,100만 달러의 이익을 올린 흑자경영으로 전환한 회사로 재건하는 신화를 이루었다.

결정적 순간은 고객이 서비스를 제공하는 조직과 어떤 형태로 접촉하든지 간에 발생하며, 이 결정적 순간들이 하나하나 쌓여 서비스 전체의 품질이 결정된다. 따라서 고객을 응대하는 직원들은 고객을 대하는 짧은 순간순간에도 만족할 수 있는 서비스를 제공해야 한다.

고객과의 많은 접점 중에서 단 한 가지라도 나쁜 인상을 주게 된다면 그것으로 인해 고객은 기업 이미지를 좋지 않게 생각할 수 있고, 결정적 순간들이 하나하나 쌓여 서비스 전체 품질을 결정하게 된다.

2) 접점(MOT)의 구성요소

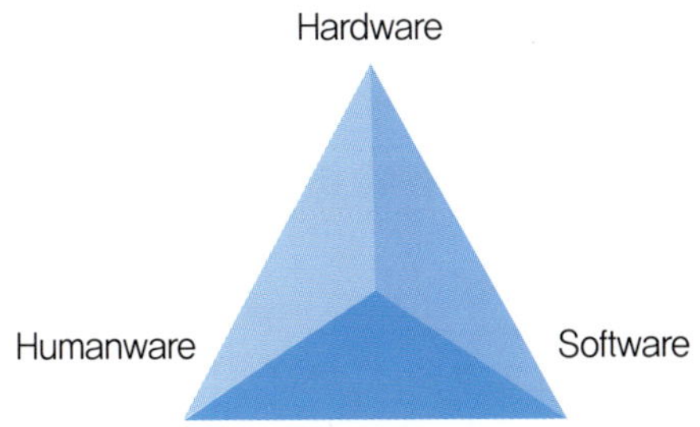

[그림 6-2] 고객 접점 요소

(1) Hardware(하드웨어)

하드웨어는 고객이 보고 접하고 체험하는 물리적인 환경과 장비, 시설 등을 말한다. 이런 요소들은 고객의 만족도에 많은 영향을 미친다. 병원 건물의 외관, 병원 입구의 위치, 주차장, 병원 간판, 안내 표지판, 병원 인테리어, 조명, 냄새, 소리, 병원내 사인물, 의료 장비, 진료 상품의 품질, 화장실의 청결 상태 등이 여기에 속한다.

(2) Software(소프트웨어)

소프트웨어는 의료서비스 제공 방식과 관련된 모든 요소들을 말하며, 정보의 내용과 방법 등 고객이 접하는 병원의 시스템을 의미한다. 예약 및 대기시간 관리 방식, 이용의 편리성, 진료 및 의료서비스 정보 제공, 고객 불만처리 방법, 병원의 정책이나 제도, 고객 관리 프로그램 등이 여기에 속한다.

(3) Humanware(휴먼웨어)

고객과 접하는 모든 접점에서 직원의 판단력과 행동력 등 만족도를 결정하게 되는 직원의 친절함(고객 응대 태도, 말씨, 자세와 신속한 대응과 배려 등), 직원의 외적 모습(복장, 표정), 전문성, 의료인의 자질 등이 여기에 속한다.

이상의 세 가지 만족 요소 중에서 Humanware인 인적 응대는 매우 중요한 부분이다. 고객 접점(MOT) 응대 및 태도가 업종에 따라 고객 만족 지수 항목의 20~80%를 차지한다고 한다. 고객은 우리 병원에 들어오면서 접하는 사람이 경력직이든 신입이든, 파트타임 직원이든 구별하지 않고 그 모든 사람을 병원의 직원으로 인식한다. 그 한 사람 한 사람과 만나거나 접할 때마다 만족과 불만을 느끼게 되므로 인적 응대는 매우 중요하게 관리되어야 하는 부분이라는 것을 잊어서는 안 된다.

3) 고객 접점(MOT) 관리의 중요성

고객이 병원에 내원하여 여러 접점을 접촉하면서 서비스가 제공되는 짧은 순간순간의 접점마다 고객이 만족하고 감동해야만 요즘과 같은 경쟁이 심한 의료시장에서 살아남을 수 있다는 점을 전 직원이 인식하고 공유해야만 한다. 이것이 고객 접점(MOT) 관리가 중요한 이유이다. 그러므로 모든 접점과 순간들을 빠짐없이 점검하고 확인하여 최고의 만족감을 느끼게 하는 서비스를 제공해야만 고객 만족을 얻을 수 있다.

고객 접점(MOT) 관리의 중요성과 관련된 서비스 법칙

- **100-1의 법칙** : 서비스 100가지 중 1가지의 접점이 불만족하면 99가지의 접점에 대한 만족이 남는 것이 아니라 100가지 서비스 전체에 대한 불만족이 남게 된다.
- **99%=1%의 법칙** : 접점관리에서는 99%의 접점 비중과 1%의 작은 접점 비중이 같은 중요성을 가지게 된다.
- **통나무 물통 법칙** : 여러 조각의 나무로 엮어진 통나무 물통에 물을 담기 위해서는 어느 한 나무 조각이 깨지거나 높이가 낮으면 그 낮은 나무 조각의 높이만큼 밖에 물이 담기지 않는다. 고객은 고객 접점에서 경험한 서비스 중 가장 불량한 서비스를 유난히 잘 기억한다.

4) 고객 접점(MOT) 관리 과정

(1) 고객이 처음부터 끝까지 경험하는 실제 과정을 염두에 두고 그 과정을 각 단계로 나눈다.
(2) 고객 만족에 영향을 미치는 부분을 중요성에 따라 빠짐없이 나열한다.
(3) 과정의 매 단계에서 고객 기대를 충족시킬 수 있는 아이디어를 모으고, 서비스 방법을 개발한다.
(4) 각 방법에 대해 각자 개선안과 실천 방법 등을 작성해 보고, 각 방법에 대해 매뉴얼을 만들고 지속적으로 숙지하도록 교육한다.
(5) 각 접점에서의 서비스에 대한 고객의 반응을 모니터링하여 수정, 개선해 나간다.

이처럼 고객 접점이 발생하는 목적, 방법별로 구분되고 나면, 접점에 대한 분석을 하게 된다.

5) MOT Cycle Chart(고객 접점 사이클 차트)

고객 접점 사이클(MOT Cycle)이란 고객이 처음으로 서비스를 접촉해서 서비스가 마무리될 때까지의 서비스 행동의 전체 과정을 고객의 입장에서 그려보는 방법이다.

시계 모양의 도표로서 '서비스 사이클 차트'라고도 하며, 원형 차트의 1시 방향에서 시작하여 순서대로 기재한다. 우선적으로 고객과의 접점들을 목록화하여 고객이 서비스를 받는 시점부터 완료 시점까지를 정리한다. 이때 서비스의 접점에서 부족한 시점이 있는지 고객의 입장에서 분석하면서 정리한다.

(1) 고객 서비스 사이클은 진료과나 병원의 규모에 따라 다르게 설계된다.
(2) 같은 진료과라도 내부의 서비스 프로세스에 따라 다르게 나타난다.
(3) 고객의 입장에서 바라본 서비스 과정을 나타낸 것이다.
(4) 고객 접점에서 서비스의 개선 방법을 마련한 것이다.
(5) 고객의 관점에서 서비스 프로세스가 설계되어진 것이다.

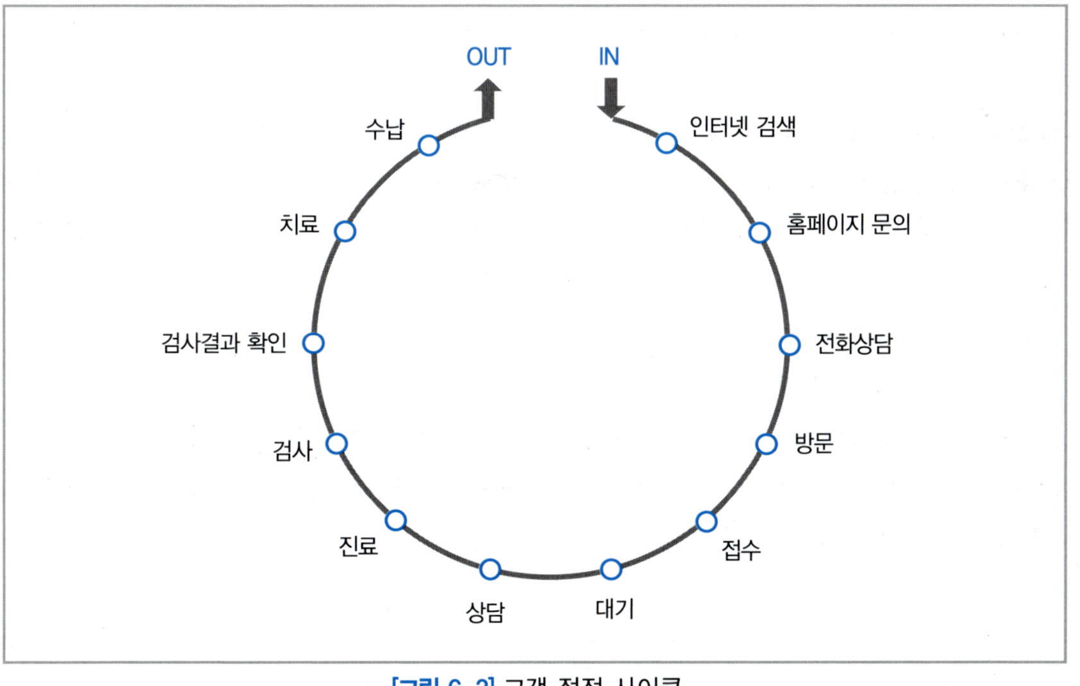

[그림 6-3] 고객 접점 사이클

(6) 부분으로서의 서비스뿐만 아니라 전체로서의 서비스를 관리하기 위한 도구이다.

전체와 팀 단위의 고객 접점(MOT) 사이클을 만들고 고객이 불편함을 느끼는 서비스 문제점을 발견하고 개선안을 마련한 후 개선활동을 통해 서비스를 개선해 나가야 한다.

이 과정을 잘하기 위해서는 다음과 같은 방법으로 적용해 보면 도움이 된다.

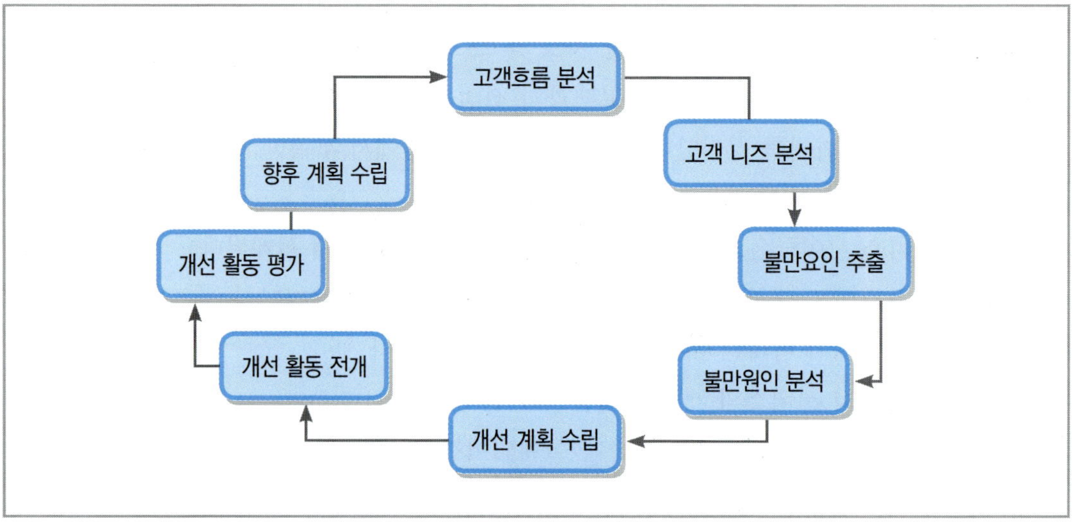

[그림 6-4] 고객 접점 개선 활동 사이클

첫째, 고객의 입장에서 걸어보면서 고객 접점 사이클을 만든다.

둘째, 각각의 접점마다 고객들이 불편하게 느끼는 요소들을 파악한다. 이때 고객의 컴플레인 접수 현황, 접점 직원들이 관찰을 통해 알게 된 불편 요소들, 고객설문지를 통해 접수된 불만사항 등을 파악하여 문제점들을 파악하면 좋다.

셋째, 문제들을 개선하기 위해 원인을 파악하고, 전 직원이 참여하여 개선안을 도출한다.

넷째, 개선안을 실행한다.

다섯째, 개선안을 실행한 후 피드백을 통해 문제가 해결되었는지, 더 개선해야 하는지 등을 평가한다. 개선이 더 필요한 경우에는 다시 원인을 분석하고 다시 개선안을 도출하여 재실행하는 과정을 거치면서 서비스를 관리해 나간다.

그 외에 T-chart를 활용하여 나의 서비스 접점 문제를 관리하는 방법도 있다. 가운데에 해당접점의 단위를 쓰고 왼쪽에 현상을, 오른쪽에 개선안을 쓰는 T-chart를 작성하면 직원 각

자가 현재의 접점에서 구체적인 개선안을 실천할 수 있도록 정리할 수 있어서 도움이 된다.

[표 6-1] T-Chart 예시 : 전화상담

현재 불만족 MOT사례	나의 고객접점	개선안
• 담당자가 계속통화중이거나 돌려주다가 끊어지는 경우가 많다. • 고객이 여러 번 돌려서야 담당자와 연결된다.	담당자연결	• 담당자 직통번호를 안내한다. • 다시 연결된 경우 사과, 양해 멘트를 반드시 한다.
• 돌릴 때마다 용건을 말해야 한다. • 퉁명스럽고 불친절하다.	전화상담	• 인사와 함께 자기 소속과 이름을 밝힌다. • 연결 시 고객의 용건을 담당자에게 전달한다. • 친절한 이미지를 전달할 수 있는 음성과 태도로 응대한다.
• 간단한 질문에도 답변을 못하고 다른 사람을 바꿔준다. • 신속하게 답변해주지 못한다.	상담내용	• 상담, 병원시스템관련 지식을 숙지한다. • 신속하게 답변하지 못할 경우 반드시 사과멘트를 한다. • 고객이 이해하였는지, 추가 질문이 있는지 반드시 확인한다.

6) MOT Check List

[표 6-2] 고객만족도 조사용 사례

MOT	내 용	○	△	X
시설 편리성	주차장 시설			
	검사실, 진료실, 치료실 이동거리 및 동선			
	검사실, 진료실, 치료실 위치 안내 표시			
	화장실			
	대기실, 휴식공간			
시설 쾌적성	엘리베이터 / 계단 / 입출입구 복도			
	검사실, 상담실, 진료실, 치료실, 관리실			
	화장실			
	대기실, 휴식공간			
	파우더룸 / 탈의실			

직원 친절도	리셉션 코디네이터			
	상담 코디네이터			
	의료진			
	치료실, 처치실 간호사			
	피부관리실 관리사			
	주차장 안내원			
접수	예약진료 시간을 잘 지켜주었습니까?			
	접수 시 소요된 평균 시간은 얼마입니까?			
	진료를 받기 위한 대기시간은 얼마입니까?			
	접수 절차에 대한 안내는 친절하고 자세하게 진행되었습니까?			
	접수 담당 직원의 서비스에 만족하십니까?			
수납	수납에 소요된 시간에 만족하십니까?			
	진료비 납부 절차는 신속하고 편리하였습니까?			
	진료비의 내용 및 절차에 대한 설명에 만족하십니까?			
	다음 진료예약 안내를 적극적으로 설명하였습니까?			
	진료수납에 관한 궁금증이 있습니까?			
진료 시	진료를 위해 대기한 시간은 얼마입니까? [만족 / 불만족]			
	의료진의 설명은 이해하기 쉬웠습니까?			
	의료진은 단정한 용모 및 친절한 상담을 진행하였습니까?			
	진료에 대한 의사의 지식 및 기술에 만족하십니까?			
입 퇴원 관련	입, 퇴원 수속에 걸린 시간에 대해 만족하십니까?			
	입, 퇴원 수속 중 직원의 안내 및 서비스에 만족하십니까?			
	병실환경에 만족하십니까? [소음/조명/습도/환기/온도/쾌적성]			
	병동 직원의 응대 서비스에 만족하십니까? [간호사/청소/배식]			
	침구류 및 비품, 환자복 교환 등의 서비스에 만족하십니까?			
	병원 급식서비스에 만족하십니까?			

[표 6-3] 병원 프로세스 분석 평가용 사례

MOT	No	내 용	○	△	X
전화 문의	1	주차, 병원 위치문의 시 쉽게 설명하는가?			
	2	병원 약도가 상세히 안내, 준비되어 있는가?			
	3	예약에 관한 설명이 잘 되는가?			
	4	진료별로 상담이 잘 이루어지는가?			
예약	1	전화, 인터넷 등 다양한 방법으로 예약이 가능한가?			
주차	1	주차 안내판이나 주차장을 식별하기 쉬운가?			
	2	주차 공간이 충분한가?			
병원 첫 인상	1	외부 간판이 눈에 잘 보이고 내용이 잘 보이는가?			
	2	엘리베이터 내부, 복도에 안내판이 정리되어 있는가?			
	3	입구 및 복도의 전체적인 환경은 청결한가?			
	4	현관 진입 시 냄새(향기)는 상쾌한가?			
	5	병원 로고 및 이미지는 친근하고 세련되어 보이는가?			
	6	첫 응대 시 먼저 인사하는가?			
	7	직원들의 복장과 인상은 청결하고 친근한가?			
	8	전체적인 환경은 청결한가?			
Desk	1	고객에게 시선을 맞추며 환한 미소로 응대를 하는가?			
	2	현 상태와 오늘 치료내역 등을 재빨리 확인하는가?			
	3	진료과정에 대한 설명을 자세히 하는가?			
	4	환자 정보를 신속하게 수집하고 처리하고 있는가?			
대기 서비스	1	대기실은 청결하고 쾌적한가?			
	2	수시로 대기실 환경정리를 하는가?			
	3	차나 음료를 접대하는가?			
	4	대기시간을 친절하게 미리 알려주는가?			
	5	대기실 편의시설(음료, 책자, PC 등)의 관리 상태는?			
	6	대기 시 병원안내, 진료관련 정보가 제공되고 있는가?			
	7	대기시간 지연 시 중간체크 및 안내가 이루어지는가?			
환경	1	전체적인 쾌적성의 만족도[화장실/검사실/상담실/진료실/치료실/관리실]			
	2	불만족 했다면 이유는?			
친절	1	부서별 직원서비스 만족도[리셉션/상담실장/의료진/치료실 간호사/피부관리실]			
	2	불만족했다면 부서 해당직원과 이유는?			

수납	1	진료별 수납방법 및 치료비내역에 대한 설명을 하는가?			
	2	결제방법 안내와 영수증 발급 등이 이루어지고 있는가?			
	3	수납 절차는 신속하고 간편하게 이루어지고 있는가?			
	4	주차증 확인 및 서비스 처리가 신속하게 이루어지는가?			
	5	영수증 및 관련 서류는 봉투에 담아 발급하고 있는가?			
	6	담당직원과 의사의 명함을 드리고 있는가?			
	7	다음 진료예약을 확인하고 다시 한 번 안내를 하는가?			
배웅	1	오늘 진료 만족도 및 불편사항을 체크하는가?			
	2	친절하게 배웅인사를 하는가?			
합계			○	△	X

[표 6-4] 입원환자 및 보호자용 사례

No	평가항목	○	△	X
1	의사를 만나고자 할 때 쉽게 만날 수 있었습니까?			
2	의사에게 질병 및 진료과정에 대해 물어볼 수 있거나 충분한 설명을 듣고 있는 것에 만족합니까?			
3	의사의 반말 등 무례한 행동을 당한 적이 있습니까?			
4	간호사는 필요할 때 신속하게 와 주었습니까?			
5	간호사는 환자, 보호자의 질문에 성의껏 답해 주었습니까?			
6	환자복 및 침구류 교환은 적절하게 이루어집니까?			
7	청소원, 배식원 등 직원들이 친절합니까?			
8	병원에서 제공하는 식사는 만족스럽습니까?			
9	병실, 복도, 화장실, 실내공간이 청결하고 쾌적합니까?			
기타 : 건의사항을 적어주세요.				

2 매뉴얼

1) 매뉴얼의 필요성

의료기관에서 활용하고 있는 매뉴얼은 업무 매뉴얼과 서비스 응대 매뉴얼이 있다. 업무 매뉴얼은 각 업무분야별로 직원이 수행해야 하는 업무에 대한 상세한 내용과 업무를 하는데 필요한 임상 지식 등이 포함되어 있다. 서비스 응대 매뉴얼은 각 접점별 서비스의 핵심과 구체적인 서비스 수행 지침이 포함되어 있으며, 고객 응대시 서비스를 어떻게 수행해야 하는지에 대한 상세한 정보가 기록되어 있다.

이러한 매뉴얼들은 서비스의 표준화와 일관성 있는 서비스 품질을 유지하기 위한 목적으로 사용되고 있다. 또한 매뉴얼을 기반으로 신입 직원을 교육하는 목적으로도 활용되고 있고, 의료기관에서 발생하는 여러 가지 문제들을 해결하기 위해서 활용되기도 한다.

2) 매뉴얼 작성 방법

의사를 비롯한 모든 직원들은 자신이 하는 일을 구체적으로 기술해두는 서류가 있어야 한다. 그래야 인적 자원에 대한 의존도를 최소화시킬 수 있는 것은 물론이고 자신의 능력 개발과 병원 경영의 효율화가 이루어질 수 있는 것이다.

매뉴얼은 기본적으로 업무 경험이 많은 사람들을 주축으로 작성하는 것이 좋고, 전 직원이 함께 동참하여 작성하는 것이 좋다.

매뉴얼 작성에 가장 중요한 핵심은 모든 사람이 업무를 진행하던 중에 일어났던 일을 빠짐없이 기록해 두는 것이다. 기록할 때는 사건, 배경, 처리 방안, 평가 사항, 차후 문제가 발생했을 때 요구되는 대안 등에 관해 구체적으로 기록하고 유형에 따라 분류해 두어야 한다.

매뉴얼을 제작할 때에는 직원들의 동참에 대해 격려를 아끼지 않아야 하고, 무리하게 진행되지 않도록 작업 일정을 잘 관리할 필요가 있다. 완성된 매뉴얼은 교재로 만들어서 직원 교육용으로 활용하는 것이 좋다.

(1) 매뉴얼 준비를 위해 점검해야 할 사항

① 직원들이 동참해야 한다.

아직 매뉴얼이 없는 병원이라면 직원들을 소집하여 발표를 하고, 목표와 배경을 설명한 후 가이드라인을 제공하여 매뉴얼을 제출하도록 하는 것이 가장 빠른 방법이다.

② 직무 기술서를 준비한다.

직무 기술서는 각 역할에 대한 책임과 업무 범위, 필요한 능력 등을 기록한 문서이다. 매뉴얼을 작성할 때에 직무 기술서를 사용하면 역할과 책임이 명확해져서 효율적으로 작성하는데 도움이 된다.

③ 재검토한다.

④ 정보를 업데이트하고 수정한다.

완성된 매뉴얼은 병원의 환경 변화나 정책 변화 등에 따라 정기적으로 수정해 나가야 한다. 이때에는 모든 직원을 소집할 필요는 없고 주요 담당자가 모여서 그동안 문제가 되어왔던 부분을 토론하여 수정하면 된다.

3) 매뉴얼 예시

[표 6-5] 접점별 응대 표준 매뉴얼 사례

접점	응대 표준		
	Hardware	Software	Humanware
1. 접수	• 청결한 접수 테이블 • 필기구와 접수 관련 서류를 뒷받침 고정해서 준비 • 앉아서 작성할 수 있는 의자	• 행정적인 절차보다 증상 관련 질문 순서로 진행 • 예약여부 확인 후 대기시간 안내	• 각종 서류는 항상 두 손으로 받는다. • 밝은 표정으로 자리에서 일어서서 인사를 한다. • 대화 시에는 항상 고객의 얼굴을 바라본다(컴퓨터 화면을 응시하며 응대하는 것은 절대 삼간다).
2. 대기실	• 청결한 대기의자 및 테이블 • 홍보 전시물 • 기타 시청각 자료 • 다양한 음료 • 의료진 소개 전시물 • 병원 소식란	• 음료테이블, 의자, 테이블 등 대기실 환경 • 각 시간대별 담당자가 정기적 점검 및 수선 체크리스트 작성 • 대기고객 예상시간 및 현황 파악 접수 담당자가 수시로 대기 상황 체크하여 고객에게 안내	• 대기실 의자로 안내해 드리며 고객 취향에 맞는 음료를 제공 • 중간 중간 관심을 갖고 있다는 것을 주지시켜 준다.

[표 6-6] 접점 응대안 표준 매뉴얼 사례

고객접점	접 점 응 대 안
1. 접수	1-1. 고객이 접수창구에 다가오면 눈을 맞추며 인사를 한다. • [밝은 미소를 짓는 표정으로] "안녕하십니까?" • 고객의 눈을 보며 대화한다. • 환자와 눈높이를 맞춘다. "접수 도와드리겠습니다. 혹시 오늘 예약하셨습니까?" [접수실 대기의자로 안내하며] "고객님~ 성함 및 접수양식 작성 부탁드립니다" [필기구와 접수양식을 두 손으로 건네드린다] 1-2. A) "○○○님, 어느 진료과목 접수를 도와드릴까요?" B) "○○○님, 불편하신 증상을 말씀해주시면 해당 진료과로 접수를 도와드리겠습니다." [인터넷 혹은 전화로 사전예약이 된 경우] "○○○님, ○○○과 ○○○과장님으로 예약되셨습니다." 1-3. "○○○님, 진료 대기시간이 약 15분 정도입니다. 기다리시는 동안 음료는 어떤 것으로 준비해 드릴까요?" [음료는 반드시 컵 받침, 작은 쟁반에 담아 드릴 것] 1-4. "○○○님, 오늘은 진료 진행이 지연되는 상황이라 20분 정도 기다리셔야 하는데 시간은 괜찮으시겠어요?" "양해해 주셔서 감사합니다. 최대한 더 빨리 진료받으실 수 있게 상황을 체크해 보겠습니다." [비예약으로 내원한 고객, 원하는 의료진이 마감된 경우] 1-5. "○○○님, 오늘 예약 고객님이 많아 특진 진료는 마감되었습니다. 일단은 오늘은 일반진료를 보시고 다음에 ○○○선생님 진료를 예약하시면 어떨겠습니까?"

[표 6-7] 서비스 매뉴얼 사례 – VIP고객의 서비스 매뉴얼

구분	응대 point	매뉴얼
예약	원하는 시간대 예약	야간, 이른 아침, 원하는 시간대로 반드시 예약진행
병원 도착	도착시간 확인 주차 서비스 제공 음료서비스[VIP 전용 찻잔]	직원 1명 주차대행 서비스 리셉션코디네이터 1층 맞이 안내 [담당직원 부재 시 반드시 자기소개 진행] 차트 미리 준비, 바로 VIP실 혹은 상담실로 바로 안내 성함/ 호칭 각별히 신경써서 안내
대기	대기시간 발생했을 경우 최소화 음료서비스	부득이한 대기 시 추가 서비스 제공 별도 음악서비스, 옷 걸어 드리기 기호에 맞는 음료수[고급 티로 준비, VIP 전용 찻잔]

상담	친근감 확인	병원 근황 소개, 신입직원 소개 고객 불편 및 건강상태 체크 및 문의사항 확인
진료	무통, 편안	통증 및 불편사항 중간 확인 컨디션 체크 후 아로마 향초 사용 진료, 처치, 치료 시 일회용품 사용 및 기구 소독 위생 각별히 체크
수납	자리 이동 없이 정산	거스름돈 봉투 사용 신권 혹은 깨끗한 돈으로 준비 카드 영수증 및 관련 서식준비 체크
예약	동일 기준	어떤 시간대라도 가능함을 알림
배웅	의사[실장] 직접 배웅 담당직원 차량까지	엘리베이터 입구까지 의사 혹은 실장이 배웅 직원은 차량탑승까지 배웅
기타	VIP진료카드, 마일리지 선물, 고객 소개 요청, 다른 과 건강관리 상담 연계, 송년회 초청, 문화행사 초대권 증정, 골프접대	

3 FAQ(Frequently Asked Question, 자주 묻는 질문) 매뉴얼

1) FAQ 매뉴얼 개념 및 중요성

FAQ 매뉴얼은 고객이 가장 자주하는 질문과 그에 대한 대답을 미리 정리하여 모아놓은 문서를 말한다. 병원에서는 병원 이용 안내나 고객의 주요 질문 등을 정리하여 홈페이지의 게시판에 올려놓는 경우가 많다.

FAQ 매뉴얼은 고객 서비스 담당 부서의 업무적인 부담을 줄여주는 장점도 있고, 무엇보다 고객들이 원하는 정보를 빨리 찾을 수 있도록 도움을 주기 때문에 고객 만족 측면에서도 매우 유용하다. 특히 의료기관의 진료 외 시간에는 고객의 궁금증을 해결하기 어려운데, 병원 홈페이지에 등록된 FAQ 매뉴얼을 통해 양질의 정보를 얻을 수 있으므로 고객관리 측면에서 매우 도움이 되는 자료이다.

2) FAQ 매뉴얼 작성방법

(1) 부서별로 고객들이 자주 하는 질문들을 빈도순으로 순위를 정해 정리한다.

(2) 질문에 대한 해당 부서 및 담당 직원이 질문에 대한 답변을 정리한다. 답변은 가급적 명확하고 간결하게 작성하는 것이 좋다. 만약 전문 용어를 사용해야 하는 경우에는 해당 용어에 대한 설명도 함께 해야 한다.

(3) 답변 작성 시 내용뿐만 아니라 내용 전달 시 서비스 커뮤니케이션도 고려한다.

(4) 비슷한 질문들은 그룹화하여 분류한다. 부서별로 정리하여도 좋고, 그룹화하여 카테

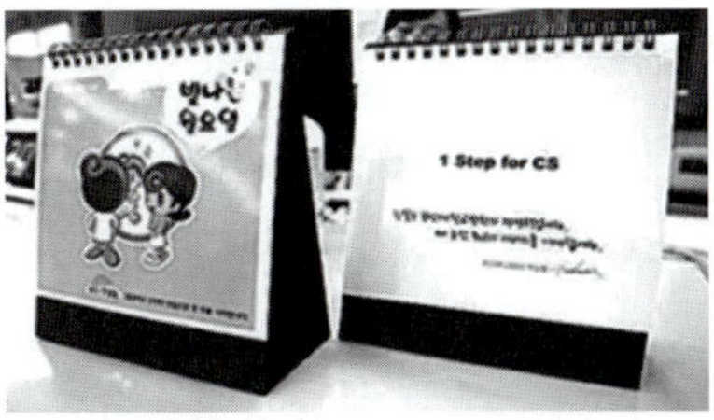

FAQ내용을 달력으로 제작하여 원내 비치 및 고객에게 제공하는 서비스

[병원이용 FAQ]

- **진료비 수납은 어떻게 합니까?**
  ☞ 현금, 신용카드 모두 수납이 가능하며, 입원진료비는 온라인 입금도 가능합니다.
- **주차시설 이용은 어떻게 하나요?**
  ☞ 주차시설은 24시간 이용이 가능하고, 진료비 영수증으로 대신하여 외래 진료당일 6시간 무료, 입퇴원환자는 입원 및 퇴원당일 6시간 무료입니다.
  그 외 방문객은 최초 20분 무료이며 초과 5분당 150원입니다.
- **서울시 거주하는 시민만 이용이 가능한가요?**
  ☞ 거주지에 상관없이 이용이 가능합니다.
- **휴일에도 진료가 가능한가요?**
  ☞ 토요일과 공휴일에는 진료가 없으며, 단 소아청소년과는 토요일 오후 6시까지 진료합니다.
- **각종 증명서류는 어떻게 발급받나요?**
  ☞ 외래환자의 경우 외래진료 시 담당의사에게 신청하시면 발급 받으실 수 있으며 입원환자의 경우 담당의사 또는 간호실에 신청하시면 발급 받으실 수 있습니다.

[그림 6-5] 병원이용 FAQ

고리를 만드는 것도 좋다. 내용이 많지 않은 경우에는 전체적으로 내용을 정리하여 홈페이지 혹은 원내 게시판을 통하여 고객에게 제공한다.

(5) FAQ는 새로운 질문들이 발생할 수 있으므로 정기적인 업데이트를 통해 관리해야 한다.

3) FAQ 매뉴얼 활용방법

(1) 이렇게 작성된 FAQ 매뉴얼은 특히 신입 직원이나 전 직원이 교육, 숙지하여 고객 응대 시 고객만족도 부분에서 큰 효과를 볼 수 있다.

(2) 미디어 파일로 제작하여 원내에서 PC화면 등 다양한 매체를 통하여 활용할 경우에는 대기시간 활용 및 다양한 정보를 제공할 수 있어서 효과적이다.

(3) FAQ 매뉴얼은 대부분 병원 홈페이지인 온라인 공간을 통해서만 정보제공이 되는 경우가 많은데 오프라인 공간에서도 볼 수 있도록 인쇄하여 파일로 만들어 원내 대기실에 비치한다.

(4) 대부분 진료 및 시술 관련된 내용에 대한 FAQ가 대부분이다. 하지만 병원의 규모가 클수록 행정적인 절차가 다르다거나 병원 접점의 특이사항이 있는 경우가 많으므로 행정적인 부분이나 병원 이용에 관련된 내용을 FAQ 매뉴얼로 만들어 정보를 제공하는 것도 좋은 방법이다.

제2절 예 약

학습목표

1. 예약시스템을 이해하고 고객에게 확정된 예약 일정을 안내할 수 있다.
2. 예약스케줄에 따라 내원 전 준비 사항에 대해서 사전에 안내할 수 있다.
3. 병원의 예약일지 양식에 따라 고객의 예약 정보를 기록해 둘 수 있다.

1 예약의 이해

1) 예약의 목적

(1) 고객은 고객이 원하는 편리한 시간에 진료를 받을 수 있고, 의료진은 진료 일정을 미리 계획하고 준비할 수 있다.

(2) 불필요한 대기시간을 줄일 수 있다.

(3) 병원 내 혼잡을 피할 수 있고, 고객들은 병원 공간을 쾌적하게 활용하고 다양한 서비스를 편안하게 제공받을 수 있다.

(4) 예약한 고객마다 충분한 진료 시간을 보장해 줄 수 있어 고객은 질 높은 진료 서비스를 받을 수 있다.

(5) 고객이 병원을 긍정적으로 생각하고, 편리하게 이용할 수 있도록 한다.

2) 예약의 대상

(1) 외래진료 예약

병원의 진료능력, 진료시간 계획, 고객 편의 등을 고려하여 내원 환자수를 요일별, 일자별, 시간대별로 조정하여 예약한다.

(2) 입원진료 예약

병원에 입원하여 진료를 받는 입원진료 예약은 병원의 보유 병상수, 진료계획(수술, 검사 일정 등), 고객 편의 등을 고려하여 입원 일자를 사전에 예약하도록 한다. 하지만 병원은 익일 예약된 고객을 위하여 하루 전부터 병실을 비워둘 수는 없으므로 퇴원예고제와 병행하여 당일 병실배치를 고려한다.

* **퇴원예고제** : 퇴원이 결정되면 퇴원 전날에 의사가 퇴원할 환자(보호자)에게 알리고 퇴원 준비를 할 수 있도록 시간적 여유를 주고, 퇴원 수속의 시간적 낭비를 최소한으로 줄이면서 퇴원할 수 있도록 하는 것을 말한다.

(3) 검사 예약

검사 건당 많은 시간이 소요되는 방사선 특수촬영, 컴퓨터 단층촬영(CT), 자기공명영상촬영(MRI), 뇌파 검사, 근전도 검사, 재료의 보관이나 습득 및 사용에 제약을 받는 동위원소 검사 등과 같이 고객에게 특정한 신체상태(공복)나 고객의 준비(약물복용 또는 주사 후 일정시간 대기)를 요하는 검사의 일자 및 시간을 예약한다.

(4) 치료 예약

고객을 치료한 후 다음 치료를 예약하도록 하는 방법으로 방사선 치료, 물리 치료, 재활 치료, 인공 신장 투석, 언어 치료, 항암제 치료 등이 있다.

(5) 수술 예약

의사가 수술 가능한 일시와 고객이 수술을 받는데 가능한 일정을 협의하여 수술일자를 선택하여 예약한다. 고객이 시술을 받고자 희망하는 진료 서비스를 선택하여 병원코디네이터와 협의 후 날짜와 시간을 예약한다.

2 예약 방법

1) 전화 예약

전화예약은 고객이 직접 병원에 전화를 걸어 내원을 원하는 날짜와 시간에 진료를 받을 수 있도록 병원코디네이터와 조율한 후에 일정을 잡는 방법이다.

병원에 전화로 예약하는 일반적인 절차는 다음과 같다.

(1) 고객이 병원에 직접 전화를 걸어 예약을 요청한다.

(2) 고객은 자신의 이름과 생년월일 등 개인 정보와 함께 진료 받기를 원하는 날짜와 시간을 병원코디네이터에게 알린다.

(3) 병원코디네이터는 해당 날짜와 시간에 진료가 가능한지 확인하고 확정된 일정을 고객에게 알려준다.

(4) 초진 고객인 경우에는 통화 종료 후 예약 일정 안내와 병원 위치를 안내하는 내용, 신분증 지참 등의 정보를 문자(카카오톡)로 발송한다.

병원코디네이터 : 안녕하십니까? ○○의원의 ○○입니다.
고　　객 : 진료 예약을 하려고요.
병원코디네이터 : 네~ 저희 의원은 처음 내원하시는 건가요?
고　　객 : 네~ 처음입니다.
병원코디네이터 : 예약을 원하시는 날짜는 언제 이십니까?
고　　객 : 1월 23일 월요일 오후에 가능할까요?
병원코디네이터 : 네~ 1월 23일 오후 말씀이십니까?
현재 오후 2시 예약 가능하십니다.
고　　객 : 그럼 예약해주세요.
병원코디네이터 : 네~ 예약 도와드리겠습니다.
실례지만 성함을 말씀해 주시겠습니까?
고　　객 : ○○○입니다.
병원코디네이터 : 연락가능한 휴대전화 번호 말씀해 주시겠습니까?
고　　객 : 010-1234-5678 번입니다.
병원코디네이터 : 네~ ○○○님! 1월 23일 월요일 오후 2시에 예약되셨습니다.
예약하신 날에 뵙겠습니다. 즐거운 하루 되십시요.

[그림 6-6] 전화 예약 시 고객 응대 예시

전화로 예약을 하는 경우에는 실시간으로 병원코디네이터와 통화를 하며 예약 일정을 조율할 수 있다는 장점이 있다.

2) 인터넷 예약

인터넷 예약은 인터넷 통신망의 발달로 병원 예약 운영시간에 구애받지 않고 24시간 자유롭게 예약할 수 있는 방법이다.

병원 홈페이지를 통해 예약하는 일반적인 절차는 다음과 같다.

(1) 병원 홈페이지에서 접속하고 회원가입을 한다.

(2) 예약 메뉴를 선택한다.

(3) 내원을 원하는 날짜와 시간, 진료과목, 담당 의사를 선택한다.

(4) 모든 정보가 정확하게 입력된 것을 확인하고 예약을 완료한다.

인터넷 예약의 장점은 인터넷만 연결되어 있다면 장소와 시간에 관계없이 예약을 쉽게 할 수 있다는 점이다. 예약이 가능한 시간이 바로 확인되기 때문에 원하는 일자와 시간을 선택하기가 용이한 점도 장점이다. 또한 예약의 취소와 변경 등도 쉽게 할 수 있어서 많은 고객들이 편리하게 이용하고 있다.

자체적인 인터넷 예약 시스템을 갖추지 못한 규모가 작은 의료기관은 '똑닥'이나 '굿닥' 등의 애플리케이션을 활용하거나 '네이버 예약' 등을 활용하여 인터넷 예약 시스템을 사용하고 있다.

3) 오프라인 예약

오프라인 예약은 고객 또는 보호자가 병원에 직접 방문하여 예약하는 방법이다. 예약을 하기 위해 병원에 방문하는 경우도 있지만 많은 경우는 당일 진료를 받은 후에 다음번 진료 일정을 조율하고 정하는 경우이다. 오프라인으로 예약을 하는 경우는 직원의 응대 태도가 고객 만족도에 많은 영향을 미치기 때문에 따뜻하고 상냥하게 응대를 하는 것이 중요하다.

오프라인을 통해 예약하는 일반적인 절차는 다음과 같다.

(1) 고객은 리셉션 데스크의 예약 담당자에게 진료 예약을 요청한다.
(2) 원하는 날짜와 시간, 진료과목, 담당 의사 등의 정보를 예약 담당자에게 전한다.
(3) 일정을 조율하여 예약 일정을 확정한다.

3 예약 스케줄 사전 준비

1) 예약 스케줄 파악

내원 1~2일 전날까지 예약담당자는 예약 스케줄을 파악하고, 이를 고객에게 미리 안내하여 진료의 차질이 없도록 도와야 한다.

2) 내원 전 준비사항에 대한 안내

(1) 내원 1~2일전 예약 스케줄 목록을 확인하고, 고객의 연령에 적합한 문자, 카카오톡, 전화, 이메일 등을 사용하여 예약을 안내한다.
  ① **문자(카카오톡)** : 문자(카카오톡)의 경우에는 기록으로 남길 수 있어, 시간과 장소의 구애를 덜 받는다. 환자들이 관련 내용을 지속적으로 상기시키는 장점이 있다.
  ② **전화** : 예약 내용과 준비사항을 가장 확실하게 상기시키는 방법이나, 장소와 시간의 제약을 받는 것이 큰 단점이다.
  ③ **이메일** : 정보 전달에 있어 문자보다 다양하고 많은 내용을 담을 수 있고, 전화와 달리 장소나 시간의 구애를 받지 않는다. 반면, 컴퓨터를 능숙하게 다루기 힘든 사람이나 인터넷 메일 계정이 없는 사람에게는 사용할 수 없는 매체라는 단점이 있다.
(2) 예약일을 변경하거나 취소해야 할 경우에는 어떤 절차로 진행해야 하는지 안내한다.
(3) 고객에게 내원 전 준비사항에 대한 안내 내용에는 담당 의사, 진료 장소, 예약 날짜, 예약 시간, 준비물, 도착 시간 등이 포함되어야 한다.
(4) (상급종합병원을 이용할 때) 진료의뢰서 또는 요양급여의뢰서를 꼭 지참하셔야 함을 안내한다.
(5) 병원 위치 및 주차장 이용 방법(외부 주차장 이용 또는 발렛 파킹에 대한 정보 등)에

대한 안내를 한다.

(6) 검사를 해야 하는 고객의 경우에는 검사 전 준비사항(예: 공복 상태로 내원)에 대한 정보도 제공한다.

4 예약 일정 관리

1) 예약에 필요한 기본사항 확인

(1) 진료 항목별 소요 시간 파악

각 진료 항목별로 소요되는 시간을 파악하면 진료 예약 업무를 더 효과적으로 수행할 수 있게 된다. 각 치료별 소요되는 예상 시간을 알면 예약 업무를 할 때뿐 아니라 치료 시 소요되는 시간을 고객에게 알려주어서 고객도 일정 관리를 할 수 있게 되어 효과적이다.

① 우리 병원에서 시행하고 있는 진료, 치료, 검사, 시술, 수술의 종류를 나열하고 각 단계별 필요한 소요 시간을 기록한다.

예시) 물리치료(총 46분 소요)

Hot pack 또는 적외선 치료	20분
전기 치료	15분
초음파 치료	1분
레이저 치료	10분

② 이때 의사와 직원의 역할에 따른 진료 시간을 각각 배분하고 필요한 직원의 인원도 고려한다.

③ 진료 항목에 맞는 약속 시간의 단위를 결정하여 예약담당자들과 함께 공유하도록 한다.

(2) 진료 예약을 위한 Group 분류

진료, 치료, 시술, 수술, 상담 등에 소요되는 시간을 기준으로 하여 Group으로 분류하여 예약시 활용한다.

① Group 1 : 의사의존도가 가장 높으며, 의사 투입 시간이 가장 많이 소요(60분 이상)

② Group 2 : 의사의존도가 중간이상 요구되는 치료, 시술, 수술, 상담(30분~60분)

③ Group 3 : 의사의존도가 보통정도 요구되며 직원의 지원으로 일부분 해소될 수 있는 치료, 시술, 수술, 상담(10분~30분)

④ Group 4 : 의사의존도는 가벼운 정도이며, 직원의 역할이 더 많이 요구되는 치료(10분 이하)

- Group 1에 속하는 고객은 예약 시 가능한 중복시키지 않는다.
- Group 2,3의 고객은 중복이 가능하다.
- Group 1과 Group 4는 중복이 가능하다.
- Group 2와 Group 2는 가급적 중복을 피한다.
- Group 4는 직원의존도가 높으므로 직원의 허용범위 안에서 중복이 가능하다.

시간	Dr 홍길동			Dr 성춘향		
	1	2	3	1	2	3
10:00	이순신 HE-NE(5분-G4)			이몽룡 재진(10분-G3)	변학도 드레싱(20분-G3)	
15						
30					이월매 PPC(20분-G3)	
45						김콩쥐 초진(20분-G3)
11:00	김놀부 피부질환재진 (10분-G4)			김팥쥐 눈밑지방 (90분-G1)		
15		심청이 보톡스(10분-G3)				
30			이제비 초진(20분-G3)			
45						
12:00	점심시간					
13:00	김흥부 토닝(20분-G3)				오해님 다리제모 (30분-G3)	

15		나무꾼 드레싱(20분-G3)	심봉사 두피메조 (20분-G3)			
30	이선녀 필러(20분-G3)			오달림 폴라리스 (30분-G3)		
45						

2) 예약 부도 상황별 개선 방법

예약은 그 특성상 시간이 경과하면 자동적으로 소멸하는 성질을 가지고 있으므로 주의를 기울여야 한다. 고객의 예약 취소와 불이행은 다른 고객의 진료 예약을 방해할 수 있을 뿐만 아니라 병원의 진료 공백으로 인한 진료비수익의 감소를 초래할 수 있다. 따라서 병원코디네이터는 예약 상태와 예약 취소 여부를 빠르게 파악하여 원활하게 진료가 진행될 수 있도록 관리해야 한다.

(1) 연락 없이 예약 시간에 오지 않은 고객

① 고객을 걱정하고 배려하는 느낌이 들도록 하며, 매너 있게 응대하되 고객 스스로 미안한 마음이 들도록 한다.

② 특히, 중요한 수술이나 시술의 예약 취소는 특별히 시간을 비워두고 기다렸다는 것을 부각시키도록 한다.

③ 상습적인 예약 부도 고객이라면 부도에 대비하여 예약을 잡도록 하며, 사전에 전화로 직접 예약이행을 확인하도록 한다.

(2) 사전에 연락하여 예약을 옮기고자 하는 고객

① 개인적인 사정으로 부득이하게 예약이행이 어려운 경우에는 그 이유에 관심을 표한 후 다음 원하는 시간대에 다시 예약을 잡는다.

② 특별한 이유 없이 그냥 예약 시간을 옮기고자 하는 경우에도 그 이유에 관심을 표현한 후 원하는 시간대로 예약을 변경해준다. 다만, 예약 변경이 어려운 경우에는 부드러운 매너로 양해를 구한다.

(3) 습관적으로 지각하는 고객

① 사전 연락을 하여 내원 여부를 확인한다.

② 칭찬과 보상으로 예약 시간을 잘 지키도록 고객의 행동을 변화시켜 나간다.

(4) 예약 없이 아무 때나 내원하는 고객

① 예약제로 운영되고 있다는 것을 인지시키고, 예약 없이 올 경우 대기시간이 길어질 수 있음을 알린다.

② 상습적으로 예약제를 어기는 고객은 지속적인 설득과 안내를 하도록 하며, 오랫동안 기다리는 시간들을 통해 고객이 스스로 예약일과 시간을 준수할 수 있도록 만들어간다.

(5) 병원 사정은 고려하지 않고 예약하고자 하는 고객

① 예의를 갖추어 예약이 어려운 병원 사정에 대해 이해하기 쉽게 충분히 설명한다.

② 그럼에도 불구하고 예약을 원하는 고객에게 예약 시간이 제대로 지켜지지 않을 수도 있음을 사전에 공지한다.

③ 본인 및 다른 고객에게 불이익이 갈 수 있음을 알린다.

5 병원 예약시스템의 효과 및 문제점

1) 병원 예약시스템의 효과

(1) 병원 이용자 만족의 증대

예약은 고객의 대기시간을 단축시켜 이용자들의 불만 요인을 해소시켜 주고, 요일별 시간대별로 고객이 폭증하는 현상을 줄여줌으로써 고객이 예약된 시간에 신속하게 진료를 받을 수 있도록 하여 의료서비스 질 개선에 기여한다.

(2) 병원 업무 능률의 증대

진료를 담당하는 의사와 직원들은 접수 시간에 폭증하는 업무를 사전에 분산시킬 수 있어 예측 가능한 업무를 수행할 수 있다.

(3) 병원 인력 관리의 효율화

예약제도는 업무의 폭증을 분산시킬 수 있으므로 고객에 대한 의료서비스 제공의 증대는 물론 병원의 인력관리를 효율적으로 할 수 있게 해 준다.

(4) 병원관리의 용이

고객의 진료 대기시간을 단축시키면 병원 내 고객 및 보호자의 체류시간을 단축시켜 각종 병원 시설물의 관리비 감소는 물론 병원 내 주차 등의 혼잡을 줄이고 조용한 진료 분위기를 조성할 수 있다.

(5) 병원 고객의 증가

예약제도의 정착으로 고객의 진료대기에 대한 불만 요인을 해소시킴으로써 구전에 의한 홍보 효과를 얻을 수 있고, 고객의 만족은 다시 고객 수의 증가로 이어져 병원경영개선에도 영향을 미친다.

(6) 비용 절감 효과

예약제도는 비슷한 진료(시술)의 고객을 일정 시점에 모아서 진료가 가능하게 함으로 재료비의 절감 효과가 발생할 수 있고, 기기나 장비를 다음날 임대하거나 특정기간 동안 임대한 경우에도 고객을 함께 모아서 진료(시술)가 가능하게 함으로 비용 절감의 효과가 있다.

(7) 고객 불만 사전 예방

고객, 의사, 직원들은 진료 진행 상황을 미리 예측 가능하게 되므로 혼잡한 시간과 그렇지 않은 시간을 사전에 조율 가능하게 하고, 시간을 효율적으로 관리 가능하게 함으로써 고객의 불만을 사전에 예방 가능하게 한다.

(8) 기타

예약 제도를 통해 병원의 홍보, 이메일에 의한 건강정보 제공 및 커뮤니케이션의 증진을 가져올 수 있다.

2) 예약시스템의 문제점

(1) 병원에서는 고객의 예약 불이행으로 인한 수입 감소를 막기 위해 진료 능력에 비해 많은 예약을 하여 진료 시간에 정확하게 의사를 만나는 것이 불가능하게 하는 문제를 낳기도 한다. 하루에 예약을 할 수 있는 환자 수를 적정하게 조절하여 예약 시간에 진료를 받을 수 있도록 조정해 나갈 필요가 있다.

(2) 대형병원의 경우에는 예약을 했음에도 진료 대기시간이 과도하게 긴 문제가 자주 발생한다. 대기시간이 길어지는 원인은 병원마다 다를 수 있다. 대기지연의 원인을 파악하여 개선을 해 나갈 필요가 있다.

(3) 예약 고객과 예약을 하지 않고 당일 내원하여 접수하는 고객을 동시에 진료하기 때문에 진료 시간이 지연되어 내 · 외부 고객의 불만족 원인이 되고 있다. 예약하지 않고 오는 고객이 있을 수도 있음을 염두에 두고 예약 제도를 운영해야 한다.

제3절

접 수

학습목표

1. 병원의 진료 접수 양식에 따라 고객의 주 증상을 확인하고 해당 진료과에 맞는 진료 접수를 진행할 수 있다.
2. 초진과 재진 고객을 구분하여 응대할 수 있고, 고객 유형에 따라 진료 절차 및 방법을 안내할 수 있다.
3. 병원의 진료 접수 양식에 따라서 진료 신청서 작성을 안내하고 필요한 동의서 작성을 안내할 수 있다.

1 진료 접수의 의의

고객이 병원을 방문할 때 맨 첫 접점인 진료 접수에 대한 이해와 실행을 통해 고객을 잘 응대하여 의료서비스에 만족한 고객들이 재방문할 수 있도록 진료 접수의 프로세스와 응대 태도를 잘 숙달하여야 한다.

1) 진료 접수의 중요성

고객이 병원을 방문하여 처음으로 병원 직원과 대면하는 곳이 진료 접수이다. 접수 과정에서 고객과 병원 직원 간에 직접적인 커뮤니케이션이 이루어지고, 고객은 병원에 대한 어떤 인상을 가지게 된다. 이 인상은 앞으로 진행하게 될 병원에서의 모든 치료와 의료진들에 대한 기대 등에도 영향을 미치게 된다.

병원의 서비스 전반에 대한 인상은 진료 접수 과정에서 만들어지기 때문에 좋은 첫인상을 위해 병원코디네이터는 접수 단계에서부터 친절하게 고객을 응대해야 한다.

병원코디네이터는 접수뿐만 아니라 고객 응대는 물론 대기실의 분위기를 포함하여 서비스와 관련된 모든 영역을 총괄적으로 관리해야 한다. 고객에게 좋은 서비스를 제공하여 고객이 병원과 의료진에 대한 신뢰와 확신을 가질 수 있도록 해야 한다.

다음은 진료 접수 단계에서 병원코디네이터가 유념해야 하는 사항들이다.

① 고객의 요구가 무엇인지 우선 신속하고 정확하게 파악해야 한다. 좋은 서비스는 고객이 원하는 요구를 파악하여 원하는 시기에 원하는 형태로 제공하는 것이다.

② 대기시간을 정보 공유나 고객에게 신뢰를 주는 기회로 만든다.

③ 고객 응대에 적극성을 가지고 접수, 대기 과정에서 능동적으로 행동한다.

2) 진료 접수 시 고객 응대

(1) 진료 접수 시 기본 매너

리셉션 데스크에서 고객을 맞이할 때 고객이 존중받고 있다는 느낌을 받을 수 있도록 자세와 태도를 갖추고 응대한다.

① 환대 자세

따뜻하고 밝은 미소로 맞이하고, 몸의 방향과 얼굴, 눈의 방향을 고객에게 향한 상태에서 응대한다. 상체를 약간 숙이면서 응대하면 더욱 친절한 느낌을 전달할 수 있다.

② 라포 형성

아이컨텍(eye contact)을 하며 고객을 응대한다.

③ 목소리 톤

신뢰감을 줄 수 있는 목소리 톤(7음계 중 '미' 톤)으로 고객에게 인사하고, 대화한다.

3) 진료 고객 유형별 분류

병원에 내원 경험 유무에 따라 신환과 구환으로 구별되며, 진찰료 산정기준에 따라 초진 환자와 재진 환자로 구분되고 진료 내용에 따라 외래 환자, 입원 환자로 구분되며 예약 유무에 따라 예약 고객, 비예약 고객으로 분류된다.

(1) 신환과 구환

신환이란 내원한 병원에 처음 방문한 환자로 내원정보가 없는 환자를 말하며, 그 병원에 내원해 환자등록번호가 내원당일 처음으로 부여되는 환자를 말한다.

구환이란 내원한 병원에 환자의 정보가 등록되어 있고, 해당 병원에서 진료를 받은 경험이 있는 환자를 말한다.

(2) 초진 환자와 재진 환자

① 초진 환자

내원 경험의 유무와 관계없이 해당 상병으로 동일한 의료기관의 동일 진료과목 의사에게 진료를 받은 경험이 없는 환자를 말한다. 초진의 경우는 동종병명으로 치료가 완료된 후 다시 30일이 지나서 동일 병명으로 다시 병원을 찾아서 진료를 받는 경우도 초진 환자로 본다. 환자의 상태를 파악하기 위한 진찰 및 상담에 소요되는 시간이 재진 진료에 비해 긴 점을 고려하여 진찰료 비용을 더 높게 산정하여 보건복지부에서 고시하고 있다.

② 재진 환자

해당상병으로 동일한 의료기관의 동일 진료과목 의사에게 계속해서 진료를 받은 경험이 있는 경우, 해당 상병으로 치료가 종결되지 않고 계속 내원하여 치료를 받고 있는 경우를 말한다. 재진 치료는 해당 상병의 치료가 종결되지 않아 계속 내원하는 경우, 완치 여부가 불분명하여 치료의 종결 여부가 명확하지 않은 경우 90일 이내 내원하는 경우 등에도 재진 진찰료를 산정할 수 있다.

(3) 외래 환자와 입원 환자

① 외래 환자

병원 외래에서 진료와 치료를 받고 돌아가는 환자를 말한다.

② 입원 환자

병상을 배정받고 입원하여 검사, 수술 및 치료 등을 받는 환자를 말한다.

(4) 예약 고객과 비예약 고객

① 예약 고객

예약 고객이란 병원에 방문시간을 미리 약속한 고객을 말한다.

② 비예약 고객

비예약 고객은 '워킹(walking)고객'이라고도 하는데, 예약하지 않고 걸어 들어온다고 하여 워킹고객이라고 말한다.

4) 진료 고객 유형별 응대방법

(1) 신환 상담일 경우

신환 상담의 경우는 고객의 기대치도 크고, 병원에 요구하는 바도 많은 편이다. 병원에 따라 '설명간호사'나 '상담코디네이터' 또는 '상담실장'의 직함을 가진 직원이 고객과 상담을 진행함으로써 1차로 고객이 원하는 진료와 고객 정보를 파악하고, 병원에 대한 좋은 첫인상을 주는 것이 중요하다. 그다음 2차로 의사와 진료 상담을 통해 치료받고자 하는 부분에 대한 자세한 설명을 듣고 치료를 결정한 후 진료가 진행될 수 있도록 하는 것이 좋다.

(2) 소개로 내원한 경우

지인의 추천 또는 소개에 의해 내원하는 고객의 경우에는 응대에 더 신경을 써야 한다. 추천이나 소개에 의해서 내원한 고객은 병원에 대한 기대와 치료 결과에 대한 긍정적인 기대가 있다. 그렇기 때문에 고객 응대시 좀 더 배려하는 느낌을 전달하면서 친절하게 응대해야 하고,

의료진의 전문성이 드러나고 병원에 대한 신뢰감을 느낄 수 있도록 세심하게 대해야 한다.

진료 접수 시에 소개자에 관한 정보를 확인하고, 'OOO님 소개'라는 표기를 차트에 해 두는 것이 좋다. 소개자가 내원한 경험이 있는 병원고객이라면 소개자의 차트를 살펴보고 고객 정보를 확인을 한다. 소개자에게는 추후 연락하여 소개해 주신 것에 대한 감사의 마음을 전달한다.

(3) 원하는 의사가 있는 경우

최근 의사들의 방송매체 출현과 유튜브 등에 노출되는 빈도가 많아짐에 따라 사전에 진료를 원하는 의사를 염두에 두고 내원하는 고객들도 있다. 진료 접수 시에 원하는 의사가 있는지 여부를 고객에게 확인하고, 원하는 의사가 있는 경우에는 해당 의사에게 진료 받을 수 있도록 접수하고 안내해야 한다. 또한 공동개원인 병원이나 동일 진료과목에 여러 명의 의사가 있는 병원의 경우에는 고객에게 진료받기 원하는 의사가 있는지 여부를 잊지 말고 확인해야 한다.

(4) 여러 병원을 거쳐 내원한 경우

고객들 중에는 작은 규모의 병원을 거쳐 큰 규모나 상급 병원으로 가는 경우도 있고, 미용관련 치료를 받는 경우나 비보험 진료를 받는 고객들은 본인에게 적합한 병원을 찾기 위해 여러 병원에 내원하여 상담을 받는 경우도 있다. 병원코디네이터는 여러 병원을 거쳐 내원하는 고객들의 심리를 파악하여 응대해야 한다.

① 만성질환의 고객

심신이 많이 지치고, 지속적인 고통과 장기간의 치료로 인하여 예민해진 상태임을 인지해야 한다. 만성질환 고객이 병원을 옮기는 경우에는 지인의 추천 또는 건강이 호전되지 않았을 때, 건강상태 악화 등의 이유로 옮기는 경우가 많다. 만성질환 고객은 병원과 장기간 관계를 유지하게 된다. 그래서 관심과 배려를 통한 안정적인 의료서비스를 제공하는 것이 중요하다.

② 미용 및 비보험 고객

치과, 안과, 성형외과, 한의원, 피부과 등 비급여 진료를 많이 하는 진료과목의 병원들은 경쟁이 치열하고, 병원도 많아서 고객 입장에서는 선택의 폭이 넓다.

고객들은 많은 병원 중에서 본인이 원하는 가장 좋은 결과를 도출해 줄 최적의 의료진과 병원을 찾아 돌아다니는 경우가 많다. 여러 병원을 통해 진료 상담을 받아본 고객은 치료에 관한 지식을 많이 알고 있고, 여러 병원들의 치료 방식과 서비스에 대한 비교를 하는 경우가 많다. 이와 같은 고객에게는 병원의 전문성과 특화된 분야를 잘 소개하여 전문적인 병원임을 느끼게 해주는 것이 중요하다. 여러 병원을 다녀봤음에도 치료를 결정하지 못했다는 것은 고객이 걱정하는 부분이 있거나 요구사항이 충족되지 않았기 때문인 경우가 많다. 따라서 고객의 요구사항에 귀를 기울여 관심을 표현하고, 투명한 정보를 제공하여 신뢰를 할 수 있도록 응대하는 것이 중요하다.

2 진료 접수 실무

1) 진료 절차

병의원과 상급종합병원에서 진료를 받기 위해서는 일반적으로 다음과 같은 흐름에 따라 절차가 진행된다. 병원의 규모, 특성, 예진실 및 상담실 유무, 진료과 등에 따라서 절차는 달라질 수 있다.

(1) 병의원의 진료 절차

방문/리셉션	→	진료신청	→	진찰 및 처방	→	수납 및 예약
• 예약 확인 • 주증상 확인		• 차트 작성 • 개인정보동의서 작성 • 치료동의서 작성		• 상담실장 상담 • 의사진료 • 처방 및 처치		• 수납 • 다음치료 예약

(2) 상급종합병원의 진료 절차

진료신청서 작성	→	접수	→	진찰 및 처방	→	수납 및 예약
• 진료안내서 • 진료신청서 • 진료의뢰서 등 확인		• 번호표 뽑기 • 대기좌석 대기 • 접수		• 접수 후 진료과에 진료카드 제시 • 의사 진료		• 수납 창구 • 수납 진행 • 약 처방전 • 다음 예약 확인

2) 고객의 정보 파악

(1) 내원 경로 파악

내원 경로 파악은 진료 접수 시 고객이 어떠한 매체를 통하여 병원 선택을 결정하게 되었는지에 대한 정보를 파악하는데 그 목적이 있다. 고객의 내원 경로를 파악하여 고객에게 노출된 정보를 파악하고, 고객이 선호하는 매체도 파악하면 병원마케팅 측면에서 좋은 정보로 활용할 수 있다.

[표 6-8] 다양한 내원 경로

온라인	병원에서 운영하는 온라인 매체 – 홈페이지, 이메일, 웹진, 카페, 블로그, SNS(페이스북, 인스타그램 등), 온라인배너광고, 카드뉴스 등
	쌍방향 소통(메신저) – 실시간 상담, 카카오톡, 네이버 톡톡 등
오프라인	잡지 인터뷰 신문 기사(인터넷 신문기사 포함) TV 출현
	광고매체 – 잡지광고, 영화관, 지하철, 버스, 간판, 엘리베이터 등
	이벤트 – 시즌별(할로윈 등), 연령별(건강검진 등)
기타	지인 소개 및 추천 워킹 고객 병원 근방 거주 또는 근무지인 경우

(2) 보험 유형

병원에 내원하는 고객을 급여 기준에 따라 분류하면 일반 환자, 건강보험 환자, 의료급여 환자, 산재보험 환자, 공무상요양 환자, 자동차보험 환자 등으로 구분할 수 있다. 각각의 보험 유형에 대해서 자세히 알아보자.

① 일반 환자

건강보험에 가입되어 있지 않은 환자이거나 건강보험환자라 하더라도 보건복지부에서 고시한 요양급여기준에 열거되어 있는 비급여대상 질환자와 국민건강보험법에 의하여 급여가 제한되는 환자이다.

② 국민건강보험 환자

국민건강보험법에 의한 피보험자 및 피부양자로서 건강보험급여대상인 환자이다. 건강보험환자의 자격 여부는 국민건강보험공단 사이트에서 실시간으로 확인이 가능하다.

③ 의료급여 환자

의료급여 수급권자란 생활 유지 능력이 없거나 생활이 어려운 저소득 주민에 대하여 질병, 부상, 출산 등으로 의료서비스가 필요한 경우 국가로부터 최대한의 의료보장을 받을 수 있도록 지정한 사람이다.

㉠ 1종 의료급여 수급권자 자격 대상

국민기초생활보장 수급권자, 국가유공자, 이재민, 의사상자 및 의사상자 유족, 국가유공자, 중요 무형문화재의 보유자 및 그 가족, 북한이탈주민, 5 · 18민주화운동 관련자와 그 가족, 기타 생활 유지 능력이 없거나 생활이 어려운 자 등

㉡ 2종 의료급여 수급권자 자격 대상

국민기초생활보장 수급권자 중 의료급여 1종 수급권자 기준에 해당하지 않는 사람

④ 산재보험 환자

산업장 근로자가 업무수행 중 그 업무에 기인하여 재해를 입은 환자로서 산재보험법 적용 대상일 경우는 산재보험환자가 된다.

⑤ 자동차보험 환자

자동차손해배상 보장법에 의한 책임보험 또는 종합보험에 가입된 차량과 육운진흥법에 의한 공제조합에 가입한 차량으로 인하여 부상을 당한 환자이다.

자동차보험 환자는 보험가입여부, 차량번호, 피보험자 정보를 확인하고 사고경유를 진료 신청서에 작성토록 한다. 자동차보험가입자의 경우 사고 접수 번호를 확인한 후 해당 보험사에 연락하거나, 보험사와 연락을 취할 수 없는 경우에는 보호자에게 진료비를 본인이 수납한 후 해당 보험사에 청구할 수 있도록 안내한다. 그리고 보험사로부터 지불보증서를 받아 두는 것도 매우 중요하다.

⑥ 민영의료보험

민영의료보험은 국민건강보험이나 의료급여와는 별도로 개인이 선택적으로 가입하는 사설 보험회사의 보험이다. 질병 및 상해로 인해 발생하는 의료비용(치료 · 수술 · 입원 · 약) 중 국민건강보험에서 보장하지 않는 부분을 보완하기 위해 가입하기도 하고, 검사 및 치료 또는 입원, 수술 시 발생하는 의료비용의 부담을 줄일 목적으로 가입한다. 보험 종류에 따라서 특정 질병에 대한 치료를 지원하거나 입원 및 수술비를 지원하는 형태 등 다양한 보험 상품이 있다.

3) 진료 접수 실무

(1) 고객 내원 시 맞이 인사를 하고, 진료받기를 원하는 불편한 증상에 대해 확인한다.

구분	응대
신환 고객 (초진 고객)	(인사) 안녕하십니까? 저희 병원에 내원해 주셔서 감사합니다. 접수해 드리겠습니다. 어디가 불편하십니까? 저희 병원은 어떻게 알고 오시게 되셨습니까?
재진 고객	(인사) 안녕하십니까? 김지수님. 지난번 진료 받으시고 증상은 어떠셨어요? 혹시 다른 불편하신 부분은 없으세요?

① 진료 접수 시 신분증을 확인한다.

2024년 5월 20일부터 '요양기관 본인확인 강화 제도'가 시행되고 있다. 이 제도는 요양기관이 가입자 또는 피부양자를 건강보험으로 진료할 경우 신분증명서 등으로 본인 여부 및 자격을 확인해야 하는 제도이다. 진료 접수 단계에서 환자의 본인 여부 및 자격을 반드시 확인하고 접수해야 한다.

진료를 받는 환자는 본인확인 수단으로 신분증을 제시해야 하는데, 인정하는 신분증의 종류는 다음과 같다. 신분증은 실물증으로 주민등록증, 운전면허증, 여권, 장애인등록증, 국가보훈등록증, 건강보험증, 외국인등록증, 외국국적동포국내거소신고증(F-4), 영주증(F-5) 등이다. 모바일 증명서로는 모바일 건강보험증(QR 인증 포함), 모바일 신분증(운전면허증, 국가보훈등록증), 모바일 확인서비스(주민등록증, 운전면허증)에 등록된 신분증 등이다.

신분증을 휴대전화 등으로 촬영한 사진은 인정하지 않는다.

본인 확인 시 예외 대상이 있는데, 신분증이 없는 19세 미만인 경우와 본인 여부를 확인한 요양기관에서 확인일로부터 6개월 이내에 요양급여를 받은 사람 그리고 응급환자(응급의료에 관한 법률 제2조 제1호에 해당) 등은 본인 여부 및 자격 여부를 확인하지 않아도 된다.

요양기관이 본인 여부를 확인하지 않을 경우에는 요양기관에 100만원 이하의 과태료 및 부당이득금이 부과될 수 있기 때문에 접수 단계에서 반드시 확인해야 한다. 만약 신분증 확인을 요청했음에도 거부하는 환자의 경우에는 일반수가(비급여)가 적용됨을 설명하고 수납 시 보험적용이 되지 않도록 주의해야 한다.

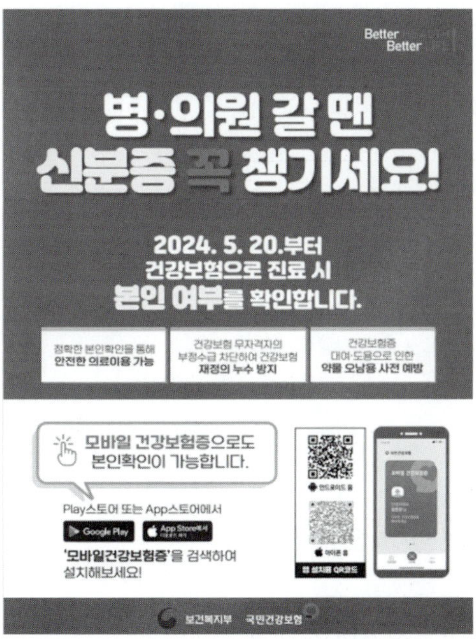
병·의원 갈 땐
신분증 꼭 챙기세요!
2024. 5. 20.부터
건강보험으로 진료 시
본인 여부를 확인합니다.
정확한 본인확인을 통해 안전한 의료이용 가능
건강보험 무자격자의 부정수급 차단하여 건강보험 재정의 누수 방지
건강보험증 대여·도용으로 인한 약물 오남용 사전 예방
모바일 건강보험증으로도 본인확인이 가능합니다.
Play스토어 또는 App스토어에서
'모바일건강보험증'을 검색하여 설치해보세요!
보건복지부 국민건강보험

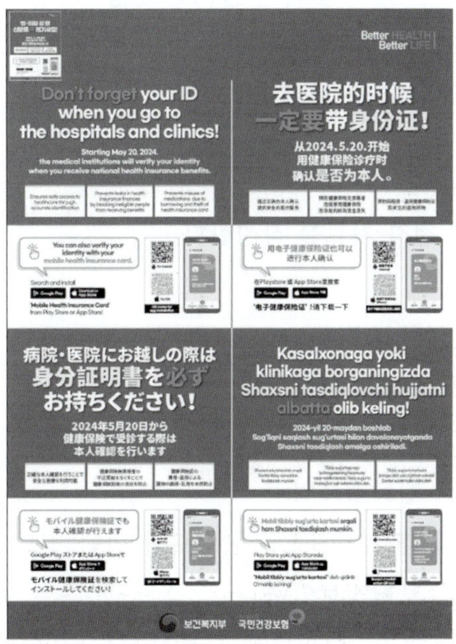
Don't forget your ID when you go to the hospitals and clinics!
去医院的时候一定要带身份证!
从2024.5.20.开始
用健康保险诊疗时
确认是否为本人。
病院・医院にお越しの際は身分証明書を必ずお持ちください!
2024年5月20日から
健康保険で受診する際は
本人確認を行います
Kasalxonaga yoki klinikaga borganingizda Shaxsni tasdiqlovchi hujjatni albatta olib keling!
보건복지부 국민건강보험

출처 : 국민건강보험공단

② 보험 유형을 파악한다.

예를 들어 자동차 사고로 인해 고객이 내원한 경우에는 자동차보험회사에 사고 접수한 후 부여되는 접수 번호와 보험회사명을 확인한 후 진료를 받을 수 있도록 안내해야 한다. 자동차 사고로 인한 진료 및 치료는 국민건강보험으로 받을 수 없기 때문에 일반 환자로 치료받거나 자동차보험회사를 통해 보험처리 해야 한다.

(2) 초진 고객의 경우에는 진료 접수 용지 및 개인 정보 제공 및 활용 동의서 작성을 요청하고, 대기시간을 안내한 후 대기 공간으로 안내한다. 재진 고객의 경우에는 접수를 진행하고, 대기시간 또는 대기 순번을 알려드린다.

신환 고객 (초진 고객)	본인확인을 위해 신분증 제출 부탁드립니다. (두 손으로 받고 본인임을 확인한 후) 확인 되셨습니다. 감사합니다. (접수 용지와 동의서를 드리며) 접수 용지와 개인 정보 제공 및 활용 동의서 작성을 부탁드립니다. (두 손으로 받으며) 작성해 주셔서 감사합니다. 진료 대기는 약 15분 정도 예상됩니다. 대기실로 안내해 드리겠습니다.
재진 고객	김지수님, 접수해 드렸습니다. 대기 시간이 약 10분 정도 발생할 것 같습니다. 진료 순서가 되면 알려드리겠습니다. 잠시만 대기실에서 기다려 주시겠습니까?

(3) 전자 차트를 작성한다.

① 신환의 경우

㉠ **환자기본정보를 입력한다.**

환자 성명란에 환자 이름을 입력

㉡ **진료정보입력**

환자가 진료받을 진료과 선택/진료의사 선택/초진 재진 구분

㉢ **보험정보입력**

환자 유형 선택 후 보험기호, 보험번호, 피보험자와의 관계 등 입력

㉣ **자격조회**

국민건강보험공단에 접속 수신자의 주민등록번호, 수신자 성명 등 입력하여 조회

㉤ **진찰료 산정 여부**

수납여부에서 선납 또는 후납을 선택(진찰료 산정하지 않는 경우는 미산정 사유 표기)

㉥ **진료비 할인**

진료비 할인 시 사유 선택(병원의 진료비 감면 내규에 따른다)

㉦ **진료의뢰서 관리**

산정특례, 자보관리, 산재관리, 보훈환자의 자격 여부 입력

㉥ **추가정보 입력**

추가로 입력할 고객 정보가 있을 시 입력

② 구환의 경우

환자 성명, 생년월일 등으로 환자 최종 내원 확인 후 진행(변동 사항이 있는 경우는 기재할 것)

(4) 진료 접수가 잘 등록되었는지 확인한다.

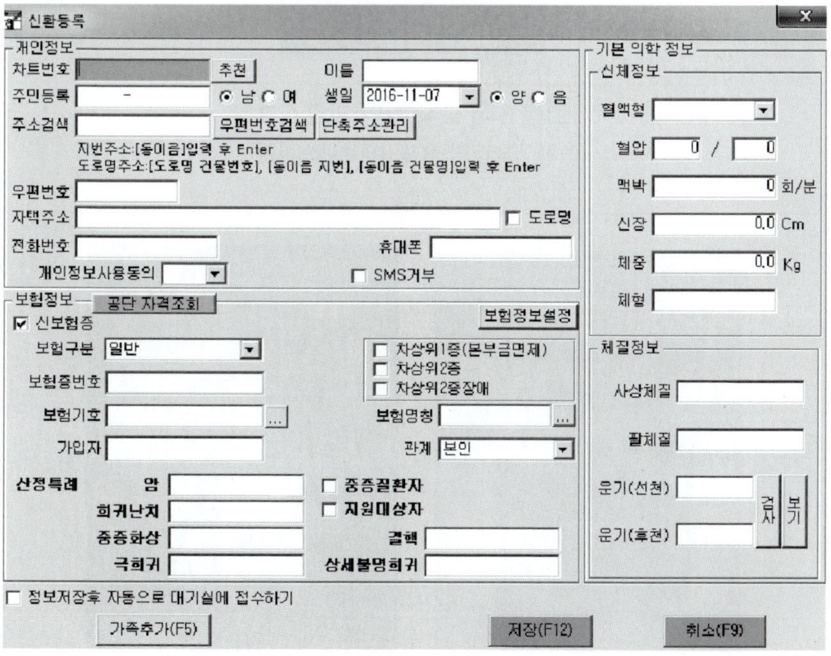

* 병의원 '무인 접수 서비스'

최근 여러 산업 분야에서 무인화 시스템이 많이 활용되기 시작하면서 이제는 병의원에 방문한 고객들도 무인 접수 서비스를 통해 접수하는 경우가 증가하고 있다. 무인 접수 서비스는 접수 기기나 태블릿을 통해 간단하게 본인확인 절차를 거치고 편리하고 빠르게 진료를 접수할 수 있다. 종합병원의 경우에는 환자가 해당 진료과에 도착했을 때 도착 확인 절차를 거쳐야 하는데, 대부분 무인 접수기를 통해 진료과 도착 확인을 하고 안내된 내용에 따라 지정된 장소에서 대기후 진료를 받고 있다.

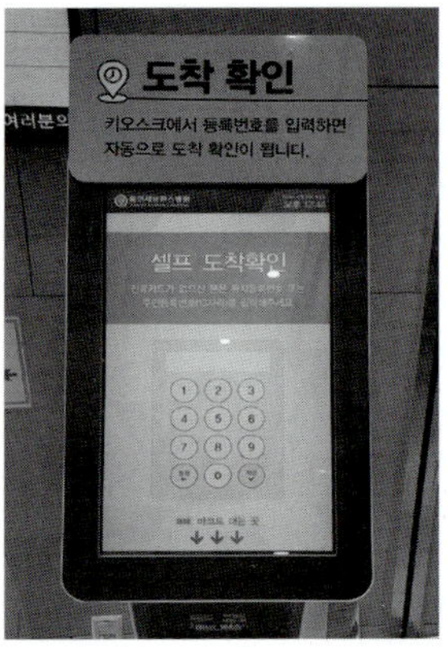

[그림 6-7] 도착 확인 키오스크
출처 : 직접 촬영(용인세브란스병원)

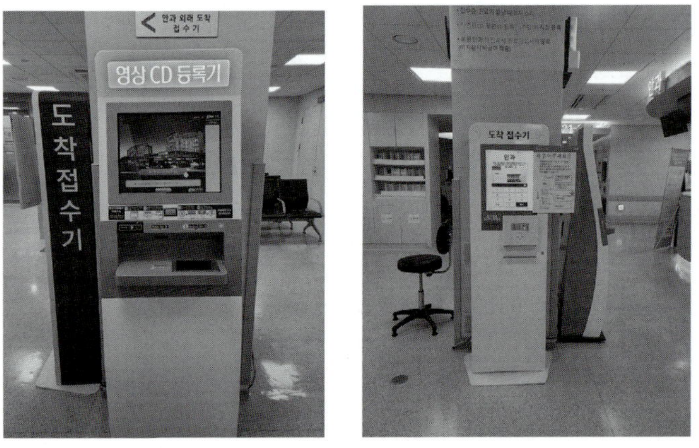

[그림 6-8] 영상CD등록기 및 도착 접수기
출처 : 직접 촬영(삼성서울병원)

3 접수 환경 관리

1) 병원 입구

병원 입구의 환경 관리는 고객들이 병원에 대한 첫인상을 형성하는 중요한 장소이므로 관리에 신경을 써야 한다.

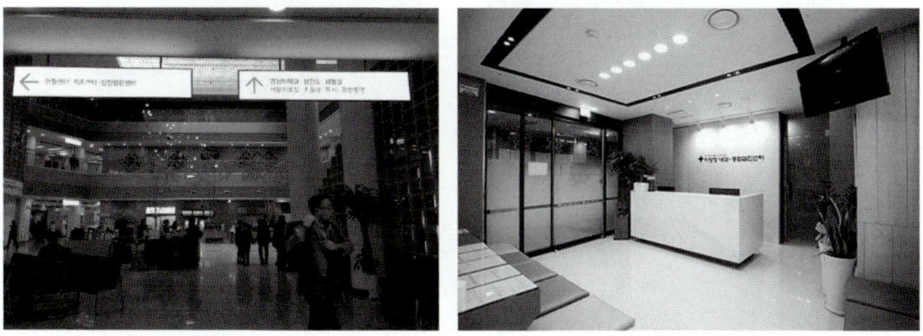

[그림 6-9] 알기쉬운 안내판과 청결한 병원입구
출처 : 대한병원코디네이터협회, 병원코디네이터, 2017

(1) **청결** : 병원 입구는 깨끗하게 유지 관리 되어야 한다. 병원은 위생과 감염관리가 매우 중요한 곳이다. 병원 입구의 청결은 병원의 얼굴이라고 생각하며 깨끗하게 유지 관리 해야 한다.

(2) **조명** : 입구가 너무 어두우면 병원에 들어가기 전부터 병원에 대한 안정감을 느끼는 데 방해가 된다. 적절한 정도의 밝은 조명은 고객에게 안정감을 주고, 밝은 병원의 분위기를 전달한다. 전등이 약해졌거나 안 들어오는 곳은 없는지 자주 점검하여 관리하는 것이 좋다.

(3) **안내 표지판** : 병원의 규모가 큰 경우에는 각 층별 안내가 잘 보이는 곳에 배치되어 있어야 한다. 외부에 안내 표지판이 세워져 있는 경우에는 오염되지 않도록 자주 닦아서 청결하게 관리해야 한다.

(4) **계단** : 병원 입구가 1층이거나 1층에 위치한 병원의 경우에는 계단이 없는 경우가 많지만, 2층 이상에 위치한 병원에서는 계단이 병원으로 통하는 중요한 통로가 된다. 계단은 비가 많이 오는 여름철과 장마철에는 자주 청소해야 하는 등 청결 관리가 중

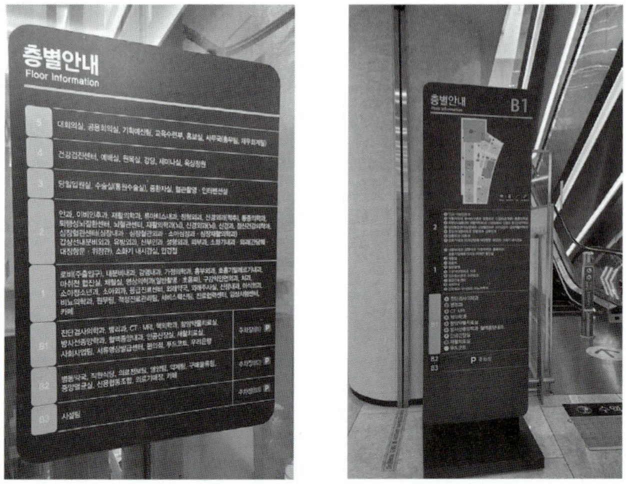

[그림 6-10] 층별안내도
출처 : 직접 촬영(용인세브란스병원)

요하다. 또한 겨울철 눈이 내리는 경우는 녹은 눈으로 인해 지저분해지기 쉽다. 날씨에 따라 계단관리를 더욱 세심하게 관리해야 하고, 쓰레기나 오물이 쌓이지 않도록 자주 점검하여 청결하게 관리한다.

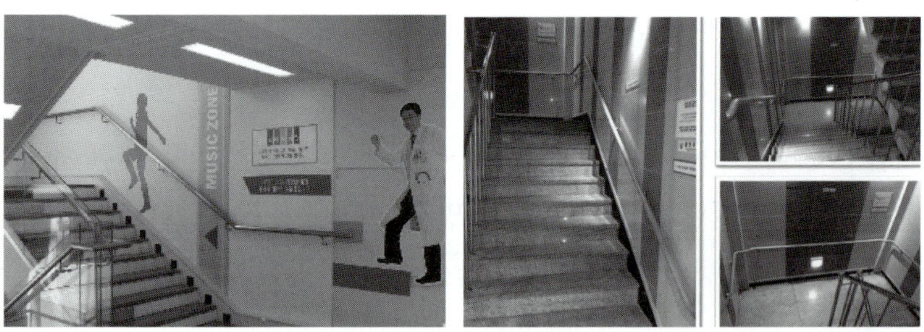

[그림 6-11] ○○병원의 건강계단과 안전바 설치
출처 : 대한병원코디네이터협회, 병원코디네이터, 2017

(5) **입구 문(유리문)** : 병원 입구가 자동문으로 되어 있는 곳도 있고, 수동문으로 되어 있는 곳들도 있지만, 대부분 유리문으로 인테리어한 병원이 많다. 유리문은 손잡이를 잡지 않고 유리 부분만을 밀어서 사용할 경우 손때가 묻어 얼룩이 보일 수 있다. 특히

어린아이들이 많이 방문하는 소아 전문 병원에서는 이 같은 경우가 더 많이 생길 수 있기 때문에 지속적인 청결 관리가 필요하다. 고객이 손자국과 얼룩이 있는 유리문을 열어야 한다면, 손잡이를 잡는 것조차 비위생적이라고 생각할 수 있고, 병원 전체의 이미지가 불결한 이미지로 느껴질 수 있기 때문이다.

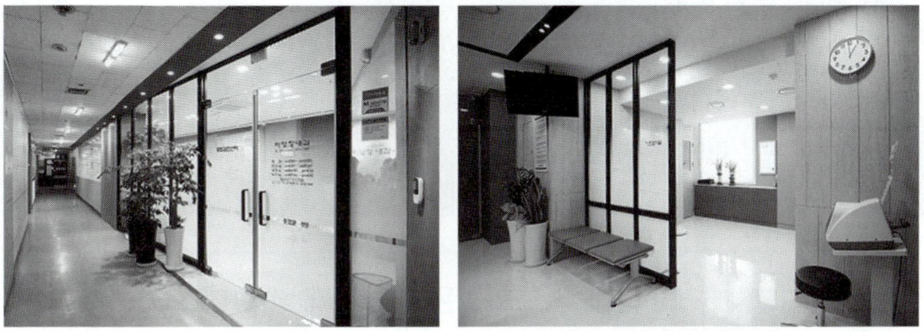

[그림 6-12] 깨끗한 유리문 관리
출처 : 대한병원코디네이터협회, 병원코디네이터, 2017

2) 접수 데스크

접수 데스크는 내원한 고객과 병원 직원과의 첫 커뮤니케이션이 이루어지는 공간이다. 접수 데스크의 인테리어와 청결 상태는 고객 만족도에 많은 영향을 미친다.

첫째, 접수 데스크는 항상 깨끗하게 유지관리 해야 한다. 접수 데스크의 청결하고 위생적인 이미지는 병원 전체의 이미지로도 비춰지기 때문이다.

둘째, 접수 데스크의 디자인은 깨끗하고 심플한 디자인이 안정감을 느끼게 해주기 때문에 심플하게 디자인하고, 조명은 밝게 하는 것이 좋다. 또한 고객의 눈높이에 맞추어서 데스크 높이를 조절하는 것도 좋은 방법이다. 단, 영유아 및 어린이를 대상으로 하는 병원의 경우에는 고객인 아이들의 눈높이에 맞추는 것이 아니라 보호자 기준으로 맞추어서 데스크의 높이를 정하기도 한다. 병원의 서비스 형태에 따라서 고객을 서서 응대하는 병원은 데스크의 높이를 높이고, 앉아서 응대하는 병원은 데스크의 높이를 낮춰서 고객과 마주 앉을 수 있도록 디자인하면 좋다.

셋째, 접수 데스크 위에는 병원 명함과 접수용지 그리고 간단한 필기구 정도만 준비해 놓는 것이 좋다. 가능하면 접수 데스크 위에는 불필요한 물건을 두지 않는 것이 좋다.

넷째, 접수 데스크와 그 주변으로 여러 장의 안내문을 붙이는 것은 지저분해 보이거나 정보가 눈에 잘 띄지 않을 수 있다. 가능하면 꼭 필요한 안내문만 부착하고 원내 게시판을 활용하거나 다른 장소에 부착하는 것이 좋다.

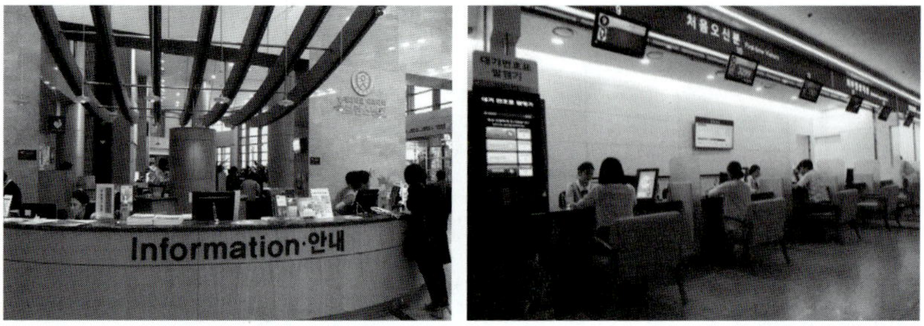

[그림 6-13] 안내 데스크(높은 데스크와 낮은 데스크)
출처 : 대한병원코디네이터협회, 병원코디네이터, 2017

제4절 상 담

학습목표

1. 온라인상에 고객 상담 내용을 파악하고 의료진에게 상담 요청 내용을 전달할 수 있다.
2. 고객이 전화로 문의하는 내용을 정확히 파악하고 문의 내용에 대해 병원 내 매뉴얼에 따라 안내할 수 있다.
3. 병원의 상담일지 양식에 따라서 상담일지에 내용을 입력 또는 수기로 작성할 수 있다.
4. 고객의 문의사항에 대해 추가 설명 시 상담 내용을 메모할 수 있다.
5. 의료진의 상담과 진료 후 고객에게 치료 동의에 대한 감사 표현을 할 수 있다.
6. 진료 후 주의사항을 설명하고 필요에 따라 고객과 보호자에게 치료 동의를 받을 수 있다.

1 고객 상담

병원에서 고객과 나누게 되는 커뮤니케이션은 언어적, 비언어적, 감정적인 고객과의 소통을 통하여 고객을 만족시키고 병원에 대한 신뢰도를 높이는데 의의가 있다. 고객 상담을 통하여 고객들은 병원에 대한 정보와 기대치, 병원과 의료진에 대한 신뢰, 상담자에 대한 믿음 등을 병원 전반에 걸친 서비스와 커뮤니케이션을 통하여 감성적으로 정리하게 된다. 그렇기 때문에 최초 응대부터 진행 과정 전반에 걸쳐서 좋은 느낌, 편안한 느낌을 가질 수 있도록 상담을 준비하고 진행해야 한다.

1) 상담의 기능

(1) **조언의 기능** : 고객의 치료에 대한 판단을 하고 진료 과정을 설정할 때, 고객은 자신의

건강에 대한 조언을 기대한다.

(2) **안도감 부여의 기능** : 치료에 대해 대처할 수 있는 자신감을 부여한다.

(3) **의사소통의 기능** : 고객의 건강상태, 심리상태를 의료진에게 전달하며 이러한 의사소통을 통해 고객에게 진료 과정을 상세하게 설명하는데 도움이 된다.

(4) **감정적 긴장 상태 완화의 기능** : 상담을 통해 자신의 좌절이나 문제에 대한 감정적 완화를 얻는다.

(5) **사고 명확화의 기능** : 사고의 명확화로 인하여 개인은 감정적 문제에 대한 책임을 인정하게 된다.

(6) **사고 전환의 기능** : 문제에 대해 감정적 긴장 상태 완화나 사고의 명확화 이상의 전환의 기능을 얻는다.

2) 상담 태도 및 업무

(1) 태도

① 상담마인드

- 항상 고객 입장에서 생각하고, 칭찬을 통해 고객이 기쁜 마음으로 치료받게 한다.
- 무리한 치료 진행보다는 고객의 사정과 시간을 고려하여 진행하도록 한다.
- 소속 병원에 대한 자긍심을 가지고 상담에 임한다.
- 고객으로 하여금 본인이 중요한 사람임을 인식시킨다.

② 응대 태도

- 신뢰감 있는 이미지와 일관성 있는 친절한 응대를 한다.
- 고객을 뚫어지게 쳐다보지 않는다.
- 경청의 자세로 임하며, 대화의 비율은 6:4(고객 6, 병원코디네이터 4)가 적당하다.
- 고객의 말을 확인해 준다(재확인을 통한 정리).
- 고객의 제스처, 단어, 심리적 변화 등에 주의한다.
- 경쟁병원을 비난하지 말고 우리병원의 장점을 부각시킨다.
- 지키기 어려운 약속이나 지나친 유대관계를 형성하지 않도록 한다.
- 전문용어를 피하고, 고객을 무시하거나 자존심을 건드리는 말과 행동은 피한다.

(2) 업무

① 치료 동의서 및 주의사항 등은 누락시키는 일 없이 정확하게 진행한다.
② 충분한 설명과 고객의 치료 이해 정도를 상담을 통하여 파악한다.
③ 필요한 부분은 꼭 서명을 받아 고객의 동의와 병원 운영의 원칙을 지킨다.
④ 추가 질문과 대화를 통해 치료동의과정에 고객의 의견을 반영하여 결정하도록 한다.
⑤ 미리 상담 자료를 만들어 준비하도록 하고, 동료들과 공유하고 스터디한다.
⑥ 상담자가 휴무 시에도 상담이 가능하도록 차기상담자(부실장)를 훈련하도록 한다.

3) 고객 상담 과정

고객 상담 과정은 대체적으로 진료 전 상담, 진료 상담, 진료 후 상담으로 구성되어 있다. 이중 병원코디네이터는 진료 전 상담과 진료 후 상담을 담당하게 되고, 진료 상담은 의사가 상담을 하는 부분이다.

(1) 진료 전 상담

상담을 위한 준비를 하는 과정과 고객과의 첫 만남을 통해 고객의 니즈를 파악하는 단계이고, 고객의 긴장도를 낮추고 고객과의 라포(Rapport)를 형성하는 단계이다. 라포는 불어로 '다리를 놓다'라는 뜻으로, 서로 공감대가 형성되어 상대방과 신뢰를 쌓는 것을 말한다.

① 상담을 위한 준비

고객과 상담을 하기 전에는 사전에 준비를 해야 한다. 고객이 접수 다음 단계로 병원에 대한 인상을 가지게 되는 접점이므로, 하드웨어적으로 불편함이 없는 상담실 환경과 상담을 진행하는데 필요로 하는 상담보조도구 등을 미리 갖추어 놓도록 한다.

그리고 병원코디네이터의 용모와 복장, 표정 등 이미지 관리를 해야 한다. 고객에게 신뢰감을 줄 수 있는 이미지인지 점검을 한 후 고객을 맞이해야 한다.

그 다음에는 상담 고객의 정보를 파악해야 한다. 상담 예약이 되어 있는 고객 리스트와 차트를 확인하고, 고객의 정보 및 예약 정보 등을 확인해야 한다. 또한 내원 경로에 대해서도 미리 파악하면 고객의 기대치나 관심 분야에 대해서 좀 더 알 수 있기 때문에 상담 전 해당 내용을 파악하는 것이 좋다.

세부접점	방법 및 내용	담당	구성요소
상담실 정리정돈	• 상담실 의자 및 테이블 정리정돈 • 상담에 필요한 차트, 자료, 팜플렛이 준비되었는지 확인 • 고객이 첫 인상이 산뜻할 수 있도록 방향제 또는 향수를 살짝 뿌려 향기 관리를 한다.	수시점검	방향제, 향수, 명함, 차트, 자료, 팜플렛 등

② 상담 단계

진료 전 상담 시 고객을 맞이하면 가장 먼저 상담을 담당하는 병원코디네이터 자신의 소개를 해야 한다. "안녕하십니까! 저는 상담코디네이터 김지영입니다. 저희 병원에 방문해 주셔서 감사합니다. 제가 진료를 받으시는데 필요한 진료 전 상담을 진행해 드리겠습니다." 와 같은 인사말을 먼저 한다.

그리고 분위기를 편안하게 만들어주는데 도움이 되는 스몰토크(Small talk)를 통해 고객의 긴장도를 낮춰준다. 가능하면 스몰토크를 하더라도 정치, 종교 등의 자신의 신념이 반영된 대화보다는 날씨나 병원에 대한 인상 등의 가벼운 소재거리가 더 대화에 적합하다. 소개 고객인 경우에는 소개자에 대한 친밀한 표현을 하는 것이 좋다.

그 후 문진표를 활용하여 고객의 Needs와 Wants를 파악하고, 고객과의 대화를 통해 고객이 원하고 관심 있어 하는 부분에 대한 정보를 파악한다. DiSC 유형에 따른 고객의 유형을 파악하면 보다 고객과의 상담을 용이하게 할 수 있다. 진료 전 상담 시 얻게 된 정보들은 정리하여 의료진에게 잘 전달될 수 있도록 기록한다.

세부접점	방법 및 내용	담당	구성요소
고객 환영	• 고객과의 첫 대화는 환영의 말로 시작한다. • 첫 인상에 관한 간단한 Small talk을 한다. – "병원을 찾기 힘들지는 않으셨어요?" • 소개 고객인 경우 소개자에 대한 친밀감을 표현한다. – "소개해 주신 OO님 통해서 말씀 많이 들었습니다." • 소개한 사람이 구환이라면 이를 통해 신환의 사회적 위치나 성격 등의 정보를 미리 두는 것이 좋다. • 고객의 병원 인지도 정도를 부드럽게 알아보도록 한다(무연고 환자인 경우). – "저희 병원을 어떻게 알게 되셨어요?"	상담 코디네이터	고객에 대한 설문지

(2) 진료 상담

담당 의사가 고객과 의료적인 부분의 상담을 하는 단계이다. 병원코디네이터는 의사에게 사전에 고객과 상담한 자료를 잘 정리해서 전달해야 한다. 담당 의사는 고객의 정보를 먼저 확인한 후 고객과 상담을 시작한다. 고객과의 진료 상담 시 의사는 가능한 전문용어를 사용하지 않아야 하고, 고객이 이해하기 쉬운 용어로 설명하는 것이 좋다. 많은 병원들이 진료 상담 시 모니터 화면을 통해 영상 자료나 이미지 자료를 보여주며 설명을 하는 경우가 많다. 말로만 설명하기보다는 이미지나 영상을 통해 설명하면 좀 더 고객의 이해도를 높일 수 있다.

고객이 바라는 의사는 친절하고 설명을 잘하는 의사라는 설문조사 결과가 있다. 의사의 친절함은 표정과 말투에서 주로 느껴지게 된다. 진료 상담 시 설명만큼이나 중요한 부분이 표정과 말투이다. 고객과 대화할 때 눈을 맞추고 부드러운 표정을 짓는 것이 매우 중요하다. 또한 반말을 한다거나 고객의 말을 무시하거나 귀 기울이지 않는 모습을 보인다면 고객은 의사에 대한 신뢰감을 갖는데 어려울 수 있다. 의사도 고객에게 좋은 이미지로 보여지기 위해 관리해야 한다. 의사의 진료 커뮤니케이션 스킬이나 매너 부분에 대한 점검을 하는 경우에는 고객의 동의를 얻은 후 진료 시 영상 촬영을 통해 점검을 해 보는 것도 좋다. 전문적인 컨설팅을 받는 경우도 있는데, 진료 시 부족한 서비스 매너 부분에 대한 코칭을 받기도 한다.

(3) 진료 후 상담

진료 후 상담은 담당 의사와 진료 상담을 마친 후에 진료외적인 부분에 대해서 상담을 하는 단계이다. 진료 상담 시 치료를 받기로 결정을 하였다면 앞으로의 치료 일정과 사전 준비사항 안내 및 치료 전 후 주의사항에 대한 내용을 안내해야 한다. 치료(시술)날짜와 시간, 금식시간, 렌즈 및 네일아트 제거 등에 안내, 일상 회복 시기, 소독 날짜, 입원 필요 유무 등에 대한 안내 등을 자세하게 설명한다.

상담 후에는 고객이 집에 돌아가서도 읽어보면서 확인할 수 있는 팜플렛이나 리플렛, 유인물 등의 자료를 제공해 드리고, 궁금한 사항은 언제든 문의할 수 있도록 병원의 명함 또는 상담 코디네이터의 명함을 챙겨드린다.

4) 진료 유형에 따른 상담

(1) 신환 고객

① 병원이나 의료인에 대한 신뢰감과 친밀감 형성이 중요하다.

② 설명이나 질문 사항이 많을 수 있으므로 재진보다 상담 시간을 좀 더 길게 잡는다.
③ 병원 이용에 불편한 사항이 없도록 고객의 궁금 사항을 자주 점검한다. 단순한 대화뿐만 아니라 팜플렛이나 리플렛 등의 자료를 제공한다.
④ 반드시 상담자나 병원의 명함을 챙겨드린다.
⑤ 당일 진료 후 전화, 문자서비스나 해피콜을 통해 병원 방문 감사 인사와 진료나 상담 만족 정도를 직접 확인하는 것이 좋다.

(2) 재진 고객

① 고객의 성함을 기억하고 반갑게 맞이한다.
② 재진이라서 소홀하게 응대받는다는 느낌이 들지 않도록 지속적인 관심을 갖는 것이 중요하다.
③ 병원을 잘 알거나 병원에 대해 친밀감을 가지고 있는 고객이므로 따뜻하게 응대한다.
④ 고객이 궁금해 하는 부분에 대해서 관심을 표현하고, 이해하기 쉽게 설명한다.
⑤ 진료를 받는 동안 불만족스러운 서비스 부분이 있는지 중간 중간 체크한다.
⑥ 친한 고객이라고 하여 반말을 사용하지 않도록 주의한다.

(3) 만성질환 고객

① 오랜 질병으로 인하여 인내심이 고갈되어 있으며, 만성 우울이나 정체감을 경험하고 있을 수 있다는 것을 고려하여 상담한다.
② 늘 최선을 다해 도와드릴 것이라는 모습을 보이고 자주 관심을 가진다.
③ 작은 불편이라도 해결해 드리려고 노력하며, 공감과 위로의 상담을 한다.
④ 치료 경과의 작은 변화에도 칭찬을 하며, 앞으로 더 나은 기대에 집중하도록 한다.

(4) 수술 고객

① 고객이 궁금한 것에 대해 미리 물어보게 하고 그에 대해 충분한 대답을 해준다. 또한 여러 차례 질문하더라도 반복적인 설명을 해주는 것이 좋다.
② 수술 시간이나 수술 방이 변경될 수 있다는 점을 미리 알린다. 또한 이러한 변경이 수술 결과에는 아무런 영향을 주지 않는다는 사실을 이해시킨다.
③ 보호자들에게도 수술 시간이나 경과에 대해 미리 이야기한다.

(5) 응급 고객

① 고객의 호소와 요구에 집중하고, 먼저 신속히 다가가 적극 관심을 보인다.
② 다른 고객보다 우선 처치(진료)받고 싶어 하는 심리를 인정한다.
③ 고객의 감정보다 이성에 의거한 상담을 진행한다.
④ 행정적인 절차보다 고객의 질환과 응급성을 고려한 진료프로세스를 제시한다.
⑤ 고객의 이해 정도를 중간 중간에 피드백하면서 상담에 임한다.
⑥ 상담 내용은 반드시 기록을 원칙으로 하여 향후 발생할 수 있는 여러 가지 문제들에 대비한다.

5) 동반 고객(보호자) 응대

고객이 병원을 내원하여 상담하는 것은 매우 중요하다. 그렇기 때문에 대부분의 고객들은 보호자나 친구 등을 동반하여 병원을 방문하는데 이들을 동반고객(보호자)이라고 한다. 동반 고객의 의견은 내원 고객이 병원 치료에 대한 결정을 내릴 때 영향을 주는 경우가 많다. 고객이 진료받는 중에도 끊임없이 병원에 대한 평가를 내리고, 스스로도 치료를 받을 수 있는 잠재고객으로서의 역할도 수행한다.

(1) 보호자는 또 한 분의 고객이다. 그들은 고객 상담 시에 함께 참여하며, 고객을 대신하여 곤란한 질문을 할 때도 있지만 가능한 친절하게 응대한다.
(2) 상담실 안에 함께 있으므로, 고객과 보호자를 번갈아 가면서 바라보고 함께 치료에 대한 정서적 교감을 형성하도록 한다.
(3) 고객의 요구를 충분히 반영한 상담을 이끌며, 보호자와의 의견교환도 활발하게 이루어져야 한다.
(4) 때로는 보호자와 함께 상담받는 것이 부담스러울 수도 있으므로 고객과 의논을 통해 보호자가 상담에 동참할 것인지 여부를 결정한다.
(5) 보호자 의견이 상담에 너무 많이 개입되어 고객의 의견을 반영하지 못한 상담이 되지 않도록 주의한다.
(6) 치료비 지불의 권한을 보호자가 가지고 있다고 하더라도 고객 상태와 의견을 중시한 상담이 되어야 한다.
(7) 보호자는 고객 상태에 대하여 개입이 가능하며 고객이 원할 경우 의사결정을 대리할

수 있으므로 충분한 존중을 통한 상담이 되어야 한다.

(8) 고객뿐만 아니라 보호자의 고통, 절망감, 두려움, 경제적 어려움, 기타 애로사항 등에 대한 위로, 공감이 필요하다.

2 온라인 상담

의료에 대한 다양한 정보가 많아지고, 병원을 선택할 수 있는 폭이 넓어진 고객들은 만족스러운 결과를 얻기 위한 일환으로 내원 전 방문하고 싶은 병원에 대한 정보를 온라인을 통해 수집하고 탐색한다. 온라인상에서의 우리 병원에 대한 후기나 평가를 관리하는 것도 매우 중요하지만, 직접 우리 병원 홈페이지 또는 운영하고 있는 SNS를 통해 접속하여 상담글을 남기는 경우의 상담 응대는 더욱 중요하다.

고객이 문의사항을 남겼을 시 온라인 상담 담당자인 병원코디네이터의 응대와 고객의 질문에 대한 반응 속도 및 정확하고 성의 있는 답변은 고객의 내원을 결정짓는 중요한 요소이다. 규모가 큰 병원의 경우에는 온라인 상담의 중요성을 인지하고 원내 콜센터를 운영하거나 온라인 상담 전담팀을 구성하여 적극적으로 응대를 하고 있다. 온라인 상담팀이 없는 경우라도 병원코디네이터는 온라인 매체의 중요성을 인지하고 능동적으로 고객 응대를 할 필요가 있다.

고객은 병원 내원 전 많은 정보를 검색하고 그 정보들을 통해 병원에 대한 인상을 결정한다. 온라인 상담은 내원 전 정보 탐색 단계에서 고객에게 정보와 신뢰감을 전달하는 부분이므로 소홀히 대해서는 안 된다. 온라인 상담 담당자의 답변을 통해 고객은 병원에 대한 인상을 결정하게 되고, 서비스 품질에 대한 예측도 가능하게 한다. 따라서 온라인 상담 담당 병원코디네이터는 온라인 상담에 대한 중요성을 인식하고 고객이 만족스러운 상담을 받을 수 있도록 노력해야 한다.

1) 온라인 상담의 특징

온라인 상담은 비대면 서비스이다. 병원을 내원 예정인 고객, 내원한 고객과 온라인상에서 다양한 매체를 통하여 상담하는 방법이다. 대부분의 고객들은 다양한 치료 방법과 병원 이용 방법에 대해서 정보를 얻고 싶어 하고, 자신에게 가장 적합한 병원에서 진료를 받고 싶어 한다. 또한 치료 중인 고객이라면 치료 중에 궁금한 부분에 대해서 문의를 하고 싶어 한다.

신환의 경우 병원의 브랜드, 병원의 위치, 입소문, 최신 치료 기술 등에 따라 선택하는 병원이 달라질 수 있는데, 여기에 온라인 상담 담당자의 응대 태도도 병원을 선택하는데 많은 영향을 미치기 때문에 하나의 고객 문의글이라도 성의 있게 답변을 작성해야 한다.

구환의 경우에는 치료를 받는 중에 궁금한 점들이 잘 해소되지 않으면 다른 병원으로 전환하여 떠나갈 수 있기 때문에 고객 정보(차트)를 확인한 후 성의 있게 답변을 해야 한다.

2) 온라인 상담시 필요사항

온라인 상담은 빠른 회신과 편리한 이용 방법이 중요하다. 고객들은 신속하게 응대가 이루어지느냐에 따라 병원 내원에 대한 생각을 결정한다. 홈페이지의 게시판, SNS의 답글 또는 운영하고 있는 블로그나 카페에 올라오는 문의 사항을 수시로 체크해야 한다.

또한 실시간 상담이나 카카오톡, 네이버 톡톡 등의 매체를 사용하는 병원이 증가함에 따라 실시간 답변을 위한 온라인 상담 전담 직원이 상주하는 곳도 있다.

(1) 성의 있는 답변

정확한 답변만큼 중요한 것이 비대면상태의 고객의 마음을 읽는 것이다. 인터넷 매체를 통한 답변을 하는 경우, 단순하게 준비된 상담매뉴얼의 글을 '복사하기'와 '붙이기'를 반복하여 사용한다면 글을 남긴 고객뿐만 아니라 그 게시판을 읽는 또 다른 고객에게도 좋지 않은 인상을 줄 수 있다.

(2) 신속한 답변

고객이 문의글을 남기면 최소한 24시간 이내에 답변을 해야 한다. 그러나 요즘과 같이 병원의 경쟁이 심화된 경우에는 문의글에 대한 실시간 답변을 해야 하는 경우도 많이 있다. 빠른 답변을 요구하는 고객이 많아지면서 온라인 상담 담당자를 통해 실시간 상담 답변을 하는 병원들이 늘고 있다. 특히 비급여 진료를 많이 하는 병원의 경우에는 더욱 그렇다.

고객의 문의글에 신속하게 반응하는 것은 매우 중요하다. 답변 여부에 따라서 병원 선택이 달라질 수도 있기 때문이다. 만약 홈페이지와 같은 게시판에 글을 남긴 경우에는 되도록 당일 답변을 남기도록 해야 하고, 늦은 오후 시간에 등록된 문의글은 다음날 오전 중에는 답변이 완료되도록 해야 한다. 홈페이지에 문의글이 등록된 경우 온라인 상담 담당자에게 문의글이 등록되었다는 알림이 가도록 설정을 해 놓으면 더욱 빠른 답변을 등록할 수 있어서 도움이 된다.

(3) 편리한 이용이 가능한 비대면 상담 환경

복잡한 과정을 생략하고 싶은 고객들을 위해 비대면 상담을 위한 실시간 상담창 및 가입이 편리한 홈페이지가 구축되어야 한다. 홈페이지 화면에서도 정보를 게시하는 부분과 상담을 할 수 있는 공간을 구분하는 것이 좋으며, 고객들의 편리한 홈페이지 사용을 위해 '네이버 계정', '페이스북 계정', '구글 계정', '카카오톡 계정' 등을 이용하여 로그인을 할 수 있게 하는 병원이 증가하고 있다. 홈페이지의 문의게시판은 고객이 상담글 등록시 공개 또는 비공개를 선택할 수 있도록 메뉴를 구성해야 한다.

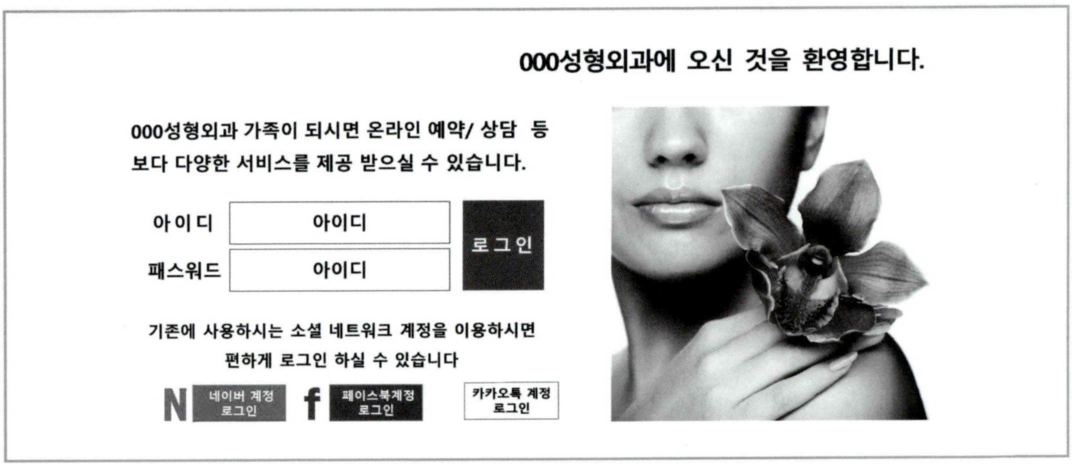

[그림 6-14] ○○○성형외과 홈페이지 네이버 및 페이스북 계정 로그인 서비스

3) 온라인 상담 답변글 작성 방법

(1) 인사말

인사말은 계절, 시간, 분위기에 잘 어울리는 인사말을 선택하여 적는다.

- ▶ 안녕하십니까? 000성형외과입니다. 오전에 문의주신 00치료에 대한 답변입니다.
- ▶ 문의 주셔서 감사합니다. 정성을 다하는 00클리닉입니다.

(2) 상담글

고객 문의 중심으로 알기 쉽게 내용을 정리하여 게시한다. 이때, 문의내용과 동떨어진 답변을 하지 않도록 주의해야 하고, 고객 한분을 위해 정성스럽게 답변을 한 느낌을 주도록 해야 한다. 모든 고객들에게 공통적으로 같은 내용을 답변한 것과 같은 느낌을 주지 않도록 주의하며 작성한다. 의료적인 답변을 해야 하는 경우에는 해당 분야의 의사에게 답변을 작성할 수 있도록 하는 것이 좋다. 의료외적인 분야는 병원코디네이터가 답변을 한다.

(3) 마무리 인사

상담을 해주신 것에 대한 감사의 인사를 한다. 무조건적인 내원을 유도하는 것은 고객에게 거부감을 갖게 할 수 있으므로 주의해야 한다. 궁금하신 내용이 있는 경우 다시 상담글을 남겨주실 것을 안내하고, 전화로 상담을 원하시는 경우에는 담당자의 이름과 직통 연결되는 전화번호 안내 또는 내선 번호를 안내하면 좋다.

최적의 치료방법과 건강에 대한 여러가지 궁금증을 상담해 드립니다.

나에게 맞는 진료과목은 어떤 것인지, 평소 우려했던 건강정보들에 대해
1:1 맞춤정보를 ○○한방병원의 전문 의료진이 친절하게 상담해 드립니다.

온라인상담실은 오픈형게시판입니다. 비공개 상담을 원하시는 분들은 고객의 소리를 이용해 주시길 바랍니다. 고객의 소리 >

분류	제목	글쓴이	등록일	상태
통증재활센터	교통사고치료(1) 교통사고 환자입니다. 3월 10일 쇄골수술했고 정형외과에서 9주 입원했었고 현재 한의원에서 9주째 통원치료 중입니다. 소규모 한의원이어서 재활치료가 안	이○○	2025-07-19	완료
뇌기능센터	중풍 입원집중치료(1) 아버님이 중풍으로 쓰러지셔서 현재 양방 치료를 받으시고 계신데 크게 호전되는거 같지 않아 문의드립니다. 지금 현재 한쪽이 마비가 온 상태고 손가락만 까	신○○	2025-07-18	완료
통증재활센터	좌골신경(1) 오른쪽 힙 아래부터 종아리까지 당기는 증상이 있는데 심할 때는 저리기도 하고 그렇거든요. 주변에서는 좌골신경이 눌려서 그럴거라는 의견이 있는데 이곳에	이○○	2025-07-17	완료
뇌기능센터	안면마비 후유증(1) 안면마비 발생한지 12년 정도 지났는데 아직도 얼굴에 후유증이 남아 있습니다. 치료하면 더 좋아질 수 있는지요.	이○○	2025-07-16	완료
통증재활센터	교통사고후 치료(1) 교통사고후 목허리통증 치료받으려는데 입원가능한지요? 통원하기 힘들거 같아서요.	김○○	2025-07-14	완료

[그림 6-15] ○○한방병원 홈페이지 상담글 게시판

3 전화 상담

전화 상담은 온라인 상담 매체로 실시간 직접적인 응대가 가능하다. 전화 상담을 통하여 고객의 심리 파악이 가능하며 연령, 내원동기, 소개여부, 과거 치료 내역 등의 정보를 얻을 수 있다.

1) 전화 상담 시 필요 사항

(1) 전화 응대 매너와 대화 매너를 갖추고 응대한다.

(2) 전화 상담을 하기에 적합한 환경을 만든다. 고객과 전화 상담 시 병원 내 소음, 직원의 대화 소리 등 주변 소리가 잡음으로 전달된다. 전화 상담을 하는 동안 편안하게 질문을 하고 답변을 받을 수 있는 환경에서 응대하는 것이 좋다.

2) 전화 상담 방법

고객은 전화 통화 시 상담 내용과 담당 직원의 응대 태도를 통하여 병원 방문 여부를 결정한다.

주로 현재 고객의 상태에 대한 궁금증을 물어보고, 본인의 현재 상태를 전달하고 싶어 하며, 병원 방문을 통하여 치료가능여부에 대한 대답을 듣고 싶어 한다.

따라서 고객의 전화가 걸려오면 신속하게 반응하여 전화를 받고 응대해야 한다. 고객이 문의하는 내용에 대해서 답변을 할 때에는 병원의 정보 개방 범위에 따라서 치료 방법, 치료 비용, 병원 진료 시간 안내 등의 내용을 고객에게 전달할 수 있다.

전화 상담 시 전화 상담 일지를 기록하여 어떤 고객과 어떤 상담을 했는지 기록해 놓으면 좋다. 만약 내원중인 고객인 경우 고객 차트에 상담 내용을 메모해 놓으면 다음번 방문 시 문의 사항이 무엇이었고 어떤 답변을 했는지 알 수 있어서 고객 관리를 하는데 도움이 된다. 내원을 약속한 신환의 경우에는 차트를 만들어 전화 상담 내용을 기록하는 것이 좋다.

치료비에 대해 꼬치꼬치 묻는 전화	대략적인 비용만 제시하고 치료의 종류와 환자의 상태에 따라 비용이 달라질 수 있다는 것을 분명히 이야기한 후 가급적 내원하도록 유도한다. 예 고　객 : 제가 그 병원을 가려고 하는데요. 임플란트는 얼마에요? 상담자 : 네, 비용이 궁금하시군요. 저희 치과의 경우는 100만원에서부터 150만원까지 2~5가지 종류의 임플란트가 있습니다. 고　객: 그러니깐, 100만원은 넘는다는 거죠? 상담자 : 네, 100만원으로 가능할 수 있습니다. 다만 고객님의 치아와 잇몸상태, 수술 부위에 따라 비용이 추가될 수 있다는 것을 미리 말씀드립니다.	접수담당	치료비 매뉴얼
신환의 내원을 유도	처음 전화한 환자의 경우 병원의 위치를 다시 알려 주고 전화로 상담한 내용을 기록해 둔다. 환자의 방문예정시간을 재확인하고 오시기를 기다리고, 기대한다는 느낌을 주도록 한다. 예 고　객 : 제가 내일 병원예약하고 싶은데, 몇시까지 가야 해요? 상담자 : 진료시간은 오전 10시부터 오후 7시까지입니다. 오후 6시 30분까지 오시면 진료를 받으실 수 있습니다. 어떤 진료를 받기 원하십니까? 고　객 : 제가 보톡스 상담하고 시술하고 싶은데, 거긴 야간 진료 안 해요? 상담자 : 네, 고객님 아쉽게도 저희는 야간진료는 없습니다. 충분한 상담과 시술까지 진행하시려면 6시에서 6시30분 사이는 내원해 주셔야 치료 진행이 원활합니다. 혹시 몇시까지 오실 수 있으십니까?		병원 안내도

4 상담실 환경관리

상담실은 고객과 편안하게 상담을 할 수 있도록 안락한 분위기가 느껴지게 해야 한다. 상담 시 필요한 자료(문진표, 자료집, 상담 도구 등)들은 정리 정돈하여 준비를 해야 한다.

상담실은 가급적 독립된 공간을 확보하도록 하며, 공적인 공간으로 꾸며져야 한다.

상담실에 상담코디네이터 개인의 사진, 개인 물품 등이 진열되어 있지 않아야 하고, 상담을 위한 최소한의 물건들만 배치되어야 한다.

(1) **거울** : 손거울, 탁상용 거울, 경우에 따라 확대경이 필요할 때도 있다. 벽면 거울은 사용하지 않는 것이 좋다. 고객의 프라이버시를 위해 상담실에 유리 벽면(창문)이 있을 경우 밖의 풍경이 보이지 않도록 완전히 차단하고 무늬가 없는 블라인드를 사용하되 빛이 투과되지 않는 것이 좋다.

(2) **달력** : 다음 진료 일정을 잡을 때 필요한데 최소 3개월 정도를 볼 수 있는 탁상용 달력이 적당하며 상담코디네이터 개인의 일정이나 메모가 되어 있는 달력은 부적당하다.

(3) **메모 도구** : 병원 연락처가 있는 전용 메모지와 펜을 준비한다. 펜 하나도 병원의 수준을 나타낸다는 사실을 인식하고 깨끗하게 관리하고 준비한다. 이면지는 절대 사용하지 않는다.

(4) **상담 매뉴얼** : 원내 모든 상담담당자가 표준화된 상담을 진행할 수 있도록 상담매뉴얼을 배치하고 상담 전에 참고할 수 있도록 한다.

(5) **시각 자료** : 다양한 시각 자료는 상담코디네이터의 업무 능률을 높일 수 있고, 고객에게 설명을 할 때 사용하면 이해를 높일 수 있다.

(6) **병원에 대한 소개자료** : 병원의 철학과 가치가 명시된 자료, 서비스 헌장, 병원의 지역사회 활동 등과 같은 관련 자료들을 비치하여 병원에 대한 신뢰감과 이미지를 높인다.

(7) **의사 소개 파일** : 자세한 프로필을 준비하여 미리 정보를 제공하면 보다 친밀감을 높일 수 있고 구전 효과로 이어질 수 있다. 진료실로 가기 전 복도 벽면에 투명 판넬을 전시하여 의사의 신문/잡지/학회지 칼럼 혹은 TV 출연 장면 등을 담은 사진을 넣어 비치하거나 병원을 잘 알릴 수 있는 자료, 기고문이나 신문 기사들을 액자로 만들어 걸어 놓는다.

(8) **유명인 사진** : 병원에 다녀간 고객 중 유명인의 사진과 서명을 전시한다. 진료를 잘한다는 말 백 마디보다 이 한 장의 사진이 더 효과적일 수 있다.

(9) **리플렛, 브로셔** : 상담 시 활용하거나 고객이나 보호자 등 고객들이 주로 머무는 공간에 잘 보이게 비치한다. 공간이 좁다면, 데스크에서 병원코디네이터가 진료를 마치고 가는 신규 고객에게 직접 전해주는 것도 효과적인 방법이다. 이때는 명함을 반드시 챙겨준다.

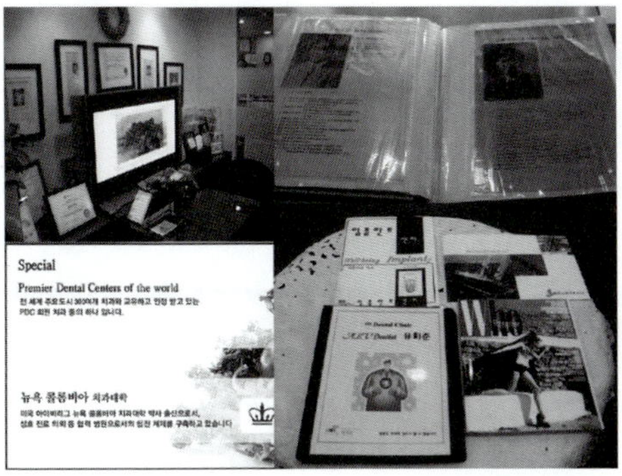

[그림 6-16] 상담 및 의사스타마케팅 자료
출처 : 대한병원코디네이터협회, 병원코디네이터, 2017

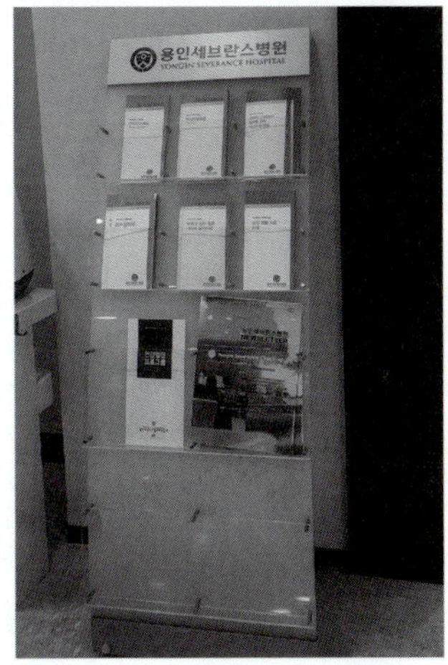

[그림 6-17] 팜플렛, 리플렛 거치대
출처 : 직접 촬영(용인세브란스병원)

제 5 절

대 기

학습목표

1. 접수 완료에 따라 고객의 대기시간을 파악하여 안내할 수 있다.
2. 대기시간 동안 이용 가능한 서비스를 알려줄 수 있다.
3. 대기시간 동안 병원 내 자료를 통해서 해당과에 대한 정보를 고객에게 안내할 수 있다.
4. 대기시간이 지연될 시 고객에게 대기 지연 이유를 설명하고 양해를 구할 수 있다.

1 대기시간 관리

1) 대기시간 관리의 중요성

병원을 내원하는 고객들은 접수, 상담, 진료, 검사, 치료, 수납 등의 여러 단계를 거칠 때마다 많은 대기시간들을 경험하게 된다. 고객은 낯선 공간인 병원에서 불편한 마음과 긴장되고 불안한 마음으로 대기를 하게 되는데, 이때 대기시간 관리가 잘되지 않고 고객을 방치하게 되면 대기시간으로 인하여 불만이 생기고, 병원에 대한 신뢰도에도 영향을 미치게 된다. 특히 대기시간이 길고 관리가 잘되지 않을 경우에는 고객 서비스 만족도에도 악영향을 미치기 때문에 병원코디네이터는 대기시간 관리에 더 신경을 쓰고 대기 중인 고객을 위한 적극적인 서비스 응대를 해야 한다.

보건복지부가 전국 7,000가구의 14,910명을 대상으로 실시한 '의료서비스경험조사(2023)'에 의하면 외래 진료를 받기 위해서 접수 후에(예약 고객은 예약시간으로부터) 기다린 시간은 평균 17.9분인 것으로 조사되었고 대기시간이 30분 이상인 경우는 19.2%가 경험하였다고 답하였다. 대기시간이 길어지면 고객은 해당 병원을 이용하는 것에 불편함을 느끼게 되고, 불만이 생길 수 있다. 특히 예약을 했음에도 불구하고 예약 시간이 지켜지지 않고 대기를 오래하게 되는 경우에는 병원 예약제도에 대한 신뢰를 잃게 되어 고객도 예약 시간을 지키지 않게 되고 결국 유명무실한 예약제도가 되어 버리기도 한다.

(단위: %)

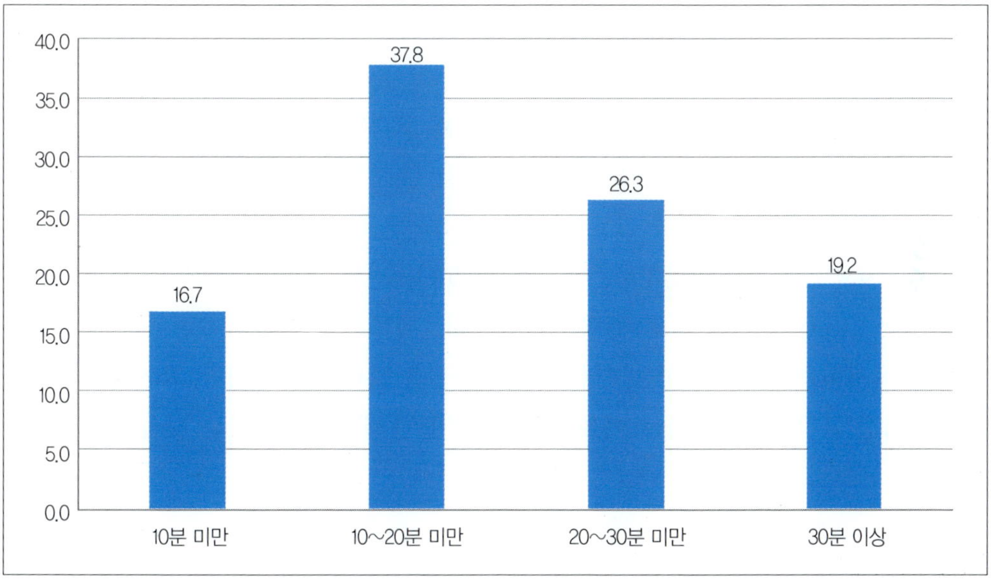

주: 1) 당일 진료는 접수 후부터, 예약 진료는 예약했던 시간으로부터 얼마나 기다렸는지를 파악함

[그림 6-18] 의료기관 접수 후 대기시간[1)]

출처 : 보건복지부 2023년 의료서비스경험조사

그러나 실제 의료 현장에서는 이보다 더 많은 시간을 기다리는 경우도 빈번하게 발생하고 있고 그로 인한 고객 불만을 어떻게 해결할 수 있을지 고민하고, 여러 방법들을 통해 대기시스템을 개선하고자 노력하고 있다.

[표 6-9] 의료서비스 불만족 이유(주된 응답) (단위 : %)

	계	불친절	비싼 의료비	치료결과 미흡	진료 불성실	긴 대기시간	의료시설 미흡	불필요한 검사	전문의료 인력부족	접근성 (먼거리)	기타
2018	100	9.5	24.7	21.0	7.9	20.1	2.4	7.8	3.2	2.9	0.4
2020	100	10.6	23.1	16.8	8.6	23.1	2.5	8.7	2.3	4.1	0.2
2022	100	11.5	22.1	18.3	8.7	22.3	2.6	7.2	3.0	3.6	0.7

출처 : 통계청, 2022년 사회조사 결과_의료서비스 불만족 이유 2018년, 2020년, 2022년

통계청의 2022년 사회조사에서 의료서비스 이용 고객의 불만 요인 조사 결과를 보면 긴 대기시간이 의료서비스 만족도에 얼마나 큰 영향을 주는지 알 수 있다. 고객이 느끼는 의료서비스 불만족의 이유로는 1위가 긴 대기시간(22.3%)으로 나타났다. 그다음으로 비싼 의료비(22.1%), 치료결과 미흡(18.3%), 불친절(11.5%), 진료 불성실(8.7%), 불필요한 검사(7.2%), 접근성(3.6%), 전문의료 인력부족(3.0%), 의료시설 미흡(2.6%) 등으로 조사되었다. 흔히 의료서비스에 불만족하는 이유로는 불친절을 많이 생각하지만, 조사결과에서도 알 수 있듯이 가장 불만족스러워하는 이유 중에 하나가 긴 대기시간이라는 것을 반드시 기억해야 한다.

의료기관의 수가 증가하면서 병원 간의 경쟁은 계속 치열해지고 있다. 비슷한 환경의 여러 의료기관 중 고객 자신에게 잘 맞는 병원을 선택하는 것이 가능해졌다. 긴 대기시간은 동종계열 의료기관들과의 경쟁에서 경쟁력을 상실한 것과 같기 때문에 방치해서는 안 된다. 의료서비스 만족도 부분에서 많은 영향력을 미치고 있는 대기시간 관리가 잘되지 않아 불만족으로 이어지게 된다면 고객이 이탈하게 되고, 결국에는 병원경영에도 악영향을 미치기 때문에 대기시간의 관리는 매우 중요하다.

2) 실질적(objective) 대기시간과 지각된(subjective) 대기시간

대기시간은 실질적(objective) 대기시간과 지각된(subjective) 대기시간으로 구분하고 있다. 실질적 대기시간은 시계에 의해 측정할 수 있는 객관적이고 실질적인 대기시간이다. 실질적 대기시간은 과학적으로 시간 측정이 가능하다. 지각된 대기시간은 기다리는 시간에 대

한 개인의 심리적 요인에 영향을 미치는 대기시간이다. 예를 들어 재미있는 영화를 볼 때 시간이 아주 빠르게 지나간 것처럼 느끼게 되는데, 이것은 시간을 주관적으로 추정해서 인식하기 때문에 빨리 지나간 것처럼 인식하게 된다. 그래서 지각된 대기시간은 실질적인 측정이 불가능하다. 대기시간 관리에서 실질적 대기시간과 지각된 대기시간을 단축하는 것은 매우 중요하다. 그래서 많은 의료기관들은 대기시간을 줄이기 위해 예약 제도를 활용하여 고객을 분산시키고, 진료 시간을 효율적으로 운영하기 위해 노력하고 있다.

실질적 대기시간을 줄이기 위해서는 대기시간이 발생하고 있는 원인에 대한 정확한 분석이 필요하다. 그래서 우리 병원의 평균 대기시간과 대기가 발생하는 이유와 각각의 대기시간 등을 조사하여 원인을 파악해야 한다. 만약 과도한 예약인원으로 인하여 예약 시간을 잘 지키지 못한다면 각각의 진료별, 치료별에 따른 소요 시간을 조사하여 고객마다 필요한 예약시간을 토대로 예약하고, 적정수준의 예약인원을 조정할 필요가 있다.

만약 고객별 소요 시간에 따른 예약이 이루어지고 있지만, 부도율에 대비하여 적정수를 넘어 더 많은 예약 고객과 예약을 함으로 인해 대기시간이 계속적으로 발생하는 문제가 있다면, 예약수를 늘려서 부도율을 낮추는 방법이 아닌 다른 방법을 통해 예약 부도율을 낮추는 방안을 모색해야 한다.

요즘에는 어플을 통해 원하는 방문 시간에 예약과 접수를 미리 하고 방문하여 불필요한 대기시간을 줄이는 병원들이 늘어나고 있다. 의원을 중심으로 똑딱이나 굿닥 등과 같은 앱 서비스를 통해 원하는 시간에 예약을 하고 곧바로 진료를 받을 수 있는 환경을 갖춘 의료기관들이 많이 늘어나고 있다. 이 같은 방법도 실질적인 대기시간을 줄이기 위한 좋은 방법이다.

실질적인 대기시간을 줄이기 위해 노력하지만, 예약 없이 갑자기 찾아오는 고객이 있다거나 고객에게 인기가 많아서 항상 붐비는 의료기관의 경우에는 실질적인 대기시간의 단축이 어려운 경우가 많다. 이런 경우에는 지각된 대기시간을 관리하여 심리적으로 고객에게 만족감을 주는 방법도 함께 활용해야 한다. 그래서 대기시간을 유용하게 보낼 수 있는 여러 가지 볼거리와 즐길 거리를 제공하고, 대기실을 편안하고 매력적인 환경이 되도록 관리해야 한다.

3) 대기관리의 기본원칙

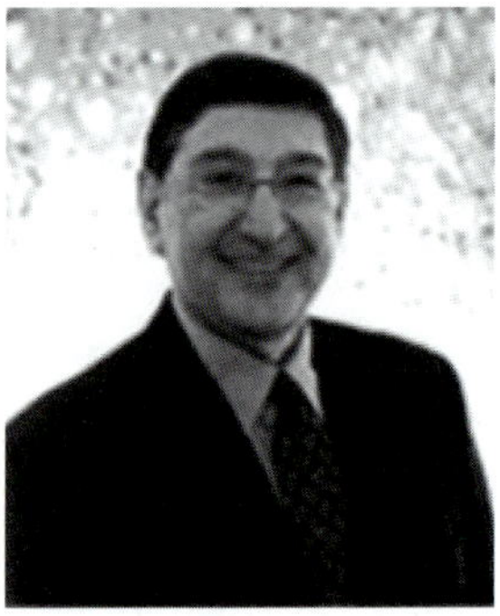

[그림 6-19] David H. Maister
출처 : http://www.amazon.com

하버드 대학의 David H. Maister 교수는 '대기관리의 기본원칙'을 아래와 같이 제시하고 있다.

(1) 무엇인가를 할 때보다 아무것도 하지 않을 때 시간이 더 길게 느껴진다.

병원에 고객이 내원하면 고객에게 서비스가 시작되었다는 느낌을 주어야 한다. 고객이 아무것도 하지 않고 대기할 때 더 길게 대기한 것으로 느끼기 때문에 고객이 이용할 수 있는 다양한 서비스를 개발하고 제공해야 하고, 고객에게 이용할 수 있는 서비스의 종류와 위치 및 사용 방법 등을 잘 안내해야 한다. 좋은 서비스가 병원에 있지만, 고객이 이용하는 방법을 모르거나 이용해도 되는 서비스가 무엇인지 잘 알지 못한다면 있으나 마나 한 서비스가 되기 때문이다.

(2) 구매가 시작되기 전의 대기시간이 구매 중 대기시간보다 더 길게 느껴진다.

구매가 시작되기 전의 대기시간이 더 길게 느껴지기 때문에 진료 전에 대기가 부득이 발생하게 된다면 그 시간을 잘 활용할 수 있도록 도움을 주어야 한다. 예를 들어 신규 고객의 경우에는 진료 전 대기시간을 통해 병원과 병원에서 제공하고 있는 서비스에 대해서 소개하는 시간을 갖거나, 문진표 작성을 하면서 서비스가 시작된 느낌을 주는 것이 좋다. 기존 고객의 경우에는 그동안 치료 경과에 대한 대화를 나누면서 관심을 표현하는 것도 좋은 방법이다.

(3) 근심은 대기시간을 더 길게 느껴지게 한다.

걱정과 근심이 많은 고객은 낯선 환경에서 건강에 대한 염려로 불안한 심리상태인 경우가 있다. 이런 고객에게는 편안하게 대기할 수 있는 환경을 제공해야 한다.

(4) 언제 서비스를 받을지 모른 채 기다리는 것이 얼마나 기다려야 하는지를 알고 기다리는 것보다 대기시간이 더 길게 느껴진다.

많은 고객들은 예상 대기시간을 알려주거나 진료순서가 몇 번째인지를 알려주면 기다리는 시간을 수용하고 기다릴 수 있다고 한다. 그런데, 대기가 발생하는 이유가 설명되지 않고 얼마나 기다려야 하는지 알 수 없다면 대기시간은 더욱 길게 느껴지고 불만족스러운 마음은 더 커지게 된다. 그래서 언제 진료를 받을 수 있는지 예상 대기시간을 안내하고 대기시간이 길어질 경우 사과하고 그 이유에 대해서 설명해야 한다.

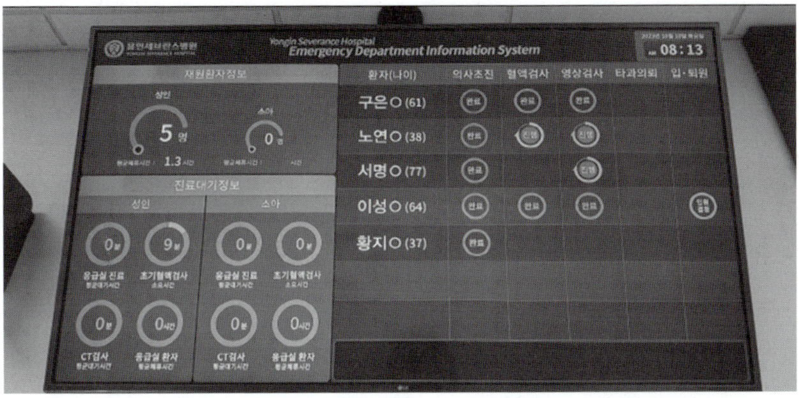

[그림 6-20] 검사 진행 현황판

출처 : 직접 촬영(용인세브란스병원)

(5) 원인이 설명되지 않은 대기는 더 길게 느껴진다.

예상 대기시간을 안내하는 것만큼 중요한 부분이 바로 대기가 발생하는 원인에 대한 설명을 하는 것이다. 예상했던 대기시간보다 더 길게 대기시간이 발생했거나, 예약을 했지만 예약시간이 훨씬 지나서도 진료를 받지 못하고 대기하는 고객의 경우에는 불만이 생기게 된다. 대기시간이 길게 발생할 것으로 예상이 된다면 고객에게 대기가 발생하는 원인에 대해서 설명하고, 사과한 후 양해를 구해야 한다.

(6) 불공정한 대기시간이 더 길게 느껴진다.

고객이 접수한 순서대로 진료를 받을 수 있도록 공정한 대기시스템을 만든다. 고객들은 접수 후 대기실에서 대기할 때 자신의 순서를 잘 기억하는 편이다. 자신보다 먼저 와서 기다리는 고객, 자신보다 늦게 접수한 고객 등을 알고 있는 경우가 많다. 그런데, 자신보다 늦게 온 고객이 먼저 진료를 받게 되거나 서비스를 제공받는 것을 보게 된다면 고객은 불만이 생기게 되고, 대기시간도 더 길게 느끼게 된다.

(7) 가치가 적을수록 대기시간은 더 길게 느껴진다. 즉, 서비스가 더 가치 있을수록 사람들은 더 오랫동안 기다릴 것이다.

유명한 상점이나 식당, 병원 등에 가면 고객이 많아서 대기시간이 길어질 수밖에 없다. 그렇지만 기다릴만한 가치가 있다고 고객이 판단하면 긴 대기시간도 감수하며 기다린다. 그러나 반대로 기다릴만한 가치가 적은 곳이라면 고객은 다른 곳으로 떠나거나 기다린다 하더라도 마음속에 불만족스러움을 느끼고 대기시간도 더욱 길게 느끼게 된다. 그렇기 때문에 우리 병원의 진료 서비스와 진료외 서비스가 가치 있어야 한다.

(8) 혼자 기다리는 대기시간은 더 길게 느껴진다.

사람들은 누군가와 함께 있을 때에는 시간을 짧게 느끼지만, 혼자서 기다리게 될 경우에는 더 길게 시간을 인식한다. 혼자 오신 고객에게는 대기시간 중간 중간에 관심을 갖고 다가갈 필요가 있다. 필요한 것은 없는지, 불편하신 부분은 없는지 관심을 표현하고 스몰토크를 한다면 대기시간이 더욱 짧게 느껴지게 될 것이다.

이와 같이 '대기관리의 기본원칙 8가지'의 상황에 고객이 노출되지 않도록 병원코디네이터는 대기 시 제공될 서비스를 개발하고 제공해야 한다.

대부분의 서비스 이용에 기다려야 하는 대기는 어쩔 수 없는 것으로 인식하고 있다. 그러나 고객의 입장에서 서비스를 받기 위해 기다리는 시간은 매우 부정적일 뿐만 아니라 서비스 품질을 낮게 평가하는 가장 큰 원인이 된다.

병원의 경영자와 직원들은 고객 또는 그 가족의 입장에서 대기시간에 대해 면밀한 검토를 할 필요가 있다. 대기시간이 길다는 것은 실제 기다리는 시간의 길이만으로 결정되는 일은 아니며, 자신이 생각했던 이상으로 기다렸다고 느낄 때나 얼마나 기다려야 될지 짐작이 가지 않을 때 대기시간을 더 길게 지각하게 된다.

4) 대기시간 관리 방법

대기시간을 관리하는 방법에는 여러 가지가 있다. 다음의 방법들을 활용하여 대기시간을 관리한다면 고객 만족도에 좋은 영향을 줄 수 있으므로 참고하여 활용하면 도움이 된다.

(1) 예약제의 적극적인 활용

대기시간을 줄이는 방법으로 가장 효과가 좋은 것은 예약제를 적극적으로 활용하는 것이다. 진료 예약을 받아 예약 시간에 도착한 고객이 도착과 동시에 서비스를 제공받을 수 있도록 하는 것이 가장 바람직하다. 하지만, 고객의 상황과 치료 종류에 따라 소요되는 진료 시간이 다르고, 예상치 못하게 치료 시간이 길어질 수 있기 때문에 고객별 예약 시간을 너무 타이트하게 잡는다면 그다음 예약 고객들의 대기시간에 연쇄적으로 영향을 주고, 대기시간이 발생할 수 있으므로 주의해야 한다. 예약 제도를 운영할 때 예약 불이행자가 있을 수 있음을 염두에 두어야 하고, 지속적인 예약 불이행을 하는 고객의 경우에는 사전에 예약이행 여부를 확인하고 예약 시간에 내원할 수 있도록 별도로 관리하는 것이 좋다. 아울러 당일 내원하는 고객의 진료도 발생할 수 있음을 감안하여 중간 중간 예약 없이 내원한 고객도 진료를 받을 수 있도록 여유시간을 확보하는 것이 좋다.

(2) 무인 접수 · 수납기 또는 앱 활용

병원에 고객이 내원하면 예약을 한 고객이나 예약을 하지 않은 고객 모두 접수처에서 접수를 하는 것이 일반적이었지만, 이제는 앱과 무인 접수 수납 기기 등을 통해 접수와 수납을 진행하면서 불필요하게 발생되었던 대기시간이 많이 단축되고 있다. 예약 문자에 있는 QR을 데스크에 비치된 스캐너로 간편하게 인증하여 접수를 하는 방법, 병원 앱이나 굿닥 또는

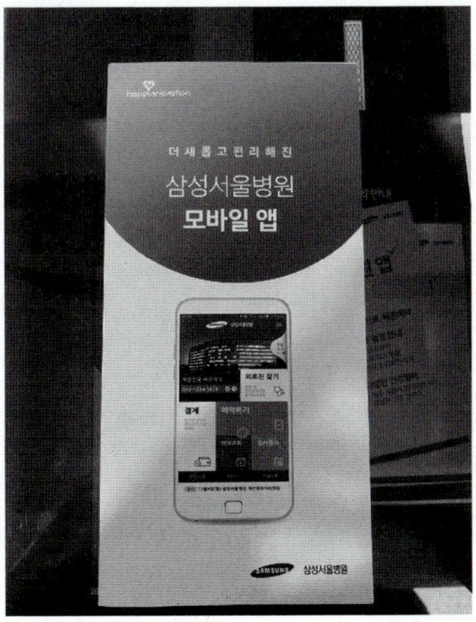

[그림 6-21] 모바일 앱 안내 리플렛
출처 : 직접 촬영(삼성서울병원)

똑딱과 같은 앱을 이용해서 모바일로 접수를 하는 병의원도 가파르게 많아지고 있다.

의원급의 경우에는 무인기기를 준비한 경우도 있고, 똑딱이나 굿닥과 같은 앱을 통해서 진료 예약, 접수 등을 진행하여 불필요한 대기시간이 발생하지 않도록 하고 있다.

(3) 대기시간 관리표 활용

규모가 작은 의료기관은 접수데스크에서 고객의 대기시간을 관리하기가 더 수월하다. 이 때에는 대기시간 관리표를 만들어서 활용하는 것이 좋다. 고객이 병원에 도착하면 고객의 이름을 적고 도착 시간을 기록한다. 각 고객의 병원 도착 시간, 대기실에서 대기한 시간, 진료실에 들어간 시간, 진료를 완료한 시간을 표로 만들어서 기록한다.

진료를 받기까지 각 고객들의 대기시간이 얼마나 발생하고 있는지 표를 보면서 모니터링을 한다. 예상치 못한 대기시간이 길게 발생할 경우에는 대기 중인 고객에게 미리 대기가 길어진 이유에 대해서 설명하고 사과한 후 양해를 구해야 한다. 아래 대기시간 관리표 예시를 보면 병원 도착한 후 진료실에 입장한 시간의 갭이 큰 경우(4번 정미나 고객)에는 별도로 대기한 시간과 대기가 발생된 원인을 적어 관리해야 한다. 대기가 발생된 원인을 분석하여 재발을 방지하고, 문제를 해결하기 위한 노력을 해야 불필요한 대기시간을 줄여나갈 수 있기 때문이다. 이 관리표는 15분에 한 번씩 점검하면서 고객의 대기시간을 관리하는 것이 효율적이다.

[표 6-10] 대기시간 관리표 예시

번호	고객명	병원도착시간	대기한 시간	진료실입장시간	진료실퇴장시간
1	김이나	09:00	00:00	09:00	09:10
2	유인철	09:01	00:09	09:10	09:12
3	김상순	09.03	00:09	09:12	09:50
4	정미나	09:04	00:46	09:50	09:58

(4) 공정한 대기시스템 구축

대기에 있어서 공정성은 고객의 대기 인식에 영향을 미치게 된다. 즉 먼저 도착한 고객이 먼저 서비스를 제공받는다는 원칙이 지켜져야 하며, 이러한 원칙이나 사전 약속된 시간을 무시하거나 어길 경우 고객의 대기시간 인식에 많은 악영향을 미치게 된다. 의료서비스에서는 대기 순서를 컴퓨터를 이용하여 표시하거나 예약자를 출력하여 게시하기도 하고 액정표시 장치를 이용하여 자신의 순서를 알게 해주는 병원들이 많다. 또 은행처럼 번호표를 뽑고 번호순서에 따라서 접수가 진행되는 병원도 있다.

고객은 얼마나 기다릴지 예상하지 못하는 상황에서 대기를 하게 되면 더 길게 대기하고 있는 것 같은 마음이 들고, 언제 진료실에서 호명할지 몰라서 자리를 이동하지 못하고 불편한 상태에서 온 신경을 접수데스크와 진료실로 쏟게 된다.

불공정한 대기는 아무리 짧은 대기시간이 발생되었다 하더라도 고객 불만으로 이어질 수밖에 없다. 직원과 아는 사이인 듯한 고객이 자신보다 늦게 왔음에도 먼저 진료받는 것을 보게 된 고객은 해당 병원의 대기시스템을 신뢰하지 않게 되고 병원의 서비스가 불만족스럽다고 느끼게 된다. 따라서 대기는 공정하게 이루어지도록 관리해야 한다.

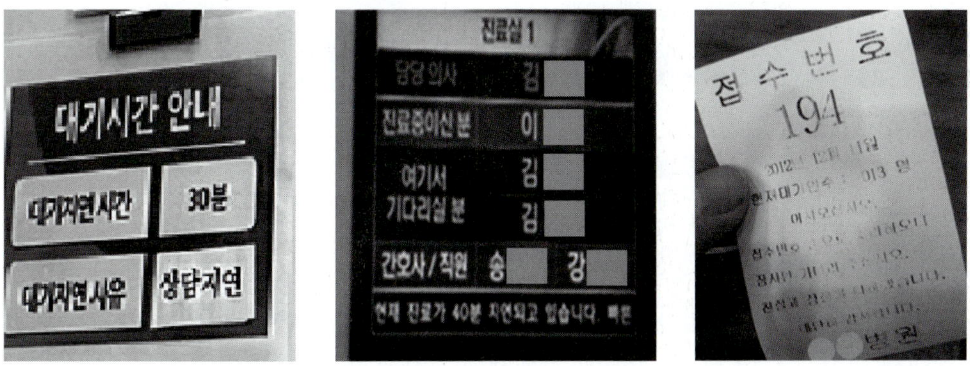

[그림 6-22] 공정한 대기시간 구축 사례
출처 : 대한병원코디네이터협회, 병원코디네이터, 2017

(5) 커뮤니케이션 활용

고객을 비수기에 유도하기 위해 커뮤니케이션을 이용하는 방법으로 혼잡하거나 한가한 시간을 미리 알려주는 것이다. 병원은 월요일이나 토요일에 고객이 많고 주중에는 적은 경향이 있으며, 오후보다는 오전에 방문하는 고객이 많고, 비가 오거나 궂은 날씨에는 고객이 적다. 또 명절이나 여름휴가 전후로도 고객이 많고, 공휴일 전후로도 고객 내원이 많은 편이다. 고객에게 병원이 붐비는 요일, 시간대 등을 미리 안내하여 붐비는 시간을 피해서 내원하게끔 유도하는 것이 좋다.

예를 들어 종합건강검진은 가을 이후부터 연말까지 많은 고객들이 몰리게 된다. 한해가 지나기 전에 검사를 받아야 하기 때문에 이 기간 동안에는 원하는 날짜에 예약을 잡는 것도 쉽지 않고 어렵게 예약을 한 경우에는 대기시간이 많이 발생할 수 있다. 그래서 이 기간을 피할 수 있도록 편안하게 진료받을 수 있는 달을 지속적으로 홍보하고 고객에게 안내하여 혼잡을 피하기 위해 노력하고 있다.

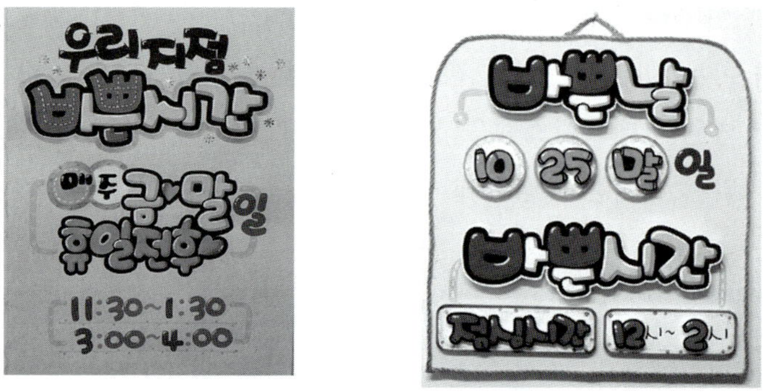
우리지점
바쁜시간
11:30~1:30
3:00~4:00
바쁜날
바쁜시간
12시~2시

[그림 6-23] 고객과의 커뮤니케이션 사례

출처 : 대한병원코디네이터협회, 병원코디네이터, 2017

은행들이 많이 활용하고 있는 방법으로 병원에서도 이와 같은 형식으로 만들어 대기실이나 접수대에 비치해 두면 다음 예약 시 고객에게 유용한 정보가 될 수 있다.

그리고 대기시간의 지연 이유에 대해 직접 고객 한분 한분께 친절하게 설명을 하는 것이 가장 좋은 방법이긴 하지만 다른 고객의 접수 및 전화상담 업무도 진행하다 보면 기다리는 고객들에게 대기시간의 지연의 이유를 일일이 설명해 드리기 힘든 경우도 있을 수 있다.

그럴 경우 대기시간의 지연사유에 대한 내용을 표로 만들어 두는 것도 무턱대고 기다리는 고객의 입장에선 대기시간에 관련된 정보를 가지고 있을 수 있는 것이므로 도움이 될 수 있는 좋은 사례이기도 하다.

(6) 지각된 대기시간 관리

① 서비스가 시작된 느낌 제공

서비스 제공 전 대기가 서비스 제공 중의 대기보다 더 길게 느껴지므로 고객이 서비스가 시작되었다는 느낌이 들도록 한다. 병원에서 제공하는 고객 대기 현황판에 현재 어떤 의사가 어떤 고객을 진료하고 있는지를 표시하여 언제 진료할지 모르는 답답함을 풀어준다. 또 아무것도 하지 않는 대기의 경우 더 길게 느껴지므로 간단한 읽을거리나 볼거리를 제공한다.

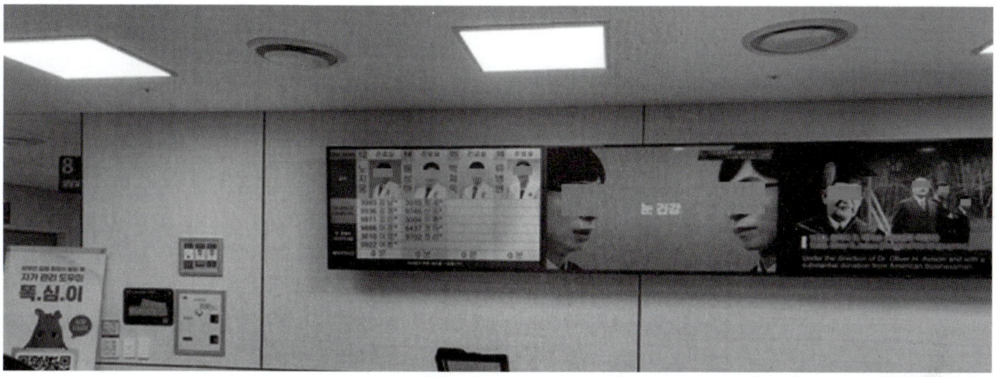

[그림 6-24] 진료과 접수데스크 벽면 진료현황판 및 TV

출처 : 직접 촬영(용인세브란스병원)

② 예상 대기시간의 제공

예상 시간에 대한 정보 제공은 앞으로 예정 및 진행 상황이나 대기시간을 미리 알려주는 것이다. 정보 제공은 주로 대기시간에 관한 정보에서 시작하며 잠재적인 대기시간에 대한 정보를 고객에게 제공하여 불확실성은 낮추고 부정적인 감정은 줄일 수 있다.

병원 출발 전에 앱을 통해 진료를 접수하면 대기 현황을 알 수 있다. 똑딱의 경우에는 카카오톡으로 실시간 대기하는 인원에 대한 정보를 제공해준다. 이런 서비스는 고객이 대기 중인 고객수와 예상 대기시간을 스스로 알 수 있고, 그 시간에 맞추어서 병원에 도착하면 되기 때문에 획기적으로 대기시간을 줄일 수 있다.

③ 불필요한 자원의 정리

대기 고객은 직원이 바쁘게 움직이거나 의사가 진료중이면 오래 기다려도 불평이 적다. 그러나 직원들이 잡담을 하거나 의사가 진료를 하지 않으면서 기다리게 하는 경우, 예약시간이 되어도 사전 설명 없이 진료를 시작하지 않는 경우에는 불만이 증가하게 된다. 또한 대기하는 동안 이용할 수 있는 여러 서비스 기기나 환경(고장난 컴퓨터, 커피가 없는 커피포트, 종이컵이 없는 정수기, 지저분한 안마의자 등)이 제대로 관리가 되지 않아 청결하지 않고 고장이 난 채로 방치되어 있다면 고객들은 더욱 대기시간이 길다고 느끼게 된다. 고장난 기기나 물건들은 빠르게 수리해서 사용할 수 있도록 해야 하고, 고객들이 이용하는 서비스에 문제가 없도록 물품도 자주 점검하여 채워놓아야 한다. 또한 병원 대기 환경을 깨끗하게 관리하여 쾌적한 환경이 되도록 신경 써야 한다.

5) 대기시간 관리 개선 시스템

(1) 비예약 고객으로 인한 대기시간 지연 문제를 해결하기 위한 개선 시스템

① 각 팀별로 우리 병원에서 일어나고 있는 비예약으로 인한 대기시간 지연 사례, 고객의 컴플레인 사례 등을 수집한다.

② 수집된 사례를 진료 진행 시스템 차원의 문제와 고객관점에서의 서비스 차원의 문제로 분류한다.

③ 일정기간 동안 다양한 대기시간 관리 사례나 우수 서비스 등의 자료를 수집한다.

[표 6-11] 대기시간 관리 시스템 기획용

문제 상황	비예약 고객으로 인한 예약고객 빈번하게 발생되는 대기시간 지연문제		
부서별 상황	의료진	시스템문제	
		서비스문제	
	코디팀	시스템문제	
		서비스문제	
	치료팀	시스템문제	
		서비스문제	
	관리팀	시스템문제	
		서비스문제	
시급한 개선 주제 및 시급 부서	1위	팀	
	2위	팀	
	3위	팀	
	4위	팀	
	5위	팀	

[표 6-12] 대기시간 관리 시스템 회의 진행용

문제 상황	비예약 고객으로 인한 예약고객 빈번하게 발생되는 대기시간 지연문제	
시급한 개선 주제 및 부서	1위　　ㅇㅇ 팀	
	Hardware	
	Software	
	Humanware	
	2위　　ㅇㅇ 팀	
	Hardware	
	Software	
	Humanware	
	3위　　ㅇㅇ 팀	
	Hardware	
	Software	
	Humanware	

④ 일정기간 동안 현재 각 팀에서의 문제 상황을 해결하기 위한 대책 방안을 연구해 보고 각 팀원들이 아이디어를 1가지 이상씩 준비하도록 한다.

⑤ 전체 회의를 통해 우리병원의 특성에 적합한 여러 가지 대안을 비교, 토론하며 대책방안을 3가지 웨어(ware)로 구분하여 내용을 마무리한다.

⑥ 정리된 내용은 각 팀별로 실천해보고 효과성에 대해 일정 기간 뒤 다 함께 직원 만족도, 고객 만족도 두 가지 측면에서 평가, 토의해보도록 한다.

2 대기고객 관리

1) 대기고객의 심리

대기 중인 고객은 심리적, 육체적으로 압박감에 시달리게 된다.

진료를 받기 위해서 대기하는 것을 어쩔 수 없이 받아들이기는 하지만, 대기시간을 좋아하는 고객은 없다. 자신이 대기 중인 것을 직원들이 알아줬으면 좋겠고, 가능한 빨리 진료를 받을 수 있도록 직원들이 일 처리를 잘 해줬으면 하고 바란다.

병원코디네이터는 보다 섬세하게 고객의 심리를 읽을 수 있어야 하고 먼저 다가가서 따뜻하게 응대해야 한다.

(1) 불안과 긴장

병원에 내원한 고객은 마음이 편하지 않다. 낯선 공간에서 대기를 하는 동안 불안감을 느끼고 긴장하게 되는 경우가 많다. 혹시나 큰 병에 걸린 것은 아닌지 불안하고, 치료가 아프지는 않을지 염려되어 긴장을 하기도 한다. 그래서 병원코디네이터는 고객의 불안한 마음과 긴장된 상태를 이해하고 고객이 편안하게 대기할 수 있도록 도움을 주어야 한다.

어떤 치과의 경우에는 치과에서 나는 특유의 약제(Z.O.E/FC) 향을 고객이 맡을 경우 더 불안감을 느낄 수 있다고 판단해서 치과 향기를 없애기 위해 원두커피 향이 자연스럽게 퍼지도록 매일 커피를 새롭게 내린다. 그리고 치료기기의 소음으로 인해 고객이 긴장하지 않도록 음악 선정에도 신경을 써서 계절별, 시간대별, 날씨 등에 따라서 준비한다. 음악의 크기는 너무 크지 않게 음량에도 신경을 쓰고 있다.

(2) 기대

병원을 처음 방문하는 고객의 경우에는 새롭게 만나게 될 의료진에 대한 기대와 치료결과에 대한 기대를 가지고 있다. 담당 의사가 친절했으면 좋겠고, 실력이 좋아서 아프지 않게 치료를 해주고, 치료 결과도 좋았으면 하고 기대하게 된다. 그러나 이런 부분들은 직접 진료를 받고 치료를 진행하기 전까지는 고객이 정확하게 알 수 없는 부분들이다. 그래서 고객은 진료를 받기 전 대기하는 동안 눈에 보이는 요소들을 통해 병원을 선택한 나의 결정이 최선의 선택이었음을 확인받고 싶어 한다. 그렇기 때문에 고객의 눈에 보이는 모든 요소들이 잘 관리되어야 하는데, 예를 들어 직원들이 데스크에 삼삼오오 모여서 수다를 떨고 있다면 고객은 그 모습을 보면서 이 병원이 전문적인 병원이 아니라는 생각을 하게 된다. 벽면에 붙어있는 게시판의 내용들이 오래전의 내용이고 전혀 관리가 안 되어 있어서 볼 내용이 없고 지저분하다면 고객은 실망을 하게 되고, 병원이 전문적이지 않고 관리가 안 되는 곳이라고 인식하게 된다. 또한 병원을 돌아다니는 의료진들의 표정이 굳어있고 어둡다면 진료서비스를 받기 전부터 의료진에 대한 기대감도 줄어들고 마음이 편치 않게 된다. 그렇기 때문에 고객에게 실망을 안겨줄 만한 것들은 지양해야 한다.

고객은 병원과 의료진을 믿고 싶어 하는 심리가 있다. 고객의 그 심리를 확신으로 바꾸어 줄 수 있어야 한다.

2) 고객 유형에 따른 대기시간 안내 방법

(1) 신환 고객

고객에게 예약 현황, 진료실 상황 등을 고려하여 진료 시작 시까지 필요한 대기시간을 설명한다. 신환 고객은 되도록 대기시간이 발생하지 않도록 신경 써야 하고, 예약을 하고 내원한 신환의 경우에는 예약 시간에 진료를 받을 수 있도록 해야 한다.

만약 신환 고객에게 대기시간이 발생할 경우에는 고객에게 상황을 설명하고 사과를 하는 것이 좋다.

신환 고객의 경우에는 각종 검사와 문서 작성이 많기 때문에 병원에 머무르는 시간이 긴 편이다. 예약단계에서 미리 예상되는 소요 시간을 안내하면 고객도 시간을 여유롭게 계획하고 내원할 수 있다.

(2) 재진 고객

신환고객에 비해서 검사나 문서 작성의 시간이 많이 필요하지 않게 되기 때문에 병원에 머무는 시간은 처음보다 줄어들게 된다. 하지만 재진 고객에게도 대기시간은 발생할 수 있다. 대기시간이 많이 길어질 것으로 예상된다면 병원코디네이터는 고객에게 예상대기시간이 어느 정도인지 미리 안내하고, 고객이 병원에 머무를 수 있는 시간이 얼마나 있는지 질문하여 고객의 시간을 관리해 주고 있다는 느낌을 전달하면 좋다.

(3) 수술(시술) 고객

수술이나 시술을 받기 위해서 내원한 고객은 긴장을 많이 하고 내원하는 경우가 많다. 되도록 편안한 공간에서 긴장을 풀고 대기할 수 있도록 독립된 대기실로 안내하는 것도 좋은 방법이다. 수술 및 시술 고객은 검사나 동의서와 같은 문서를 확인하고 서명하는 단계를 거쳐야 하기 때문에 여러 접점에서 대기시간이 발생할 수 있다. 병원코디네이터는 각 접점에서 평균적으로 발생하는 대기시간을 고객에게 안내하고, 수술(시술)이 끝난 후 귀가할 수 있는 시간에 대해서도 안내를 하는 것이 좋다. 그리고 각 접점에서 대기시간이 발생했을 때 그 시간을 활용하여 수술(시술) 후 주의사항에 대해서 한 번 더 재확인하고 설명하는 것이 좋다.

(4) 수술(시술) 후 고객

수술이나 시술을 받은 후 경과 확인을 위해 내원하는 고객에게도 대기시간은 발생할 수 있다. 치료의 단계가 종결 단계이다 보니 다른 고객들에 비해서 우선순위가 뒤로 밀린다는 느낌을 받을 수 있다. 그렇기 때문에 공정한 대기가 이루어지도록 해야 하고, 병원에서 고객을 소홀히 대한다고 느끼지 않도록 주의해야 한다. 수술 및 시술 후에 방문하는 고객에게는 마음이 상하지 않도록 대기하는 동안 더욱 관심을 가지고 응대해야 하고, 대기시간이 길어질 경우에는 주의 사항을 잘 지키고 있는지 확인하고, 앞으로 지켜야 할 사항들에 대해서도 안내를 하면 좋다.

(5) VIP 고객

VIP 고객제도를 운영하고 있는 병원은 VIP 고객의 예약을 전날 미리 확인하여 당일 병원에 내원했을 때 대기시간이 발생하지 않도록 서비스하는데 중점을 둔다. 병원에 내원하면 접수 후 고객의 보안을 위해 별도의 VIP 대기실로 안내하여 다음 절차를 진행한다. VIP 선정기준은 병원마다 다르지만, VIP 고객제도를 운영하는 병원이라면 고객이 VIP 서비스를 제공받았다는 느낌이 들 수 있도록 서비스를 운영해야 하고, 불필요한 대기가 발생되지 않도록 해야 하며, 예약 시간에 진료 서비스를 받을 수 있도록 해야 한다.

3) 심리적인 대기시간을 줄이기 위한 사례

(1) 병원의 시설, 인테리어를 활용한 대기시간 관리 사례

① 아이들이 좋아하는 인테리어와 시설 활용

소아청소년과의 주된 고객은 유아, 소아, 어린이, 청소년들이다. 주 고객이 어린 아이들인 만큼 병원을 무섭지 않게 밝은 색과 아기자기한 소품으로 인테리어 한 병원들이 많다. 병원에 대한 좋지 않은 기억이 있어서 병원을 무서워하거나 몸이 많이 아파서 힘든 아이의 경우에는 병원의 대기시간이 더 길고 고통스럽게 느껴질 수 있다. 그래서 대기 공간은 아이들이 불안함을 느끼지 않도록 더 세심하게 디자인할 필요가 있다. 모 소아청소년과의원은 놀이동산이 떠오를 수 있는 회전목마 장식물을 병원 입구에 들어오자마자 볼 수 있게 만들어두기도 했다. 아이들이 직접 회전목마에 오르다가 낙상의 위험에 노출될 수 있기 때문에 기둥을 세워 높은 곳에 회전목마를 두었는데, 보기만 해도 기분이 좋아질 것 같다. 이런 시설은 실제로 아이들의 만족도도 높고 대기시간도 빨리 지나가는 것처럼 느끼게 하는데 도움을 준다.

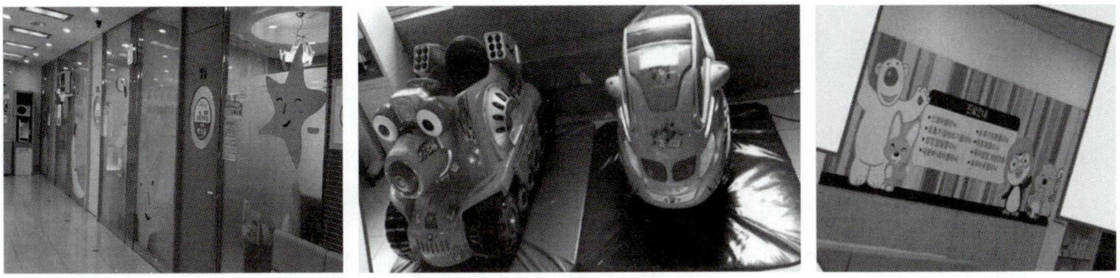

[그림 6-25] 아동병원의 대기실 관리 모습
출처 : 대한병원코디네이터협회, 병원코디네이터, 2017

② 치료실 상황을 볼 수 있는 대기실

어린이가 주 고객인 병원이라고 해도 아이 단독으로 병원을 이용하는 경우는 거의 없다. 보통은 보호자인 부모님 또는 조부모님과 함께 내원을 하는데, 어린이집이나 유치원, 학교 등에서 갑자기 다치거나 아픈 경우에는 보호자 동의를 받아서 선생님이 함께 병원에 방문하는 경우도 있다. 어린이 병원이 어린이만을 위한 서비스만 제공하기 보다는 함께 온 보호자를 위한 서비스를 제공하는 것도 좋은 방법이다.

어린이 진료를 주로 하는 모 치과의 경우에는 어린이가 치료를 받는 동안에 보호자는 바깥 대기실에서 대기를 해야 하는데, 이때 진료실의 상황을 대기실에 있는 모니터를 통해 볼 수 있도록 대기실 인테리어에 신경을 썼다. 진료실의 상황을 모르는 상태에서 아이와 떨어져서 대기를 한다는 것은 보호자에게도 쉬운 일이 아니다. 그리고 대기하는 동안 편안하게 앉아서 쉬고, 음료나 차 종류를 마실 수 있도록 서비스를 제공하는 것도 좋다. 흔히 어린이 병원은 어린이만을 위한 서비스를 생각하지만, 보호자에게도 신경을 써서 대기시간 동안 서비스를 제공하는 것이 좋다.

③ 와이파이 서비스와 충전 서비스

진료를 기다리는 시간에 많은 고객들은 자신의 스마트폰을 통해 게임이나 검색을 하거나 동영상 등을 시청한다. 데이터를 풍부하게 가지고 있지 않은 고객들은 무료 와이파이 서비스를 통해 데이터 걱정 없이 스마트폰을 사용해서 여러 가지 활동을 한다. 모 한의원은 접수 데스크에 와이파이 비밀번호를 적어두고 고객들이 편하게 사용할 수 있도록 하고 있다. 또한 스마트폰의 충전이 필요한 고객을 위해 급속충전 기기도 준비를 해두어 언제든지 편안하게 스마트폰 충전을 할 수 있게 서비스 하고 있다.

(2) 고객 참여 활동을 활용한 대기시간 관리 사례

① 그림 그리기 활동

모 어린이 전문 한의원에서는 대기하는 동안 그림 그리기 활동에 참여할 수 있도록 해주고, 아이들이 그린 그림은 일정기간 동안 병원 대기실에 걸어준다. 자신이 그린 그림이 전시된 모습을 보면서 아이들은 병원에 대한 친숙함을 더 느끼게 된다. 이와 같이 그림을 그리며 대기하는 시간은 아무것도 하지 않고 기다릴 때보다 훨씬 빠르게 지나가는 것처럼 느껴지게 해줄 뿐 아니라 병원에 대한 좋은 기억도 갖게 해준다.

② 대기시간 동안 편지쓰기

지루하고, 의미 없이 보내는 시간에 대한 개념을 전환시킨 좋은 아이템에 대한 좋은 사례를 소개하면 아래와 같다. 기다리는 동안 가족이나 친구, 지인에게 직접 편지나 연하장을 작성할 수 있도록 마련된 서비스이다. 병원 내에 비치된 엽서를 이용해 편지를 작성하여 우편함에 주소를 적어 넣으면 병원에서 일괄적으로 우편서비스를 대행해주는 형식이다.

보내는 고객 입장에선 틈새 시간을 활용해 주변인에게 감동적인 선물을 할 수 있는 기회이며 병원 입장에선 고객 감동 서비스 제공과 함께 잠재고객에게 병원의 브랜드를 알릴 수 있는 유용한 마케팅 수단이기도 하다.

③ 마술 공연, 전시회, 음악회

모 치과는 대기하는 동안 고객들이 체험할 수 있는 다양한 서비스를 정기적으로 제공하고 있다. 마술사를 초빙하여 마술쇼를 진행하고, 연주자를 초빙하여 음악회를 연다. 때로는 계절별 시즌별로 다양한 전시회(부채 전시회, 장난감 전시회, 그림 전시회 등)를 열기도 한다.

고객은 대기하는 동안 이런 서비스를 즐기며 대기시간을 길다고 느끼지 않게 된다. 어쩌면 순간적으로 시간이 빠르게 지나갔다고 느끼기도 한다. 고객이 참여할 수 있고 즐길 수 있는 다양한 문화 체험 활동은 우리 병원에 내원하는 고객층을 분석하여 가장 적합한 활동을 진행하는 것이 좋다.

④ 셀프 네일 서비스

기다리는 시간동안 셀프로 매니큐어를 바를 수 있도록 비치된 병원도 있다. 예쁜 색상의 매니큐어가 준비되어 있고, 리무버와 화장 솜도 잘 갖추어져 있다. 고객이 원하는 색상으로 얼마든지 발라볼 수 있기 때문에 기다리는 시간이 지루하지 않게 느껴진다. 다만 매니큐어를 바르는 시간과 건조시키는 시간이 소요되기 때문에 대기시간이 짧은 고객에게는 진료 후 서비스를 이용하여 줄 것을 안내하면 좋다.

3 대기실 환경관리

병원에 내원하는 고객들이 오래 머무르는 장소 중에 하나가 대기실이다. 대기실에서 짧게 머무르고 진료를 받는 고객도 있지만 길면 30분~1시간 이상을 대기실에 머무르면서 기다려야 하는 고객들도 많다. 그래서 대기실의 환경은 고객이 편안하게 대기할 수 있고, 대기하는 동안 지루하지 않도록 해야 한다.

1) 대기실 인테리어 및 시설

대기실은 고객의 긴장감을 덜어주고 안정된 상태에서 진료를 받을 수 있도록 편안하고 쾌적한 공간이 되어야 한다. 고객층에 알맞은 인테리어를 해야 하고, 진료과목에 적합한 시설을 갖추고, 편리함과 쾌적함을 느낄 수 있도록 디자인해야 한다.

대기 공간의 의자는 고객이 충분히 앉을 수 있을 만큼 확보하는 것이 좋다. 대기시간이 많이 발생하는 병원이나 몸이 많이 불편한 상태에서 대기를 해야 하는 진료과의 경우에는 등받이나 팔걸이가 있고, 좀 더 편하게 앉을 수 있는 제품을 선택하면 좋다. 대기 공간에 비해서 대기 고객이 많은 병원의 경우에는 효율적으로 여러 명이 앉을 수 있는 형태의 의자를 선택하는 것도 좋다.

대기실에는 보통 음료를 제공하는 공간이 있는데, 기본적으로 정수기는 눈이 잘 보이는 곳에 설치하고 컵이 부족하지 않도록 자주 점검하고, 물이 넘치거나 지저분해지지 않도록 자주 확인하며 관리해야 한다. 제공되고 있는 커피, 녹차 등의 제품이 부족하지 않도록 확인하고 음료대 주변은 쓰레기나 악취가 발생하지 않도록 청결하게 관리해야 한다. 커피 머신을 갖춘 병원은 고객이 사용법을 쉽게 알 수 있도록 사용 방법을 잘 표기하여 부착해야 한다. 사용 방법을 몰라서 사용을 못하는 고객이 의외로 많이 있기 때문이다.

고객을 위해 준비된 책, 장난감, 놀이기구, 교구 등은 지저분하지 않게 잘 정리하고 오염되지 않았는지 매일 점검하고, 감염예방을 위해 매일 소독하여 관리한다.

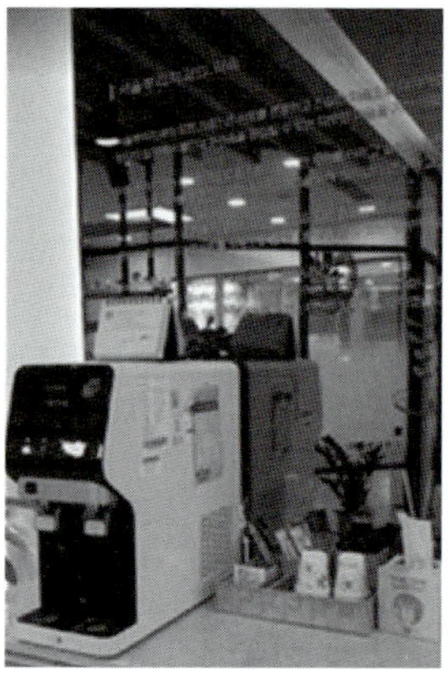

출처 : 직접 촬영(서울뿌리치과)

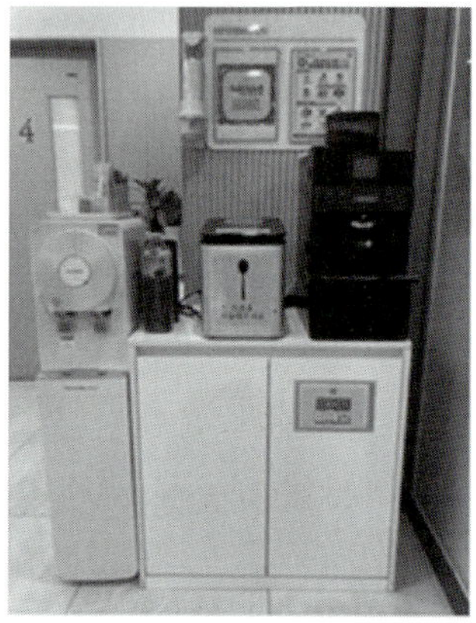

출처 : 직접 촬영(중앙한방병원)

[그림 6-26] 병원 편의시설 – 음료대

많은 병원들이 대기공간에는 병원의 소식을 알리기 위해 게시판을 설치해서 사용하고 있다. 게시판을 어떻게 관리하느냐에 따라서 병원의 이미지가 달라질 수 있고, 마케팅 면에서도 효과적으로 활용될 수도 있기 때문에 병원코디네이터는 게시판 관리에도 신경을 써야 한

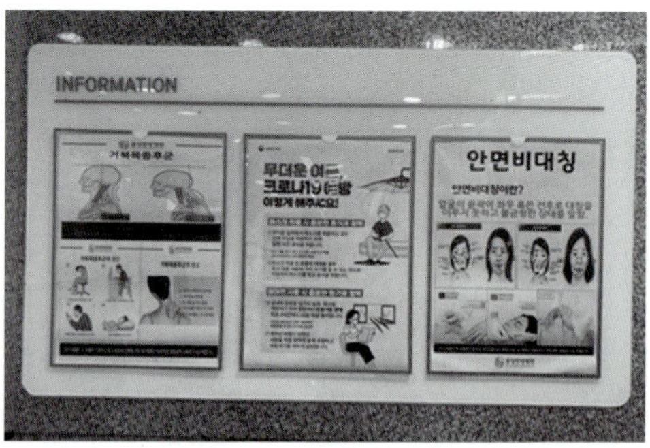

출처 : 직접 촬영(중앙한방병원)

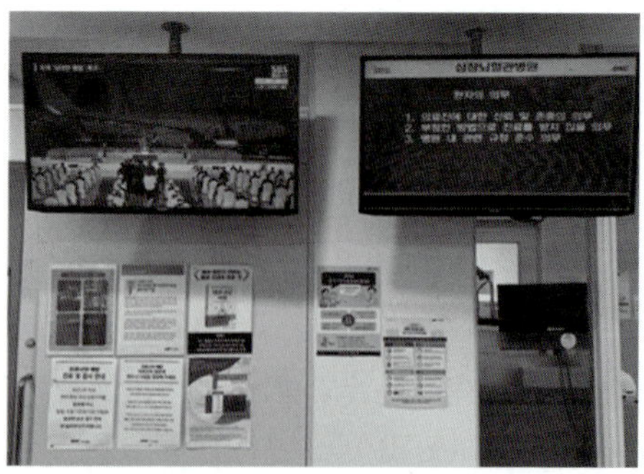

출처 : 직접 촬영(삼성서울병원)

[그림 6-27] 병원 게시판

다. 게시판은 정기적으로 관리를 해야 한다. 오래된 칼럼이나 오래된 병원 소식이 방치되어 게시되지 않도록 주기적으로 관리하고 새로운 소식이 담긴 내용으로 바꿔줘야 한다. 게시판은 병원을 알리는 또 하나의 매개체이며, 고객과 공감대를 형성하는 공간임을 잊어서는 안 된다.

2) 실내온도

병원코디네이터는 계절에 따라 대기실의 적정 온도와 습도가 잘 유지될 수 있도록 관리해야 한다. 특히 많이 덥거나 많이 추운 계절에는 더위와 추위로 인해 고객이 불편함을 느끼지 않도록 냉난방 온도를 조절하여 쾌적한 환경을 유지해야 한다. 온도만큼이나 중요한 부분이 바로 습도이다. 쾌적한 실내의 습도는 40~70% 정도이다. 온도에 따라서 쾌적함을 주는 습도는 달라진다. 실내 온도가 24℃ 이상인 경우에는 습도 40%가 적당하고, 실내 온도가 21~23℃인 경우에는 50%의 습도가 적당하다. 18~20℃의 온도에서는 60%의 습도가 적당하고, 15℃의 온도에서는 70%의 습도가 쾌적하게 느껴지는 습도이다.

여름철 실내 습도가 높아지면 환기를 통해 실내 습기를 외부로 내보내거나 에어컨이나 제습기를 사용하여 습도를 낮추는 것이 좋다. 습도가 낮아서 건조하다면 가습기를 사용하여 습도를 관리하는 것이 좋다.

3) 향기

고객의 안정과 긴장감 해소를 위하여 병원의 냄새를 최대한 줄이는 것이 좋다. 소독약 냄새 또는 약제로 인한 냄새가 나지 않도록 환기에 신경을 쓰고, 공기 정화 기능이 있는 기기를 사용하여 실내 향기 관리를 하면 좋다.

향기를 내는 캔들이나 디퓨저를 이용해서 실내 향기를 관리하는 병원들도 많이 있다. 이때에는 향이 자극적이거나 너무 과하지 않은지 확인하고 선택할 필요가 있고, 실내 면적에 알맞은 리드스틱을 꽂아서 향의 농도를 조절해야 한다.

디퓨저나 캔들을 사용하는 경우에는 반드시 환기를 해줘야 한다. 또한 디퓨저에 민감한 고객이 내원하는 병원이라면 사용하지 않는 것이 좋다. 디퓨저를 사용하면 좋지 않은 경우에는 호흡기 질환자가 내원하는 병원, 알레르기에 민감한 고객이 내원하는 병원, 노약자나 임산부가 내원하는 병원 등은 가급적 사용하지 않는 것이 좋다.

4) 조명

대기실 조명은 진료과에 따라서 밝기와 조명의 종류가 달라진다. 피부과와 성형외과의 대기실은 카페와 같은 차분하고 고급스러운 분위기를 연출하기 위해서 은은한 조명을 선호한다. 소아과의 대기실은 밝고 경쾌한 느낌이 드는 조명을 선호한다. 안과의 경우에는 밝은 시야를 느낄 수 있도록 환한 느낌이 들도록 조명을 설치하는 경우가 많다. 각 진료과의 특성에 맞도록 대기실 조명을 관리하면 대기실에서 대기하는 동안 고객들은 편안함을 느낄 수 있다.

제6절 진료

학습목표

1. 고객과의 사전 상담 내용을 의료진에게 전달할 수 있다.
2. 고객을 진료실로 안내할 수 있다.
3. 고객에게 담당 의사를 소개할 수 있다.
4. 고객이 의료진과 원활한 진료 상담을 받을 수 있도록 환경관리를 할 수 있다.

1 진료 전 설명

고객 만족을 위해서는 의사와 고객 간의 소통이 잘 이루어져야 한다. 의사와 고객이 원활하게 소통이 이루어지도록 돕는 역할이 병원코디네이터의 역할이다. 진료 전 병원코디네이터는 고객에 대한 정보를 사전 상담을 통해서 얻게 된 정보들을 잘 정리하여 의료진에게 전달한다. 주로 고객이 전하고자 하는 증상과 관련된 이야기들을 나누게 되는데, 고객이 충분히 하고 싶은 이야기를 할 수 있도록 하는 것이 좋다. 상담 시 얻게 된 정보들은 의료진이 진료 상담을 할 때 도움이 된다.

병원코디네이터는 앞으로 진행될 진료 진행 과정에 대한 자세한 설명을 사전에 함으로써 고객이 병원에서 느끼는 불안감을 낮출 수 있고 편안하게 진료를 받는데 도움을 준다.

1) 진료 전 설명 중요 항목

(1) 동의서(개인정보 활용, 수술, 시술, 치료 관련 동의서)

2011년 9월부터 시행 중인 개인정보 보호법안에 따라 고객의 진료 정보를 수집, 저장, 활용하고 있는 의료기관의 경우에도 고객의 동의를 받지 않고 개인정보를 수집한 경우 위법으로 인한 과태료 처분을 받을 수 있기 때문에 첫 내원 고객에게 개인정보 제공 및 활용 동의서를 받도록 되어 있다.

개인정보 수집 동의서

본 병원은 [개인정보 보호법]에 의거하여 개인정보 수집, 이용 시 이에 관한 동의를 받고 있습니다.

1. 개인정보 수집/이용 목적
   - 귀하의 소중한 개인정보는 진료 및 아래의 목적으로 사용됩니다.
     가. 진료/건진 예약, 예약 조회 및 회원제 서비스 이용에 따른 본인 확인 절차에 사용
     나. 진료비 계산서, 내역서, 제증명서 및 종합검진 관련 물품 발송
     다. 진단 및 치료를 위한 진료서비스와 진료비 청구, 수납, 환급 등의 원무서비스 제공
     라. 병원에서 발생하는 각종 소식지 및 진료/학술 관련 정보 제공
     마. 고지사항 전달, 불만처리 등을 위한 원활한 의사소통 경로의 확보, 새로운 서비스 및 행사정보 안내
     바. 교육, 연구, 학술, 홍보, 진료 서비스에 필요한 최소한의 분석 자료
     사. 온(오프)라인 수탁검사 및 임상시험심사를 위한 기초자료
     아. 기타 진료 및 학술, 홍보와 관련된 서비스

2. 수집하는 개인정보의 항목
   - 성명, 주민등록번호, 주소, 연락처, 선택진료신청서, 소속직장 정보, 면허 및 자격사항, 학력 및 경력사항, 협력의사(병 · 의원)신청서 및 이력서 내 기재항목

3. 개인정보의 보유/이용 기간
   진료 및 학술 홍보 관련 서비스의 제공을 위하여 수집된 경우, 의료법 기준에 준합니다.
   다만, 수집 목적 또는 제공받는 목적이 달성된 경우에도 상법 등 법령의 규정에 따라 보존할 필요성이 있는 경우, 개인정보를 보유할 수 있습니다.

4. 동의를 거부할 수 있는 권리
   개인정보보호법, 제 15조 2항에 의거하여 개인정보수집 동의 거부권에 관한 사항은 법률에 특별한 규정이 있거나 법령상 의무를 준수하기 위하여 불가피한 경우에 개인정보취급자는 개인정보를 수집할 수 있습니다.
   의료기관은 의료법 시행규칙 제14조(진료기록부 등의 기재사항)-진료를 받은 자의 주소 · 성명 · 주민등록번호 · 병력(病歷) 및 가족력(家族歷) 등의 개인 정보를 수집하여 진료기록부 등을 작성할 의무가 있으며, 의료법 시행규칙 제15조(진료에 관한 기록의 보존)에 의거하여 법령에 명시된 보유기간 동안 보존할 의무가 있습니다.

[개인정보 보호법]에 의거하여 위와 같이 개인정보 수집, 이용에 동의합니다. □동의

20 년 월 일

신청인 (인)

[그림 6-28] 개인정보 동의서 예시

(2) 치료비용 환불, 치료 종료 후 서비스관리 부분

고객을 존중하고 배려하는 마음이 가장 중요하다. 특히 미용 성형분야의 비급여항목 부분은 지나치게 진료를 강조할 때는 상업적 분위기가 될 수 있으므로 주의하도록 한다.

특히 비급여 항목에 해당되는 진료과목인 경우에는 초진 고객 상담 시 환불에 해당되는 규정에 대한 자세한 설명과 치료 종료 후에 제공되는 A/S에 대해 자세하게 설명해야 한다.

설명 후에는 관련된 동의서 혹은 설명되었다는 확인 사인 등을 기록해 두는 것이 좋다.

임플란트 매식수술 동의서

◆치료술식

먼저 수술 부위에 국소 마취를 시행한다.

- 임플란트 잇몸뼈에 절개하여 잇몸뼈를 노출시킨다.
- 임플란트를 잇몸뼈에 심기 위해서 잇몸뼈에 구멍을 만든다.
- 임플란트를 잇몸뼈에 심는다.
- 절개한 잇몸을 봉합한다.
- 임플란트가 잇몸에 단단히 굳을 때까지 기다린다(몇 주~몇개월).
- 임플란트가 잇몸에 단단히 굳은 후 보철치료를 한다.

[잇몸이 약한 경우에는 잇몸 이식술, 뼈 이식술, 잇몸뼈 보정술, 상악동 거상술 등과 같은 부가의 수술이 필요할 수도 있습니다]

◆합병증

1. 수술 후 출혈이 생길 수 있으며, 이 출혈은 수일 후까지도 국소적으로 나타날 수 있습니다.
2. 수술 직후에 마취가 풀리면 통증이 나타날 수 있기 때문에 반드시 진통제를 복용해야만 합니다. 수술 부위의 통증은 대개 며칠 이내에 소실되지만, 때로는 그 이상 지속되는 경우도 있습니다.
3. 수술 후 얼굴에 부종이 생길 수 있는데, 수술 후 1~2일에 가장 심하고 그 후 점차 감소되지만, 잇몸의 절개범위가 넓고, 출혈이 많은 경우에는 부종이 더 심하게 나타날 수도 있습니다.
4. 수술로 인하여 신경의 미세한 손상이 발생하는 경우가 드물게 있으며, 이로 인해 감각 이상, 마비, 통증 등과 같은 증상이 나타날 수 있습니다. 이런 증상은 대개 시간이 지나면 점차 소실되지만 때로는 상당 기간 동안 지속되기도 하며 약물치료가 필요할 수도 있습니다.
5. 상악에 임플란트를 심는 경우에 상악동이나 비강의 천공이 발생 할 수 있으며, 이에 대한 추가적인 치료가 필요할 수도 있습니다.
6. 수술 후 감염이 있거나 치유가 지연되면 추가적인 치료가 필요할 수도 있습니다.

본인은 임플란트 매식수술을 받을 때 예상되는 합병증과 후유증에 대해 충분한 설명을 듣고 이해하였으며, 임플란트 매식수술을 시행해 줄 것을 요청합니다. 또한 불가피한 합병증이나 후유증이 발생하는 경우에 이의를 제기하지 않겠으며, 추가적인 치료가 필요할 경우 의사의 지시에 따르겠습니다.

20　　년　　월　　일

주민등록번호 :

환　자 :　　　　(인)

보 호 자 :　　　　(인)　(환자와의 관계　　　　)

[그림 6-29] 치과 진료 전 임플란트 매식수술 동의서 예시

(3) 적응증, 주의 사항, 부작용

적응증, 주의 사항, 부작용을 이야기하고 가능하면 서면 자료로 전달한다. 그리고 신뢰를 주기 위해 담당 직원 혹은 병원 명함을 주고 언제든지 상담이 가능함을 알려 궁금한 점을 해결할 수 있도록 배려한다.

특히 주의 사항의 경우 구두 설명 시 설명했음에도 불구하고 고객의 실천사항이므로 잘 지켜지지 않아 이상 증상이나 부작용이 발생했을 경우 병원의 책임으로 컴플레인하는 경우가 많으므로 주의 사항에 대한 설명은 2~3차례 반복되는 접점을 만들어 고객에게 강조하여 설명하는 것이 좋다.

(4) 치료 비용, 수납 방법

의료비 수가는 고객에게 매우 민감한 부분이다. 치료 비용에 대한 안내나 정산 적용 시 고객이 이해할 수 있는 충분한 설명과 동의를 얻어 수납 시 고객이 컴플레인을 하지 않도록 해야 한다.

특히 병원코디네이터가 활동하고 있는 대부분의 진료과목이 비급여 항목이 주인 의료기관임을 감안할 때 업무 수행 시 주의해야 할 부분이다.

(5) 진료 프로세스

진료 및 치료가 시작되기 전 고객이 접하게 될 접점에 대한 사전 설명을 하면 미리 프로그램을 간접경험해 볼 수 있고 치료에 대해서 예상해 볼 수 있기 때문에 심리적으로 안정감을 가질 수 있게 된다.

진료 시 소요되는 시간, 진료실 장소, 진료 담당 의사에 대한 소개 등 고객이 불안하지 않도록 사전에 필요한 정보들을 사전에 제공하여 진료에 대한 두려움을 낮춘다.

2) 진료 전 담당 의사에게 고객 정보 전달

담당 의사는 진료 전에 미리 고객의 상담 정보를 확인하여 고객의 정보를 파악한다. 고객이 가장 관심 있어 하는 치료나 방법, 치료에 대한 두려움, 고객이 기대치 등 진료 전 상담을 통해 얻게 된 여러 정보를 미리 확인하고 고객을 만나면 좀 더 원활한 진료 상담을 하는데 많은 도움을 받을 수 있다. 병원코디네이터는 진료 전 상담을 통해 얻게 된 정보를 담당 의사가 보기 쉽도록 정리하여 전달한다.

2 진료실 응대 매너

1) 진료실 안내 매너

대기실에서 대기 중인 고객을 진료실로 안내할 때에는 고객에게 다가가서 인사를 한 후 자신이 진료실 담당 병원코디네이터임을 먼저 소개해야 한다.

"김수영 고객님 안녕하십니까! 저는 진료코디네이터 이진아입니다. 제가 진료실로 안내해 드리겠습니다."

병원에 처음 내원한 고객의 경우에는 병원의 위치에 대해서 잘 모르기 때문에 안내를 할 때에는 고객이 잘 따라오고 있는지를 확인하면서 안내하는 것이 좋다. 진료실에 도착하기 전에 고객의 외투와 가방 등 소지품 보관이 필요한지 고객에게 물어보고 보관을 원하는 고객의 물품들은 조심히 건네받아서 보관함에 보관한다. 내과와 같이 청진기로 진찰을 해야 하는 경우에는 두꺼운 외투를 입고 내원한 고객에게 진료 전 외투를 벗어야 함을 미리 안내하고 고객의 외투는 보관함에 잘 보관해야 한다.

2) 담당 의사 소개

진료실에 도착하기 전 오늘 진료를 담당하게 된 의사에 대한 소개를 한다. 의사에 대한 좋은 소개는 고객이 의사에 대한 신뢰감을 갖게 하는데 많은 영향을 주기 때문에 의사의 명성과 평판 등에 대해서 소개를 하면 좋다. 진료실에 도착하면 고객에게 앉아야 하는 위치를 정확하게 설명하고 안내한 후 담당 의사에게 진료받는 고객을 소개한다.

"원장님, 오늘 처음 내원하신 김수영 고객님이십니다."

3) 진료실 내 매너

진료실 내에서는 고객이 진료를 편안하게 받을 수 있도록 해야 한다. 진료 중에 진료실 문이 갑자기 열리지 않도록 해야 하며, 직원들이 진료 중 드나들지 않도록 해야 한다. 특히 탈의를 한 상태에서 진찰을 받는 경우에는 더욱 유의해야 한다.

한의원의 경우 재진 고객은 진료실에서 진료를 받지 않고 치료실에서 진료를 받으며 바로 치료를 시작하는 경우도 많이 있다. 이때 치료실은 커튼으로 되어 있는 경우가 많은데, 커튼을 열기 전에는 미리 고객에게 알리고 고객의 대답을 들은 후 커튼을 조심히 열어야 한다. 커튼을 닫을 때에도 주의를 해야 하는데, 한 번에 휙하고 세게 잡아당겨서 닫고 나오거나 대충 닫아서 커튼이 다 안 닫힌 상태로 두고 나오는 경우가 생기지 않도록 해야 한다.

고객이 진료실에서 진찰 또는 치료를 받고 있는 동안 고객을 소외시키고 병원 직원들끼리 대화하거나 사담을 나누지 않도록 해야 한다. 치과 같은 경우에는 진료실이 곧 치료실이 되는 경우가 많다. 치과의자(유닛체어)에서 치료를 기다리는 고객을 두고 직원들끼리 대화를 나누면 고객은 소외감을 느낄 뿐만 아니라 불쾌감을 느낄 수도 있다.

진료실에서 통증이 있는 치료를 받아야 하는 고객을 응대할 때와 치료에 대한 공포심이 많은 고객을 응대할 때에는 손을 잡아주어 긴장감을 완화시키는데 도움을 주는 것도 좋다.

또한 치과와 같이 유닛체어에서 대기 중인 고객에게는 담요를 덮어드리거나 원하는 TV를 시청할 수 있도록 리모컨을 건네고 사용 방법을 설명해 드린다. 어떤 병원은 아픈 치료를 할 때 인형을 안겨주고 아플 때마다 인형을 꽉 안으라고 안내하기도 한다. 또 어떤 병원은 손에 잡히는 정도의 작은 크기의 말랑거리는 인형을 손에 쥐어주고 아플 때마다 꽉 잡으라고 안내하기도 한다.

진료실에서 치료를 받는 도중에 갑자기 의료진이 자리를 비우게 되는 경우가 생기기도 한다. 이때에는 고객에게 이유를 설명하고 얼마동안 혼자 있게 되는지도 안내하면 좋다. 자리를 비울 때에는 고객이 무료하지 않도록 TV를 시청할 수 있도록 안내하거나 책이나 잡지 등을 읽으며 기다릴 수 있도록 한다.

4) 고객의 불편 사항 확인

진료실내에서 불편함을 느끼는 고객이 있다면 고객의 말을 끝까지 경청하고 필요시 중요 내용은 메모를 한다. 치료에 관련된 불편 사항은 담당 의사에게 전달하여 고객이 치료를 받는데 불편함이 없도록 해야 한다. 치료에 관련된 의문 사항이나 궁금한 점이 있는지 치료 중간 체크하여 고객의 궁금증을 빠르게 해결한다.

진료 외적 서비스에 대한 부분에 불편한 점이 있다면 빠르게 확인하여 개선해야 한다. 예를 들어 여름철 에어컨의 강한 바람과 낮은 온도로 힘들어하는 고객이 있다면 실내에 적합한 온도 조절과 바람 세기 및 바람 방향 등을 조절하여 고객이 불편함을 겪지 않도록 해야 한다.

5) 주의 사항 안내

치료를 받은 고객에게 치료 후 주의 사항에 대한 안내를 한 번 더 한다. 진료 시 담당 의사로부터 주의 사항에 대한 설명을 듣지만, 긴장하거나 낯선 공간에 있다 보니 잘 기억하지 못하는 경우가 많다. 그래서 진료 또는 치료가 끝난 후 병원코디네이터는 고객이 반드시 주의해야 하는 주의 사항과 진료 후 고객이 지켜야 하는 것에 대해서 다시 한번 설명하고, 필요하다면 유인물로 제작하여 고객에게 드리는 것이 좋다. 설명을 잘 잊거나 유인물을 분실하는 고객을 위해 카카오톡이나 문자서비스 등을 통해서 주의 사항 및 지켜야 할 사항에 대한 안내를 하는 것도 좋은 방법이다.

3 진료실 환경관리

진료실의 환경은 고객에게 심리적으로 많은 영향을 미치는 장소이기 때문에 더욱 신경 써서 관리를 해야 한다. 편안하고 안정된 마음으로 진료를 받을 수 있도록 진료실 환경은 깨끗하게 정리 정돈되어 있어야 한다.

1) 고객용 의자와 보호자용 의자

고객 그리고 동반한 보호자(동반고객)가 진료 상담을 받을 때 불편하지 않도록 의자를 여유 있게 비치해야 한다. 고객을 위한 의자는 준비해두지만 보호자를 위한 의자를 준비하지 않는 경우가 종종 있다. 보호자가 서서 진료 상담을 받게 되면 환자인 고객도 진료에 집중하기 어려워진다.

2) 소지품 보관

진료실에서 검사를 받아야 하는 진료과목의 경우에는 고객의 외투나 가방 등 소지품을 보관할 수 있는 곳을 마련해 두는 것이 좋다.

3) 소음과 조명

진료실은 외부의 소음이 차단되도록 해야 하고, 조명은 너무 밝거나 너무 어둡지 않도록 해야 한다.

4) 진료 베드

진료실 내에 베드가 있는 경우에는 시트를 자주 교환하고 청결한 상태로 유지해야 한다. 시트를 자주 교환할 수 없다면 시트 위에 일회용 시트를 사용하여 자주 교체하는 방법을 활용하기도 한다.

5) 시술도구 및 모형

치과와 같이 진료실에서 치료를 바로 받는 경우에는 치료에 사용되는 기기와 각종 집기들이 청결하게 관리되어 있어야 한다. 고객에게 혐오감을 줄 수 있는 시술 도구나 모형 등은 가급적 보이지 않게 하는 것이 좋다. 또한 여러 고객이 사용하는 기기들은 소독을 하여 위생적으로 관리되게 해야 한다.

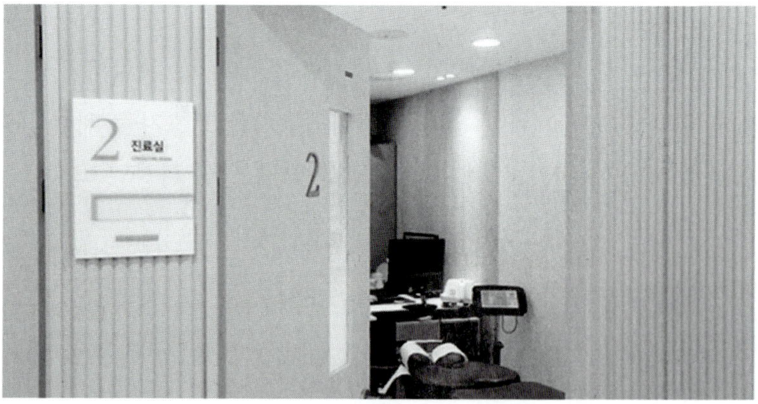

[그림 6-30] 진료실
출처 : 직접 촬영(중앙한방병원)

6) 치료 의자

이비인후과와 같이 진료실에서 바로 치료 의자에 앉게 되는 경우에는 치료 의자가 청결하도록 관리해야 한다.

7) 환기

진료실 내부에서는 소독약 냄새나 약품 냄새가 나지 않도록 환기를 해줘야 한다.

제7절

수납 및 고객 배웅

학습목표

1. 수납 형태에 따라서 필요한 진료 영수증을 발행하여 제공할 수 있다.
2. 신용카드 결제 시 고객의 선택에 따라 할부 또는 일시불 결제 여부를 확인하고 진행할 수 있다.
3. 치료비 영수증 내역에 대한 설명을 할 수 있다.
4. 보험사 제출용 영수증 및 진단서와 소견서 등을 교부할 수 있다.
5. 수납기록 양식에 따라 일일 합계를 정산하고 관리할 수 있다.

1 수납 업무의 이해

1) 진료비

진료비는 의료기관이 내원한 고객(환자고객)의 상병을 치료하기 위하여 제공한 의료서비스에 대한 대가를 의미한다.

2) 진료비 수납

진료비 수납이란 청구한 진료비를 현금이나 카드로 받아들이는 행위 즉, 고객으로부터 외래 또는 입원하는 동안 발생한 진료 내역에 대하여 본인부담금 및 비급여항목(보험 처리가 되지 않은 항목)에 대한 비용을 받는 행위를 말한다.

(1) 진료비 수납 업무 처리의 절차

① 진료를 종료한 고객의 진료비를 확인하고 고객에게 세부 내역에 대한 설명을 한다. 이때, 비급여 항목은 더 신경 써서 자세히 설명한다.

② 진료비 총액을 알려드리고 어떤 방식으로 지불할 것인지를 확인한다. 현금, 카드, 수표 등으로 수납을 할 수 있다.

※ 진료비를 신용카드로 자동 결제하는 서비스(예: 진료비 하이패스제, 오픈카드 시스템 등)에 가입된 고객의 경우에는 별도의 수납 절차 없이 진료비를 지불한다.

※ 리셉션 데스크를 경유하지 않고, 바로 무인정산 기기를 통해서 수납을 처리하는 경우도 있다. 이때에는 무인정산 기기를 통해 수납과 처방전 발행, 주차등록, 처방전 약국 전송 등을 간편하게 처리할 수 있다.

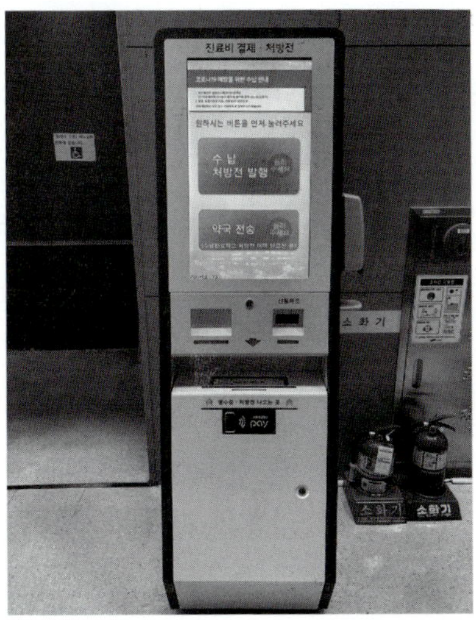

[그림 6-31] 진료비 결제 및 처방전 무인기기
출처 : 직접 촬영(삼성서울병원)

③ 진료비를 수납한다.

㉠ **현금**

- 두 손으로 정중히 현금을 받는다.
- 받은 금액과 거스름돈의 금액을 고객에게 확인시켜 드리고, 양손으로 드린다.

- 현금영수증 발급 여부를 확인하고, 고객이 원하는 경우 현금영수증을 발급해 드린다.
  ※ 수납 금액이 10만원 이상인 경우에는 현금영수증 발급 의무화에 따라 고객의 요청 여부와 관계없이 현금영수증을 발급해야 한다. 고객이 현금영수증 발급을 원하지 않거나 고객의 인적사항을 모르는 경우에도 현금을 받은 날부터 5일 이내에 국세청지정번호(010-000-1234)로 자진 발급해야 한다. 현금영수증을 미발급한 경우에는 '18.12.31. 이전 발급의무 위반분은 미발급금액의 50% 과태료(舊 조세범처벌법 제15조), '19.1.1. 이후 발급의무 위반분은 미발급금액의 20% 가산세가 부과(소득세법 제81조의9, 법인세법 제75조의6)된다.

ⓛ **카드**

- 고객에게 할부 여부를 확인한다.
  ※ 고객에게 무이자 할부가 적용되는 카드와 무이자 가능 개월수를 미리 알리거나 결제 시 잘 보이도록 안내문을 비치해 두면 좋다.
- 고객에게 두 손으로 카드를 건네받는다.
  ※ 실물 카드를 모바일 앱에 담은 앱카드, 삼성페이 등을 사용하여 결제를 할 경우에는 고객에게 결제 단말기에 휴대폰을 가까이 댈 수 있도록 안내하고, 바코드나 모바일 카드를 스캔하여 결제를 진행한다.
- 카드를 화살표 방향으로 읽히거나 삽입한다.
- 결제 금액을 눌러(할부일 경우 분할 개월 숫자도 확인) 숫자를 입력한다.
- 고객에게 계기판에 표시된 결제 금액을 확인시키고 전자서명패드를 이용하여 사인(서명)을 받는다.
  ※ 결제금액 5만원 이상인 경우에는 반드시 사인을 받아야 하고, 5만원 이하인 경우에는 고객 사인은 생략된다.
- 카드 영수증 원본은 병원에서 보관하고 사본을 고객에게 드린다. 이때 영수증 사본은 두 손으로 드린다(오른손으로 드리고 왼손으로 오른손 손목 아래쪽에 받쳐서 드려도 된다).

ⓒ **수표**

- 고객에게 두 손으로 수표를 받는다.
- 수표 이면에 고객의 생년월일과 성함 등을 자필로 서명하도록 안내한다.

• POS 기기에서 수표를 조회하여 이상 여부를 확인하고 수표사용자의 인적 사항을 확인한다.

㉣ **기타**

• 인터넷, 자동 계좌 이체 등을 통한 수납의 경우 입금 여부를 꼭 확인한다.

④ 진료비 수납 후 진료비 영수증을 발행하여 제공한다. 진료비 영수증에 수납 완료 도장을 찍는다. 보험회사 제출을 위한 진료비 상세내역서를 요청하는 고객에게는 진료비 영수증과 함께 발급하여 드린다.

⑤ 처방전이 있는 경우에는 처방전을 드린다.

⑥ 다음 진료 예약이 있는 경우에는 고객의 치료 일정에 맞추어 진료 예약을 진행한다.

⑦ 진료 후 주의 사항이 있는 경우에는 고객에게 다시 한번 설명한다.

⑧ 고객에게 주차장 이용 여부를 확인하고 주차를 한 경우 차량번호를 확인하여 주차 등록을 하고, 출차 시간을 안내를 한다.

※ 주차 도장을 찍는 병원의 경우에는 주차 확인증 등에 주차확인 도장을 찍어준다. 주차비 무인정산 시스템을 운영하고 있는 병원의 경우에는 고객이 무인정산 기기에 차량번호를 직접 입력하여 차량을 선택하고, 진료비 영수증의 바코드를 기기에 스캔하여 주차 확인을 할 수 있도록 안내한다.

⑨ 고객에게 추가로 궁금한 점이 있는지 여부를 확인한다.

⑩ 고객이 두고 가시는 소지품이 없는지 확인하고, 배웅 인사를 한다(외투나 가방 등을 데스크에 맡긴 경우에는 병원코디네이터가 챙겨드린다).

3) 진료비 청구

진료비의 청구는 고객별 또는 특정 청구기관별로 내용을 총괄하여 진료비 지급의무자에게 진료비의 지불을 요구하는 행위이다. 진료비는 고객이 이용한 의료기관의 종별 · 지역별 가산율과 행위급여 · 비급여 및 상대가치점수에 의하여 산정되고 청구된다. 이러한 진료비는 보험자부담금액과 본인부담금액으로 구분되어진다.

(1) 급여와 비급여

① 급여 : 보험적용이 되는 진찰, 검사, 약제, 치료 재료, 처치 수술, 입원, 간호 등으로 일부본인부담(본인부담금, 공단부담금)과 전액본인부담으로 이루어진다.

② 비급여 : 건강보험이 적용되지 않은 항목 등에 대해 의료기관이 고지하는 비용의 전액을 고객이 부담하는 것을 말한다.

(2) 건강보험 본인부담률 및 부담액

① 외래 진료 시 건강보험 본인부담률 및 부담액(자료출처 : 건강보험심사평가원)

기관종별	소재 지역	환자구분	본인부담액
상급종합병원	모든 지역	일반환자	(일반) 진찰료비용의 100% + 나머지 요양급여비용의 60% (임신부) 요양급여비용총액의 40% (1세 미만) 요양급여비용총액의 20%
		의약분업 예외환자	(일반) 진찰료비용의 100% + 약값 총액의 30% + 나머지 요양급여비용의 60% (임신부) 약값 총액의 30% + 나머지 요양급여비용의 40% (1세 미만) 약값 총액의 21% + 나머지 요양급여비용의 20%
종합병원	동 지역	일반환자	(일반) 요양급여비용총액의 50% (임신부) 요양급여비용총액의 30% (1세 미만) 요양급여비용총액의 15%
		의약분업 예외환자	(일반) 약값 총액의 30% + 나머지 요양급여비용의 50% (임신부) 약값 총액의 30% + 나머지 요양급여비용의 30% (1세 미만) 약값 총액의 21% + 나머지 요양급여비용의 15%
	읍 · 면 지역	일반환자	(일반) 요양급여비용총액의 45% (임신부) 요양급여비용총액의 30% (1세 미만) 요양급여비용총액의 15%
		의약분업 예외환자	(일반) 약값 총액의 30% + 나머지 요양급여비용의 45% (임신부) 약값 총액의 30% + 나머지 요양급여비용의 30% (1세 미만) 약값 총액의 21% + 나머지 요양급여비용의 15%
병원 치과병원 한방병원 요양병원 정신병원	동 지역	일반환자	(일반) 요양급여비용총액의 40% (임신부) 요양급여비용총액의 20% (1세 미만) 요양급여비용총액의 10%
		의약분업 예외환자	(일반) 약값 총액의 30% + 나머지 요양급여비용의 40% (임신부) 약값 총액의 30% + 나머지 요양급여비용의 20% (1세 미만) 약값 총액의 21% + 나머지 요양급여비용의 10%

	읍 · 면 지역	일반환자	(일반) 요양급여비용총액의 35% (임신부) 요양급여비용총액의 20% (1세 미만) 요양급여비용총액의 10%
		의약분업 예외환자	(일반) 약값 총액의 30% + 나머지 요양급여비용의 35% (임신부) 약값 총액의 30% + 나머지 요양급여비용의 20% (1세 미만) 약값 총액의 21% + 나머지 요양급여비용의 10%
의원 · 치과의원 (의약분업 예외지역 제외) 및 보건의료원 (한방과 제외)	65세 이상	15,000원 이하	1,500원
		15,000원 초과~ 20,000원 이하	요양급여비용총액의 10%
		20,000원 초과~ 25,000원 이하	요양급여비용총액의 20%
		25,000원 초과	요양급여비용총액의 30%
	65세 미만	–	(일반) 요양급여비용총액의 30% (임신부) 요양급여비용총액의 10% (1세 미만) 요양급여비용총액의 5%
보건의료원 (한방과만 해당)	65세 이상	15,000원 이하	1,500원
		(투약처방 유) 15,000원 초과~ 25,000원 이하	요양급여비용총액의 10%
		(투약처방 유) 25,000원 초과~ 30,000원 이하	요양급여비용총액의 20%
		(투약처방 유) 30,000원 초과	요양급여비용총액의 30%
		(투약처방 무) 15,000원 초과~ 20,000원 이하	요양급여비용총액의 10%
		(투약처방 무) 20,000원 초과~ 25,000원 이하	요양급여비용총액의 20%
		(투약처방 무) 25,000원 초과	요양급여비용총액의 30%
	65세 미만	–	(일반*) 약값 총액의 30% + 나머지 요양급여비용의 30% (임신부) 약값 총액의 30% + 나머지 요양급여비용의 10% (1세 미만) 약값 총액의 21% + 나머지 요양급여비용의 5%

② 입원 진료시 건강보험 본인부담률 및 부담액(출처 : 건강보험심사평가원)

구분	본인일부부담률 및 부담액		끝수계산
	요양급여비용총액	식대총액	
일반환자	20%	50%	10원 미만 절사
15세 이하(신생아 제외)	5%	50%	
신생아(28일 이내)	면제	50%	
자연분만	면제	50%	
고위험 임신부	10%	50%	
제왕절개분만	5%	50%	
선택입원군(요양병원 해당)	40%	50%	
장기 등 기증자의 장기등 적출	면제	면제	

③ 임산부 외래진료비 본인부담률

2017년 1월 1일부터 임산부 외래진료비 본인부담률 경감제도가 시행되고 있다. 임산부는 산부인과를 포함하여 모든 의료기관에서 외래진료를 받을 때에 진료비의 20%를 경감해주는 제도이다. 이 혜택은 진료 접수 시에 고객이 스스로 '임산부'임을 병원에 알려야 받을 수 있다. 병원이 먼저 임산부임을 확인할 필요는 없지만, 임산부임에도 밝히지 않아서 진료비 할인을 못 받은 고객이 추후 임산부임을 알리고 환불을 요구하는 사례가 종종 발생하기 때문에 접수 데스크에 안내문 등을 비치하여 알리는 것이 도움이 된다. 현재 국민건강보험법 시행령에 의하면 환급에 대한 규정이 없는 관계로 진료비 할인을 받지 못했다 하더라도 고객이 임산부임을 밝히지 않았다면 환급의 의무는 없다.

임산부 진료비 할인은 외래 진료에만 해당되고 입원 진료 시에는 적용이 되지 않는다.

구분	임산부 외래 본인부담액	일반환자 외래 본인부담액
상급종합병원	40%	60%
종합병원	30%	50%
병원	20%	40%
의원	10%	30%

4) 미수금 관리

미수금은 병원이 고객에게 의료서비스를 제공한 후 아직 받지 못한 진료비의 대금이며, 이는 병원의 재정 운영에 좋지 않은 영향을 줄 수 있기 때문에 진료비 미수금 관리는 중요한 부분이다.

(1) 진료비 미수금 회수 방법

① 진료비가 완납되지 않고 있는 사실을 고객에게 알리고 밀린 진료비의 지불 방법에 대해 이야기하여 진료비를 내도록 한다. 고객이 지불 능력이 있는데 잊어버리고 있는 경우 즉각 지불하게 하고, 고객 사정상 즉각 지급하지 못하는 경우에는 고객 입장을 배려하여 일부 지불받고 나머지는 지불 일자를 약속받는다(정확한 일자, 시간, 약속 내용 제시).

② 미수금 납부 독촉 절차는 다음과 같다.
1단계 전화 독촉, 2단계 서면 독촉, 3단계 가정방문 독촉, 4단계 가압류 및 지급명령

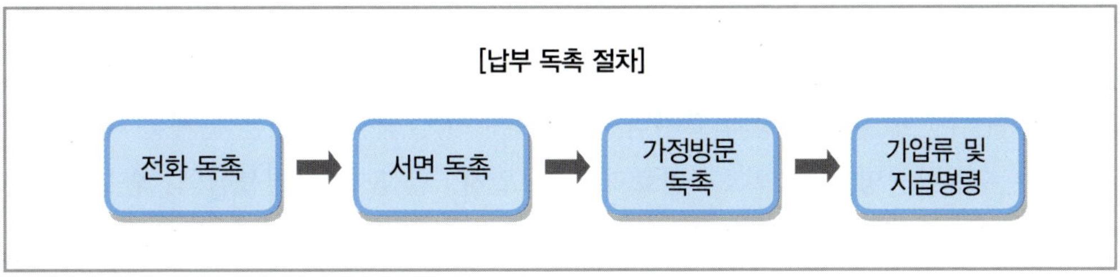

㉠ **전화 독촉** : 전화 독촉은 가장 쉽고 신속히 독촉할 수 있는 방법으로 고객의 형편을 고려하여 구두상으로 납부를 유도한다.

㉡ **서면 독촉** : 전화 독촉으로 여러 번에 걸쳐 통보하였으나 이행치 않을 경우 독촉장(내용증명)을 발송하며, 독촉장 내용은 단계별로 내용(독촉 강도)을 달리하여 약속을 이행치 않으면 간격을 두고 3차 정도 발송한다.

㉢ **가정방문 독촉** : 수차례 전화나 서면 독촉을 하였으나 이에 응하지 않을 경우 고객의 주소지에 방문하여 지불각서를 받는다. 고객의 생활 형편이 곤란하여 강제 집행할 채권 확보가 불가능하면 납부 기한 연기와 분할납부 조치를 취하고 제3자 지불각서를 요청한다.

㉣ **가압류 및 지급명령** : 미수 발생금액이 고액권자에 한하여 실행하며 집행 비용에 비

례하여 손실이 없는 범위에서 시행한다.

5) 진료비 환불 관리

진료비 환불은 고객이 진료에서 진료비 수납까지 완료하였다가 수납을 전부 또는 일부 취소하는 것을 말한다.

(1) 진료비 환불의 사유

① 건강보험증, 진료의뢰서(상급종합병원 진료시에만 해당) 사후 제출

② 진료 후 수가 유형 변경 등 사후 자격 관리

③ 진료 신청 후 고객측 또는 병원측 사정으로 해당 진료를 받지 못한 경우

④ 처방 입력 오류, 진료비 계산 착오, 처방 변경

⑤ 기타 분쟁

(2) 진료비 환불동의서

진료비 환불동의서는 진료 내용과 함께 환불받아야 하는 사유를 작성하여 병원과 고객이 보관함으로써 나중에 관련 사항의 요구나 내부 결재 시 발생될 수 있는 문제를 예방한다. 환불동의서는 수진자성명, 등록번호, 진료과, 진료일자, 환불사유, 환불금액, 환불받는 사람 인적사항 등으로 구성된다(환불 받는 사람이 진료 받은 본인이 아닌 경우에는 가족임을 확인할 수 있는 등본 및 신분증을 확인하는 것이 좋다).

(3) 진료비 환불 업무

① 고객이 진료비 환불을 요청한 경우에는 환불 여부와 환불 금액을 확인한다.

② 환불 여부 및 환불 금액이 결정되면 고객에게 내역을 설명하고, 환불 금액을 안내한다.

③ 고객이 진료비를 결제한 방식(현금, 카드, 수표 등)을 확인한다. 현금 또는 수표로 결제한 경우에는 현금으로 환불을 해 드리고, 카드 결제인 경우에는 카드 승인 취소로 처리한다.

④ 고객에게 환불 동의서에 대한 설명을 한 후 서명을 받는다.

⑤ 발급된 진료비 수납 영수증을 회수한다. 진료비 수납 영수증을 분실한 경우에는 환불 동의서에 분실 사유를 기재한 후 고객 확인 서명을 받는다.

⑥ 고객에게 환불을 해 드리고, 환불동의서 사본을 드린다.

2 수납 후 안내 사항

1) 진료별 주의 사항 안내

임상 주의 사항을 재확인하여 고객에 대한 치료 효과를 지속 유지하도록 유도하고, 고객과 지속적인 관계를 유지하도록 한다. 다양한 진료과목별 주의 사항이 있으나, 병원코디네이터의 근무 비중이 높은 치과, 한의원, 안과, 성형외과, 피부과 중심으로 안내하도록 한다.

(1) 치과

① 당일 치료에 대한 부분에 대하여 설명하고, 다음 예약 시 진행될 치료에 대한 부분을 확인한다.

② 치료 중 금지해야 할 행동이나 음식에 대한 안내도 같이한다.

임플란트 수술 후 주의사항

- 수술 당일 지혈을 위해 침과 피는 뱉지 말고 삼켜주세요.
- 혀나 손으로 수술 부위를 건드리지 않도록 주의해주세요.
- 수술 당일 식사는 부드럽고 자극이 적은 미지근한 음식(찬 음식)을 드시는 것이 좋습니다.
- 수술 후 3일 정도는 사우나 또는 뜨거운 목욕 및 무리한 운동은 피해주세요.
- 수술 당일에는 충분한 휴식과 안정을 취해주세요.
- 식사 후에는 처방해드린 양치 용액으로 입안을 헹궈주세요.
- 양치질은 수술부위를 피해서 살살해주세요.
- 처방해드린 약은 지시대로 복용해주세요.
- 술과 담배는 약 2주간 피해주세요.

[그림 6-32] 임플란트 수술 후 주의사항

사랑니 발치 후 주의사항

- 거즈는 지혈을 위해 2시간~2시간 30분간 물고 계시기 바랍니다.
- 마취로 인해 입술이나 혀가 마비되어 깨무는 경우가 많으므로 주의하시기 바랍니다.
- 치료받은 부위에 손가락을 대거나 혀로 빨지 마세요.
- 수술 후 2일 정도는 냉찜질을 해주시고 안정을 취해주세요.
- 약은 지시대로 복용해주세요.
- 당일의 식사는 환부를 자극하지 않도록 부드러운 것으로 하고 자극적인 음식은 피해주세요.

[그림 6-33] 사랑니 발치 후 주의사항

(2) 안과

검사나 수술에 대한 안내를 받고, 수술 당일 보호자 케어 여부 등을 확인해야 한다.

라섹/라식 수술 전 주의사항

- 수술시간(　　)시에 내원하시면 됩니다.
- 전날 금주, 숙면하셔야 합니다.
- 내원 전 머리감기, 세안, 샤워를 하고 오시면 좋습니다(수술 후 3~4일 동안 세안이 어렵습니다).
- 수술 당일 키톨락 안약을 가지고 오셔야 합니다.
- 환자의 안전을 위해 보호자를 동반하시는 것이 좋습니다.
- 몸상태가 좋지 않다면 병원으로 전화 주시면 됩니다.
- 소프트렌즈는 7일, 하드(RGP)렌즈는 14일~1개월, 드림렌즈는 1개월 이상 착용하지 않으셔야 합니다.
- 수술 후 바로 운전하기는 어려우므로, 보호자를 동반하거나 대중교통을 이용하셔야 합니다.
- 스킨, 로션 외에 비비크림, 선크림 및 색조화장은 모두 피해주셔야 합니다.
- 레이저 기계가 민감하므로 향수나 향이 강한 헤어 제품은 피하셔야 합니다.
- 후드티나 치마, 짧은 바지는 불편하실 수 있으므로 피해주셔야 합니다.
- 목걸이나 귀걸이 같은 귀금속은 착용하지 않으시는 게 좋습니다.
- 수술 당일 귀가시 눈을 보호하기 위해 자외선이 차단되는 안경, 선글라스나 모자를 준비하시는 게 좋습니다.

라섹/라식 수술 후 주의사항

- 수술 직후 가능하면 바로 귀가하여 충분한 휴식을 취하는 것이 좋습니다.
- 수면 시 무의식중에 눈을 비비실 수도 있으므로 자기전 2주간 플라스틱 안대를 붙이고 주무셔야 합니다.
- 수술 다음날부터 3일간 통증과 눈물 등이 동반될 수 있습니다.
- 샤워는 가능하지만 눈에 물이 안들어가도록 주의해 주셔야 합니다.
- 보호렌즈 제거 전까지 세안과 머리감기는 금합니다. (약 3~4일) – 간단한 물티슈로 세안은 가능합니다.
- 피부 화장은 세안이 가능할 때, 눈화장은 3주간 금합니다.
- 파마, 염색, 음주, 목욕탕, 찜질방, 구기운동이나 수영 등 격한 운동은 1개월간 금합니다.
- 외출 시에는 자외선이 차단되는 안경이나 선글라스를 착용하는 것이 좋습니다.
- 가까운 곳(컴퓨터, TV, 휴대전화 등)을 보는 것은 2주 정도 피하시는 것이 좋습니다.
- 눈이 건조하거나 피로할 때는 시력의 질이 떨어질 수 있으므로 눈을 자주 깜빡이는 것이 좋습니다.

※ 라섹, 라식 수술의 공통적인 주의사항이며, 각 수술별 주의사항은 추후 상담과 함께 상세히 안내해 드립니다.

[그림 6-34] 안과 라식라섹 수술전후 주의사항 안내문

(3) 한의원

진료에 따라 주기적인 방문 안내와 복용약에 대한 안내 등

1. **시간** – 1일 ____회 매번 식 (전, 후, 식간)
2. **온도** – 따뜻한 물에 담궈서 드시는 중탕이 좋습니다.
   * 전자렌지 사용은 자제해 주세요.
3. **보관** – 냉장보관 또는 서늘한 곳에 보관하십시오.
4. **주의할 음식** – 술, 커피, 담배, 인스턴트식품, 너무 찬 음식, 매운 음식, 짠 음식, 비린생선, 야식, 간식, 외식, 폭식, 밀가루(특히 튀김류), 유제품(우유), 육류(돼지고기, 닭고기, 닭고기껍질, 소고기)는 삼가 주시고 담백하게 드세요!
   * 탕약 드시고 물로 입안을 헹구어 주세요.
5. **주의할 사항** – 음식물도 약과 같은 성분이 있습니다. 주의할 음식을 평소처럼 잡수시면 약 효력이 감소되기도 합니다. 평소보다 조금 더 신경 쓰셔서 드시면 좋습니다.

※ 약 복용 중 과식하거나 모든 일에 너무 신경을 쓰거나 체하지 않도록 하십시오.

[그림 6-35] 한의원 한약복용법 및 주의사항

(4) 피부과 및 성형외과

① 시술과 수술에 따른 방문 기간 및 치료 방법 안내

② 치료 진행에 따른 주의 사항 및 당일 수술 시 착용 복장, 선글라스 준비 등 안내

③ 공동개원인 경우는 집도의 재확인

④ 비용 수납에 대한 안내

[피부과]

피부치료 진행 시 필요한 준비물 등에 대해 미리 알린다.

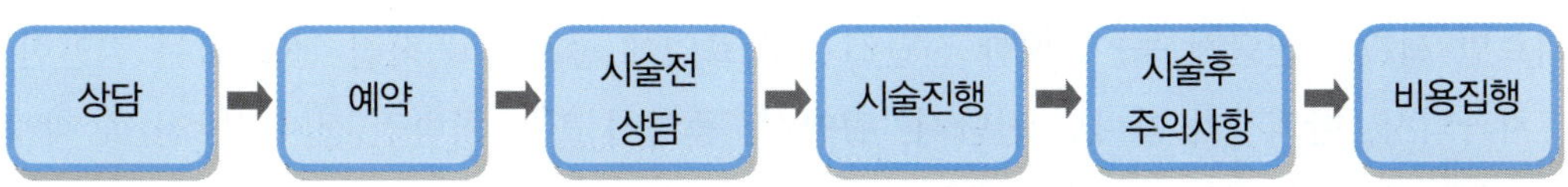

1. 보톡스 시술부위의 약간의 멍, 붓기, 가려움증이 있을 수 있지만 시간이 지나면서 좋아지므로 걱정하지 않으셔도 됩니다.
   하지만, 감염(피부색조 검게 변함)이 간혹 생길 수 있으므로, 많이 붓거나 열이 나면 즉시 전화주시고 방문해 주세요.

2. 시술 후 1~2일간 입욕을 금해주시고, 사우나는 보톡스 시술 후 2~3일 후에 가는 것이 가장 적당합니다.
3. 시술 후 수일간 오징어, 쥐포 등 딱딱하고 질긴 음식은 삼가해 주세요.
4. 시술 후 3~7일간은 음주, 흡연 등 자극적인 것은 삼가해 주세요.
5. 시술 후 결과를 유지하기 위해서는 주기적으로 추가적인 시술이 필요합니다.

[그림 6-36] 보톡스 시술 후 주의사항

[성형외과의 경우]

1. 냉찜질과 가벼운 산책을 해주는 것이 좋고 안경을 쓰거나 코를 부딪치는 것을 조심해야 합니다.
2. 수술 후부터 최소 한 달에서 두 달 사이에는 음주와 흡연을 피해야 합니다.
3. 피가 흘러도 가볍게 닦아 내기만 하고 한 달에서 두달 정도는 코를 푸는 행위는 하지 않습니다.

[그림 6-37] 코성형 후 주의사항

2) 증명(진단)서 발급 안내

(1) 증명(진단)서의 정의

증명(진단)서는 의사가 사람을 진찰하거나 검사한 결과를 종합하여 생명이나 건강의 상태를 증명하기 위하여 작성한 의학적인 판단서로 취업에 필요한 건강의 증명, 생명보험금의 청구, 상해 사건의 손해배상 청구, 병역, 면허 신청 등에 사용된다. 증명서/진단서는 법적 또는 사회적으로 공문서의 효력을 지니게 되므로 정확하게 발급되고 철저하게 관리되어야 한다.

(2) 증명(진단)서의 교부

의료법 제17조(진단서 등)에 의한 진단서는 의료업에 종사하고 직접 진찰 또는 검안한 의사, 치과의사, 한의사가 아니면 진단서, 검안서, 증명서 또는 처방전(전자처방전)을 작성하여 환자(환자가 사망한 경우에는 배우자, 직계존비속 또는 배우자의 직계존속)에게 교부하거나 발송하지 못한다. 따라서 직접 진찰을 하거나 검안을 한 의사, 치과의사, 한의사만 증명(진단)서를 작성할 수 있다.

(3) 증명(진단)서의 종류

증명서/진단서의 종류는 다양하다.

일반적으로 병의원에서 많이 발급하는 증명(진단)서는 다음과 같다. 일반진단서(건강진단서), 학교나 직장 등에 제출하는 진료(치료)확인서, 입원확인서, 상급병원 진료를 위한 진료의뢰서, 보험회사 제출용 진단서, 일반 소견서, 상해진단서, 병사용진단서, 신체감정서, 장애검진서 등이 있다.

(4) 증명(진단)서 발급 방법 및 절차

증명(진단)서가 필요한 고객이 의사에게 서류 발급을 요청하면, 의사는 증명(진단)서를 작성한다. 작성이 완료된 증명서는 원무과(증명서 발급창구)에서 증명(진단)서 발급 대장에 기록하고 발급 번호를 부여한 후 병원 직인을 날인한다. 완성된 증명(진단)서의 비용을 수납한 후 고객에게 발급한다.

진단서 발급 신청은 진료를 받은 고객 본인만 신청할 수 있다. 단, 환자(환자고객)가 사망하거나 의식이 없는 경우에는 환자의 가족 및 친족 등이 발급을 받을 수 있는데, 신청자의 신분증과 관계를 확인할 수 있는 서류(등본, 가족관계증명서 등)를 제출해야 한다.

의무기록과 관련된 서류를 발급할 경우에도 본인이 신청하는 것을 원칙으로 하지만, 환자(환자고객)가 지정한 대리인도 발급을 받을 수 있다. 이때에는 신청자의 신분증과 환자의 신

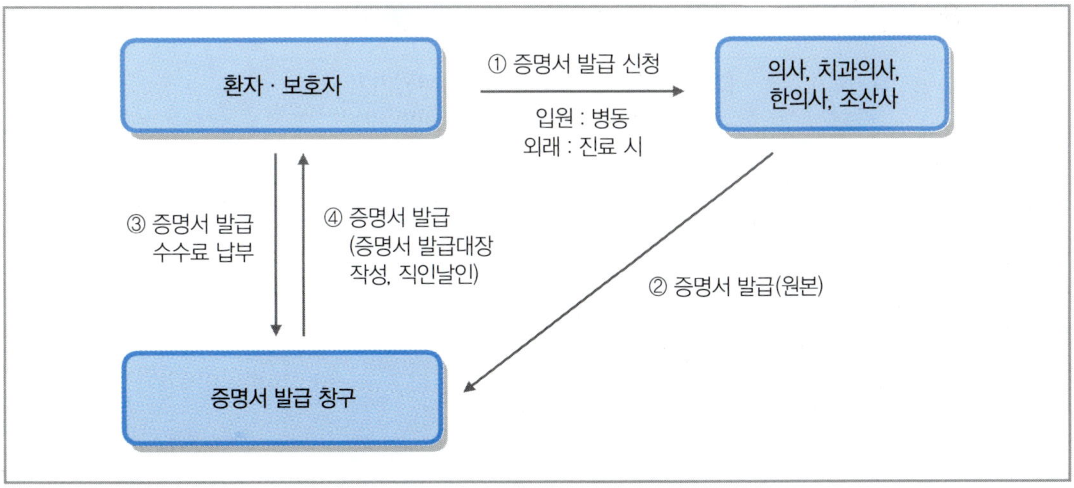

[그림 6-38] 병원의 증명서 발급 절차

분증, 환자가 자필 서명한 동의서와 위임장 등을 제출해야 한다. 제출 서류는 병원마다 다를 수 있다.

* 무인기기와 모바일앱을 이용한 간편 서류 발급

무인기기와 모바일앱을 통해 간편하게 서류를 발급받을 수 있는 서비스가 점차 확대되고 있다. 계산서 및 영수증, 통원진료확인서, 진료비 세부내역서, 입 · 퇴원확인서 등을 발급해주는 경우가 많고, 병명이나 질병 분류코드가 있는 서류의 경우에는 발급 비용이 무료와 유료로 구분되어 서비스되고 있다. 병원마다 발행되는 서식의 종류는 조금씩 차이가 있으며, 고객 편의를 증진시키는 이와 같은 서비스는 의료기관에 점차 확대되고 있다.

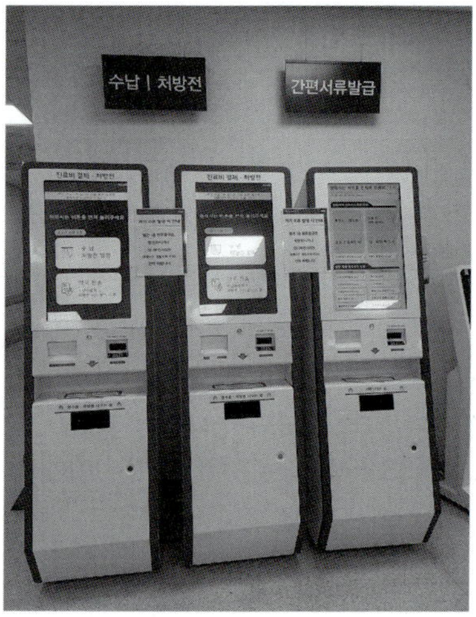

[그림 6-39] 간편 서류 발급 무인기기

출처 : 직접 촬영(삼성서울병원)

(5) 증명(진단)서 발급 시 유의 사항

① 본인확인

본인 발급이 원칙이다.

② 인적 사항 확인

인적 사항 오타 확인 및 변경된 내용이 없는지 확인해야 한다. 고객의 주소가 변경된 경우가 종종 있으므로 사전에 확인한다.

③ 진단 기간 및 숫자 확인

기간과 숫자는 여러 번 확인하여 점검한다. 법적인 효력이 있는 서류가 많은 관계로 철저하게 확인하여 점검해야 한다.

※ 증명(진단)서와 관련하여 자주 묻는 질문

- **제증명 수수료를 왜 받나요?**
  제증명 수수료는 진단서 발급에 따른 수수료로서 병원협회에서 보건복지부에 신고한 가격입니다. 그리고 진단서 발급에 따른 병원의 책임에 대한 수수료이기도 합니다.
- **진단서 발급 시 왜 진찰을 받아야 하나요?**
  진단서는 병원에서 환자(환자고객)의 건강 상황을 진찰하여 그에 대한 진료기록을 작성하는 문서로 환자(환자고객)에 대한 건강상태를 증명하기 위해서는 병원의 의사선생님으로부터 진료를 받아야 발행이 가능합니다.
- **증명서(진단서 등) 및 기타 의사의 도장 및 사인을 전자서명으로 대신하여도 법적 효력 이 있나요?**
  의료법 제23조(전자의무기록)에서 의료인이나 의료기관 개설자는 전자의무기록을 안전하게 관리 · 보존하는데 필요한 시설과 장비를 갖추도록 하고 있어, 의사의 전자서명은 법적 효력을 가지고 있습니다.

3) 주차 안내

자가 운전자가 많아서 차량을 이용해 병원에 내원하는 고객들이 많이 있다. 병원코디네이터는 수납 후 주차 여부를 확인하고, 출차하는데 어려움이 없도록 안내해야 한다.

(1) **건물 주차장 이용(건물 내 병원위치)** : 일반적으로 주차권을 지참한 고객들에게 병원 도장을 찍어주고 주차 확인을 하는 경우가 있고, 인터넷을 통해 차량번호를 입력하여 무료 주차를 적용하는 경우와 병원 앱에서 고객이 직접 주차등록을 할 수 있다(병원 입구나 데스크 주변에 '주차확인방법'에 관한 게시물을 만들어서 고객이 주차 문제로 재방문하는 일이 없도록 해야 한다).

병원코디네이터 : 고객님, 혹시 주차 하셨습니까?
고　　객 : 네! 지하 주차장에 주차했어요.
병원코디네이터 : 차량번호 4자리 알려주시겠습니까?
고　　객 : 1234입니다.
병원코디네이터 : 주차등록 해드렸습니다. 출차는 10분 안으로 부탁드립니다.
고　　객 : 네~ 감사합니다.
병원코디네이터 : 감사합니다. 안녕히 가십시요!

(2) **단독 건물 발레파킹(병원소유주차장) 이용** : 병원이 대형화됨에 따라 주차 타워 또는 건물내 지상 및 지하 주차장을 구축하고 주차 전문 요원을 배치하는 병원이 등장하여 서비스를 제공한다(주차요원의 태도에 따라 병원 방문 이전부터 감정이 상하는 경우도 있으므로 주차 담당 직원의 서비스 교육과 인원 배치에 주의를 기울여야 한다).

병원코디네이터 : 고객님, 혹시 주차 하셨습니까?
고　　객 : 네! 1층 병원 입구에서 차키 맡기고 발레파킹 했어요.
병원코디네이터 : 차량번호 4자리 알려주시겠습니까? 담당 직원에게 고객님의 차량을 병원 입구에 대기하도록 미리 연락해 놓겠습니다.
고　　객 : 1234입니다.
병원코디네이터 : 1234번 차량 출차할 수 있도록 담당 직원에게 연락하겠습니다. 차량을 병원 입구 앞에 준비하는데 약 5분 정도가 소요될 것으로 예상됩니다.
고　　객 : 네~ 감사합니다.
병원코디네이터 : 감사합니다. 안녕히 가십시요!

(3) **병원외부주차장 이용** : 병원의 주차 공간이 협소하여 병원 근처의 사설주차장이나 공영주차장을 이용하는 경우가 있다. 이 경우 주차장의 위치를 파악하고, 주차 요금 정산에 대한 사전 합의가 있어야 고객들의 불편 사항이 없게 된다. 병원코디네이터는 외부 주차장에 사전에 방문하여 주차 담당자와 라포를 형성하여 병원 내원 고객들이 이용에 불편을 겪지 않도록 해야 한다.

병원코디네이터 : 고객님, 혹시 주차 하셨습니까?
고　　객 : 네!
병원코디네이터 : 병원 건물과 공영주차장 중 어디에 주차를 하셨습니까?
고　　객 : 길 건너에 있는 공영주차장에 했어요.
병원코디네이터 : 차량번호 알려주시면 주차 확인을 해 드리겠습니다.
고　　객 : 1234번입니다.
병원코디네이터 : (홈페이지에 접속하여 해당 차량 입차 시간 확인 후 사전 주차정산을 한다) 주차등록을 해드렸습니다. 10분 내에 출차를 하시면 추가 요금이 발생하지 않습니다.
고　　객 : 네~ 감사합니다.
병원코디네이터 : 감사합니다. 안녕히 가십시요!

3 고객 배웅

1) 배웅 시 고객 환송의 필요성

고객은 병원을 처음 방문했을 때 친절하게 맞이해준 것과 같이 치료가 종결된 후 귀가할 때도 친절하게 배웅해주기를 바란다. 서비스는 모든 순간이 만족스러워야 하며, 마무리 단계인 배웅도 최선의 응대로 고객 만족을 위해 노력해야 한다. 병원코디네이터는 고객 응대의 처음과 끝을 책임지는 병원을 대표하는 이미지라는 사실을 인지하고 고객 경험의 마지막 단계인 배웅단계에서도 좋은 서비스를 제공해야 한다.

(1) 고객 배웅 매너

① **기본자세** : 미소를 짓고 일어서서 고객을 바라보며 응대한다.

㉠ **종결 전달 및 앞으로의 일정 안내** : 고객에게 종결 사항을 알린다. 그다음 다음번 예약 일정과 차후 진료계획, 치료 중 유의 사항 등에 대해 안내한다.

㉡ **추가 질문 사항** : 추가 질문이나 불편하셨던 부분이 있었는지 체크한다.

㉢ **소지품 및 겉옷** : 고객이 떠날 때는 벗어 놓은 외투나 가방, 모자 등을 공손히 내어

드린다.

㉣ **감사함 표현** : 병원에 방문하여 진료를 잘 받으신 것에 대한 감사의 말을 표현한다.

㉤ **고객 안내** : 고객의 왼쪽 또는 오른쪽에서 두세 걸음 앞서 고객을 현관까지 안내한다.

※ 경우에 따라 엘리베이터의 버튼을 눌러드리고 엘리베이터에 고객이 탑승할 때까지 기다린 후 엘리베이터 문이 닫힐 때까지 배웅을 하기도 한다.

㉥ **미소와 인사** : 고객에게 배웅 인사를 하고, 고객이 떠날 때까지 미소로 지켜본다.

4 수납기록 및 일일 정산 보고서 작성

1) 진료비 수납기록

병원의 수익은 대부분 진료비에 의존하고 있으며, 진료비의 수익은 고객에게 제공한 의료서비스의 제공으로 인하여 발생한 현금(카드결제금액)과 의료미수금의 합계이다.

광의의 의료수익은 의료업의 결과로 발생된 진료비 수입과 예금이자나 투자의 배당 수입, 임대료 수입, 매점 운영 등의 부대 수입 등을 포함하지만, 협의의 의료수익은 의료인이 고객에게 제공한 의료서비스에 대한 대가인 진료비만을 의미한다.

진료가 종료되면 병원코디네이터는 1일 결산을 하여 보고서를 작성한다. 진료건수, 수납액, 미수금, 환불액, 영수증 사본, 통계자료 등 관련 증빙 자료를 정리하여 부서관리자(또는 병원장)에게 보고하고 제출한다.

2) 진료비 수납기록업무의 수행

(1) 수납기록 문서 양식에 따라 수납기록을 작성한다. 병원정보시스템의 OCS를 사용할 때에는 접수, 수납 과정을 통해 자동으로 수납기록이 누적되어 해당 양식을 그대로 프린트하여 제출 및 보고할 수 있다.

(2) 진료 마감 후 수납 직원 별로 발생된 건수와 수입액, 미수금, 환불액 등을 확인하여 1일 결산한다. 병원정보시스템을 사용할 때 간단히 메뉴에서 일일집계 내역 검색 및

프린트가 가능하다.

(3) 수납 금액을 확인한다. 카드의 경우 고객이 직접 카드 결제한 내역과 진료비 하이패스 카드 내역을 포함하여 금액이 맞는지 확인한다.

(4) 집계 내역을 진료유형별, 보험유형별, 수납형태별로 요약 정리하여 부서관리자에게 수납 금액을 인계한다. 이때 일일 수입 지출 및 통계 보고서를 함께 제출한다.

일일 수입 지출 및 통계 보고서

2025년 8월 24일
담당의사 : 김선호
담당 코디네이터 : 이지연

NO	신/구환	고객명	진료내용	현금	수표	카드
1	구환	홍지민	검버섯 제거(2개)	100,000		
2	신환	김영주	보톡스(미간)			88,000
3	신환	이미영	여드름 압출, 스케일링, 진정치료			55,000
4						
5						
6						
7						
8						
9						
10						
11						
12						
13						
14						
15						
합계				100,000		143,000

지출	내용	금액	기타
	직원 점심 식대	100,000	카드결제

통계	총 환자수	구환	신환	수입초액	지출총액
	3	1	2	143,000	100,000

[그림 6-40] 일일 수입 지출 및 통계 보고서(의원급용)

제8절

사후관리

학습목표

1. 진료 종료 후 고객의 불편 사항 파악을 위하여 리콜 서비스를 행할 수 있다.
2. 다음 내원 일정이 있는 고객에게 사전에 안내 사항을 연락할 수 있다.
3. 치료 중단 고객에게 연락을 취하여 불편 사항을 파악하고 지속적인 고객관리를 할 수 있다.
4. 고객을 유형별로 분류, 파악하여 필요 사항을 안내할 수 있다.

1 고객 사후관리

1) 고객 사후관리의 중요성

치료가 종료된 고객과 관계를 유지하고, 적절한 사후관리를 제공하여 평생 고객화 하는 것은 매우 중요한 일이다. 신규 고객을 창출하는 것은 기존 고객을 유지하는 비용의 약 7배의 비용이 발생한다. 비용을 많이 들여서 고객을 창출한다고 해도 고객과의 관계가 계속 유지되지 않을 수도 있다. 반면 기존 고객과의 관계를 강화한다면 기존 고객의 소개나 추천으로 인한 신규 고객이 창출되고, 유지 관리 비용은 상대적으로 적게 들면서 경영상에 많은 도움이 된다. 특히 기존 고객의 소개나 추천에 의해서 내원한 신규 고객은 치료동의율이 높고, 병원에 대한 신뢰도가 높기 때문에 많은 병원들이 기존 고객과의 관계를 강화하는 여러 가지 사후관리에 대해 중요성을 인식하고 있고, 다양한 고객관리 프로그램을 만들어 관리하고 있다.

병원에서 고객의 사후관리를 하는 이유는 다음과 같다.

(1) 치료나 수술을 받은 고객의 상태를 모니터링하고 회복되는 정도를 파악하기 위해서이

다. 치료 후 추가 치료가 필요하거나 조치가 필요한 경우가 발생할 수 있으므로 고객과 연락하여 고객의 상태를 파악하여 관리한다. 특히 치료와 관련하여 주의 사항을 잘 지켜야 하는 고객의 경우에는 더욱 각별하게 신경을 써야 한다. 예를 들어 한약을 복용하는 고객의 경우 한약 복용법을 잘 지키고 있는지 점검을 할 필요가 있고, 한약을 복용하면서 나타나는 추가적인 증상이나 부작용 사례 등은 없는지 파악하여 관리를 해야 한다.

(2) 정기적인 관리를 위해 적절한 사후관리를 제공하면 고객은 병원의 서비스에 대해 만족감을 갖게 되고, 기존 고객의 이탈 방지 및 관계 유지에 도움이 된다. 예를 들어 치아의 정기검진을 3개월마다 받아야 하는 고객의 경우 3개월이 다가오는 시점에 고객에게 연락하여 검진 시기에 대한 정보를 제공하고, 병원 예약을 편리하게 할 수 있도록 안내한다면 고객은 해당 병원에서 지속적으로 치아 검진을 받게 될 가능성이 높아진다.

> [Web발신]
> 김정은님 치아정기 검진일이
> 곧 다가옵니다.
> 편하실 때 연락주시면 진료
> 예약 해드리겠습니다.
> – 서울○치과 –

예) 치과 검진 알림 문자

(3) 병원에서 진료를 받은 고객을 대상으로 제공된 서비스에 대한 만족도를 파악하여 불만족한 서비스를 개선하고 고객의 만족도를 높이기 위해서이다. 고객의 만족도가 높아지면 다른 고객에게 추천할 가능성도 높아지고, 인터넷 등에 좋은 평가의 글 또는 댓글을 남길 수 있기 때문에 지속적인 고객 관리가 필요하다.

2) 고객 사후관리의 방법

(1) 온라인

① 리콜(Recall)

CRM(Customer Relationship Management. 고객관계관리) 전략의 일환으로 내원한

고객, 치료나 상담을 받은 고객 등에게 다음에 진행해야 하는 진료의 시기와 방법 또는 정기적인 관리 시기 등을 미리 안내하는 서비스를 말한다. 진료과나 치료의 특성에 따라 리콜 주기는 다르지만 성인은 보통 6개월 또는 1년마다 리콜 서비스를 통해 검진 시기를 안내하고, 어린이의 경우에는 3개월~6개월 사이마다 검진 시기를 안내한다. 리콜은 보통 SMS 문자서비스를 이용하여 고객에게 보낸다. 그러나 정기검진일이 많이 지났음에도 내원하지 않는 고객의 경우에는 해당 고객의 리스트를 파악하여 병원코디네이터가 직접 전화로 연락하여 안내한다. 병원에서 시행하는 리콜서비스는 자동차나 일반 제품의 결함을 발견하여 수리나 교체를 요청하는 리콜과는 다른 개념이다.

② 해피콜(Happy Call)

해피콜이라 하는 고객 만족 확인 전화는 당일 상담이나 진료를 받고 간 고객에게 병원에서 경험한 모든 서비스의 만족도를 확인하는 커뮤니케이션이다. 해피콜은 고객과 장기적인 고객 관계를 유지하는데 매우 중요하다. 해피콜을 통해 고객이 병원의 의료서비스와 의료외적 서비스에 어떻게 반응하는지 직접적으로 알 수 있고, 고객이 불만을 갖고 있었다면 불만을 즉시 해결하거나 병원 자체 내에서 흡수할 수 있기 때문에 만족도를 높일 수 있다.

또한 자신의 의견을 중요하게 생각하는 병원에 고객은 신뢰하게 되고, 고객과의 관계가 강화되는 효과도 있다.

병원급 의료기관의 경우에는 다음과 같이 해피콜을 운영하기도 한다.

[전화로 예약을 한 초진 고객을 대상으로 한 해피콜 운영예시]

① 예약일 전에 간호사가 먼저 고객에게 전화를 걸어 내원 시 필요한 준비 사항, 진료 절차 등을 설명한다.

② 진료가 끝난 후 간호사는 다시 전화를 걸어 진료 후 약 복용법, 다음 예약 날짜, 기타 고객의 궁금증에 대해 설명한다.

이와 같은 해피콜 서비스를 통해 처음 병원에 방문하는 고객의 불안감과 혼란을 감소시키며, 사전 정보제공으로 더욱 편안하게 진료를 받을 수 있도록 도와준다. 단순히 서비스 만족도를 확인하는 해피콜이 아닌 중요한 의료정보에 관련한 커뮤니케이션 도구로도 잘 활용되고 있는 해피콜 서비스 사례이다.

③ 웹진(Webzine)

웹진은 '웹(Web)'과 '매거진(Magazine)'의 합성어로 인터넷상에서 발간되는 디지털 매거진을 말한다. 병원에서 정기적으로 발간되는 웹진은 웹사이트 형태로 제공되고 사진 또는 동영상, 기사, 콘텐츠 등 다양한 정보를 정기적으로 업데이트하여 제공하는 서비스이다. 웹진을 통해 새로운 진료상품, 새로 초빙한 의료진, 새로 도입된 의료기기 등의 병원 소식을 비롯해 건강캘린더, 건강칼럼, 병원 부서탐방, 직원 솜씨자랑, 계열 병원 소식 등을 소개하거나 프로모션 정보 등을 고객에게 전달한다. 고객에게 도움이 되는 정보로 유익한 콘텐츠를 만들면 고객은 병원의 브랜드와 이미지를 긍정적으로 생각하게 되고, 지속적인 관계를 구축하여 고객과의 관계를 강화하는데 중요하게 사용될 수 있다.

(2) 오프라인

퇴원한 고객의 사후관리를 위해서 오프라인으로 활동하는 병원들이 점차 많아지고 있다. 고객을 위한 사후관리 프로그램들은 고객과의 관계를 유지하고 고객의 건강관리 측면에서도 도움이 된다.

① 고객 집에 방문하여 관리하는 사후관리 프로그램
- 무릎 인공관절 수술 후 퇴원한 환자의 집에 직접 방문하여 경과 체크 및 간단한 운동 및 치료를 진행하는 사후관리 방법

② 행사를 통해 관리하는 사후관리 프로그램
- 척추 수술 완료 환자를 다시 초대해 체육관에서 행사

③ 고객에게 안부 편지 보내는 사후관리 프로그램
- 수술 완료 후 퇴원한 고객에게 의료진이 직접 안부 편지 쓰기

④ 건강강좌 또는 워크샵을 통한 사후관리 프로그램
- 퇴원 고객 및 만성질환 고객을 위한 다양한 건강 주제에 대한 교육을 운영

2 고객 유형별 사후관리

1) 진료 종료 고객

진료가 종료되어 끝난 고객은 다른 고객 그룹에 비해 병원을 다시 내원할 확률이 낮다고 생각해서 의료서비스 만족도 체크를 소홀히 하는 경우가 많다. 그러나 이 그룹의 고객은 우리 병원의 다양한 접점을 여러 차례 방문하면서 경험하였고, 접점의 문제를 잘 알고 있는 고객이다. 또한 재방문과 진료 후기 입소문 부분에서도 간과해서는 안 되는 그룹이다.

이런 고객의 경우에는 진료와 관련된 사후관리 정보를 꾸준히 제공하거나 병원 웹진 등을 제공하여 관계를 유지하고 긍정적인 이미지를 전달하는 것이 좋다. 이때 병원 웹진의 경우 꼭 의료적인 내용뿐만 아니라 고객 특성에 맞는 미용, 패션, 문화, 여행, 맛집 등의 다양한 정보를 함께 제공하는 것도 좋은 방법이다.

2) 퇴원 고객

모든 고객을 세분화하여 구분하는 일은 쉽지 않다. 고객마다 원하는 서비스의 수준과 방향이 다르고 결과도 다르기 때문에 퇴원한 고객을 모두 만족시키며 관리하는 것은 매우 어려운 문제이다. 과거에는 퇴원한 고객의 관리는 더 이상 필요하지 않았다. 하지만 최근에는 오히려 더 부각되고 있는 것이 퇴원 고객의 사후관리이다. 특히 고가의 진료비를 지불해야 하는 진료과목일수록 고객들은 매우 신중하고 까다로운 절차를 통해 병원을 선택하는 경향이 있다. 주변의 권유와 실제 그 병원들의 치료 후기가 선택의 중요 요인으로 작용한다. 때문에 퇴원 고객 한 명의 사후관리도 한 명이 아니라 무수히 많은 잠재 고객을 내포한 무한대 고객이라는 인식을 가져야 할 것이다. 따라서 앞서 소개한 것과 같이 다양한 오프라인 사후관리 프로그램을 통해 퇴원 고객과의 관계 관리를 잘해나가야 한다.

3) 진료 중단 고객

고객만족경영에 대한 관심이 높은 현시대에서 실제로 많은 기업이 자사의 제품과 서비스에 대한 고객의 만족도를 높이기 위해 다양한 활동을 하고 있다. 하지만 모든 고객에게

100% 만족을 주는 제품과 서비스는 현실적으로 있을 수 없다. 그러므로 고객의 불만은 필연적으로 발생할 수밖에 없다. 그런데 문제는 불만 고객들이 자신이 느낀 불만 사항을 친구, 가족, 동료에게 혹은 인터넷매체를 통해 적극적으로 알리는 역할을 할 수 있다는 것이다. 그리고 이를 통해 기존 고객 이탈뿐만 아니라 잠재 고객 상실로도 이어질 수 있다는 점에서 진료 중단 환자의 경우 적극적인 원인 파악을 하는 사후관리가 매우 중요한 고객층이다. 치료를 받고 있던 중간에 갑자기 내원하지 않고 치료를 중단한 고객이 있다면 먼저 고객에게 연락하여 고객의 현재 상태를 확인하고, 왜 진료를 중단했는지 원인을 파악해야 한다.

진료를 중단한 이유는 서비스에 대한 불만, 의사와의 문제, 경제적인 문제 등 다양한 원인들이 있을 수 있다. 진료 및 서비스에 대한 불만으로 중단한 경우에는 원인을 파악하여 해결책을 제시하여 재방문을 유도하는 것이 좋다. 만약 고객이 자신의 건강상태에 대해서 충분히 이해를 하지 못해 진료를 중단한 것이라면 고객에게 자세히 설명하고 치료의 필요성과 계획에 대해서 다시 설명을 해 드리는 것이 필요하다.

4) 정기적인 내원 고객

정기적인 내원 고객의 경우 중간 만족도 체크와 관리가 매우 중요한 그룹이다. 특히 피부과, 비만클리닉의 경우 10회 형식으로 진행되는 프로그램이 많고, 치과의 경우도 긴 치료기간이 필요한 치료가 많아서 미리 선 결제를 한 후 치료받는 경우가 많다. 그런데, 치료를 받는 동안 치료 및 서비스 만족도가 낮아지고 있는데 전혀 관리가 되고 있지 않는다면 고객은 컴플레인을 하거나 치료를 중단하고 환불을 요청할 수도 있다. 이러한 문제가 발생되지 않도록 사전에 지속적으로 고객만족도를 체크하여 관리해야 한다.

[표 6-13] 고객만족도 체크 활용표 사례

5월 1일	5월 7일	5월 11일	5월 16일	5월 20일	5월 22일	5월 26일
만족도						
O	O	O	△	△	△	O
5월 30일	6월 5일	6월11일	6월 15일	6월 20일	6월 25일	6월 30일
만족도						
O	O	O	O	O	×	O

치료 종료 후 다음 예약 내원 일정을 잡기 전 코디네이터가 "오늘 진료 중 불편한 점은 없으셨어요?", "오늘 진료나 관리는 만족하셨습니까?" 등의 멘트로 고객의 방문 시마다 매번 접점의 만족도를 체크하여 관리해야 한다.

불만족 사례가 있는 경우에는 즉시 해결하기 위해 노력하는 모습을 보이는 것이 중요하며, 별다른 불편 사항이 없더라도 지속적으로 고객의 만족도를 체크하며 꾸준히 관리하는 것이 좋다.

차트 또는 고객 관리 프로그램을 활용하여 매번 방문 종료 시 고객만족도를 체크하여 만족도가 보통인 △가 3개가 연속으로 체크될 경우, 다음번 방문 시 실장급에서 진료 진행에 관련된 별도의 상담을 진행하거나 접점에서 불편 사항이 발생되지 않도록 서비스에 더욱더 주의를 기울이는 것이 좋다.

만족도가 ×로 표시가 된 고객의 경우 방문 종료 후 원인과 대책에 관련된 부분을 의논하여 고객에게 즉시 해피콜을 하거나 다음번 방문 시 같은 일이 반복되지 않도록 각별히 주의를 기울여야 한다.

5) 수술 후 지속적 경과체크가 필요한 고객

관절, 디스크수술, 성형외과 또는 안과, 치과 등 수술 후 부작용이나 경과체크가 매우 중요한 진료과목이다. 이런 진료과목의 경우 고객들이 수술 결정 전 부작용이나 경과관리 부

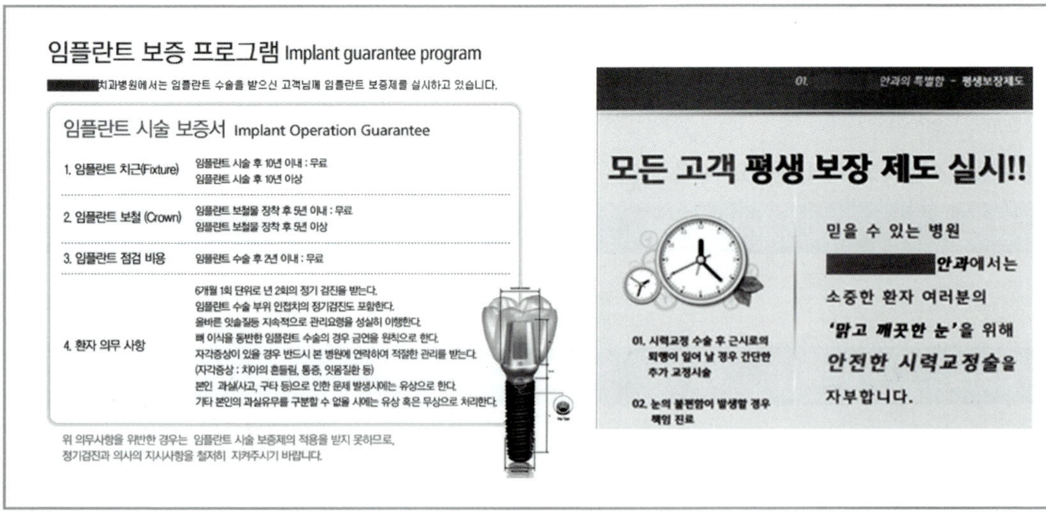

[그림 6-41] 수술 후 효과적인 사후관리 사례

분이 병원 선택에 있어서 매우 중요한 부분이기 때문이다.

[표 6-14] 고객 유형별 DB를 활용한 사후관리

구분	전략	내용
진료종료	재활성화 전략	• 오래전에 물품이나 서비스를 구입한 경험이 있는 고객이 대상 • 과거 실적에 대한 면밀한 분석 • 거래를 중단하게 된 이유를 분석 • 가치가 있다고 판단되는 고객에 대해 비용 효율적인 마케팅을 시도 • 상품별 반복구매주기가 지났는데도 재구매를 하지 않은 고객에 대해 재활성화하는 전략 구사
내원예정	고객활성화 전략	• 고객과의 거래관계를 지속적으로 기록하고 고객의 구매량에 따라 이에 상응하는 인센티브를 제공해주는 전략
	고객애호도 전략	• 고객이 다른 기업의 제품이나 서비스로 브랜드를 전환하지 않도록 고객과의 유대관계 강화를 추구하는 전략
	교차판매 전략	• 기업이 여러 가지 제품을 판매하고 있는 경우에 하나의 제품에 대한 데이터베이스는 다른 제품의 판매를 위한 수단으로 사용
진료중단	서비스 회복 전략	• 원인분석
퇴원환자	충성도 강화전략	• 지속적인 사후관리 제공 • 치료외적인 서비스 제공 • 커뮤니티 활동의 이점 제공

3 CRM(Customer Relationship Management)

1) CRM(고객관계관리) 개념

고객관계관리(Customer Relationship Management : CRM)는 관계마케팅의 일환으로써 고객정보를 효과적으로 이용하여 고객과의 관계를 유지, 확대, 개선함으로써 고객의 만족과 충성도를 높이고, 기업 및 조직의 지속적인 운영, 확장, 발전을 추구하는 고객과 관련된 제반 프로세스와 활동을 말한다.

즉, 의료서비스에 대한 고객의 요구를 파악하여 그들이 편리하고 건강한 삶을 영위할 수 있도록 도와줌으로써 고객을 평생고객으로 만들어 지속적인 의료서비스의 이용과 장기적인 수익을 창출하고자 하는 의료서비스 제공자의 고객 관련 제반활동과 시스템을 말한다.

CRM은 고객의 병원이용패턴, 나이, 성별, 취미 등의 개인정보를 수집하여 그 정보를 기초로 병원이 취해야 할 행동을 결정하는 마케팅기법으로 CRM의 기본은 고객을 이해하는데서 시작된다.

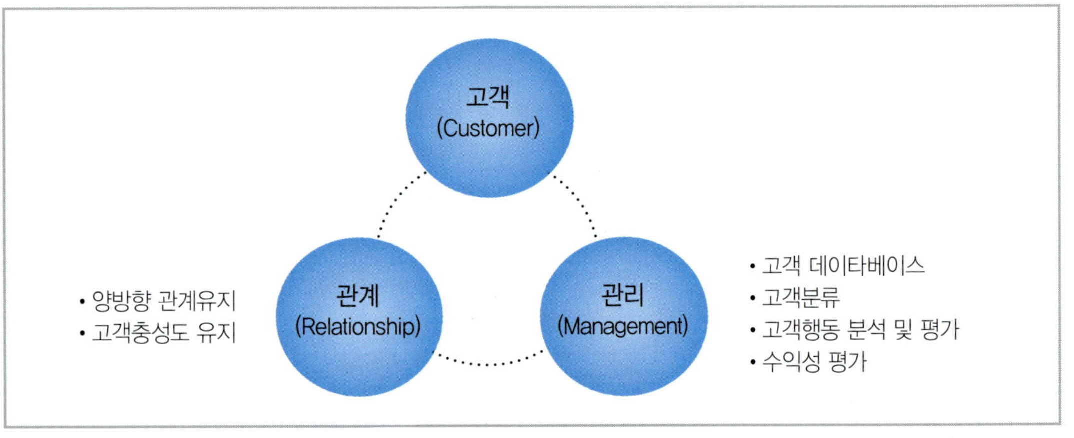

[그림 6-42] CRM의 구성 요소

2) CRM(고객관계관리) 목적

CRM에서 기존 고객과의 관계 유지 및 기존 고객으로부터의 수익성 강화, 고객 확보, 고객과의 관계 강화는 핵심 요소이다.

CRM은 신규 고객의 획득보다는 고객의 가치를 증대시킴으로써 기존 고객의 이탈을 방지하고, 우수 고객을 유지하면서 잠재 고객을 활성화시켜 고객을 확보하고 유지하는데 효과적이다. 기존 고객과의 관계를 친밀하게 유지하면 기존 고객을 통한 소개 및 추천으로 내원하는 신규 고객을 확보할 수 있게 된다. 또 이렇게 소개나 추천에 의해서 병원에 내원하는 신규 고객은 병원에 대한 신뢰감을 가지고 있기 때문에 치료 동의율도 높고 충성고객으로 발전할 가능성도 높다.

마케팅 관점에서도 불특정 다수를 대상으로 하는 신규 고객 확보를 위한 비용은 많이 소요되는 반면 CRM을 통한 고객 창출은 소요되는 비용이 상대적으로 적다는 장점도 있다.

CRM을 통해 고객관리를 하고자 한다면 고객데이터를 분석하여 각 고객의 특성과 선호에 맞춘 맞춤형 전략을 세우고 고객의 구매이력, 행동패턴, 선호도 등을 분석하여 개인화된 관리를 하는 것이 효과적이다. 개인화된 관리를 하기 어렵다면 다양한 기준에 따라 고객을 세분화하고 그룹화한 후 각 그룹에 맞는 맞춤형 관리를 해도 효과적이다.

CRM은 고객과 장기적인 관계를 구축하고 유지하기 위해서 고객의 불만과 불편한 요소들을 신속하게 파악하고 해결하여 고객 이탈을 방지하고, 고객의 충성도를 높이기 위한 맞춤형 서비스 개발과 고객이 참여할 수 있는 이벤트나 커뮤니티 활동 등 고객만족도를 얻기 위한 노력을 지속적으로 해야 한다.

3) CRM 활용 예시

(1) 고객 맞춤형 정보 제공 서비스

고객의 진료 이력을 기반으로 하여 맞춤형 건강 정보를 정기적으로 제공한다. 예를 들어 만성질환인 당뇨를 앓고 있는 고객이라면 다양한 맛있는 메뉴 소개를 하거나 만드는 법을 안내, 합병증 예방 관리 방법 등과 같은 정보들을 모바일 앱이나 문자를 통해 전달하여 병원에서 고객에게 관심이 있고 관리받고 있다는 느낌을 전달해 줄 수 있다.

(2) 다양한 커뮤니케이션 채널 통합 관리

고객은 전화나 홈페이지, 방문 문의 등 다양한 방법을 통해 문의를 한다. 고객이 문의한 내용들을 CRM 시스템에 기록하여 모든 상담 내용을 통합 기록하여 관리하면 고객과 소통도 원활해지고 문제가 발생했을 때 빠르게 해결할 수 있다.

(3) 예약 관리 서비스

고객이 전화, 모바일 앱, 홈페이지 등 편리한 방법으로 예약을 할 수 있도록 하여 병원 이용을 편리하게 할 수 있도록 한다. 또한 예약 변경이나 취소도 편리하고 쉽게 할 수 있도록 한다.

(4) 고객 경험 관리 서비스

병원을 이용한 고객에게 설문조사를 실시하여 친절도, 대기시간, 시설의 이용 편리성 등 병원의 여러 서비스 부분을 평가하게 하고 이를 분석하고 개선 활동을 하여 서비스 품질을 향상시키는 서비스를 제공한다.

(5) 문자 서비스

예약 알림 문자, 내원 전 준비 사항 안내 문자, 안부 문자, 생일 축하 문자, 첫 방문 감사 인사 문자, 수술 전 준비 사항 안내 문자, 수술 후 주의 사항 안내 문자, 검사 결과 확인을 위한 내원 안내 문자, 정기검진 안내 문자, 휴일 안내 및 진료 시간 변경 안내 문자 등 다양한 문자 서비스를 제공한다.

제9절 직원 관리

학습목표

1. 직원 채용 계획 수립 및 면접 준비와 진행을 할 수 있다.
2. 직원의 고객 응대 서비스 평가를 통해 직원 CS 교육을 시행할 수 있으며, 교육프로그램 진행에 대한 만족도를 피드백할 수 있다.
3. 인사고과 평가 방법에 대해 습득하고 현장에서 활용할 수 있다.
4. 정기적인 내부 직원 설문지 작성을 통해 직원 만족도를 파악할 수 있다.

1 직원 채용 관리

필요한 곳에 적절한 직원을 고용하기 위해서는 채용 계획을 잘 세우고 채용 프로세스를 진행해야 한다. 병원에서 좋은 인재를 선발하는 것은 매우 중요한 일이지만, 좋은 직원을 필요한 시기에 채용하는 것은 매우 어려운 일이다. 그렇기 때문에 좋은 직원을 채용할 수 있도록 채용 프로세스를 잘 갖추는 것이 매우 중요하다.

우수한 직원을 선발하기 위하여 기본적으로 갖추어야 하는 부분들에 대해서 알아보자.

1) 모집

직원을 모집하는 방법에는 크게 내부 모집과 외부 모집이 있다.

(1) 내부 모집

내부 모집은 병원 내에 근무하고 있는 직원들 중에서 충원하는 것을 말한다. 내부 모집 방식에는 공개 모집과 비공개 모집 방식이 있다.

① 내부 모집 유형

㉠ **공개 모집**

공개를 통한 내부 모집 방법은 원내 추천제도이다. 충원을 해야 하는 직무를 원내에 공식적으로 공지하고, 조직 내 구성원 중에서 해당 직무를 희망하는 직원이 신청을 하는 방식이다. 이와 같은 방식은 해당 업무에 관심이 있는 직원이 자발적으로 신청하기 때문에 업무 의욕이 높다.

㉡ **비공개 모집**

비공개를 통한 내부 모집 방법은 병원 내 구성원 중에서 해당 업무에 적합한 적임자를 선발하는 것이다. 이와 같은 방식은 내부 구성원들의 경력, 업무 수행 능력, 보유하고 있는 다양한 역량 등을 사전에 파악하고 있기 때문에 단시간에 적임자를 선발할 수 있다.

② 내부 모집의 장점과 단점

㉠ **장점**

채용 시 필요한 시간과 비용이 절약되고, 조직환경과 조직문화에 익숙한 내부 직원이 이동하기 때문에 빠른 시간 내에 적응할 수 있다는 장점이 있다.

㉡ **단점**

내부에서 충원하는 것이기 때문에 좋은 인재를 선택할 수 있는 범위가 한정적이고, 내부에서 충원을 하더라도 이동한 자리에 결원이 발생하기 때문에 외부 충원을 해야 한다는 단점이 있다.

(2) 외부 모집

외부 모집은 외부에서 지원자를 모집하여 채용하는 것을 말한다. 외부 모집 방식에는 여러 가지 방법이 있는데, 그 중 많이 활용하는 방법은 다음과 같다.

① 외부 모집 유형

㉠ **인터넷 모집**

구인 시 많이 활용하는 방법으로 인터넷 구인 사이트를 이용하여 지원자를 모집하는 방법이다. 주로 많이 사용하는 포털에는 잡코리아(www.jobkorea.co.kr), 사람인(www. saramin.co.kr), 인크루트(www.incruit.com), 메디잡(www.medijob.cc), 너스케입(www.nurscape.net), 덴탈잡(www.dentaljob.co.kr) 등이 있다. 이와 같은 포털 사이트를 이용하는 방법 외에도 우리 병원 홈페이지에 구인 공고 글을 게시하여 지원을 받는 방법도 활용할 수 있다.

인터넷을 통한 모집 방식은 인재를 선발할 수 있는 폭이 넓고, 쉽고 신속하게 구인 등록을 할 수 있기 때문에 편리하다는 장점이 있다. 그러나 해당 직무에 적합하지 않은 구인자의 서류가 많이 접수되어 검토하는 시간이 많이 소요될 수 있고, 지원자의 수가 많다 하더라도 실제 면접으로 이어지는 경우가 낮아질 수 있다는 단점이 있다. 우수한 인재를 선발하기 위해서는 모집 공고를 상세하게 작성하여 구직자가 충분히 정보를 얻고, 의료기관과 업무환경, 직무 등에 대해서 이해할 수 있도록 해야 한다.

㉡ **광고를 통한 모집**

의료 관련 신문, 의료 계열 전문 매체지, 인터넷 배너 등을 이용하여 모집하는 방법이다. 이와 같은 광고는 많은 대중에게 정보를 전달할 수 있기 때문에 광범위하게 알릴 수 있고 지원율이 높아진다는 장점이 있지만, 상세한 정보를 제공하기에는 한계가 있고 좋은 인재뿐만 아니라 자격이 없거나 부족한 지원자의 지원도 많을 수 있어서 서류를 검토하는 단계에서 많은 시간이 소요될 수 있다.

㉢ **교육기관 및 학교를 통한 모집**

보건계열 대학교, 전문교육기관, 학원(간호조무사, 병원코디네이터 등) 등에 적합한 인재를 의뢰하는 방법이다. 의료기관은 신뢰할 수 있는 교육기관과 학교를 통해 좋은 학생을 추천받을 수 있는 장점이 있다. 구인에 어려움을 겪는 의료기관은 졸업 시기 전 해당 대학교에 직접 방문하여 해당 의료기관에 대한 소개와 장점을 알리며 좋은 인재들의 지원을 유도하기 위해 애쓰기도 한다.

㉣ **헤드헌팅을 통한 모집**

헤드헌팅은 전문 업체에 채용을 의뢰하는 방식이다. 헤드헌팅은 특정한 역량을 갖춘 인재를 채용하거나 임원이나 중간관리자 등과 같이 중요한 인력을 채용할 경우에 활용하는 경우가 있다. 헤드헌팅 회사는 의료기관에서 의뢰한 조건에 부합하는 인재를 찾아서 추천을 해주기 때문에 원하는 인재를 확보할 수 있다는 장점이 있다. 그러나 헤드헌팅 회사에 비용을 지불해야 하기 때문에 비용적으로 부담스러울 수 있다.

② 외부 모집의 장점과 단점

㉠ **장점**

전문성 있는 인력을 선발할 수 있고, 인재를 선택할 수 있는 폭이 넓다. 경력자를 채용할 경우 교육 훈련 비용을 절감할 수 있으며, 새로운 외부 인력 유입으로 인해 조직 분위기를 쇄신할 수 있다는 장점이 있다.

㉡ **단점**

병원 조직문화와 업무에 익숙해지는데 시간이 소요되고, 채용을 위한 비용(채용공고, 면접, 교육 등)이 발생한다. 내부 직원들의 승진 또는 이동의 기회를 얻지 못해 사기가 저하되거나 불만이 발생할 수 있다.

2) 선발

의료기관마다 선발하는 방식이나 절차 등은 모두 다르며, 같은 의료기관내에서도 직종, 모집형태 등에 따라서 선발 과정이 달라지기도 한다.

의원급 또는 병원급 의료기관은 일반적으로 모집공고→서류전형→면접전형→선발 순으로 진행하는 경우가 많다.

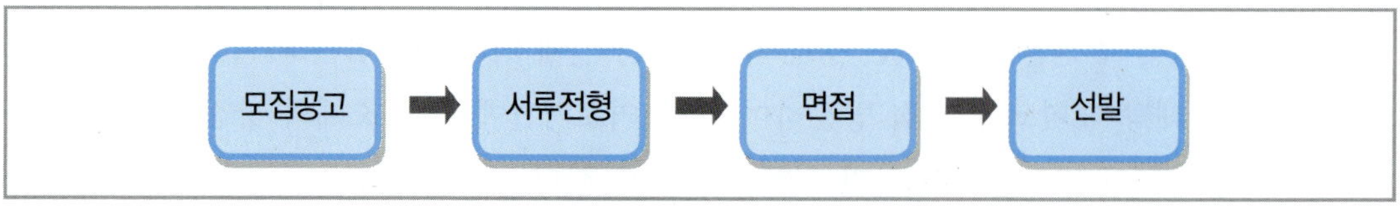

[그림 6-43] 선발 절차 예시1

의료기관마다 전형 절차를 아래와 같이 하는 경우도 있다.

모집공고→서류전형→필기전형→면접전형→선발 순으로 진행하기도 하는데, 이때 필기전형절차에서 인성과 적성에 관련된 시험 또는 직무에 관련된 시험 등을 준비하는 의료기관도 있다.

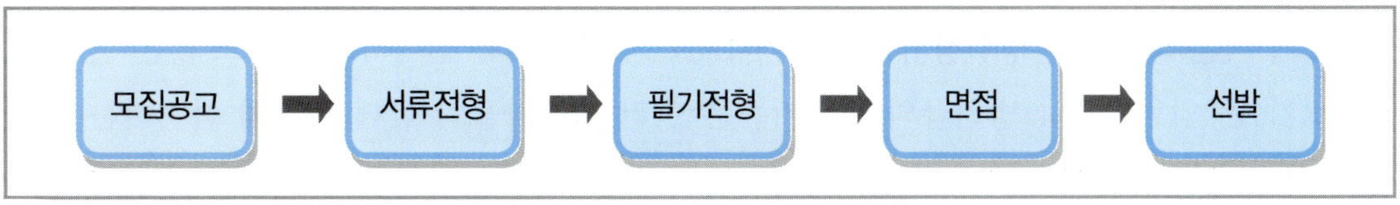

[그림 6-44] 선발 절차 예시2

(1) 서류전형

서류전형은 직무와 관련성이 있는 자격사항과 학력 및 경력사항 등을 서면으로 심사하는 것을 말한다. 서류전형에 사용되는 지원서 양식은 의료기관마다 다를 수 있으나 기본적으로 인적사항과 학력, 경력, 자격 및 면허 사항 등의 내용을 작성하도록 되어 있다. 이와 같은 지원서외에 자기소개서와 성적 증명서 등의 제출을 요구하는 경우도 많다.

의료기관의 지원서 양식이 있는 경우에는 모집공고시 해당 지원서를 첨부하여 등록하여 지원자들이 작성할 수 있도록 해야 한다. 잡코리아 등과 같은 포털사이트에 모집 공고를 등록할 시에는 해당 포털사이트에서 자체적으로 만든 지원서로 지원할 수 있게 하는 경우도 많다.

채용 담당자는 접수된 서류를 검토하여 우리 병원에 맞는 지원자를 찾는다. 서류전형에서 합격한 지원자에게는 면접이 진행될 수 있도록 연락을 취한다.

(2) 필기전형

지원자의 업무 관련된 지식 정도를 알기 위해 필기시험을 보는 경우가 있다. 간호사 채용 시에는 간호업무를 하는데 있어서 필요한 지식을 얼마나 알고 있는지를 점검하고, 병원코디네이터를 채용할 때에는 병원코디네이터의 업무를 잘 수행할 수 있는 지식을 갖추고 있는지를 점검한다. 그렇기 때문에 각각의 직무에 따라서 필기시험의 내용과 구성이 다를 수 있다.

요즘에는 인 · 적성 검사, 성향검사, 성격 검사 등을 시행하는 의료기관도 많아지고 있다. 인 · 적성 검사는 지원자가 해당 직무를 잘 수행할 수 있는지와 직무와의 적합성이 높은지를 알기 위해서 시행한다. 성향이나 성격 검사는 지원자의 특징을 파악하여 조직의 문화와 얼마나 잘 맞는지를 확인하고, 지원자의 조직적합성을 평가하기 위해서 시행한다.

(3) 면접 및 면접심사

면접은 지원자가 우리 병원에 적합한 인재인지 판단하기 위한 과정으로 대면으로 진행된다. 면접 시에는 지원자의 역량과 경력, 인성 등을 평가한다.

면접의 형태는 의료기관마다 다를 수 있으며, 일반적으로 1:1면접 또는 2명 이상으로 진행되는 집단면접 형태로 진행된다.

규모가 작은 의원급은 병원장과 지원자가 1:1로 개별 면접을 진행하는 경우도 많은 편이다.

규모가 큰 의원급이나 병원급의 의료기관은 여러 지원자들이 함께 면접에 참여하는 형태인 집단 면접을 진행하는 경우가 많다. 집단 면접에는 한명 이상의 면접관이 참여를 한다.

면접 시에는 면접질문지와 면접평가표를 준비하여 지원자에게 질문을 하고, 평가를 하는 것이 좋다.

면접 시 이루어지는 일반적인 질문들은 다음과 같다.

① **자기소개** : 지원자의 기본적인 정보를 파악하기 위해 지원자의 인적사항, 학력, 경력, 자격여부 등을 소개하도록 한다.

② **이전 경력과 지원하는 분야에 관련된 질문** : 이전 회사 또는 의료기관에서의 경력과 성과, 업무 방식과 지원자가 지원하는 직무에 관련된 지식과 역량, 발전가능성을 가지고 있는지에 대해 질문하고 평가한다.

③ **문제 해결 능력** : 의료기관에서 발생할 수 있는 상황에 대한 대처 능력을 알아볼 수 있는 질문을 하여 문제 해결 능력을 평가한다.

④ **업무 관련 지식** : 직무를 수행하는데 갖추어야 하는 지식과 역량을 확인할 수 있는 질문을 한다.

⑤ **지원동기** : 지원한 동기에 대해 질문한다.

⑥ **의료기관에 대한 이해** : 지원한 의료기관에 대해 얼마나 알고 있으며, 관심을 가지고 있는지를 평가할 수 있는 질문을 한다.

면접 과정에서 구두로만 질문하고 평가하기보다는 면접 평가표를 통해 지원자를 평가하는 것이 좋다. 면접 평가표는 각 의료기관의 특성에 맞추어 개발하여 사용한다.

면접 평가표에는 기본적으로 다음과 같은 요소를 포함해야 한다.

① 평가 항목과 평가 기준

평가 항목은 채용하고자 하는 인재상에 맞추어서 만들면 된다. 중요하게 생각하고 반드

면 접 평 가 표

번호	1	면접일자	2025년 8월 7일	면접관	김가람
지원자 성명	김이정	최종학력	대졸	성별	남/여

평가 항목	KAS	질문사항	의견	평가				
				10	8	6	4	2
전문 지식	K	본인의 전공분야에 대해 간단히 소개하고 지원하는 업무와 어떤 관련성이 있는지 설명하여 주십시오.						
		지원 업무를 수행하는데 필요한 지식을 어느 정도 가지고 있다고 생각하십니까?						
창의성	A	어려운 환경속에서 독창적인 방법으로 성과를 창출한 사례를 말해 보시오.						
긍정적 마인드	A	합격 통보일이 지났는데 연락이 오지 않는다면 어떻게 생각하시겠습니까?						
논리적 사고	A	자신의 어떤 부분이 채용에 적합하다고 생각하십니까?						
		고객이 더 만족스러운 의료서비스를 받을 수 있도록 병원에서 어떤 노력을 해야 한다고 생각하십니까?						
의사 소통 능력	S	부서장의 불합리한 업무 지시가 있을시 어떻게 하시겠습니까?						
전략적 사고	S	입사 후 자신이 싫어하는 업무를 맡게 되면 어떻게 하시겠습니까?						

면접 태도 및 개인 특성 평가 항목 (V로 체크)

구분	상		중		하		의견
인상	밝음		보통		무표정/차가움		
이미지	호감		보통		비호감		
복장	단정		보통		단정하지 못함		
태도	예의 바름		보통		산만/의지없음		
대화	사려깊은 발언		보통		경솔한 발언		
건강	건강		보통		약해 보임		

종합평가

[그림 6-45] 면접 평가표 예시

시 갖추어야 할 역량 또는 태도라고 생각되는 항목으로 구성해도 되고, KAS를 기준으로 하여 평가 항목을 설계해도 된다. KAS는 K(Knowledge, 지식), A(Attitude,태도), S(Skill, 기술)을 의미한다.

면접 평가표에는 평가 항목과 각 항목에 따른 평가 기준이 포함되어야 한다. 만약 창의성, 전문성, 대인관계능력, 협동성, 문제해결 능력, 자기발전가능성 등의 항목이 있다면, 각 항목마다 매우 우수, 우수, 보통, 부족, 매우 부족 등의 평가 기준이 있어야 한다. 이렇게 평가 기준이 없다면 평가시 면접관에 따라서 기준이 상이하여 면접 평가표를 통한 평가결과가 모호한 결과로 이어질 수 있기 때문이다.

② 점수

각 항목마다 점수를 정해야 하며, 중요도에 따라서 가중치가 부여되기도 한다. 점수는 일반적으로 숫자로 표기한다.

③ 평가 내용

면접 평가표에는 면접관들이 평가 내용을 서술형으로 적을 수 있는 공간을 만들어 놓아야 한다. 이 평가 내용을 토대로 하여 각 항목에 대한 평가를 더욱 정확하게 할 수 있게 된다.

④ 종합평가

최종적인 종합평가를 통해 지원자의 최종 선발 여부를 결정한다.

(4) 최종 선발

면접 심사가 종료되면 면접관들은 지원자들의 면접 평가표를 기반으로 평가 결과를 종합한다. 이때 필기시험 결과와 인 · 적성 검사, 성격 및 성향 검사 결과 등도 함께 종합한다.

최종적으로 종합된 결과를 토대로 지원자의 순위를 결정하고 최종 합격자를 선정한다. 경우에 따라서 예비합격자를 선정하기도 한다.

최종 선발 논의를 할 때 병원장 또는 인사 관련 최종 결정권자가 있는 경우에는 최종 합격자를 확정하고 최종 합격자에게 통보하면 되지만, 그렇지 않은 경우에는 승인을 받는 절차를 거쳐서 최종 합격자를 선정하게 된다.

최종 합격자에게 합격 통보를 할 때에는 전화로 통보하는 경우가 일반적이며, 문자 또는 카카오톡 등과 같은 방법을 활용하는 경우도 있다.

합격 통보를 할 때에는 근무시작 일정과 근무 조건, 필요서류(등본, 졸업증명서, 경력증명서, 자격증사본 등) 등도 함께 전달하여야 한다.

그리고 불합격자에게도 결과를 통보해야 한다. 이때 불합격자에게 불합격 통보를 할 때에는 더욱 신경 쓰고 예의를 갖추어서 통보하는 것이 좋다.

근무시작일 전 또는 근무시작일에 근로계약서를 작성하고, 입사에 필요한 서류들을 받으면 채용 과정이 완료된다.

2 직원 교육

1) 직원 CS 교육프로그램 기획

병원에서 인적자원의 관리는 매우 중요한 과제 중 하나이다. 병원의 경영목표를 달성하기 위해서는 직원에게 필요한 교육을 기획하여 인적자원을 개발하고 육성하는 것이 무척 중요한 부분이다. 변화하는 경영환경을 수용하고 성과를 창출할 수 있도록 효과적인 교육프로그램을 준비하여 제공할 필요가 있다. 병원코디네이터는 병원 내에서 조직별, 개인별 특성에 맞는 교육프로그램을 기획하기 위하여 노력해야 한다.

(1) 병원 CS 교육목표 및 추진방향

병원코디네이터는 의료환경의 변화와 트랜드 변화에 따른 CS(Customer Satisfaction) 역량 강화 교육과 병원의 당해 년도 사업계획에 적합한 교육 주제를 선정하여 전 직원을 대상으로 하는 교육을 기획한다. 이때 교육목표와 방향을 설정하고, 병원 임직원들에게 교육의 중요성과 필요성을 인식시켜야 한다. 교육주제를 선정할 때는 VOC(Voice of Customer)를 통해 접수된 고객 제안사항이나 사전 모니터링을 통해 수집된 결과물을 바탕으로 내부에서 발생하는 서비스 품질 저하 부분을 파악하여 활용하면 효과적인 주제를 선정할 수 있다. 단, 고객제안사항과 사전모니터링 결과가 특수한 상황으로 인하여 일어난 일시적인 현상인지를 미리 파악하여야 한다.

(2) 병원 CS 교육 대상자 파악 및 교육 시기 판단

진행되는 교육의 종류에 따라 교육 대상자가 달라질 수 있음을 염두해 둔다. 같은 CS교육이라고 해도 신입직원을 대상으로 하는 CS교육인지 전 직원을 대상으로 하는 교육인지에 따라 교육시기와 대상자가 달라지기 때문이다. 신입CS교육은 대상자가 신입직원이며, 교육 내용도 직장예절, 고객서비스 기본매너 등으로 기본 교육이 이루어진다. 교육 시기 또한 입사 후 보통 한 달 이내에 교육이 시행되는 편이다. 전 직원을 대상으로 하는 CS교육은 CS역량강화 프로그램으로 운영하게 되며, 전 직원이 참석해야 하는 관계로 교육 시기와 교육시간을 근무에 지장 받지 않는 시간으로 선정해야 한다. 그 외 필요한 교육들은 직급별, 연령별, 전공별, 교육경험별 등으로 분류하여 교육 대상자를 파악하고 교육 시기를 각 상황에 맞춰 선정해야 한다. 또한 교육 시기는 되도록이면 내원 고객이 많은 시기, 연휴 전후, 방학기간 등은 피하고, 근무시간이 긴 야간 진료일은 피하는 것이 좋다.

(3) 병원 CS 교육장 선정 및 환경구성

교육의 목적에 따라 원내에서 교육을 진행할 것인지, 외부에서 워크샵을 통해 진행할 것인지를 정해야 한다.

내부 교육장을 이용하는 경우에는 참석 인원수에 맞는 크기의 교육장을 선정하여 교육에 필요한 여러 물품들이 잘 비치되어 있는지 확인하고 빔프로젝트, 노트북, 마이크 등 교육 시 사용되는 필요기기의 작동 여부도 확인해야 한다. 그 외 냉난방관리와 조명, 소음 등 환경적인 요소도 점검을 할 필요가 있다. 규모가 작은 병원은 교육장이나 강당, 회의실 등의 장소가 없는 경우도 많다. 이런 경우에는 병원에서 가장 넓은 대기실 공간을 활용하여 교육을 받을 수 있도록 쇼파와 의자 등을 준비하여 진행할 수도 있다. 노트북과 빔프로젝트가 없는 경우에는 원내 컴퓨터와 대기실 TV를 연결하여 강의 자료를 볼 수 있도록 구성하는 방법이 있고, 스마트 미러링 서비스와 같이 휴대폰의 자료를 TV에서 바로 볼 수 있도록 할 수도 있다. 스마트 미러링 서비스는 스마트폰이나 태블릿 PC의 화면을 TV에 똑같이 보여주는 서비스이다. 만약 아무런 장비도 준비를 하지 못할 경우에는 간단한 유인물을 준비하여 진행하는 방법도 좋은 방법이다.

외부 교육장을 이용할 경우에는 장소 및 교육장 환경(의자, 책상 및 규모, 기자재 구비)을 사전에 점검하고 조율하여 섭외해야 한다. 외부 교육장은 지역마다 여러 곳이 있으므로 가격, 시설, 접근성(거리) 등을 비교하여 선정하는 것이 좋다. 교육장 대여 혹은 교육장 대관이라고 인터넷으로 검색하면 많은 곳을 검색할 수 있다. 소규모로 진행을 할 경우에는 사설 모임방이나 '커뮤니티 센터' 등과 같은 곳을 이용하는 것도 좋은 방법이다. 인원수에 맞춰

강의실 크기를 선택할 수 있고 시간제로 운영되며 노트북이나 빔프로젝트도 대여 가능하기 때문에 저렴한 비용으로 이용할 수 있는 장점이 있다. 또한 여러 지역에 지점으로 운영되고 있어서 접근성도 좋은 편이다.

(4) 병원 CS 교육 강사 파악

병원 종사자들은 비교적 교육의 경험이 많으며, 다양한 교육프로그램을 접해 본 경험이 있다. 교육의 목적이나 효과를 고려하여 원내강사나 근무자 중 경력자를 강사로 선정하여 교육을 진행할 것인지, 외부에서 활동하는 전문가를 초청하여 교육을 진행하는 것이 좋은지 고려해 보아야 한다. 병원에서 계획한 서비스 기본 과정은 원내 강사가 진행하고 현장 전문가를 초빙하여 특강형태로 진행하는 경우도 있다. 전문가를 찾기 위해 교육 및 강사섭외 전문사이트를 활용할 경우 병원이 직접 원하는 강사를 선택하여 직접 교육제안서를 받아 볼 수 있다는 장점이 있다. 그 외에 병원서비스교육 또는 병원서비스연구소, 교육연구소, 병원교육연구소 등과 같은 검색어를 통해 인터넷으로 해당 기관 사이트를 직접 찾아보는 방법도 있다.

(5) 병원 CS 교육프로그램 개발 및 준비단계

교육프로그램 준비단계에서 제일 먼저 해야 하는 부분은 조직 내부 환경 분석이다. 분석결과와 교육니즈 조사 결과, 의료 환경의 트랜드 변화 등을 토대로 우리 병원에 필요한 교육프로그램을 구성한다. 각 커리큘럼에 적절한 강사진을 구성하고 전체적인 교육 일정을 수립하면 전 직

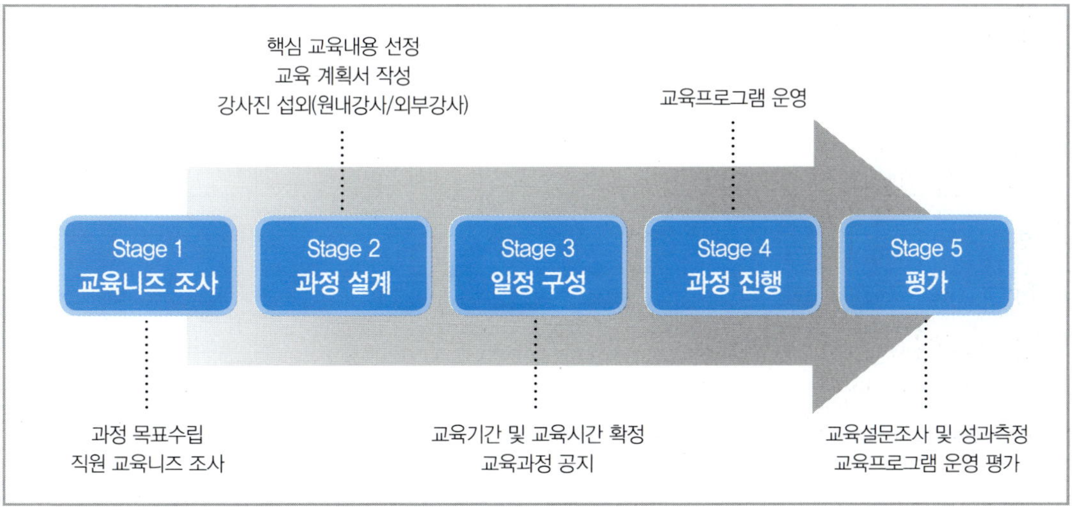

[그림 6-46] 과정기획 및 개발

원에게 교육 일정과 교육과정에 대한 공지를 한다. 교육을 진행하는데 필요한 강의안 개발, 교육 물품 구비, 교재 제작, 강의 만족도 설문조사 및 운영평가방법 등도 미리 준비되어야 한다.

2) 직원 CS 교육 콘텐츠 개발

많은 병원들이 고객 만족을 위한 다양한 직원 교육을 실시하고 있다. 병원 종사자들은 전문적인 교육과 훈련을 통해 고유 분야의 직무를 가지고 근무한다. 교육에 대한 참여도를 높이고, 학습 효과를 높이기 위해서는 설득력 있는 교육 목적과 스스로 교육 참여에 대한 동기 유발이 되도록 한다. 단순히 서비스만을 강조한 교육은 현장과의 괴리감으로 인하여 기대한 만큼의 교육효과를 얻기 어렵다. 교육의 효과를 극대화하기 위해서는 실무에서 활용할 수 있고 업무에 직접적으로 도움이 되는 교육 콘텐츠를 개발하여 운영해야 한다.

(1) 직원 CS 콘텐츠 개발하기

병원코디네이터는 현장에서 활용할 수 있는 실질적인 교육이 될 수 있도록 교육 콘텐츠 개발에 힘써야 한다. 교육 콘텐츠는 보통 공통 과정과 부서별/직급별 과정으로 나누어 기획한

교육내용		전 직종			
		교육건수	총 교육시간	교육참여 인원	연간1인 교육건수
공통 교육	환자권리, 의료윤리 커뮤니케이션, 매너				
	질 향상과 환자안전				
	감염관리				
	심폐소생술 (이론/실기교육)				
	소방안전, 안전관리				
직무 교육	원내 직무교육				
	보수교육/학술대회 학회				
소양 교육	직원단합연수 교육				
	어학 및 컴퓨터 교육				
	관리자 리더십 교육				
총 인원				명	건

[그림 6-47] OO병원 부서별 직무교육계획서

다. 부서별/직급별 과정은 직무별, 상황별, 연차별 등에 따라 다양하게 구성할 수 있다. 최근 들어 역량을 강화하는 것만큼 인성교육도 중요하다는 것을 인식하기 시작하면서 다양한 교육 콘텐츠로 변화되고 있다. 형식적인 교육이나 업무적인 교육에만 집중하기 보다는 조직원이 필요로 하는 교육 콘텐츠를 개발하여 직원의 참여율을 높이는 것도 매우 중요하다.

<table>
<tr><th>구분</th><th>관리자급(각 부서장)</th><th>3년차 이상</th><th>신입직원</th></tr>
<tr><td rowspan="5">병원/조직문화</td><td colspan="3">병원 문화 교육</td></tr>
<tr><td colspan="3">조직 활성화 교육</td></tr>
<tr><td colspan="3">학습 조직 활동 및 경진대회</td></tr>
<tr><td colspan="3">성희롱 예방교육</td></tr>
<tr><td colspan="3">직원 행동 강령 교육</td></tr>
<tr><td rowspan="2">직무교육</td><td>리더십 교육</td><td>중견직원 능력향상</td><td></td></tr>
<tr><td colspan="3">부서 신청에 의한 외부위탁 교육</td></tr>
<tr><td>CS교육</td><td colspan="2"></td><td>기본과정, 심화과정, 외부위탁 교육</td></tr>
<tr><td>커뮤니케이션 교육</td><td colspan="2">의료커뮤니케이션 응용심리학 고급교육(외부위탁)</td><td>기본과정, 심화과정</td></tr>
<tr><td rowspan="2">원내강사양성</td><td colspan="2">원내강상양성/보수교육</td><td rowspan="2"></td></tr>
<tr><td colspan="2">원내강사 역량향상을 위한 워크샵</td></tr>
<tr><td rowspan="3">자기개발</td><td colspan="3">병원서비스코디네이터, 의료관광코디네이터 자격취득교육</td></tr>
<tr><td colspan="3">온라인 어학교육</td></tr>
<tr><td colspan="3">온라인 컴퓨터 교육</td></tr>
<tr><td>해외병원 연수</td><td colspan="2">해외우수병원 연수 & 교육</td><td></td></tr>
<tr><td>직종별 보수교육</td><td></td><td colspan="2">각 직종별 업무향상을 위한 보수교육</td></tr>
</table>

[그림 6-48] OO병원 직원 연간 교육기획서

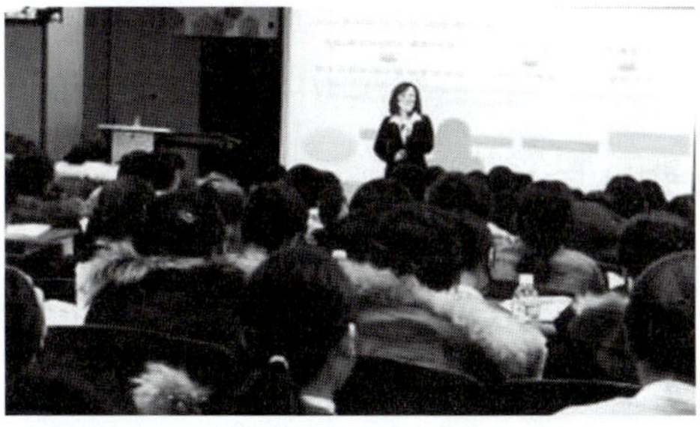

[그림 6-49] 병원교육대상-간호부 단체 교육

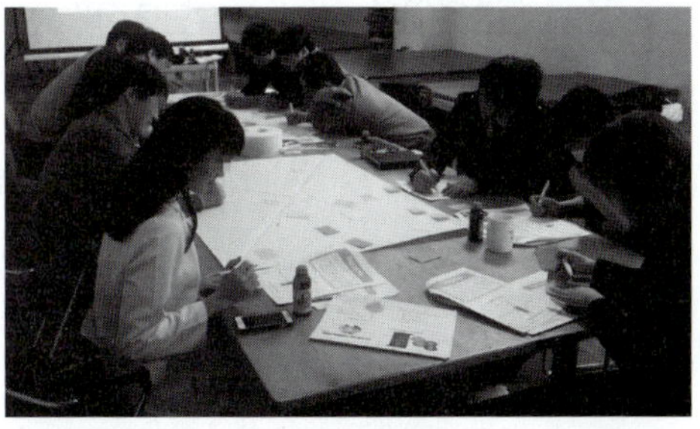

[그림 6-50] 병원교육대상-중간관리자워크샵

출처 : 대한병원코디네이터협회, 병원코디네이터, 2017

3) 직원 CS 교육프로그램 운영

(1) CS 교육프로그램 운영

조직원의 역량 개발을 위한 교육과정이 완성되면 교육과정 실행 준비를 하고 교육과정이 잘 진행되도록 운영관리를 해야 한다. 강사를 선정하고 교육참가자를 확정한 후 교육 실시 안내문과 교육 일정을 상세하게 작성하여 내부 직원 게시판에 부착하고 각 부서에도 전달하여 교육대상자가 참여할 수 있도록 안내해야 한다.

교육에 필요한 물품목록을 정리하고 누락되는 물품이 없도록 체크리스트를 작성하여 관리한다. 교육에 필요한 교재 및 유인물을 사전에 준비하여 교육 당일 사용하는데 문제가 없도록 한다. 내부 강사가 강의를 하는 경우에는 빔프로젝트와 노트북을 이용할 경우 미리 테스트를 하여 문제가 발생하지 않는지 점검을 하는 것이 좋다. 강의 전날 테스트를 미리 할 수 없는 경우에는 당일 강의 시간 전에 점검을 해야 교육에 차질이 생기는 것을 예방할 수 있다.

마지막으로 교육대상자의 강의 참석 여부를 체크하여 출결 관리를 하고 해당 교육에 대한 모니터링을 한다.

번호	점검항목	세부항목			비고
1	교육 일정 공지	□ 내부게시판 공지		□ 각 부서별 공지	
2	교육 장소 확정	□ 대강당	□ 소회의실	□ 외부교육장	
3	강사 섭외	□ 강사 선정	□ 프로필 받기	□ 강사와 통화	
4	교재	□ 교재 개발	□ 유인물 제작	□ 출력 확인	
5	교육장 세팅	□ 노트북 확인 □ 스피커 □ 유인물준비 □ 교육설문지	□ 빔프로젝트 □ 조명 □ 간식	□ 마이크(유 · 무선) □ 실습재료 준비 □ 출결 관리부	

[그림 6-51] 교육 운영 체크리스트 예시

4) 직원 CS 교육프로그램 평가

(1) 과정평가

교육을 진행하는 것만큼이나 중요한 것이 바로 교육 평가이다. 교육프로그램 만족도 측정을 위해 병원코디네이터는 교육프로그램 종료 후 교육 참가자에게 설문을 실시한다. 설문

평가의 내용은 교육 내용에 대한 만족도, 강사에 대한 만족도, 교육프로그램 운영관리에 대한 만족도 등을 포함하도록 한다.

① 교육프로그램 시행 후 피드백을 살펴봄으로써 비용과 시간 대비 효과가 있었는지 확인한다.

② 교육 내용의 이해도와 만족도, 강사 만족도, 강의장 분위기, 기자재 사용 등에 대해 평가한다.

③ 교육 후 실무에서 얼마나 활용 가능하고 도움이 되는지를 확인한다.

④ 우리 병원에서 적합한 수준의 교육 진행이었는지 평가한다.

교육프로그램 만족도조사 설문지

□ 해당되는 곳에 체크해 주세요.	매우 만족	만족	보통	불만	매우 불만
1. 이번 교육에 대해서 전반적으로 만족하십니까?	⑤	④	③	②	①
(이유)					
2. 교육내용에 대해 만족하십니까?	⑤	④	③	②	①
(이유)					
3. 교육내용은 향후 업무에 도움이 된다고 생각하십니까?	⑤	④	③	②	①
(이유)					
4. 교육 강사의 강의 전달력은 만족하십니까?	⑤	④	③	②	①
(이유)					
5. 교육 진행속도는 만족하십니까?	⑤	④	③	②	①
(이유)					
6. 제공된 강의자료는 만족하십니까?	⑤	④	③	②	①
(이유)					
7 교육 장소는 만족하십니까?	⑤	④	③	②	①
(이유)					
8 교육장 환경(마이크, 화면, 기기 등)은 만족하십니까?	⑤	④	③	②	①
(이유)					
합 계					

[그림 6-52] 교육프로그램 평가표 예시1

(2) 과정운영 심의 및 개선점 도출

병원코디네이터는 교육프로그램 운영심의에 참가할 내부 인력을 선정하여 교육프로그램 운영심의회를 소집한다. 병원코디네이터는 설문조사 결과를 토대로 교육 내용에 대한 만족도, 강사에 대한 만족도, 교육프로그램 운영관리 등의 항목으로 구분하여 적극 반영, 반영 재고, 반영 불가, 기타 등의 내용을 정리한 '교육프로그램 운영결과서'를 제공하여 심의자들이 심의에서 교육프로그램 운영상의 개선점과 보완점을 협의하도록 한다. 병원코디네이터는 협의된 결과를 근거로 '교육과정운영결과서' 내에 보완계획을 작성하여 향후 교육프로그램의 운영에 반영한다.

안녕하십니까?
본 설문은 교육에 참여해 주신 여러분의 소중한 의견을 반영하여 더욱 내실 있는 교육을 진행하는데 기초자료로 이용될 것입니다.

1. 강좌별 강의내용에 대한 만족도 및 실무 적용여부에 대한 의견 조사(해당하는 란에 (V)표시해 주십시오)

강의 주제	강의 내용에 대한 만족도					실무 적용여부에 대한 의견				
	매우 만족	만족	보통	불만족	매우 불만족	매우 도움됨	도움됨	보통	별로	도움 안됨
1강좌(홍길동) 전문가로서의 비전수립										
2강좌(신사임당) 병원에서 하는 여성마케팅										
3강좌(세종대왕) 팀 매니지먼트										

2. 본 과정에 만족하신 부분은 구체적으로 어떤 것입니까?

3. 본 과정에 불만족하신 부분은 구체적으로 어떤 것입니까?

작성해 주셔서 감사합니다.

[그림 6-53] 교육프로그램 평가표 예시2

3 내부직원 만족도 관리

1) 내부고객의 개념과 중요성

(1) 내부고객의 의미

병원의 진료 상품이나 서비스 구매에 직접적 또는 간접적으로 연관되어 있는 사람들을 우리는 고객이라고 말한다. 고객은 크게 내부고객과 외부고객으로 나누어진다. 외부고객은 병원의 진료상품과 서비스를 구매하는 사람을 의미하고, 내부고객은 진료상품이나 서비스를 제공하는 사람으로 병원 내부의 직원을 의미하는 말이다. 과거에는 외부고객을 중시 여기고 내부고객의 만족에는 상대적으로 관심을 갖지 않았다. 그러나 내부고객의 만족도에 따라 외부고객에게 전달되는 서비스의 질이 달라진다는 것을 알게 되면서, 병원은 내부고객의 만족에도 관심을 기울이게 되었다. 병원은 다른 조직에 비하여 노동집약적인 환경을 가지고 있다. 의료행위와 제공되는 의료서비스는 모두 사람에 의해서 행해지고, 서비스 생산과정에 고객이 함께 참여하여 동시에 소비를 하는 형태를 가지고 있다. 고객들은 병원 직원이 표현하는 감정과 행동을 그대로 전달받으며 의료서비스를 받게 된다. 따라서 직접적으로 외부고객에게 영향을 미치게 된다. 외부고객을 만족시키기 위해서 내부고객을 만족시키는 것은 선택이 아니라 필수인 것이다.

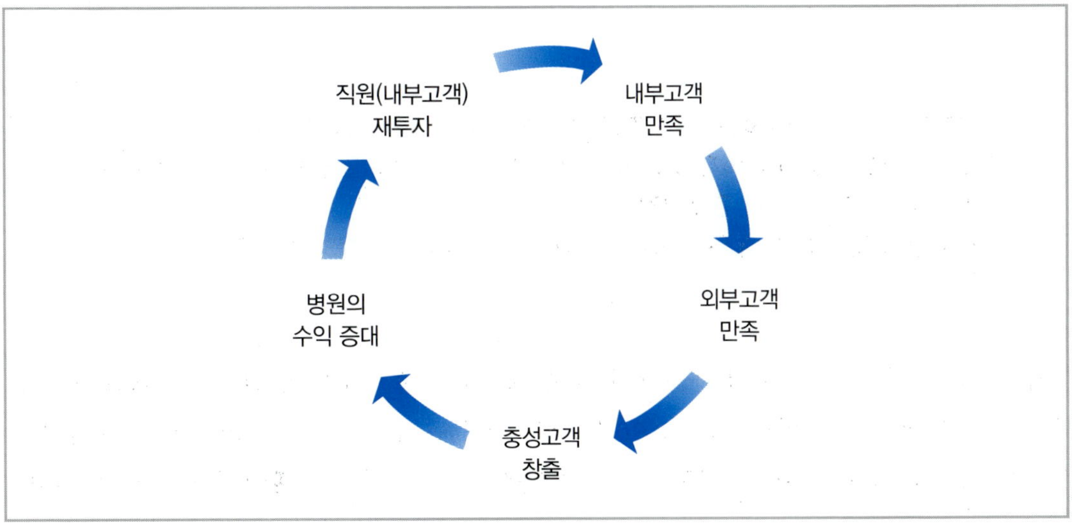

[그림 6-54] 내부고객과 병원의 선순환 구조

(2) 내부고객의 중요성

외부고객이 우리 병원을 내원하여 만족감을 느끼는데 많은 영향을 미치는 내부고객의 만족을 관리하는 것은 매우 중요하다. 직원의 불만을 관리하지 않고 방치하면 고객에게 제공되는 서비스의 품질 저하는 물론이고 직원의 사기저하와 이탈로 연결되면서 전체적인 서비스의 품질에 영향을 미치기 때문이다. 이제는 내부 직원을 고객으로 바라보는 관점을 가지고 조직관리를 해야 한다.

(3) 내부고객 만족도 관리

내부직원 만족도를 파악하기 위한 여러 가지 방법이 있다. 1:1 직원 면담을 통한 인터뷰로 파악하기도 하고, 직원 간담회를 열어 직원의 소리를 듣는 방법도 있다. 가장 많이 활용되고 있는 방법으로는 설문조사를 활용하여 직원의 소리를 듣는 것이다. 많은 병원에서는 내부고객 만족도조사서 혹은 내부고객설문지 등을 만들어 정기적으로 내부직원의 만족도를 파악하고 그 결과를 토대로 개선활동을 하여 직원 만족도를 높이기 위해 노력한다.

내부고객설문지는 현재 우리 병원의 조직문화 흐름을 파악할 수 있고, 각 부서 간의 갈등요인과 문제점을 파악하고 개선하는데 도움이 된다. 또한 설문조사를 통해 직원들이 병원에 바라는 부분에 대해 직접적으로 알게 되고, 직무 만족도를 구체적으로 파악할 수 있어 여러 방면에 효율적으로 활용할 수 있는 자료가 된다.

내부직원 만족도 설문을 구성할 때에는 다음과 같은 요소 중 필요한 부분을 선택하여 우리 병원에 맞는 설문지를 만드는 것이 좋다.

설문항목예시

- 전반적인 만족도 – 회사에 대한 만족감, 업무에 대한 만족감, 이직의향 등
- 요소별 만족도 – 병원의 비전, 평가와 보상, 인사제도, 의사소통, 팀웍, 리더십, 상하관계, 직무, 경력개발, 교육훈련, 복지, 근무환경
- 특정 이슈 설문 – 병원 내 특정 이슈(인사평가 제도 변경, 복지제도 변경 등)

내부고객의 만족도를 설문조사를 통해 실행하는 것도 중요하지만, 결과를 토대로 개선 활동을 하는 것은 더 중요하다. 문제점이 발견된 부분들은 원인을 파악하고 어떻게 개선해 나갈 것인지에 대해서 충분히 논의하고 대응 방안을 마련하거나 개선 활동을 할 필요가 있다.

	설문항목	전혀 그렇지 않다	약간 그렇지 않다	보통	약간 그렇다	매우 그렇다
1	현재 담당하고 있는 업무에 만족한다.					
2	나의 일은 우리 병원에서 중요하다고 생각한다.					
3	함께 일하는 동료에게 신뢰감이 든다.					
4	현재 받고 있는 급여에 만족한다.					
5	다른 병원으로 이직하고 싶은 생각을 자주한다.					
6	나는 우리 병원의 복지후생제도에 만족한다.					
7	성과에 대한 보상을 적절하게 받고 있다고 생각한다.					

[그림 6-55] 내부고객 만족도조사 설문지 예시

내부만족도 조사를 정기적으로 조사를 하면 직원 만족도 변화의 추이를 알 수 있어 조직을 관리하고 내부 직원의 만족감을 관리하는데 도움이 된다.

내부고객 만족도 조사결과에서 조직 전체의 만족도보다 특정 부서의 만족도가 낮은 부분들의 요소들은 어떤 문제로 인하여 상대적으로 낮은 만족감을 느끼게 되었는지 원인을 찾아 관리를 해야 한다.

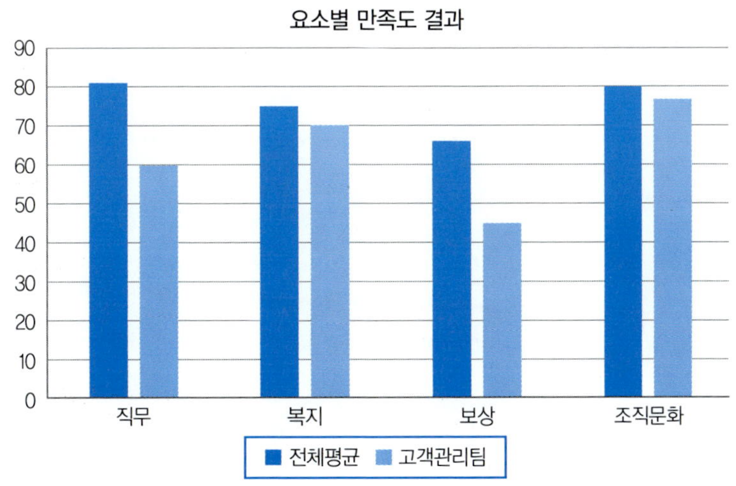

[그림 6-56] 내부직원 설문조사 요소별 만족도 결과 예시

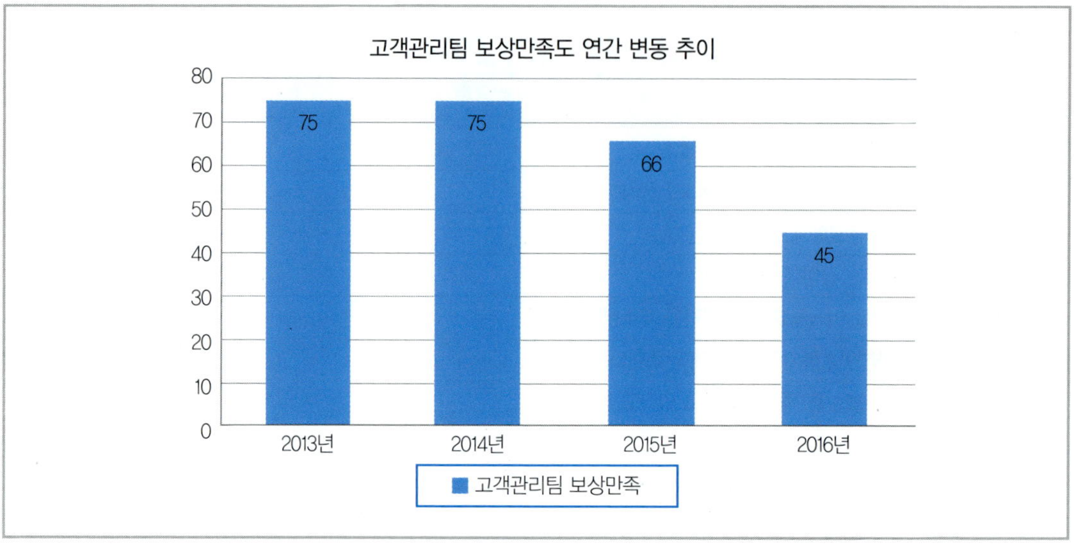

[그림 6-57] 고객관리팀 보상만족도 연간 변동 추이 예시

만족도 조사만 시행하고 아무런 개선 활동이 이어지지 않으면 직원은 내부고객 설문에 대한 신뢰를 잃게 되거나 오히려 불만의 요인이 될 수 있으므로 조사 후 관리 체계까지도 잘 갖추어야 한다. 직원의 소리에 귀 기울이고 내부 직원을 이해하고자 할 때 직원들의 마음도 병원을 향해 열린다. 외부고객의 만족은 내부고객의 만족도와 밀접한 관계가 있으므로 지속적으로 관리해야 하는 중요한 부분임을 잊지 않아야 한다.

제10절 회의 운영

학습목표

1. 회의의 목적과 중요성을 이해하고, 회의가 병원조직 내에서 어떤 역할을 하는지 알 수 있다.
2. 회의를 위한 자료 준비, 참석자 구분, 의제 선정 등에 대한 구체적인 방법에 대해서 익히고 현장에서 활용할 수 있다.
3. 회의를 운영하는 방법에 대해서 학습한다.
4. 회의 후 회의록 작성의 중요성과 방법에 대해서 학습한다.

1 회의의 이해

1) 회의의 개념

회의란 어떤 문제를 해결하기 위해서 또는 어떤 목적을 달성하기 위해 의논하고 정보를 교환하는 과정을 말한다. 회의는 두 명 이상의 사람이 모여서 특정 주제에 대해 의견을 나누고 최선의 결정을 내리는 공식적인 과정이다.

회의를 효과적으로 진행하기 위해서는 미리 준비하고 계획을 세워야 한다. 회의 목적 설정, 안건 준비, 회의 장소와 시간, 참석자 선정 등 사전에 준비를 하고 회의 후에는 회의록을 작성하고 회의 시 결정된 사항이 원활하게 실행될 수 있도록 해야 한다.

2) 회의의 목적

(1) **정보 공유** : 회의는 중요한 정보를 집중적이고 효과적으로 공유할 수 있다. 의료계 동

향, 경쟁 의료기관의 정보, 새로운 아이디어, 의료기관의 활동 등의 소식을 전하고 공유하는데 사용된다.

(2) **의사결정** : 회의는 조직이 어떤 사안에 대해 어떤 결정을 내리기 위해서 사용한다. 새로운 정책을 시행하거나 중요한 프로젝트를 시작하고자 할 때와 같이 중요한 사안들에 대한 의사결정을 필요로 할 때 회의를 진행한다.

(3) **문제해결** : 회의를 통해 현재 발생된 문제에 대해 해결책을 찾는데 사용된다. 회의 참석자들은 발생된 문제를 분석하고 논의하여 해결책을 모색하고, 최선의 해결책을 결정하여 문제를 해결해 나간다.

(4) **팀워크 강화** : 회의는 서로의 생각과 의견을 나누면서 더 잘 이해하고 협력하는데 도움이 되며, 이를 통해 팀워크가 강화된다.

3) 회의의 종류

회의는 회의의 목적과 형태, 성격 등에 따라서 다양한 종류가 있다. 이 중 병원에서 많이 활용하고 있는 회의의 종류는 다음과 같다.

(1) 성격별 분류

① 정기 회의

정기 회의는 주기적으로 정해진 시기에 진행하는 회의를 말한다. 정기 회의는 진행되고 있는 업무 상황을 점검하거나 조직 내의 여러 가지 문제들을 처리한다. 또한 정보공유와 업무계획 수립, 성과 분석 등 다양한 목적으로 사용된다. 정기 회의는 의료기관의 특성과 규모에 따라 여러 가지 형태로 운영이 되고 있는데 일일 회의, 주간 회의, 월간 회의, 분기 회의, 연간 회의 등의 형태로 운영되는 경우가 일반적이다.

② 임시 회의

임시 회의는 특정 문제가 발생했거나 이슈가 있을 때 급하게 소집하여 운영하는 회의이다. 발생된 문제를 해결하기 위한 방안을 논의하고, 최적의 해결책을 선정하기 위해 임시 회의를 활용하는 경우가 많다. 또한 긴급하게 중요한 결정을 내려야 할 경우에도 임시 회의를 통해 논의하고 진행한다.

(2) 참석자별 분류

① 전체 회의

전체 회의는 조직 내 모든 구성원들이 참석하는 회의이다. 이 회의를 통해 조직 내 중요한 결정을 내리거나, 조직과 조직원 모두에게 영향을 미치는 정보들을 공유한다.

② 임원 회의

주요 결정권자인 임원들만 참석하는 회의를 말한다. 이 회의는 조직의 중요한 이슈를 논의하거나 조직 내 정책 수립, 운영 전략 등을 결정하는 중요한 결정을 내리는데 사용되는 회의이다.

③ 부서별 회의

특정 부서의 구성원들만 참석하는 회의이다. 부서 내 중요사안에 대해 논의하거나 업무 협의, 업무 진행상황 점검, 부서 내에서 발생되는 문제 해결 등 다양한 논의가 이루어진다.

2 회의 운영 실무

병원코디네이터는 원활한 회의 진행을 위하여 사전 준비 단계부터 마무리까지 전체적인 관리를 해야 한다. 병원에서 진행되는 회의는 대부분 정기적으로 이루어진다. 특별한 이슈가 있거나 문제가 발생한 경우에는 필요에 따라 비정기적으로 진행하기도 한다.

1) 회의 진행 준비 및 순서

회의 진행은 다음과 같은 순서로 진행되는 것이 일반적이다.

(1) 회의 목적과 회의 주제 선정

회의 전 분명한 회의 목적과 주제를 먼저 선정해야 한다. 회의 목적을 분명하게 밝히지 않은 상태에서 회의를 소집하면 회의 참가자는 '무엇 때문에 회의를 하는지'에 대한 인식을 하

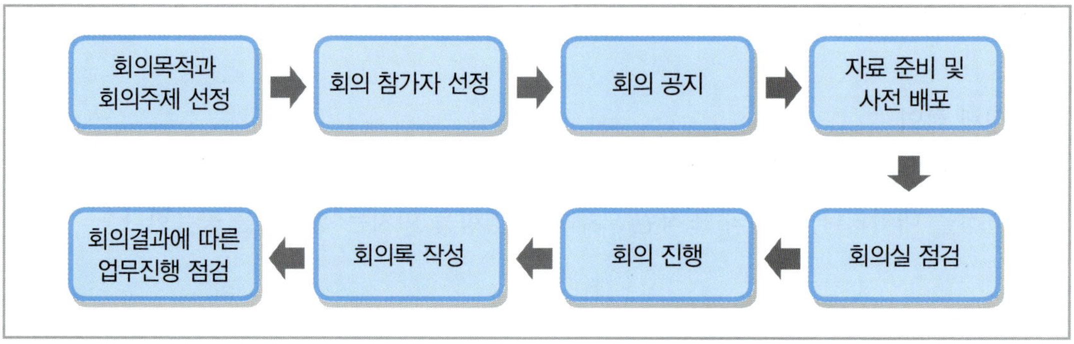

[그림 6-58] 회의 준비 및 진행 순서

지 못하기 때문에 회의의 효율성이 떨어지고, 소극적으로 참여하게 된다. 따라서 회의를 진행하기 전에는 반드시 회의의 목적과 주제를 먼저 선정하고 참석자에게 미리 공지해야 한다.

(2) 회의 개최 일시 결정과 회의 참가자 선정

회의 개최 일시는 참가자 모두 참석할 수 있는 요일과 시간을 선택해야 하는데, 보통 정기회의는 회의 시간과 요일이 정해져 있는 경우가 많다(예: 매주 토요일 오전 8시-9시 중간관리자 회의). 그 외 비정기적인 회의를 진행할 시에는 참석자들의 참석이 가능한 일자를 확인한 후 결정해야 한다.

회의 참석자를 선정할 때에는 회의의 목적과 주제에 맞춰서 참석자를 선정해야 한다. 예를 들어 '검사실의 긴 대기시간을 줄이기 위한 회의'를 진행할 시에 검사실 담당자 또는 책임자가 참석하지 않는다면 좋은 정보나 의견을 얻을 수 없기 때문이다. 따라서 회의 참석자를 선정할 때에는 회의 주제와 관련하여 전문성과 업무 경험을 가지고 있는 사람과 의사결정을 할 수 있는 결정권자가 반드시 포함되어야 한다.

(3) 회의 공지

회의 참석자들에게 회의에 관한 사항(회의 일정, 회의 시간, 회의 장소, 회의 목적 및 주요안건, 참석자 명단, 준비사항 등)들을 사전에 미리 공지해야 한다.

(4) 자료 준비 및 사전 배포

회의에 사용될 자료는 미리 준비하고 사전에 배포하여 참가자가 내용을 숙지하고 참석할 수 있도록 한다.

(5) 회의실 점검

회의실은 미리 점검하여 사용에 불편함이 없도록 해야 한다. 컴퓨터 또는 빔프로젝터 등을 사용해야 하는 경우에는 사전에 점검하여 작동 오류 및 기기 이상이 없는지 확인해야 한다. 회의 시 다과를 준비해야 하는 경우에는 인원수에 맞춰 음료와 간단한 간식 등을 준비한다.

(6) 회의 진행

회의 시작 시간에 맞추어 회의를 진행하고, 적절하게 시간을 분배하여 준비된 안건에 대한 논의가 진행될 수 있도록 해야 한다. 회의 시간이 너무 길어지지 않도록 끝나는 시간은 사전에 알리고, 회의 종료 시간이 되면 회의가 마무리 될 수 있도록 조정한다.

(7) 회의록 작성

회의가 끝나면 회의록을 작성하여 병원장 및 각 부서장에게 전달한다. 회의록에는 회의날짜와 시간, 참가자 명단, 회의 제목, 토의한 안건들과 결정사항 그리고 회의기록 담당자를 반드시 기입해야 한다.

삼성은 회의 문화 중 특징적인 것이 있는데 바로 기록 문화이다. 회의내용과 회장의 지시사항, 임원진과의 대화 등이 모두 기록되어 자산으로 활용되고 있다. 회의는 잘 진행했는데 회의록을 남기지 않는 병원들이 많이 있다. 반드시 회의가 끝난 후에는 회의록을 작성하고 잘 보관해야 한다.

(8) 회의결과에 따른 업무진행 점검

회의 결과에 따른 지침이 업무에 효율적으로 적용되어 진행되는지 여부를 점검해야 한다.

		월	화	수	목	금	토
회의명	아침	정규회의		정기세미나			
내용	(8:30~9:10)	전직원참여회의		월1회		경영진정기회의	
회의명	오전	GM	GM	GM	GM	GM	GM
내용	(9:10~9:20)	아침미팅	아침미팅	아침미팅	아침미팅	아침미팅	아침미팅
회의명	점심시간		UT 미팅		실장단회의		
내용			각 UT별 회의		실장단 점심식사 미팅		
회의명	오후		GB		GB		GB
내용	(7:55~8:00)		마무리미팅		마무리미팅		마무리미팅

[그림 6-59] ○○치과병원 원내 공식 커뮤니케이션 프로그램

병원 CS경영 회의록

1. 회의명 :
2. 일시/장소 :
3. 참석자 :

업무구분	회의내용	의결사항/처리시한	비고/담당
의결확인	대표원장 : (서명) 파트너원장 : (서명)		

[그림 6-60] 원내 CS경영 회의록 샘플

2) 회의 진행자 및 참석자의 역할

회의 진행자와 회의 참석자는 아래와 같은 회의 매너를 지킬 수 있도록 독려하고 건강한 회의문화를 만들어 가기 위해 노력해야 한다. 특히, 다양한 의견을 수렴할 수 있도록 회의 분위기를 딱딱하지 않게 조성해야 하는데, 강압적인 회의 분위기나 불필요한 논쟁이 발생되지 않도록 특히 유의해야 한다.

(1) 회의 진행자의 역할

구분	내용
회의 시작 전	회의 진행 시나리오를 준비해야 한다. 회의 시작 시간과 종료 시간을 설정해야 한다. 참석자를 확인해야 한다.
회의 시작	회의의 목적과 주제를 제시해야 한다. 회의 진행 절차와 시간계획을 참가자에게 알린다.
회의 진행	참석자에게 균등한 발언 기회를 주어야 한다. 참석자 전원이 자유롭게 발언할 수 있는 분위기를 조성해야 한다. 토의 순서 및 안건별 시간 관리를 해야 한다. 일부 참석자들의 장시간 발언이나 논쟁, 불필요한 발언에 대해서 적절하게 조치하고 조정해야 한다.

회의 마무리 및 종료	안건별 합의점을 찾아 결론을 도출해야 한다. 회의 결과를 요약하고 다시 한번 참가자에게 설명해야 한다. 회의에서 결정된 사항에 대해 역할 분담을 명확히 해야 한다.

(2) 회의 참석자의 역할

회의 시작 전	회의 참석 전 안건에 대해 충분히 검토하고 연구해야 한다. 회의 시작 전에 미리 회의실에 도착해야 한다. 부득이한 사정으로 불참하게 될 경우에는 회의 주관부서에 연락해야 한다. 회의에 필요한 자료나 필기구 등을 준비해야 한다.
회의 진행	다른 참석자들이 발언을 할 때에는 적극적으로 경청해야 한다. 사전에 요점을 메모하여 논리적이고 간단하게 발언해야 한다. 적극적인 참여의식을 가지고 임해야 한다. 개인 감정이나 부서 중심 사고를 하지 않도록 유의해야 한다.
회의 마무리 및 종료	회의에서 결정된 사항은 적극적으로 수용해야 한다. 분담된 업무에 대해서는 적극적으로 실행해야 한다.

3) 회의 프로세스

회의는 다음과 같은 순서로 진행된다.

도입	→ 진행(1)	→ 진행(2)	→ 마무리
• 환영인사 • 참석자 확인 및 소개 • 시간공지 • 역할확인	• 목적, 목표 • 경과보고 • 회의 안건	• 토론 • 토론 결과 도출 • 의사결정 사항 요약	• 개인별 역할 확인 • 다음 회의 일정 공지 • 과제수행의 최종 기한 확인

4) 회의 시 유의 사항

(1) 회의 시간

회의는 정해진 일자와 시간에 정확하게 진행하도록 해야 한다. 시간이 미뤄지거나 회의

시간이 길어질 경우 다른 업무에도 차질이 생길 수 있고, 참석자들이 회의에 집중하지 못할 수 있기 때문이다. 회의 시간이 길다고 해서 좋은 결과가 도출되는 것은 아니다. 캐논(Canon)은 의자가 없는 테이블에서 회의를 진행한다. 대부분의 회의는 서서 간략하게 진행하게 되는데 형식을 탈피하고 시간을 최소화하여 효율적이게 진행되도록 한다.

(2) 회의 자료

회의 자료는 되도록 이해하기 쉽게 표현하여 작성하고, 사전에 충분히 생각하고 참석할 수 있도록 회의 전 미리 전달되어야 한다. 회의 당일에 회의 주제를 알리는 회의는 좋은 결과를 도출해내기 매우 어렵다.

(3) 회의 분위기

참석자들이 자유롭게 발언할 수 있는 분위기가 만들어지지 않으면 눈치를 보거나 의사표현을 하지 않는 등의 현상이 일어날 수 있다. 발언하는 참석자를 존중하고 의견을 수용하는 분위기가 될 수 있도록 회의 분위기를 만들어야 한다.

5) 회의 운영 사례

(1) 클린업피부과의원의 회의 운영 사례

클린업피부과의원은 공식 커뮤니케이션이 무척 활성화되어 있는 병원이다. 매일 오전마다 전 지점이 외래파트와 관리파트로 분리되어 오전 회의가 운영된다. 오전 10시에 진료를 시작하는 관계로 오전 9시40분경 시작하여 9시50분까지 약 10분 정도로 운영되는 이 회의를 통해 병원의 중요사항과 전달사항을 알리고, 직원들의 의견을 수렴하는 시간으로 활용하고 있다. 이 회의에서 나온 직원들의 의견과 제안사항들은 관리자 회의를 거쳐 경영진에게 전달되어 논의된다.

클린업피부과의원은 전 지점 오전회의 뿐만 아니라 관리자급의 회의를 매월 주임급 회의와 실장급 회의로 진행하고 있다. 전국 여러 지점의 관리자가 서로 만나서 여러 가지를 논의하고 결정하기도 하고, 원장단 회의에서 결정되어야 하는 부분은 원장단 회의 안건으로 보낸다. 원장단 회의에서 결정된 내용은 다시 각 지점 관리자에게 결과가 보내지고 결정된 사항을 바로 진행하는 신속한 시스템을 갖추고 있다.

얼마 전 시간외 수당이 적다는 의견이 지점 오전 회의에서 나오자 관리자 회의에서 안건화하여 원장단 회의에서 논의되었는데, 직급별과 연차별로 수당을 변경하여 지급하는 것으로 결정되어 빠르게 진행되고 있다. 클린업피부과는 직원의 복지와 근무환경 개선에 대해서 수시로 조직원의 소리를 듣고 고쳐 나가기 위해 노력하고 있으며, 그 덕분에 사규를 자주 고치게 된다고 한다.

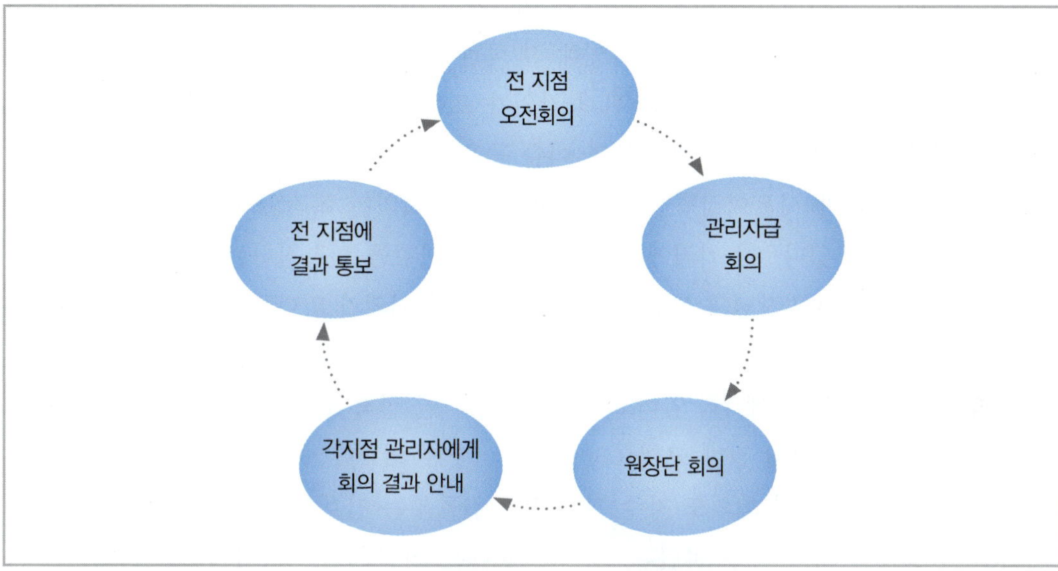

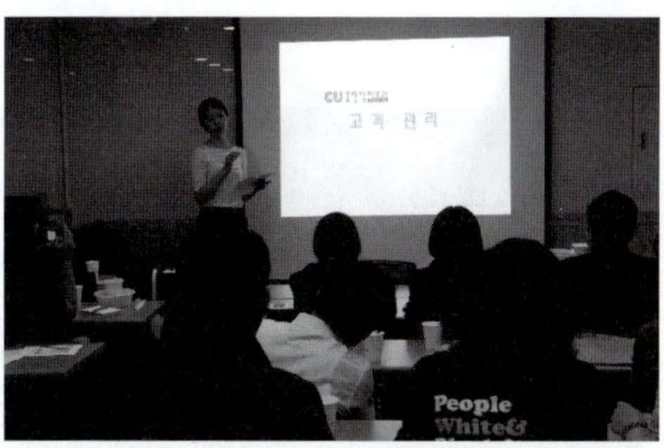

[그림 6-61] 중간관리자급 회의

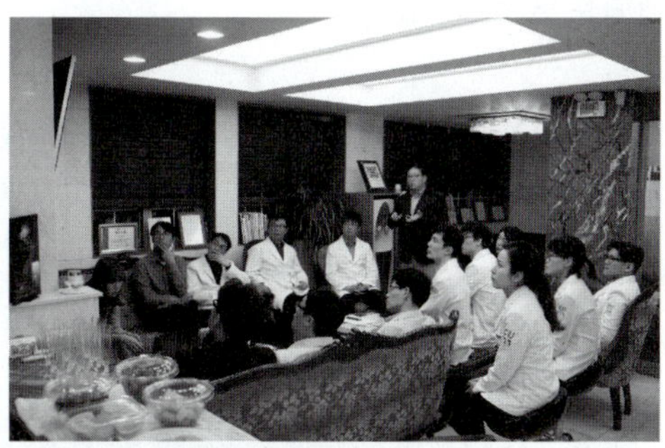

[그림 6-62] 원장단 회의

출처 : 클린업피부과의원

(2) 시온여성병원의 회의 운영 사례

시온여성병원은 공식 커뮤니케이션이 무척 체계화되어 있고 종류도 다양한 병원이다. 매월마다 여러 가지 회의와 보고가 활발하게 이루어지고 있다. 모든 공식적인 회의는 고정적인 날짜 또는 요일이 정해져 있고 운영 빈도수와 운영시간 등도 규정화되어 있다.

매년 1월 월례회의 때에는 비전선포식을 하고 있다. 병원이 나아가야 할 구체적인 비전과 목표를 병원장님이 직접 전 조직원들에게 전달한다. 매월 진행되는 월례회의는 1일에 진행된다. 1일이 공휴일인 경우에는 그 다음날인 평일에 진행하고 있다. 월례회의에서는 전월 실적 분석 결과를 발표하고 고객 만족도 조사 결과를 발표한다. 지난 달과 어떤 차이가 있는지 현재 병원의 경영상태와 고객의 만족도는 어떻게 변해가는지를 자세하게 설명하며 전직원과 공유한다. 3교대 근무의 특성으로 인해 전 직원이 참석할 수 있는 날이 많지 않아 참석인원이 가장 많은 월례회의시간에 CS관련 강의가 포함되어 운영되고 있다. 병원장님의 말씀과 신규직원 소개 그리고 병원의 특별한 이슈 등을 공지한 후 월례회의를 마무리한다.

월례회의 뿐 아니라 시온여성병원이 운영하고 있는 회의는 목적에 따라 여러 가지이다. 먼저 원장단 회의가 있다. 이 회의에서는 중요한 결정사항들을 결정하는 회의이다. 그 다음에는 매일 진행되는 병원장님과 부장급이 참석하는 오후회의가 있다. 매일매일 결재가 이루어져야 하는 내용들이 주를 이루고 있다.

매월 팀장급 회의도 2주에 1회 열리고 있다. 각 부서별 실적 보고 회의와 고객만족 설문조사의 결과에서 해당부서에 관한 고객요청사항을 어떻게 해결할 수 있는지에 대한 아이디어 회의가 진행된다. 각 팀별 회의도 자주 진행된다. 간호부는 간호부 팀장급 회의가 진행되고 행정부도 팀장급 회의가 자주 열린다. 여기에서 나온 의견은 병원장님께 보고되어 빠르게 진행되도록 하고 있다.

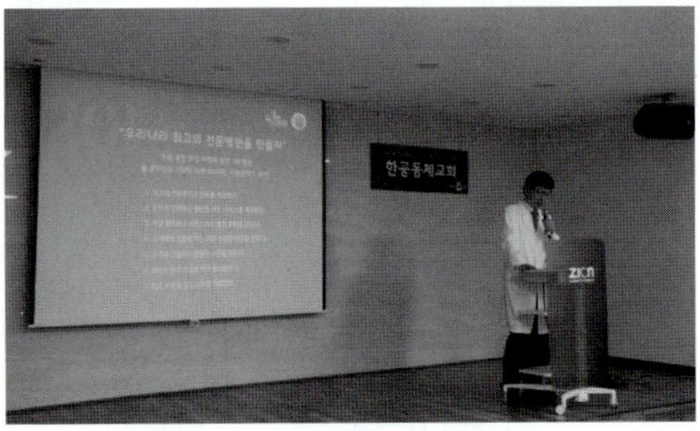

[그림 6-63] 월례회의 비전선포식

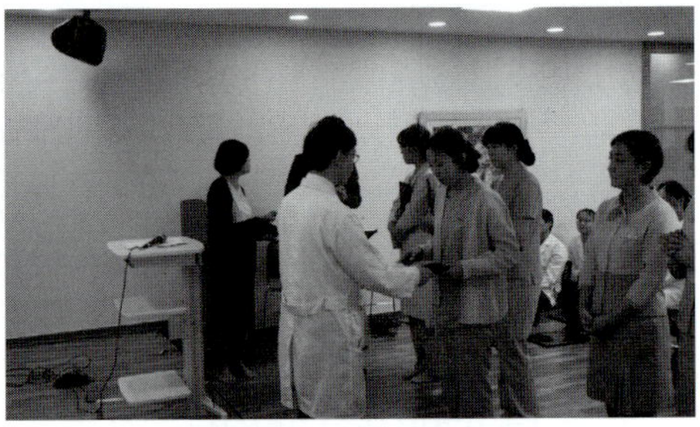

[그림 6-64] 월례회의

출처 : 시온여성병원

6 실전 연습 문제

01. MOT(고객 접점)의 구성요소가 아닌 것은?

① Hardware ② Software ③ Dataware ④ Humanware

해설 고객 접점 구성요소는 Hardware(하드웨어), Software(소프트웨어), Humanware(휴먼웨어)이다.

02. MOT(고객 접점) 개념 및 유래에 대한 설명으로 옳지 않은 것은?

① 스페인의 투우용어를 영어로 옮긴 것인데, 실패가 허용되지 않는 매우 중요한 순간을 의미한다.
② 서비스를 제공하는 조직과 그 품질에 대해 어떤 인상을 받는 순간이나 사상을 말한다.
③ 스칸디나비아 항공의 얀칼슨 회장이 MOT경영 방침을 실시하며 큰 효과를 본 방법이다.
④ 결정적 순간은 고객이 서비스를 제공하는 조직과 면대면으로 만날 때에만 발생한다.

해설 결정적 순간은 고객이 서비스를 제공하는 조직과 어떤 형태로 접촉하든지 간에 발생하게 되며, 이 결정적 순간들이 하나하나 쌓여 서비스 전체의 품질이 결정된다.

03. MOT(고객 접점)의 3가지 요소 중 하드웨어(Hardware)에 속하는 것은 무엇인가?

① 예약 및 대기시간 관리 방식, 이용의 편리성
② 병원 건물의 외관, 병원 입구의 위치, 주차장, 병원 간판
③ 직원의 친절함, 직원의 외적 모습, 전문성
④ 의료인의 자질, 병원의 정책이나 제도, 고객 관리 프로그램

해설 하드웨어에는 병원 건물의 외관, 병원 입구의 위치, 주차장, 병원 간판, 안내 표지판, 병원 인테리어, 조명, 냄새, 소리, 병원내 사인물, 의료장비, 진료 상품의 품질, 화장실의 청결상태 등이 속한다.

정답 1. ③ 2. ④ 3. ②

04. 서비스의 법칙 중 '서비스 100가지 중 1가지의 접점이 불만족하면 99가지의 접점에 대한 만족이 남는 것이 아니라 100가지 서비스 전체에 대한 불만족이 남게 된다'는 서비스 법칙은 다음 중 무엇인가?

① 100−1의 법칙 ② 99%=1%의 법칙 ③ 통나무 물통 법칙 ④ 100% 법칙

해설 100−1의 법칙에 대한 설명이다.

05. '접점 관리에서는 99%의 접점 비중과 1%의 작은 접점 비중이 같은 중요성을 가지게 된다'는 서비스 법칙은 다음 중 무엇인가?

① 100−1의 법칙 ② 99%=1%의 법칙 ③ 통나무 물통 법칙 ④ 100% 법칙

해설 99%=1%의 법칙에 대한 설명이다.

06. 빈칸에 들어갈 알맞은 말은 무엇인가?

> (　　　)개념은 스칸디나비아 항공사의 얀칼슨 회장이 고객 접점의 중요성을 강조하기 위해 사용하면서 유명해진 용어이다.

① MOT ② VOC ③ CRM ④ Benchmarking

해설 고객 접점(MOT)이라는 용어는 Moment of Truth의 약자로 고객이 조직의 어떤 일면과 접촉하는 접점으로써, 서비스를 제공하는 조직과 그 품질에 대해 어떤 인상을 받는 순간이나 사상을 말한다.

07. 고객 접점(MOT) 관리과정에 대한 설명으로 옳지 않은 것은?

① 고객이 처음부터 끝까지 경험하는 과정을 염두에 두고 그 과정을 각 단계로 나눈다.
② 고객만족에 영향을 미치는 부분을 중요성에 따라 빠짐없이 나열한다.
③ 과정의 매 단계에서 고객 기대를 충족시킬 수 있는 아이디어를 모으고, 서비스 방법을 개발한다.
④ 개선안과 실천방법 등을 작성해보고, 각 방법에 대해 매뉴얼을 만들고 처음 한 번만 교육한다.

해설 개선안과 실천방법 등을 작성, 각 방법에 대한 매뉴얼을 만들고 지속적으로 숙지하도록 교육해야 한다.

4. ① 5. ② 6. ① 7. ④ 정답

08. **MOT Cycle Chart(고객 접점 사이클 차트)에 대한 설명 중 올바르지 않은 것은?**

① 고객이 처음으로 서비스를 접촉해서 서비스가 마무리 될 때까지의 서비스 행동의 전체 과정을 고객의 입장에서 그려보는 방법이다.

② 고객의 입장에서 바라본 서비스 과정을 나타낸 것이다.

③ 고객 서비스 사이클은 진료과나 병원의 규모에 관계없이 동일하게 설계된다.

④ 부분으로서의 서비스뿐만 아니라 전체로서의 서비스를 관리하기 위한 도구이다.

해설 고객 서비스 사이클은 진료과나 병원의 규모에 따라 다르게 설계되며, 같은 진료과라도 내부의 서비스 프로세스에 따라 다르게 나타난다.

09. **매뉴얼 작성을 위한 유의사항이 아닌 것은?**

① 전 직원이 동참하는 것은 작성기간이 길어지게 되므로 부서장들만 진행한다.

② 적극적인 활용을 위해 매뉴얼을 교재로 만들어 정기 교육을 시행한다.

③ 병원의 환경변화나 정책변화 등에 의해 정기적으로 수정해 나가야 한다.

④ 매뉴얼을 제작할 때에는 직원들의 동참에 대해 격려를 아끼지 않아야 하고, 무리하게 진행되지 않도록 작업 일정을 잘 관리할 필요가 있다.

해설 매뉴얼의 수정과 업데이트 시에는 각 부서장만 모여 진행하는 것이 바람직하나 처음 진행하는 매뉴얼 작성 시에는 전 직원이 동참하는 것이 효과적이다.

10. **FAQ(Frequently Asked Question) 매뉴얼 작성방법에 대한 설명으로 옳지 않은 것은?**

① 부서별로 고객들이 자주 하는 질문들을 빈도순으로 순위를 정해 정리한다.

② 질문에 대한 해당 부서 및 담당 직원이 질문에 대한 답변을 정리한다. 답변은 가급적 명확하고 간결하게 작성하는 것이 좋다.

③ 답변 작성 시 정확한 의미 전달을 위해 전문용어와 의학용어로만 작성한다.

④ FAQ는 새로운 질문들이 발생할 수 있으므로 정기적인 업데이트를 통해 관리해야 한다.

해설 전문용어와 의학용어는 고객이 이해하기 어려울 수 있으므로 해당 용어에 대한 설명을 하거나 쉽게 풀어서 설명해 주는 것이 좋다.

11. **다음 중 병원 예약의 대상이 될 수 없는 것은?**

① 외래진료 예약 ② 입원진료 예약 ③ 수술 예약 ④ 수납 예약

8. ③ 9. ① 10. ③ 11. ④ 정답

해설 수납은 예약이 필요하지 않다.

12. **인터넷 예약에 대한 설명으로 옳지 않은 것은?**

① 인터넷만 연결되어 있다면 장소와 시간에 관계없이 예약을 쉽게 할 수 있다.
② 예약이 가능한 시간이 바로 확인되기 때문에 원하는 일자와 시간을 선택하기가 용이하다.
③ 예약의 취소와 변경 등도 쉽게 할 수 있다.
④ 당일 진료예약은 인터넷 예약으로 할 수 없다는 단점이 있다.

해설 당일 진료 예약 가능 시간대가 남아 있다면 인터넷 예약을 할 수 있다.

13. **예약이 완료되었을 경우 고객에게 안내해 주어야 하는 내원 전 준비사항 안내로 옳지 않은 것은?**

① 준비물 ② 진료비 금액 ③ 진료 장소 ④ 예약 날짜와 예약 시간

해설 고객에게 내원 전 준비사항에 대한 안내 내용에는 담당 의사, 진료 장소, 예약 날짜, 예약 시간, 준비물, 도착 시간 등이 포함되어야 한다.

14. **퇴원이 결정되면 퇴원 전날에 의사가 퇴원할 환자(보호자)에게 알리고 퇴원 준비를 할 수 있도록 시간적 여유를 주고, 퇴원 수속의 시간적 낭비를 최소한으로 줄이면서 퇴원할 수 있도록 하는 제도를 무엇이라고 하는가?**

① 퇴원예고제 ② 진료예약제 ③ 퇴원예약제 ④ 퇴원전담제

해설 퇴원예고제에 대한 설명이다.

15. **예약스케줄에 따라 고객에게 내원 전 준비사항에 대한 안내를 하는 사항으로 옳지 않은 것은?**

① 내원 1~2일전 예약스케줄 목록을 확인하고, 고객의 연령에 적합한 문자, 카카오톡, 전화, 이메일 등을 사용하여 예약을 안내한다.
② 고객에게 내원 전 담당 의사, 진료 장소, 예약 날짜, 예약 시간, 준비물, 도착 시간 등을 안내한다.
③ 상급종합병원의 경우 진료의뢰서 또는 요양급여의뢰서를 지참하도록 안내한다.
④ 예약 일을 변경하거나 취소하고자 하는 고객에게는 예약 변경이나 취소가 안 된다

12. ④ 13. ② 14. ① 15. ④ 정답

고 안내한다.

해설 예약 일을 변경하거나 취소해야 할 경우에는 어떤 절차로 진행해야 하는지 안내한다.

16. 고객에게 내원 전 사전 준비사항을 알리는 방법으로 가장 활용되지 않는 것은?

① 문자 ② 전화 ③ 카카오톡 ④ 등기우편

해설 내원 전 사전 준비사항을 알리는 방법으로는 고객의 연령에 적합한 문자, 카카오톡, 전화, 이메일 등을 사용하여 예약을 안내한다.

17. 습관적으로 지각하는 고객의 예약 부도 대처 방법으로 가장 옳은 것은?

① 사전에 연락을 하여 내원 여부를 확인하고, 칭찬과 보상으로 예약시간을 잘 지키도록 고객의 행동을 변화시켜 나간다.

② 고객을 걱정하고 배려하는 느낌이 들도록 하며, 매너 있게 응대하되 고객 스스로 미안한 마음이 들도록 한다.

③ 예약제로 운영되고 있다는 것을 인지시킨다.

④ 예약 시간이 제대로 지켜지지 않을 수도 있음을 사전에 공지하고, 본인 및 다른 고객에게 불이익이 갈 수 있음을 알린다.

해설 습관적으로 지각하는 고객은 사전 연락을 하여 내원 여부를 확인하고, 칭찬과 보상으로 예약시간을 잘 지키도록 행동을 변화시켜 나가야 한다.

18. 병원 예약시스템의 효과에 대한 내용으로 옳지 않은 것은?

① 병원 이용자 만족의 증대

② 병원 업무 능률의 증대

③ 병원 이용 고객의 감소

④ 병원 인력 관리의 효율화

해설 예약제도의 정착으로 고객만족도가 높아지고, 병원을 이용하는 고객은 증가하게 된다.

19. 진료예약제의 필요성과 거리가 먼 것은?

① 고객이 원하는 편리한 시간에 진료를 받을 수 있다.

② 불필요한 대기시간을 줄일 수 있다.

③ 병원 내 혼잡을 피할 수 있고, 고객들은 병원 공간을 쾌적하게 활용하고 다양한 서

16. ④ 17. ① 18. ③ 19. ④ 정답

비스를 편안하게 제공받을 수 있다.

④ 진료 능력에 비해 더 많은 진료 예약을 하여 수입의 증가를 얻을 수 있다.

해설 진료 능력에 비해 더 많은 예약을 하게 될 경우 진료예약시간에 진료를 받을 수 없는 문제가 발생하게 된다. 하루에 예약할 수 있는 적정 환자수를 파악하고 조절하여 고객이 예약시간에 진료를 받을 수 있도록 해야 한다.

20. 진료예약제도의 기대효과에 관한 설명으로 옳지 않은 것은?

① 비슷한 진료 고객을 일정 시점에 모아서 진료가 가능하기 때문에 재료비의 절감 효과를 얻을 수 있다.

② 업무의 폭증을 분산시킬 수 있으므로 기존의 인력을 감축하여 지출을 줄일 수 있다.

③ 고객은 예약된 시간에 신속하게 진료를 받을 수 있다.

④ 고객의 진료대기시간을 단축시킬 수 있어 병원 내 혼잡을 줄이고 조용한 진료 분위기를 조성할 수 있다.

해설 업무의 폭증을 분산시킬 수 있으므로 효율적인 인력관리를 할 수 있다. 그러나 기존 인력을 감축하기 위한 목적으로 예약 제도를 운영하지는 않는다.

21. 진료접수에서 병원코디네이터가 수행해야 하는 자세로 가장 거리가 먼 것은?

① 좋은 첫인상을 위해 접수 단계에서부터 친절하게 고객을 응대해야 한다.

② 고객에게 좋은 서비스를 제공하여 고객이 병원과 의료진에 대한 신뢰와 확신을 가질 수 있도록 해야 한다.

③ 리셉션코디네이터는 고객 응대와 대기실 관리에 그 영역이 집중되기 때문에 타부서가 제공하는 서비스 분야는 관여하면 안 된다.

④ 고객응대에 적극성을 가지고 접수, 대기 과정에서 능동적으로 행동한다.

해설 리셉션코디네이터는 역할의 구분을 위해 붙여진 말이다. 병원코디네이터는 서비스 전반에 걸친 고객만족에 관여해야 하고, 리셉션코디네이터는 타부서로 인계된 고객의 편의를 위해 끊임없이 관심을 가져야 한다.

22. 진료접수 시 병원코디네이터가 갖추어야 하는 기본 매너로 옳지 않은 것은?

① 고객응대시 자연스러운 아이컨텍을 한다.

② 고객에게 신뢰감을 줄 수 있는 목소리 톤인 '솔'톤으로 대화한다.

③ 따뜻하고 밝은 미소로 맞이한다.

20. ② 21. ③ 22. ② 정답

④ 얼굴과 몸, 눈의 방향을 고객에게 향한 상태에서 응대한다.

해설 신뢰감을 주는 목소리 톤은 '미'톤이다.

23. **'병원에 처음 방문한 환자로 내원정보가 없고, 그 병원에 내원해 환자등록번호가 내원당일 처음으로 부여되는 환자'는 다음 중 어떤 고객 유형에 속하는가?**

① 신환 ② 구환 ③ 재진 환자 ④ 입원 환자

해설 신환에 대한 설명이다.

24. **'내원경험의 유무와 관계없이 해당 상병으로 동일한 의료기관의 동일 진료과목 의사에게 진료를 받은 경험이 없는 환자'는 다음 중 어떤 고객 유형에 속하는가?**

① 신환 ② 구환 ③ 초진 환자 ④ 재진 환자

해설 초진 환자에 대한 설명이다.

25. **초진 환자와 재진 환자에 대한 설명으로 옳지 않은 것은?**

① 초진 환자–동종병명으로 치료가 완료된 후 다시 30일이 지나서 동일 병명으로 다시 병원을 찾아서 진료를 받는 경우도 초진 환자로 본다.

② 초진 환자–초진 환자는 환자의 상태를 파악하기 위한 진찰 및 상담에 소요되는 시간이 재진 진료에 비해 긴 점을 고려하여 진찰료 비용을 더 높게 산정한다.

③ 재진 환자–해당 상병으로 동일한 의료기관의 동일 진료과목 의사에게 계속해서 진료를 받은 경험이 있는 환자를 말한다.

④ 재진 환자–완치 여부가 불분명하여 치료의 종결 여부가 명확하지 않은 경우 100일 이내 내원하면 재진 진찰료를 산정할 수 있다.

해설 재진치료는 해당 상병의 치료가 종결되지 않아 계속 내원하는 경우, 완치 여부가 불분명하여 치료의 종결 여부가 명확하지 않은 경우 90일 이내 내원하는 경우 등에도 재진 진찰료를 산정할 수 있다.

26. **진료 고객의 유형에 따른 응대 방법으로 가장 옳지 않은 것은?**

① 신환 상담일 경우에는 고객의 기대치도 크고, 병원에 요구하는 바도 많기 때문에 '설명간호사'나 '상담코디네이터' 또는 '상담실장' 등이 응대하는 것이 좋다.

② 소개로 내원한 고객은 진료 접수 시에 소개자에 관한 정보를 확인하고 'OOO님 소

23. ① 24. ③ 25. ④ 26. ④ 정답

개'라는 표기를 해 두는 것이 좋다.

③ 원하는 의사가 있는 경우에는 진료 접수 시에 확인하여 해당 의사에게 진료 받을 수 있도록 접수하고 안내해야 한다.

④ 미용 치료를 받는 고객은 무조건 유명한 의사나 TV에 소개된 치료법, 최신 치료법, 고급 치료 등만을 원하기 때문에 적극적으로 권유하는 것이 좋다.

해설 미용 및 비보험 치료를 받는 고객은 본인이 원하는 가장 좋은 결과를 도출해 줄 최적의 의료진과 병원을 원하기 때문에 고객의 요구사항에 귀를 기울여 관심을 표현하고, 투명한 정보를 제공하여 신뢰를 할 수 있도록 응대하는 것이 좋다.

27. 건강보험에 가입되어 있지 않은 환자이거나 건강보험환자라 하더라도 보건복지부에서 고시한 요양급여기준에 열거되어 있는 비급여대상 질환자와 국민건강보험법에 의하여 급여가 제한되는 환자는?

① 일반 환자　　② 국민건강보험 환자

③ 의료급여 환자　　④ 산재보험 환자

해설 일반 환자에 대한 설명이다.

28. 산업장 근로자가 업무수행 중 그 업무에 기인하여 재해를 입어 산재보험법 적용 대상인 환자는?

① 일반 환자　　② 산재보험 환자

③ 의료급여 환자　　④ 자동차보험 환자

해설 산재보험 환자에 대한 설명이다.

29. 요양기관 본인확인 강화제도에 의해 건강보험으로 진료를 받을 경우에는 본인여부 및 자격을 확인해야 하는데, 이때 진료를 받는 고객의 본인확인 수단으로 인정을 받을 수 없는 신분증은?

① 주민등록증　　② 학생증

③ 운전면허증　　④ 국가보훈등록증

해설 신분증은 실물증으로 주민등록증, 운전면허증, 여권, 장애인등록증, 국가보훈등록증, 건강보험증, 외국인등록증, 외국국적동포국내거소신고증(F-4), 영주증(F-5) 등이다. 모바일 증명서로는 모바일 건강보험증(QR 인증 포함), 모바일 신분증(운전면허증, 국가보훈등록증), 모바일 확인서비스(주민등록증, 운전면허증)에 등록된 신분증 등이다.

27. ① 28. ② 29. ②　　정답

30. 진료 접수 시 신분증을 제출하지 않아도 되는 예외 대상이 아닌 고객은?

① 신분증이 없는 19세 미만인 사람
② 본인여부를 확인한 요양기관에서 확인일로부터 6개월 이내에 요양 급여를 받은 사람
③ 병원에 처음 방문하는 신환
④ 응급환자

해설 본인 확인 예외 대상은 신분증이 없는 19세 미만인 경우와 본인여부를 확인한 요양기관에서 확인일로부터 6개월 이내에 요양급여를 받은 사람 그리고 응급환자(응급의료에 관한 법률 제2조 제1호에 해당) 등은 본인여부 및 자격여부를 확인하지 않아도 된다.

31. 병원 입구 환경 및 이미지를 관리하는 올바른 방법으로 가장 거리가 먼 것은?

① 병원 입구의 조명은 어둡게 하여 안정감을 주는 것이 좋다.
② 병원 입구는 청결해야 하므로 깨끗하게 청소하고 유지 관리해야 한다.
③ 규모가 큰 병원은 각 층별 안내가 잘 보이는 곳에 배치해야 하고 안내 표지판을 자주 닦아서 청결하게 관리해야 한다.
④ 계단은 비가 오거나 눈이 오는 날씨에는 청결 관리에 더 신경 써서 청소해야 한다.

해설 병원 입구의 조명은 어두운 것보다 적절한 정도의 밝은 조명이 더 안정감을 주고, 병원의 밝은 분위기를 느끼게 해준다.

32. 접수 데스크의 환경 및 이미지 관리 방법으로 가장 옳지 않은 것은?

① 접수 데스크 위에는 병원 홍보자료, 각종 서류 양식과 안내문, 병원 명함, 필기구, 각종 소모품 등을 두어 업무에 빠르게 사용할 수 있도록 하는 것이 좋다.
② 접수 데스크의 디자인은 깨끗하고 심플한 디자인으로 안정감을 주고 조명을 밝게 하는 것이 좋다.
③ 접수 데스크는 항상 깨끗하게 유지 관리해야 한다.
④ 접수 데스크와 그 주변에 여러 장의 안내문을 붙이는 것보다는 꼭 필요한 안내문만 부착하고 나머지는 원내 게시판을 활용하는 것이 좋다.

해설 접수 데스크 위에는 병원 명함과 접수용지 그리고 간단한 필기구 정도만 준비해 놓는 것이 좋다. 가능하면 접수 데스크 위에는 불필요한 물건을 두지 않는 것이 좋다.

30. ③ 31. ① 32. ① 정답

33. **상담의 기능이 아닌 것은?**

① 조언의 기능
② 안도감 부여의 기능
③ 사고 명확화의 기능
④ 감정적 긴장상태 강화의 기능

해설 상담의 기능에는 조언의 기능, 안도감 부여의 기능, 의사소통의 기능, 감정적 긴장상태 완화의 기능, 사고 명확화의 기능, 사고 전환의 기능 등이 있다.

34. **고객 상담을 하는 상담자의 응대태도로 옳지 않은 것은?**

① 경청의 자세로 임하며, 대화의 비율은 6:4(고객 6, 병원코디네이터 4)가 적당하다.
② 고객에게 집중하기 위해 고객을 뚫어지게 쳐다본다.
③ 경쟁병원을 비난하지 말고 우리병원의 장점을 부각시킨다.
④ 잠시 자리를 비울 때는 고객의 case에 맞는 자료를 준비하여 드린다.

해설 고객을 뚫어지게 쳐다보면 고객이 불편하게 느낄 수 있다.

35. **상담 과정에서의 고객 응대 방법으로 옳지 않은 것은?**

① 예약 고객은 전화나 온라인 등을 통해 사전에 상담을 했으므로 스몰토크(Small talk) 없이 바로 본론에 들어가 상담을 진행한다.
② 상담실을 미리 정리하고, 고객 입장 전 상담을 진행하는데 필요한 차트, 팜플렛, 상담보조도구 등을 미리 준비해 놓는다.
③ 고객에게 신뢰감을 줄 수 있는 이미지인지 점검을 한 후 고객을 맞이해야 한다.
④ 소개고객인 경우에는 소개자에 대한 친밀한 표현을 하는 것이 좋다.

해설 상담시 분위기를 편안하게 만들어 주는데 도움이 되는 스몰토크(Small talk)를 통해 고객의 긴장도를 낮춰주는 것이 좋다.

36. **수술 고객에 대한 병원코디네이터의 응대 방법으로 옳지 않은 것은?**

① 고객이 궁금해 하는 것에 대해서 충분한 대답을 해준다.
② 수술시간이나 수술방이 변경될 수 있다는 점을 미리 알린다.
③ 수술시간이나 수술방이 변경될 경우 이러한 변경이 수술 결과에는 아무런 영향을 주지 않는다는 것을 이해시킨다.
④ 수술 고객에게만 집중해야 하기 때문에 보호자들에게는 수술시간이나 경과에 대해서 이야기해줄 필요가 없다.

33. ④ 34. ② 35. ① 36. ④ 정답

해설 보호자들에게도 수술 시간이나 경과에 대해 미리 이야기해야 한다.

37. 응급 고객에 대한 병원코디네이터의 상담 및 응대 방법으로 옳지 않은 것은?

① 응급 고객의 경우 대체로 침착하지 못한 행동과 언사를 보이므로 엄격하게 병원 규정을 설명하는 것이 좋다.
② 고객의 감정보다 이성에 의거한 상담을 진행한다.
③ 고객의 호소와 요구에 집중하고, 먼저 신속히 다가가 적극 관심을 보인다.
④ 상담내용은 반드시 기록을 원칙으로 하여 향후 발생할 수 있는 여러 가지 문제들에 대비한다.

해설 응급으로 병원에 내원하는 경우에는 대체로 침착하지 못한 행동과 언사를 보이는 경우가 많으므로 이런 경우 불쾌한 표정을 내보여서는 안 되며, 의료서비스 제공자들이 최선을 다하고 있음을 설명하여 고객이 의료진에 대하여 신뢰하는 마음을 가질 수 있도록 도와야 한다.

38. 재진 고객 상담 시 병원코디네이터의 상담 및 응대 방법으로 옳지 않은 것은?

① 고객의 성함을 기억하고 반갑게 맞이한다.
② 고객이 궁금해 하는 부분에 대해서 관심을 표현하고, 이해하기 쉽게 설명한다.
③ 진료를 받는 동안 불만족스러운 서비스 부분이 있는지 중간 중간 체크한다.
④ 재진 고객은 친한 고객이므로 친근하게 반말로 응대하는 것이 좋다.

해설 재진 고객 응대 시 친한 고객이라고 하여 반말을 사용하지 않도록 주의해야 한다.

39. 동반 고객인 보호자 응대 방법으로 옳지 않은 것은?

① 치료비 지불 권한을 보호자가 가지고 있는 경우에는 보호자의 의견을 상담에 많이 반영해야 한다.
② 보호자는 또 한 분의 고객이다. 그들은 고객 상담 시에 함께 참여하며, 고객을 대신하여 곤란한 질문을 할 때도 있지만 가능한 친절하게 응대한다.
③ 보호자는 고객 상태에 대하여 개입이 가능하며, 고객이 원할 경우 의사결정을 대리할 수 있으므로 충분한 존중을 통한 상담이 되어야 한다.
④ 상담실 안에 함께 있으므로, 고객과 보호자를 번갈아 가면서 바라보고 함께 치료에 대한 정서적 교감을 형성하도록 한다.

해설 치료비 지불 권한이 보호자에게 있다고 하더라도 고객의 의견을 중시하는 상담이 되어야 한다.

37. ① 38. ④ 39. ① 정답

40. **온라인 상담 관리 방법으로 가장 옳지 않은 것은?**

① 온라인 상담 담당자의 응대태도는 병원을 선택하는데 많은 영향을 미치기 때문에 하나의 고객 문의글이라도 성의 있게 답변을 작성해야 한다.

② 온라인 상담은 문의글에 빠르게 답변하는 것이 중요하므로 수시로 체크하여 답변 관리가 잘 되도록 해야 한다.

③ 일관성 있는 답변을 하기 위해 자주 묻거나 많이 묻는 질문에 대한 상담매뉴얼을 준비해두고 복사하기(Ctrl+C)와 붙이기(Ctrl+V)를 사용하여 응대한다.

④ 고객의 문의 내용과 동떨어진 답변이 되지 않도록 주의하고, 고객 문의글 중심으로 알기 쉽게 정리해서 답변을 한다.

해설 단순히 상담매뉴얼의 글을 복사하여 붙이기하는 형태로 답변을 하면 성의 있는 답변이 되지 못한다.

41. **온라인 상담 답변글을 작성하는 방법으로 가장 옳지 않은 것은?**

① 온라인 상담글을 작성할 때에는 계절, 시간, 분위기에 잘 어울리는 인사말을 사용하는 것이 좋다.

② 모든 고객들에게 공통적으로 같은 내용을 답변한 것과 같은 느낌을 주지 않도록 주의하며 작성한다.

③ 상담글을 마무리할 때에는 상담을 해 주신 것에 대한 감사의 인사를 한다.

④ 더 궁금한 내용이 있는 경우에는 다시 상담글을 남겨주실 것을 안내하고, 무조건적인 내원을 유도하여 실제 방문으로 이어지게 해야 한다.

해설 무조건적인 내원을 유도하는 것은 고객에게 거부감을 갖게 할 수 있으므로 주의해야 한다.

42. **전화 상담 응대 방법으로 가장 옳지 않은 것은?**

① 전화 상담시 병원내 소음, 직원의 대화 소리 등의 주변소리가 전달되지 않도록 한다.

② 고객의 상담전화는 신속히 받아서 응대해야 한다.

③ 고객이 문의하는 내용에 대한 답변은 병원의 정보개방 범위이내에서 고객에게 전달해야 한다.

④ 전화 상담 시에 상담 답변을 잘 했다면 상담내용을 기록해 놓을 필요는 없다.

해설 전화 상담 시 전화 상담 일지를 기록하여 어떤 고객과 어떤 상담을 했는지 기록해 놓으면 다음에 고객이 내원했을 때 고객관리를 하는데 도움이 된다.

40. ③ 41. ④ 42. ④ 정답

43. 고객과 편안하게 상담을 할 수 있는 상담실 환경 관리 방법으로 옳지 않은 것은?

① 상담 시 필요한 자료(문진표, 자료집, 상담 도구 등)들은 정리 정돈하여 준비를 해야 한다.
② 상담실은 가급적 독립된 공간을 확보하도록 하며, 공적인 공간으로 꾸며져야 한다.
③ 상담실에는 상담코디네이터 개인의 사진, 개인 물품 등을 진열하여 편안한 분위기를 만들어야 한다.
④ 상담실은 고객과 편안하게 상담을 할 수 있도록 안락한 분위기가 느껴지게 해야 한다.

해설 상담실은 공적인 공간이므로 상담코디네이터의 개인 물건을 두지 않는다.

44. 대기시간의 심리적 시간 개념에 대한 설명으로 옳지 않은 것은?

① 아무 일도 하지 않고 있는 시간이 뭔가를 하고 있을 때보다 더 길게 느껴진다.
② 불편한 마음과 몸은 대기시간을 더 길게 느껴지게 한다.
③ 대기 지연의 원인이 설명된 대기시간이 더 길게 느껴지게 한다.
④ 언제 서비스를 받을지 모른 채 무턱대고 기다리는 것이 더 길게 느껴진다.

해설 원인이 설명되지 않은 대기시간이 더 길게 느껴진다.

45. 다음 중에서 대기시간을 더 길게 느끼게 되는 상황은 어떤 것인가?

① 고객이 예약 및 접수한 순서대로 진료를 받고 있는 상황에서 기다릴 때
② 대기가 지연되고 있는 원인을 미리 설명 받고 기다릴 때
③ 혼자 와서 기다릴 때
④ 대기시간이 얼마나 소요되는지 알고 기다릴 때

해설 혼자 기다리는 대기시간은 누군가와 함께 있을 때보다 더 길게 시간을 인식한다.

46. 대기고객의 불만을 예방하기 위한 방법으로 옳지 않은 것은?

① 고객이 어떻게 인식하는가 보다 실질적인 대기시간에 신경을 쓴다.
② 대기시간을 효율적으로 관리하기 위해 사전 진료 예약제를 적극 활용한다.
③ 고객을 차별적으로 대한다는 느낌이 들지 않도록 공정한 대기 시스템을 구축한다.
④ 대기시간을 유용하게 보낼 수 있는 여러 가지 볼거리와 즐길 거리를 제공한다.

해설 실질적인 대기시간에만 신경쓰기보다 고객이 어떻게 인식하는가에 집중해야 한다.

43. ③ 44. ③ 45. ③ 46. ① 정답

47. 효과적인 대기시간 관리방법으로 옳지 않은 것은?

① 고객 대기 현황판에 현재 어떤 의사가 어떤 환자를 진료하고 있는지를 표시한다.
② 간단한 읽을거리나 볼거리를 제공한다.
③ 앞으로 예정 및 진행 상황이 길어질 경우에는 대기시간을 미리 설명하지 않는다.
④ 예약시간에 진료를 받지 못하고 대기하게 될 경우에는 반드시 사전설명을 하고 양해를 구한다.

해설 예정 및 진행 상황이 길어지게 될 경우에는 반드시 예상 대기시간을 고객에게 안내하고 양해를 구하는 것이 좋다.

48. 고객 만족을 위한 실제적인 대기시간 관리 방법 중 옳지 않은 것은?

① 예약 제도를 구축하여 적극적으로 활용한다.
② 혼잡하거나 한가한 시간을 미리 알려주어 특정한 시간대가 혼잡하지 않도록 한다.
③ 먼저 도착한 고객이 먼저 서비스를 제공받는다는 원칙이 지켜지도록 한다.
④ 당일 내원하는 비예약 고객의 진료는 예약고객이 우선이므로 다른 날짜에 내원하도록 안내한다.

해설 예약하지 않고 당일 내원하는 비예약 고객에게는 예약제로 운영되고 있음을 설명한 후 예상되는 대기시간을 안내하고, 고객이 대기시간에 대한 동의를 한 경우 당일 진료를 받을 수 있도록 접수를 진행하는 것이 좋다.

49. 고객 상황별 대기시간 응대 시 주의사항이 아닌 것은?

① 예약 없이 방문한 고객의 경우에는 진료 대기시간이 많이 발생될 수 있음을 알린다.
② 진료 지연 상황과 이유를 고객이 납득할 수 있게 잘 설명하고 양해를 구한다.
③ 접수 시 고객의 예약 여부를 확인한 후 대기시간을 안내한 후 행정적인 절차를 진행한다.
④ 예약 고객의 경우 5~10분 정도의 대기시간은 미리 안내하지 않아도 된다.

해설 예약시간에 진료가 진행되지 않는 경우에는 반드시 사전에 예상 대기시간을 안내하고 양해를 구한다.

50. 비예약 고객으로 인한 대기시간 문제 개선 시스템 운영 방법으로 옳지 않은 것은?

① 일정기간 동안 다양한 대기시간 관리 사례나 우수 서비스 등의 자료를 수집한다.

47. ③ 48. ④ 49. ④ 50. ② 정답

② 전체 회의를 통해 우리병원의 특성에 적합한 여러 가지 대안을 비교, 토론하며 대책방안을 2가지 웨어(ware)로 구분하여 내용을 마무리한다.
③ 정리된 내용은 각 팀별로 실천한다.
④ 효과성에 대해 일정기간 뒤 다 함께 직원 만족도, 고객 만족도 두 가지 측면에서 평가, 토의해 보도록 한다.

해설 2가지 웨어(ware)가 아니라 Hardware, Software, Humanware 3가지 웨어로 구분해야 한다.

51. 대기고객의 응대 방법 중 다음에서 설명하는 고객의 유형은?

> 이 고객은 긴장을 많이 하고 내원하는 경우가 많으므로 되도록 편안한 공간에서 긴장을 풀고 대기할 수 있도록 독립된 대기실로 안내하는 것이 좋다. 이 고객은 검사나 동의서와 같은 문서를 확인하고 서명하는 단계를 거쳐야 하기 때문에 여러 접점에서 대기시간이 발생할 수 있다. 이 고객에게는 각 접점에서 평균적으로 발생하는 대기시간을 안내하고, 귀가할 수 있는 시간에 대해서도 안내를 하는 것이 좋다.

① 신환 고객 ② 재진 고객 ③ 수술 고객 ④ VIP 고객

해설 수술 또는 시술을 받는 고객에게 대기시간을 안내하고 응대하는 방법이다.

52. 올바른 대기실의 환경 관리 방법에 대한 설명으로 적절하지 않은 것은?

① 대기공간의 의자는 고객이 충분히 앉을 수 있을 만큼 확보하고 청결하게 관리한다.
② 음료대는 지저분한 환경을 조성할 수 있으므로 잘 보이지 않는 곳에 비치한다.
③ 고객을 위해 준비된 책, 장난감, 놀이기구, 교구 등은 지저분하지 않게 잘 정리하고 오염되지 않았는지 매일 점검하고, 감염예방을 위해 매일 소독하여 관리한다.
④ 게시판은 오래된 칼럼이나 오래된 병원소식이 방치되어 게시되지 않도록 정기적으로 관리하고, 새로운 소식이 담긴 내용으로 바꿔줘야 한다.

해설 음료대는 찾기 편하도록 눈에 잘 띄는 장소에 설치해야 하고, 지저분해지지 않도록 수시로 점검하고 관리해야 한다.

53. 대기실 환경 관리에 대한 내용 중 연결이 잘못된 것은?

① 음료대 – 커피, 녹차 등의 제품이 부족하지 않도록 자주 확인하고 청결하게 관리한다.

51. ③ 52. ② 53. ③ 정답

② 실내온도 – 계절에 따른 대기실의 적정 온도가 유지될 수 있도록 관리한다.
③ 향기 – 병원의 특유한 냄새를 없애기 위해서 향기가 강한 디퓨저를 병원 여러 곳에 비치한다.
④ 게시판 – 정기적으로 새로운 게시물을 게시하여 최신의 병원 소식을 전한다.

해설 디퓨저에 민감한 고객도 있기 때문에 너무 자극적이거나 과한 향기는 사용하지 않는 것이 좋다.

54. 병원코디네이터의 진료 전 설명 시 중요 항목이 아닌 것은?

① 개인정보 활용 및 수술, 시술, 치료관련 동의서
② 적응증, 주의사항, 부작용
③ 치료비용 환불, 치료 종료 후 서비스관리 부분
④ 다음 예약 안내

해설 다음 예약 안내는 진료 후 과정에서 이루어져야 한다.

55. 진료 전 안내사항에 대한 설명으로 가장 옳지 않은 것은?

① 첫 내원 고객에게 개인정보 제공 및 활용 동의서를 받는다.
② 초진 고객 상담 시 환불에 해당되는 규정에 대해 자세히 설명하고 관련된 동의서 혹은 설명되었다는 확인 사인 등을 기록해 두는 것이 좋다.
③ 주의사항, 부작용을 설명하고, 가능하면 서면자료도 제공한다.
④ 앞으로 진행될 진료상황들에 대한 사전 설명은 생략하는 것이 좋다.

해설 진행될 진료상황에 대해서도 자세히 안내하는 것은 불안한 고객의 심리를 해소하는데 도움이 되는 좋은 방법이다.

56. 병원코디네이터의 진료실 안내 및 진료실 내 고객 응대 매너로 옳지 않은 것은?

① 진료실에 도착하기 전에 고객의 외투와 가방 등 소지품 보관이 필요한지 고객에게 물어보고 보관을 원하는 고객의 물품들은 조심히 건네받아서 보관함에 보관한다.
② 진료실에 도착하면 고객에게 앉아야 하는 위치를 정확하게 설명하고 안내한 후 담당의사에게 진료 받는 고객을 소개한다.
③ 고객이 진료실에서 진찰 또는 치료를 받고 있는 동안 병원 직원들끼리 편안하게 사담을 나누어 친근한 병원의 이미지를 부각하는 것이 좋다.
④ 진료실에서 치료를 받는 도중에 갑자기 의료진이 자리를 비우게 되는 경우가 생길

54. ④ 55. ④ 56. ③ 정답

경우에는 고객에게 이유를 설명하고 얼마 동안 혼자 있게 되는지 안내하면 좋다.

해설 치료를 기다리는 고객을 두고 직원들끼리 대화를 나누면 고객은 소외감을 느낄 뿐만 아니라 불쾌감을 느낄 수도 있기 때문에 대화를 자제하는 것이 좋다.

57. 진료실 환경 관리 방법에 대한 설명으로 가장 적절하지 않은 것은?

① 고객 그리고 동반한 보호자(동반 고객)가 앉을 수 있도록 의자를 여유 있게 비치한다.
② 외부의 소음이 차단되도록 해야 한다.
③ 시술 도구나 모형 등은 고객의 눈에 잘 보이는 곳에 두어 전문성을 나타내는 것이 좋다.
④ 진료실 내부에서는 소독약 냄새나 약품 냄새가 나지 않도록 환기를 해줘야 한다.

해설 고객에게 혐오감을 줄 수 있는 시술 도구나 모형 등은 가급적 보이지 않게 하는 것이 좋다.

58. 진료비 수납 시 현금으로 지불하는 고객에 대한 응대방법으로 적절하지 않은 것은?

① 두 손으로 정중하게 현금을 받는다.
② 받은 금액과 거스름돈의 금액이 얼마인지 고객에게 확인시켜 드린다.
③ 거스름돈은 데스크 위에 올려두어 고객이 편안하게 가져갈 수 있도록 한다.
④ 수납금액이 10만원 이상인 경우에는 고객의 요청여부와 관계없이 현금영수증을 발급해드린다.

해설 거스름돈을 드릴 때에는 금액을 고객에게 확인시켜 드리고, 양손으로 드린다.

59. 진료비 수납 시 신용카드로 결제하는 고객에 대한 응대방법으로 적절하지 않은 것은?

① 고객에게 두 손으로 카드를 건네받는다.
② 고객에게 할부 여부를 확인한다.
③ 고객에게 계기판에 표시된 결제 금액을 확인시켜드리고, 결제금액 5만원 이하인 경우에는 전자서명패드에 고객의 사인을 받는다.
④ 카드 영수증 원본은 병원에 보관하고, 사본은 고객에게 드린다.

해설 결제금액 5만원 이상인 경우에는 반드시 사인을 받아야 하고, 5만원 이하인 경우에는 고객 사인은 생략된다.

57. ③ 58. ③ 59. ③ 정답

60. 의료기관이 내원한 고객(환자고객)의 상병을 치료하기 위하여 제공한 의료서비스에 대한 대가를 무엇이라고 하는가?

① 보험료 ② 미수금 ③ 비급여 ④ 진료비

해설 진료비에 대한 설명이다.

61. '임산부 외래진료비 본인부담률 경감제도'에 따라 임산부가 모든 의료기관에서 외래진료를 받을 때 경감되는 진료비는 몇%인가?

① 10% ② 20% ③ 30% ④ 40%

해설 2017년 1월 1일부터 임산부 외래진료비 본인부담률 경감제도가 시행되고 있으며, 이 제도는 임산부가 산부인과를 포함하여 모든 의료기관에서 외래진료를 받을 때에 진료비의 20%를 경감해주는 제도이다.

62. 신생아(28일 이내)의 입원진료시 본인부담률은?

① 5% ② 10% ③ 20% ④ 면제

해설 입원 진료시 신생아(28일 이내)의 건강보험 본인부담률은 면제이다.

63. 15세 이하(신생아 제외)의 입원진료시 본인부담률은?

① 5% ② 10% ③ 20% ④ 면제

해설 입원 진료시 15세 이하(신생아 제외)의 건강보험 본인부담률은 5%이다.

64. 진료비 총액 중 진료행위가 종료된 시점에 받지 못하여 현금화되지 못한 진료비를 무엇이라고 하는가?

① 진료비미수금 ② 정부부담금
③ 본인부담금 ④ 부당청구금

해설 진료비미수금에 대한 설명이다.

65. 미수금 납부독촉 절차의 순서로 옳은 것은?

① 전화독촉 → 서면독촉 → 가정방문독촉 → 가압류 및 지급명령
② 전화독촉 → 가정방문독촉 → 서면독촉 → 가압류 및 지급명령

60. ④ 61. ② 62. ④ 63. ① 64. ① 65. ① 정답

③ 서면독촉 → 전화독촉 → 가정방문독촉 → 가압류 및 지급명령
④ 서면독촉 → 가정방문독촉 → 전화독촉 → 가압류 및 지급명령

해설 전화독촉 → 서면독촉 → 가정방문독촉 → 가압류 및 지급명령 순서로 진행한다.

66. 진료비 환불 사유에 해당하지 않는 것은?

① 진료 신청 후 고객의 사정으로 진료를 받지 못한 경우
② 진료 신청 후 병원의 사정으로 진료를 받지 못한 경우
③ 처방 입력 오류가 발생한 경우
④ 진료 서비스가 고객의 마음에 들지 않을 경우

해설 진료비 환불 사유로는 건강보험증, 진료의뢰서 사후 제출한 경우와 진료 후 수가유형 변경 등 사후자격관리, 진료신청 후 고객측 또는 병원측 사정으로 해당 진료를 받지 못한 경우, 처방 입력 오류, 진료비 계산착오, 처방변경, 기타 분쟁이 있는 경우이다.

67. 진료비 환불동의서에 반드시 기재되지 않아도 되는 것은?

① 진료과　　② 환불사유
③ 총 진료비금액　　④ 환불받는 사람 인적사항

해설 환불동의서는 수진자성명, 등록번호, 진료과, 진료일자, 환불사유, 환불금액, 환불받는 사람 인적사항 등으로 구성된다.

68. 각 진료별 치료후 주의사항에 대한 설명으로 가장 옳지 않은 것은?

① 치과 - 치료 중 금지해야 할 행동이나 음식에 대한 안내를 한다.
② 안과 - 검사나 수술에 대한 안내를 하고, 수술 환자의 경우에는 수술 당일 보호자 케어 여부 등을 확인한다.
③ 한의원 - 진료에 따라 주기적인 방문 안내와 복용약에 대한 안내를 한다.
④ 피부과, 성형외과 - 시술과 수술에 대한 안내와 담당의 확인에 앞서 치료비 수납에 대한 설명을 우선한다.

해설 비용 수납도 중요하지만 의사가 여러명인 병원은 담당의나 집도의를 재확인하는 것이 매우 중요하다.

66. ④ 67. ③ 68. ④　　정답

69. 진단서 발급에 대한 설명으로 옳지 않은 것은?

① 진단서가 필요한 고객이 의사에게 서류 발급을 요청하면 의사는 진단서를 작성한다.
② 의사가 진단서를 작성하면 그 후 증명서 발급대장에 기록하고 발급번호를 부여한 후 병원 직인을 날인하고 고객이 비용 수납을 완료하면 발급한다.
③ 진단서 발급 신청은 본인이 신청하는 것이 원칙이나 고객 사망시나 의식이 없는 경우에는 환자(환자고객)의 가족 및 친족 등이 발급을 받을 수 있다.
④ 의무기록과 관련된 서류를 대리인이 발급받을 경우에는 신청자의 신분증, 환자(환자고객)의 신분증 등을 제출하면 발급이 가능하다.

해설 의무기록과 관련된 서류를 발급할 경우에도 본인이 신청하는 것을 원칙으로 하지만, 환자(환자고객)가 지정한 대리인도 발급을 받을 수 있다. 이때에는 신청자의 신분증과 환자고객의 신분증, 환자고객이 자필 서명한 동의서와 위임장 등을 제출해야 한다.

70. 주차편의 안내에 대한 설명으로 가장 옳지 않은 것은?

① 병원 입구나 데스크 주변에 '주차확인방법'에 관한 안내문을 부착하여 고객이 주차 문제로 재방문하는 일이 없도록 해야 한다.
② 주차 전문 요원이 있는 병원은 주차 요원의 서비스 교육과 인원 배치에도 신경을 써야 한다.
③ 주차도장을 찍는 병원은 주차도장을 고객들이 아무 때나 찍어가지 못하도록 직원이 철저히 관리한다.
④ 병원 주차장이 협소하여 부득이 외부 주차장을 이용하는 경우에는 고객들이 이용시 불편을 겪지 않도록 관리하고, 해당 주차장의 담당자와 라포를 형성하여 원활한 주차서비스가 제공되도록 한다.

해설 주차도장을 찍는 병원의 경우에는 직원이 철저히 도장을 관리하기보다 고객에게 주차도장을 받아야 한다는 사실을 안내하고 수납시 주차에 대한 확인을 한번 더 하는 것이 중요하다.

71. 고객을 배웅할 때의 올바른 매너로 가장 적절하지 않은 것은?

① 고객의 왼쪽 또는 오른쪽에서 두세 걸음 앞서 고객을 현관까지 안내한다.
② 맡겨놓은 고객의 소지품 또는 겉옷 등을 공손히 내어드린다.
③ 추가 질문이나 불편하셨던 부분이 있었는지 체크한다.
④ 진료 전 수납을 미리 한 고객은 진료실에서 배웅 인사를 했기 때문에 병원코디네이터는 배웅하지 않아도 된다.

69. ④ 70. ③ 71. ④ 정답

해설 미리 수납을 한 고객의 경우에도 병원코디네이터가 배웅을 하며 인사말을 하는 것이 좋다.

72. **병원에서 당일 상담이나 진료를 받고 간 고객에게 병원 서비스에 대한 만족도를 직접 확인하는 커뮤니케이션 방법을 무엇이라고 하는가?**

① 모니터링(Monitoring)
② 해피콜(Happy Call)
③ 리콜(Recall)
④ CSI조사(Customer Satisfaction Index Research)

해설 해피콜에 대한 설명이다.

73. **CRM(Customer Relationship Management) 전략의 일환으로 내원한 고객, 치료나 상담을 받은 고객 등에게 다음에 진행해야 하는 진료의 시기와 방법 또는 정기적인 관리 시기 등을 미리 안내하는 서비스를 무엇이라고 하는가?**

① 모니터링(Monitoring)
② 해피콜(Happy Call)
③ 리콜(Recall)
④ CSI조사(Customer Satisfaction Index Research)

해설 리콜에 대한 설명이다.

74. **고객 유형별 사후 관리 방법으로 옳지 않은 것은?**

① 진료 종료 고객 – 진료와 관련된 사후관리 정보를 꾸준히 제공하거나 병원 웹진 등을 제공하여 관계를 유지하고 긍정적인 이미지를 전달하는 것이 좋다.
② 퇴원 고객 – 다양한 오프라인 사후관리 프로그램을 통해 퇴원 고객과의 관계 관리를 잘해나가야 한다.
③ 진료 중단 고객 – 고객에게 연락하여 무조건 내원하실 것을 권유하여 고객이 다시 방문할 수 있도록 한다.
④ 정기적인 내원 고객 – 중간 만족도 체크와 관리가 매우 중요하므로 지속적으로 관리해야 한다.

해설 진료 중단 고객의 경우 진료를 중단한 원인을 파악하여 해결책을 제시한 후 재방문을 유도하는 것이 좋다.

75. **고객 유형별 DB를 활용한 사후관리 방법 중 내원예정 고객을 대상으로 하는 전략이 아닌 것은?**

① 고객활성화 전략
② 고객애호도 전략

72. ② 73. ③ 74. ③ 75. ④ 정답

③ 교차판매 전략 ④ 충성도 강화 전략

해설 충성도 강화 전략은 퇴원고객을 대상을 하는 전략이다.

76. **관계마케팅의 일환으로써 고객정보를 효과적으로 이용하여 고객과의 관계를 유지, 확대, 개선함으로써 고객의 만족과 충성도를 높이고, 기업 및 조직의 지속적인 운영, 확장, 발전을 추구하는 고객과 관련된 제반 프로세스와 활동을 무엇이라고 하는가?**

① CRM(고객관계관리) ② CEM(고객경험관리)
③ Monitoring(모니터링) ④ Benchmarking(벤치마킹)

해설 CRM에 대한 설명이다.

77. **고객관계관리(CRM)의 특징에 대한 설명으로 옳지 않은 것은?**

① CRM은 신규고객 확보를 위해 불특정 다수를 대상으로 한다.
② CRM은 고객 개개인을 대상으로 하는 일대일 마케팅이다.
③ CRM은 고객에 대한 상세한 데이터베이스의 구축이 필요하다.
④ CRM은 기존 고객과의 관계 유지 및 기존 고객으로부터의 수익성 강화, 고객 확보, 고객과의 관계 강화가 핵심 요소이다.

해설 CRM은 기존 고객과의 관계 유지 및 관계 강화가 핵심이다.

78. **직원을 채용하는 방법 중 내부 모집 방법에 해당하는 것은?**

① 원내 추천제도 ② 인터넷 모집
③ 광고를 통한 모집 ④ 헤드헌팅을 통한 모집

해설 내부 모집은 공개 모집과 비공개 모집이 있으며, 공개 모집에는 원내 추천제도가 있고, 비공개 모집은 비공개적으로 병원내 구성원 중에서 해당 업무의 적임자를 선발하는 것이다.

79. **CS(Customer Satisfaction) 교육시기를 선정하는 기준으로 가장 적절하지 않은 것은?**

① 교육효과를 높이기 위하여 전 직원이 참석 가능한 휴일 전후나 명절 전후에 하는 것이 효과적이다.
② CS 역량강화 프로그램은 전 직원이 참석해야 하므로 근무시간에 지장을 받지 않는 시간으로 정해야 한다.

76. ① 77. ① 78. ① 79. ① 정답

③ 신입 CS교육은 입사 후 한달 이내에 교육을 시행하는 것이 좋다.
④ 근무시간이 긴 야간 진료일은 피하는 것이 좋다.

해설 고객 내원이 가장 많은 시기는 되도록 피해야 한다.

80. **CS(Customer Satisfaction) 교육 프로그램을 계획할 때 고려되어야 하는 내용으로 가장 거리가 먼 것은?**

① 교육 목표를 선정해야 한다.
② 병원 조직원에게 교육의 중요성을 인식시켜야 한다.
③ 교육이 진행된 후 조직원들의 CS 향상 여부를 측정하여 인사고과에 반영할 수 있도록 점수화 한다.
④ 병원의 당해 년도 사업계획에 적합한 교육 주제를 선정하여 전 직원을 대상으로 하는 교육을 기획한다.

해설 CS교육 프로그램은 직원들의 CS역량을 강화하기 위해서 진행하지만, 교육 후 점수화 하여 인사고과에 반영하는 것은 긍정적인 효과를 기대하기 어렵다.

81. **CS(Customer Satisfaction) 교육장 환경을 구성할 때 가장 적절한 것은 무엇인가?**

① 내부 교육장을 이용할 경우에는 교육 당일 오전에 환경 점검을 해도 문제가 없다.
② 내부 교육장에 빔프로젝트나 노트북이 없다면 반드시 외부 교육장에서 교육해야 한다.
③ 외부 교육장을 선정할 때에는 가격, 시설, 접근성 등을 비교하여 선정해야 한다.
④ 외부 교육장을 이용할 때에는 병원과 거리가 멀더라도 시설이 좋은 곳을 선택하는 것이 더 좋다.

해설 내부 교육장 이용 시 참석인원을 미리 파악해야 하고, 빔프로젝트나 노트북이 없어도 TV나 유인물을 통해 교육할 수 있다. 외부 교육장을 이용할 시에도 미리 사용가능한 기기와 환경 등을 미리 파악해야 한다.

82. **CS(Customer Satisfaction) 교육 프로그램을 개발하고 준비할 때의 설명으로 적절하지 않은 것은?**

① 교육프로그램 준비 단계에서 제일 먼저 해야 하는 부분은 조직 외부 환경 분석이다.
② 교육프로그램을 구성할 때에는 의료 환경의 트랜드 변화와 교육니즈 조사 결과, 분

80. ③ 81. ③ 82. ① 정답

석 결과를 토대로 해야 한다.

③ 교육일정이 수립되면 전 직원에게 교육일정과 교육과정에 대한 공지를 해야 한다.

④ 교육에 필요한 강의안 개발, 교육물품, 교재 등도 차질없이 준비되어야 한다.

해설 준비단계에서 제일 먼저 해야 하는 부분은 조직 내부 환경 분석이다.

83. **CS(Customer Satisfaction) 교육프로그램 진행 후 평가 방법으로 적절하지 않은 것은?**

① 교육프로그램 시행 후 피드백을 살펴보고 비용과 시간대비 효과가 있었는지 확인한다.

② 교육 후 실무에서 얼마나 활용 가능하고 도움이 되었는지를 확인한다.

③ 우리 병원에서 원하는 적합한 수준의 교육 진행이었는지를 평가한다.

④ 교육프로그램 만족도는 각 부서의 관리자급만 조사한다.

해설 교육에 참가한 대상자에게 설문조사를 하여 정확한 평가결과를 얻어야 한다.

84. **교육프로그램 만족도 조사 설문지에 포함되지 않아도 되는 항목은 무엇인가?**

① 강사외모

② 강의장 분위기

③ 교육내용 이해도

④ 교육내용 만족도

해설 강사의 만족도는 강의내용, 전달력, 진행속도, 제공된 자료 등을 평가하는 것이다.

85. **내부고객 만족도 관리 방법으로 적절하지 않은 것은?**

① 내부직원 만족도는 1:1 직원 면담을 통하거나 직원 간담회를 열어 직원의 소리를 듣는 방법이 있다.

② 내부고객 만족도 관리를 할 때 가장 많이 사용되는 방법으로는 설문조사를 활용하는 것이다.

③ 내부고객 설문지를 통해 직원만족도를 파악하는 것이 목적이기 때문에 개선에 대한 활동은 꼭 필요하지 않다.

④ 내부고객 설문조사는 조직문화 흐름을 파악할 수 있고, 부서 간의 갈등요인과 기타 여러 문제점을 파악하고 개선하는데 도움이 되기 때문에 정기적으로 하는 것이 좋다.

해설 내부고객의 만족도를 설문조사를 통해 실행하는 것도 중요하지만, 결과를 토대로 개선활동을 하는 것은 더 중요하다.

83. ④ 84. ① 85. ③ 정답

86. 내부고객 만족도 설문지의 설문항목으로 적합하지 않은 것은 무엇인가?

① 직장에 대한 만족감 ② 업무에 대한 만족감
③ 리더십과 팀웍에 대한 만족도 ④ 좋아하는 직원에 대한 조사

해설 개인적인 부분은 조사항목에 넣지 않는다. 전반적인 만족도와 여러 요소별 만족도(비전/평가/보상/인사제도/의사소통/팀웍/리더십/복지/근무환경 등) 그리고 특정 이슈에 대한 설문을 하는 것이 좋다.

87. 회의록에 반드시 포함되지 않아도 되는 것은?

① 참가자 명단 ② 회의 날짜와 시간
③ 회의 제목과 안건 ④ 예산 상황

해설 회의록에는 회의 날짜와 시간, 참가자 명단, 회의 제목, 토의한 안건들과 결정사항 등은 반드시 기재해야 하지만 예산은 반드시 포함되어야 하는 것은 아니다.

88. 회의를 진행할 때 회의 진행자의 역할로 적절하지 않은 것은?

① 참석자에게 균등한 발언 기회를 주어야 한다.
② 토의 순서 및 안건별 시간 관리를 해야 한다.
③ 원활한 회의 진행을 위하여 장시간 발언을 하거나 논쟁을 하는 참석자는 퇴장시킨다.
④ 회의 진행 절차와 시간 계획을 참가자에게 알린다.

해설 일부 참석자들의 장시간 발언이나 논쟁, 불필요한 발언에 대해서 적절하게 조치하고 조정해야 한다.

89. 회의를 진행할 때 지켜져야 하는 사항으로 거리가 먼 것은?

① 회의는 정해진 일자와 시간에 정확하게 진행하도록 해야 한다.
② 회의 자료는 회의 시작 바로 전에 배부하는 것이 좋다.
③ 회의 자료는 되도록 이해하기 쉽게 표현하여 작성하고 준비한다.
④ 회의 참석자들이 자유롭게 발언할 수 있는 분위기를 만들어야 한다.

해설 회의 자료는 사전에 충분히 생각하고 참석할 수 있도록 회의 전 미리 전달되어야 한다.

86. ④ 87. ④ 88. ③ 89. ② 정답

PART 04

병원 마케팅의 이해와 실무

제7장 **병원마케팅**

제 7 장

병원마케팅

제1절 병원마케팅의 이해
제2절 병원 온라인 마케팅 관리
제3절 병원 오프라인 마케팅 관리
제4절 병원 이미지 관리

제 1 절

병원마케팅의 이해

학습목표

1. 병원마케팅의 중요성과 특성에 대해서 이해할 수 있다.
2. 병원마케팅 환경을 분석하고, 마케팅 프로세스를 이해할 수 있다.
3. 마케팅 최신 정보를 파악하여 지속적으로 마케팅 관리를 할 수 있다.

1 병원마케팅의 개념과 필요성

1) 병원마케팅의 개념

병원마케팅이란 병원의 고객과 사회 등에 유용한 가치가 있는 의료상품 및 서비스 등을 개발하여 이를 알리고 전달하며 교환하는 활동을 계획하고 실행하는 일련의 과정이다(미국 마케팅협회, AMA; American Marketing Association, 2013).

2) 병원마케팅의 필요성

(1) 의료시장의 경쟁 심화

의료기관의 양적 증가에 따른 경쟁심화로 인하여 신규 고객 유입을 위한 마케팅의 필요성은 중요하게 생각되고 있다.

(2) 의료관련 정보에 대한 고객의 관심 증가

건강에 대한 관심도가 높아지면서 의료서비스에 대한 수요가 증가하고 있고, 고객은 더 좋은 의료서비스를 받기 위해서 더 많은 정보를 원하고 있다. 인터넷과 스마트폰 등의 사용으로 의료정보를 쉽게 접할 수 있고 그로 인해 병원을 선택하는데 많은 영향을 주기도 한다. 이런 이유로 인해 고객에게 의료서비스에 대한 다양한 정보들을 제공하는 것이 중요해지고 있다.

(3) 의료기관의 경영수지 악화

경영수지 악화로 인하여 신규고객 확보와 기존고객 유지 관리가 중요하게 대두되고 있다. 다양한 마케팅 전략을 통해 시장 경쟁력을 강화시키고, 고객의 만족도를 높이고, 재방문율을 증가시킬 수 있는 다양한 마케팅 활동을 통해 경영 수지를 개선해야 한다.

(4) 의료시장의 글로벌화 진행

의료시장의 글로벌화로 인해 국제적으로 고객 유치를 위해 병원을 알리는 여러 가지 마케팅 활동이 필요하다. 글로벌 경쟁상황에서는 의료서비스의 품질과 안전성을 잘 알리는 것이 중요하기 때문에 효과적인 마케팅 전략이 필요하다.

2 병원마케팅 프로세스(process)의 수행 단계

병원은 의료서비스 상품을 개발하기 전에 병원에 영향을 미치는 내 · 외부 환경을 분석하여, 그 분석 결과를 기초로 새로운 시장의 확보 및 진출 기회를 찾아야 한다. 새로운 시장 기회를 찾게 되면 전체 의료시장을 세분화하여 표적시장을 선정하고, 병원이 개발할 상품의 컨셉을 결정한 후에 고객이 우리 병원의 상품을 이용할 수 있도록 가장 효과적인 마케팅 활동을 하게 된다. 일반적으로 병원마케팅 프로세스의 수행 단계는 아래와 같다(그림 7-1).

의료시장 환경 분석	STP 전략 수립	마케팅 믹스(7P) 개발	마케팅 실행 및 통제
• 거시환경 분석 • 내부환경 분석 • 경쟁환경 분석 • 고객 분석	• 시장세분화 • 표적시장 선정 • 포지셔닝	• 상품/서비스 • 가격 • 유통 • 촉진 • 유형화 • 인적자원 • 프로세스	• 마케팅 계획수립 • 실행 • 통제
1단계	2단계	3단계	4단계

[그림 7-1] 병원마케팅 프로세스(process)의 수행 단계

1) 의료시장 환경 분석

(1) 거시 환경 분석

병원의 거시적 환경요인은 병원이 자체적으로 통제하기가 어려운 외부 환경으로써 병원이 이를 어떻게 활용하는가에 따라 병원에 기회요인이 될 수도 있고, 위협요인이 될 수도 있다. 병원의 거시적 환경요인으로는 인구 · 사회적 환경, 문화적 환경, 의료기술적 환경, 경제적 환경, 정치적 · 법적 환경 등이 있다.

① **인구 · 사회적 환경** : 연령, 성, 거주지 분포, 교육수준, 가족 형태, 인구 동태

② **문화적 환경** : 가치관, 종교, 신념, 소비자단체의 역할

③ **의료기술적 환경** : 신의료기술의 수용, 정보기술의 발전, 신의료기술에 대한 정부의 정책

④ **경제적 환경** : 경제상황, 물가, 소득 수준

⑤ **정치적 · 법적 환경** : 의료보장제도, 의료제도 개혁, 의료 관련 법령

(2) 내부 환경 분석

병원의 내부 환경요인은 병원의 정책이나 각 부분의 역량을 말한다. 병원은 자신의 역량

을 분석하여 강점은 잘 살리고 약점을 보완하여 이를 효율적으로 잘 활용할 때 병원의 경쟁력이 향상될 수 있다.

① 병원정책 및 전략
② 병원의 기술력
③ 병원의 조직력 및 인적자원의 역량
④ 병원의 이미지
⑤ 병원마케팅 능력
⑥ 병원 매출액 및 시장점유율

(3) 경쟁 환경 분석

병원의 경쟁 환경요인은 병원경영 활동의 이해관계자로서 직 · 간접적으로 영향을 미치는 개인이나 조직체인 의료시장(고객)과 경쟁병원 등을 말한다.

① 고객 분석

의료시장의 규모(잠재고객의 수, 지역 구성 등), 의료시장의 성장 가능성, 고객의 정보(고객의 특성, 선호, 의견 등) 및 니즈, 고객의 구매 결정 프로세스(구매 요인, 정보수집방법, 구매행동의 특성 등), 구매결정자 등이 있다.

② 경쟁병원 분석

우리 병원의 주요 경쟁 병원을 파악하고 선정한다. 경쟁병원의 목표 및 현재 전략, 경영자원, 구조상 강점과 약점, 경쟁병원의 성과(매출액, 시장점유율, 이익, 고객 수 등)를 파악한다. 그리고 경쟁병원의 마케팅 및 프로모션을 분석하여 전략을 확인하고 장단점을 파악한다.

(4) SWOT 분석

병원에서 SWOT 분석은 외부 환경에 의한 기회(Opportunity) 요인과 위협(Threat) 요인 그리고 내부 환경의 강점(Strength)과 약점(Weakness)을 분석하여 최선의 효과적인 병원 경영 전략을 수립하는 과정을 말한다.

SWOT 분석은 의료기관의 내부 환경과 외부 환경을 분석하는 도구로 활용된다. SWOT 분석을 통해 나타난 결과를 토대로 병원의 강점은 살리고 약점은 보완하며, 기회는 활용하고 위협은 최소화하는 경영전략을 수립하여 실행하는 것이 병원의 경쟁력을 강화하는 방법이 될 수 있다.

① Strength(강점): 의료기관이 보유하고 있는 내부적인 강점을 분석한다.
예) 전문적인 의료진, 첨단 의료 장비, 좋은 시설, 좋은 평판, 특화 치료 등

② Weakness(약점): 의료기관이 개선해야 하는 내부적인 약점을 분석한다.
예) 인력 부족, 시설과 장비의 노후화, 질 낮은 서비스, 부정적인 병원 이미지 등

③ Opportunity(기회): 의료기관이 활용할 수 있는 외부적인 기회를 분석한다.
예) 의료시장 성장, 치료기술 발전, 고객의 니즈 변화 등

④ Threat(위협): 의료기관이 대응해야 하는 외부적인 위협을 분석한다.
예) 경쟁 병원의 출현, 기술 변화, 의료비용 상승, 의료 정책 변화 등

	O 기회	T 위협
S 강점	SO전략	ST전략
W 약점	WO전략	WT전략

[그림 7-2] SWOT 분석을 통한 SWOT전략

㉠ SO전략(Strength-Opportunity, 강점-기회 전략)

SO전략은 조직 내부의 강점과 외부 환경의 기회를 활용하는 전략이다. 예를 들어 어떤 병원이 첨단 의료기기를 보유하고 있는 장점이 있다면, 이 장점을 활용하여 새로운 치료에 대한 수요가 높은 시장의 기회를 잡아서 적극적으로 활용하는 전략이다.

㉡ ST전략(Strength-Threat, 강점-위협 전략)

ST전략은 조직 내부의 강점을 활용해서 외부 환경의 위협을 최소화하는 전략이다. 예를 들어 의술이 뛰어난 의사가 있는 병원의 경우 주변지역에 새로운 경쟁병원이 개원을 하는 위협 상황에서도 강점을 활용해서 안정적인 성장과 경쟁력을 유지할 수 있다.

㉢ **WO전략(Weakness-Opportunity, 약점-기회 전략)**

WO전략은 약점을 보완하거나 개선해서 외부 환경의 기회를 활용하는 전략이다. 만약 서비스가 좋지 않은 병원이라면 서비스 품질 개선을 위해 노력하고, 외부에서 제공되는 서비스 교육을 통해 품질을 개선하거나 새로운 기술인 서비스 담당 로봇을 도입하여 서비스를 개선시킬 수 있다.

㉣ **WT전략(Weakness-Threat, 약점-위협 전략)**

WT전략은 약점을 보완하거나 개선해서 외부의 위협에서 회피하는 전략이다. 병원의 재정상태가 좋지 않고 의료정책의 변화로 인해 어려움을 겪게 된다면 이를 해결하기 위해서 사업을 축소하거나 집중화 전략을 세우는 등 다양한 방법을 찾는다.

[표 7-1] ○○한의원 SWOT 분석의 예

SWOT 분석		기회(O)	위협(T)
		• 국가의 연구지원금을 지원 받을 수 있는 연구소 운영 • 육아 TV프로그램에 협찬하고 있음 • 다른 한의원들이 본 한의원의 한약을 공급받고 싶어함	• 경쟁 한의원이 증가 추세임 • 저출산으로 소아전문 한의원으로서 위기 상황임 • 한약제의 품질과 효능에 대한 소비자의 불신 존재
강점(S)	• 국내외 60여개 지점 보유로 어디서든 쉽게 진료 가능 • 24시간 카톡 상담 운영 • 인터넷 카페나 블로그 등의 접근성 용이 • 연구진이 직접 개발하여 조제한 고객 맞춤형 한약제 사용 • 자체 농장에서 생산한 안전한 한약재 조달	① SO전략 • 한약을 인터넷으로 판매한다. • 국가의 지원을 받아 연구능력을 향상시켜 고품질의 차별화된 한약을 개발한다. • TV프로그램 협찬 등으로 인지도와 명성을 제고하여 프랜차이즈 한의원을 계속 개원한다.	② ST전략 • 한약제 생산의 자체 농장의 소개와 연구진의 인터뷰 등으로 소비자의 불신을 줄인다. • 인터넷이나 SNS를 활용한 광고로 병원의 인지도 및 신뢰도를 향상시킨다.
약점(W)	• 소아전문으로 타 연령층 진료 접근에 제한이 있음 • 다른 한의원에 비해 한약 조제 시간이 오래 걸림 • 비용이 다소 비싼 편임	③ WO전략 • 국가의 연구지원금을 활용하여 한약제의 가격을 낮춘다. • 한약 조제시간을 줄일 수 있는 방안을 찾는다.	④ WT전략 • 경쟁 한의원들 사이에서 소아전문으로 경쟁력을 높인다. • 한약 조제에 걸리는 시간을 활용해 약제 성분을 알림으로 소비자의 불신을 줄인다.

2) STP 전략의 수립

STP 전략의 수립은 시장세분화(Segmentation)와 표적시장의 선정(Targeting) 그리고 포지셔닝(Positioning)의 3단계의 과정으로 구성된다.

(1) 시장세분화(Segmentation)

의료시장 전체를 어떤 기준에 따라 여러 개의 시장으로 세분화한 후에 이 중에서 특정한 시장을 표적시장으로 선정하여 병원마케팅을 실행하는 것이 더욱 효과적이다. 왜냐하면 병원이 보유하고 있는 자원(인력, 기술, 시설 및 장비, 자본 등)에는 한계가 있으므로 한정된 자원을 효율적으로 활용하기 위해서는 고객을 세분화하여 전략적으로 공략해야 하기 때문이다. 시장세분화란 목표고객을 찾기 위해 고객의 니즈와 트랜드 등을 분석하여 동일한 특성을 갖는 고객별로 그룹을 짓는 것이다. 시장세분화를 실시할 때는 다음과 같은 사항들을 검토하면서 진행할 때 더욱 효과적인 결과를 얻을 수 있다.

① 의료시장 내의 고객들의 니즈(needs)를 파악한다.
② 동일한 니즈(needs)를 가진 고객별로 세분시장을 구분한다.
③ 구분된 세분시장별 특성을 분석하여 정리한다.

[표 7-2] 세분시장 내 고객의 특성 분석방법의 예

구분	관련 요인	분석 기준	분석 내용
개인적 특성	사회인구학적 요인	성, 연령, 질병, 소득, 직업, 지역 등	① 성별 구성 분포 ② 연령별 구성 분포 ③ 직업별 구분 ④ 지역별 구분 ⑤ 소득별 구분
	심리적 요인	개성, 라이프스타일	① 고객의 특성 ② 고객의 건강 요구도 ③ 생활방식
고객의 행동적 특성	고객의 기대 가치 의료서비스 이용 계기 의료서비스 애호도 의료서비스 이용 시기 및 장소		① 고객의 기대수준 ② 내원 결정 이유 ③ 고객의 선호도 ④ 내원 교통수단 ⑤ 내원 이용 시기

(2) 표적시장(Targeting)의 선정

전체 의료시장을 세분한 이후에 모든 세분시장을 대상으로 마케팅 활동을 수행할 수는 없다. 왜냐하면, 병원은 자신의 전문분야와 역량 등을 고려하여 투입 비용 대비 효과가 가장 큰 세분시장을 선택하여 마케팅 활동을 집중하는 것이 효율적이기 때문이다. 이와 같이 표적시장의 선정이란 여러 세분시장들 중에서 가장 매력적이고 효과적인 최적의 마케팅 대상 고객이 존재하는 세분시장을 선정하는 것이다.

일반적으로 표적시장의 선정 과정은 다음과 같다.

① 각 세분시장의 매력도를 분석한다.

② 가장 효과적으로 공략할 수 있는 세분시장을 표적시장으로 선정한다.

[표 7-3] 표적시장 선정 방법의 예

표적시장 선정 기준	표적시장의 예
단일 세분시장에 집중	소아 한의원
다수의 세분시장에 단일 상품 제공	수지접합 전문 정형외과
특정 세분시장에 광범위한 상품 제공	노인요양전문병원
전문적 상품을 취급하는 세분시장 선택	탈모방지 및 모발이식 병원
전체 세분시장에 모든 상품 제공	대형 종합병원

[표 7-4] 표적시장 선정을 위한 평가요소별 분석 방법의 예

구분	시장의 매력도 (50)			고객 편익성 (20)		경쟁 정도 (30)		평가점수 합계 (100)	평가 순위	시장 선정
	규모 (15)	수익성 (20)	성장성 (15)	가격 경쟁력 (10)	접근성 (10)	상품 경쟁력 (15)	마케팅 능력 (15)			
세분시장 A	14	17	13	8	7	13	14	86	2	제2 표적시장
세분시장 B	14	19	13	9	9	14	14	92	1	제1 표적시장
세분시장 C	12	12	10	6	6	10	11	67	3	
....	11	10	8	5	6	10	9	59	4	

(3) 포지셔닝(Positioning)

포지셔닝이란 전체 의료시장을 세분화 한 후에 표적시장이 결정되면 목표고객들의 마음속에 우리 병원의 상품이 타 경쟁병원의 상품에 비해 차별적 우위와 특성이 있음을 인식시

키기 위해 마케팅 믹스(Marketing Mix) 활동을 하는 것이다. 병원의 경우는 '치료'라는 상품이 미리 제작되어 나와 있는 것이 아니므로 의료상품은 고객의 첫인상이나 인식이 구매를 결정할 때 매우 중요한 요인으로 작용할 수 있기 때문에 포지셔닝을 통해 고객의 마음속으로 파고드는 전략을 잘 운영해야 한다. 따라서 최근에 많은 병원이 친절마케팅, 감각마케팅, 체험마케팅 등을 통해 자기 병원의 이미지를 긍정적으로 각인시키고자 노력을 하고 있는 것도 포지셔닝을 위한 노력중의 하나이다.

병원 포지셔닝의 실행 과정은 다음과 같다.

① 고객의 마음속에 인식시키고자 하는 자신의 병원 이미지를 결정한다.

② 병원이 지향하는 병원의 이미지를 고객의 마음속에 가장 효과적인 마케팅 믹스 전략을 사용해서 각인시킨다.

③ 고객의 마음속에 각인된 병원의 이미지를 지속적으로 축적하고 관리한다.

[표 7-5] 병원의 STP전략의 사례

피부과 의원 사례	S : 여드름 치료 세분시장을 개척한다. T : 사춘기 청소년 및 성인 여드름의 전문적 치료를 원하는 목표고객으로 선정한다. P : 전국 최고의 여드름 전문 피부과로 병원브랜드 이미지를 구축한다.
중소병원 사례	S : 화상전문병원 세분시장을 개척한다. T : 소아 및 성인의 화상환자를 목표고객으로 선정한다. P : 전국 최고의 화상전문치료병원 / 화상의료네트워크병원으로 병원브랜드 이미지를 구축한다.

3) 병원마케팅 믹스(7P) 전략

병원마케팅 믹스(Marketing Mix)는 병원이 효과적인 마케팅 활동을 수행하는 데 가장 핵심적으로 활용할 수 있는 전략이다. 일반적으로 '매카시(McCarthy)'가 주장한 마케팅 믹스 4P는 상품(product), 가격(price), 유통(place), 촉진(promotion)을 말하며, 이는 마케팅 목표를 달성하기 위하여 이 4가지 요소를 조합하여 주로 '판매 지향적' 마케팅으로 활용한 것이다.

최근에는 서비스 산업의 비중이 점점 확대되어 감에 따라 '고객 지향적' 서비스가 중요하게 되면서 서비스 산업인 병원에서는 마케팅 믹스의 요소를 기존의 4P에서 '코틀러(Kotler)'가 제창한 3P를 추가하여 7P를 활용하고 있다.

추가로 제시된 마케팅 믹스 3P는 물리적 증거(physical evidence), 사람(people), 프로세스(process)가 있다(대한병원코디네이터협회, 2010, 재인용). 병원은 자신의 병원 특성과 강점이 최대로 부각될 수 있도록 이와 같은 마케팅 믹스를 잘 혼합하여 고객의 마음을 끌게 할 수 있는 전략을 개발하고 실행하는 것이 병원마케팅 활동의 성공적 방법이라고 할 수 있다.

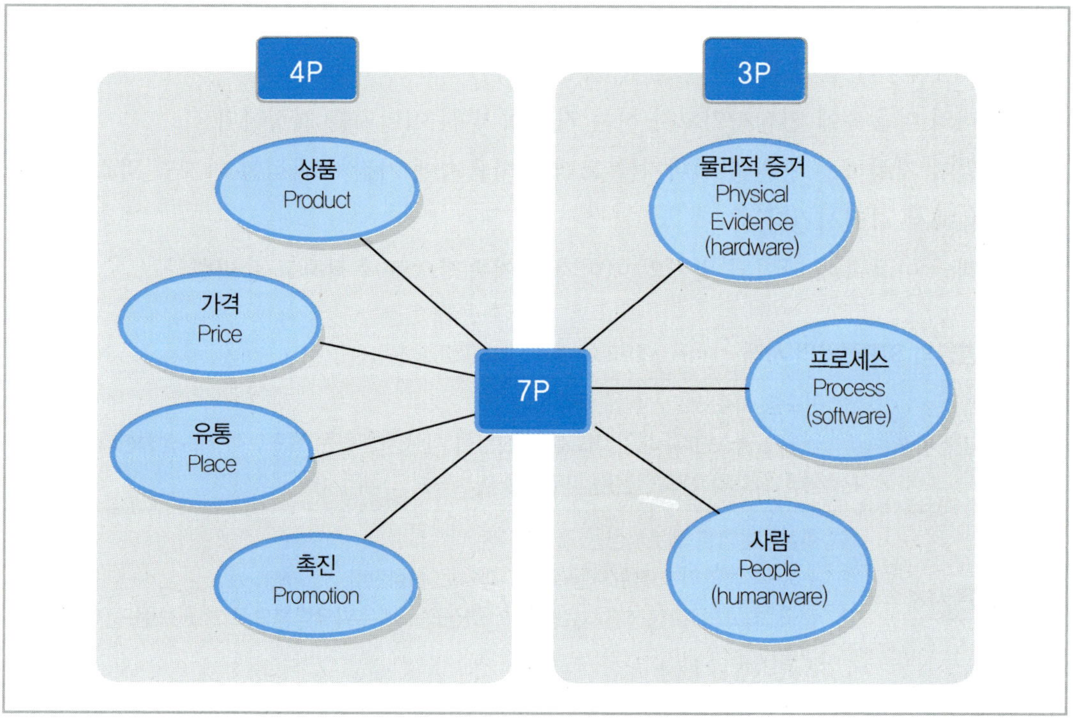

[그림 7-3] 마케팅 믹스 7P 모형도

(1) 의료서비스 및 상품(Products, Service)

의료서비스 및 상품은 병원에서 환자들에게 제공하는 진료의 종류와 스타일 및 품질 그리고 치료 후 관리서비스 등을 말한다. 오늘날 상품의 범위는 상품의 기획에서부터 생산과 판매, 구매 및 사용 그리고 고객의 만족 여부에 이르는 전범위로 확장되어 있다. 따라서 고객의 만족 여부에 따라 해당 상품의 재구매가 결정될 수 있기 때문에 병원은 상품의 기획에서부터 고객만족에 이르는 모든 과정에서 고객의 반응을 파악하고 분석하여 이에 적절히 대응해야 한다.

(2) 의료서비스 가격(Price)

가격은 의료서비스와 고객의 니즈를 연결하여 상호 교환을 실현하는 매개체 역할을 한다.

현재 우리나라는 대부분의 많은 의료서비스에 대한 가격을 의료수가로 정해 놓고 있기 때문에 병원이 자체적으로 의료서비스의 가격을 정하여 마케팅을 실시하는 데는 제한점이 많은 편이다. 그러나 병원에서는 비급여 항목에 대해서는 가격을 정할 수가 있기 때문에 일반적으로 고가정책은 병원이 수익 제고를 위해 고급화 전략이나 차별화된 마케팅 능력이 가능한 경우에 사용할 수 있으며, 할인가정책은 병원이 시장점유율의 확대 등을 추진하는 경우에 사용할 수 있다. 그리고 중용가정책은 전체의료시장을 대상으로 시장 공략을 목표로 하는데 적합한 방법이다(이훈영, 2016, p.26).

성형외과나 안과의 경우에 동일한 수술인데도 병 · 의원에 따라 진료비가 크게 차이가 나는 경우가 있다. 이는 경쟁이 치열해지면서 시장점유율을 높이려는 전략의 하나라고 볼 수 있다.

(3) 의료서비스 유통경로(Place, Channel)

의료서비스 유통경로란 의료서비스를 받고자 하는 고객들에게 원하는 의료서비스가 가장 효과적으로 전달될 수 있도록 이와 관련된 흐름을 원활하게 하는 활동을 말한다(이훈영, 2016, p.27).

의료서비스 유통경로에는 병원의 위치, 교통의 접근성, 고객이 자신의 조건에 적합한 진료의 종류의 선택 용이성, 진료시간의 배분과 스케줄 등이 포함된다.

우리나라의 의료전달체계도 유통경로에 해당하며 이는 의료자원을 효율적으로 활용하기 위해 국가차원에서 제도화한 것이다. 따라서 모든 국민은 질병이 발생하면 먼저 1 · 2차 의료기관을 이용해야 하고, 중증 질환인 경우에는 1 · 2차 의료기관에서 진료의뢰서를 발급받아 3차 의료기관을 이용할 수 있도록 하고 있다. 따라서 3차 의료기관은 1 · 2차 의료기관과의 협력 및 든든한 연계를 통해서 고객 확보를 꾀하는 마케팅 전략이 필요하다.

또한, 고객의 취향이나 이용형태 등에 따라 유통경로는 많은 영향을 받기 때문에 병원은 목표 고객에 맞춰 유통경로 전략을 수립해야 마케팅에 성공할 수 있다. 고객이 병원에 접근하기 쉽고, 병원을 편리한 하나의 생활공간으로 인식하고, 야간 및 휴일 진료로 시간의 제약을 허물고, 병원의 정보에 쉽게 접근할 수 있게 한다면 효과적인 유통전략이 될 것이다.

그리고 대기시간의 단축, 의사와 충분한 면담시간의 제공, 검사시간의 단축과 신속한 결과 통보, 입원 등의 행정 절차의 간소화 등은 병원의 접근성과 전달력을 높여 주는 방법이

될 수 있을 것이다.

최근 정보통신기술과 인터넷의 발달로 병원과 고객 간의 직접적인 상호 커뮤니케이션이 다양해지고 있다. 이에 따라 온라인 유통경로를 통해 병원이용이 결정되는 경우가 많이 발생하고 있어서 온라인 유통경로의 활용에 대한 마케팅 전략 개발이 매우 중요하게 되었다.

[표 7-6] 병원 유통경로의 예

구분	내용
입지조건	병원의 위치, 접근성
물리적 시설	공간배치, 안내, 게시판
시간 접근성	진료시간, 예약시간, 대기시간
정보 접근성	의료진, 홍보물, 소식지

(4) 의료서비스 촉진(Promotion)

의료서비스 촉진이란 고객이나 잠재고객에게 병원의 상품이나 서비스에 대한 장점 및 효과성 등에 대한 정보를 지속적으로 제공하고 설득하여 의료서비스를 이용하게 하는 마케팅 활동이다.

병원의 촉진활동은 의료서비스와 의료수가 그리고 접근성 등에 대한 합리적인 정보를 제공하여 고객이 우리 병원의 의료서비스를 이용할 수 있도록 노력하는 활동을 말한다.

병원의 촉진활동은 불특정 대중을 대상으로 광고나 홍보 등을 통해 펼칠 수도 있지만 병원 내에서 고객들에게 의료진의 신기술, 진료 실적, 새로 도입한 검진 및 시술 장비 등에 대한 적극적인 홍보활동과 더불어 무료 건강교육 등을 실시하여 병원의 신뢰를 구축하고 병원의 브랜드 가치를 높일 수도 있다.

촉진 활동 방법으로는 광고, 인적 판매, 판매촉진, 홍보 등이 있다.

① **광고** : TV, 신문, 라디오, 잡지 등의 매체를 통해 병원의 상품 또는 서비스를 알려서 소비자의 인식 제고를 목표로 하는 촉진방법이다. 광고는 버스나 지하철 등을 이용한 외부 오프라인 광고와 블로그, 인터넷 카페, SNS 등을 활용한 온라인 광고로 구분할 수 있다.

② **인적 판매** : 한 사람 또는 그 이상의 고객과 직접 대면하여 대화를 통하여 고객이 상품이나 서비스를 구매하도록 설득하는 방법이다. 병원의 건강검진 상담이나 보험회사 및

제약회사 등에서 사용하는 대표적인 방법이다.

③ **판매촉진** : 판매촉진은 비급여 진료항목의 할인, 판촉물, 이벤트 등을 이용하여 상품이나 서비스의 매출 증가나 병원의 이미지를 향상시키려는 방법이다.

④ **홍보** : 병원 홍보는 병원이 커뮤니케이션 활동을 통하여 병원의 계획과 활동 및 업적 등을 널리 알리는 활동이다. 병원 홍보의 목적은 고객이나 지역주민을 대상으로 병원에 대한 인식 및 신뢰감을 높여서 호의적인 이미지를 구축하거나 우호적인 관계를 조성하려는 데 있다. 병원 홍보는 병원사보, 봉사활동, 건강강좌 및 음악회, 방송 및 신문 등의 기사를 통해 실행할 수 있다.

촉진 활동 중 대부분의 의료광고와 홍보는 심의를 거친 후 진행되어야 하는 경우가 많으므로 이를 실행할 경우에는 심의 여부를 잘 살펴서 추진하여야 한다.

[표 7-7] 마케팅 믹스 4P와 의료서비스의 관계(John McCarthy)

마케팅 믹스(4P)	내 용
상품(Product)	의료행위, 의료의 질, HI, 의료기능, 의료계획, 특수클리닉, 특수의료장비
가격(Price)	진료수가, 진료비, 신용카드, 진료비 지급 조건 등
유통(Place)	진료체계, 병원의 체인, 진료연계, 개업형태, 경영주체
촉진(Promotion)	의료광고, 홍보, 건강증진활동, 지역봉사, 재택케어 프로그램 등

출처 : 대한병원코디네이터협회, 병원코디네이터, 2011, 2017, 수정하여 재인용함

(5) 물리적 증거(Physical Evidence - hardware)

의료서비스는 무형성의 특성으로 인하여 미리 볼 수 없고 확인할 수 없기 때문에 고객이 의료서비스를 구매하고자 할 때 결정하는데 어려움을 겪는 경우가 많다. 물리적 증거는 이와 같은 고객의 우려를 최소한으로 줄여서 구매 결정을 보다 쉽게 할 수 있도록 무형적인 것을 유형화시키는 전략이다.

병원에서 물리적 증거를 활용하는 방법으로는 진료에 사용되는 병원의 시설과 장비, 병원 내부시설의 디자인이나 인테리어 및 색상, 병원 시설의 청결상태, 단정한 유니폼, 편리한 주차장 등을 고객이 쉽게 파악할 수 있도록 홈페이지 등을 통해 보여주는 것을 말한다.

[표 7-8] 물리적 증거 관리 체크리스트의 예(메인 데스크의 진료 전 환경 체크리스트)

체크사항	YES	NO
계절에 따른 온도 환경 확인(난방, 에어컨 가동)		
메인 데스크 청결 및 정리(걸레질 및 환경 정리)		
날씨에 따른 환경관리(현관 매트, 우산꽂이, 가습기 가동 등)		
고객 편의용품 체크(병원명함, 고객 게시판, 주차 도장, 휴대전화 충전기, 치약, 핸드타월)		
고객 접대용 음료 체크(티백용품, 종이컵, 커피스틱, 정수기 등)		
병원 출입구 환경(먼지, 바닥상태, 향기, 유리문 청결 등)		

출처 : 대한병원코디네이터협회, 병원코디네이터, 2011, 2017, 수정하여 재인용함

(6) 프로세스(Process - software)

서비스 프로세스란 서비스가 수행되는 절차나 과정을 말하며, 병원의 고객접점관리 및 고객대기관리 등의 절차나 과정이 이에 해당된다.

서비스의 품질은 서비스가 제공되는 시간이나 공간에 따라 달라질 수가 있으므로 서비스 프로세스를 표준화 하는 것이 필요하다. 병원에서는 MOT(Moment of Truth) 개념을 도입하여 "고객인식"에 대한 관리가 시도되었고, 또한 운영시스템을 문서화하거나 매뉴얼(Manual)을 만들어 서비스 프로세스를 관리하고 있다. 이와 관련해서 서비스 프로세스 등의 모니터링과 고객의 소리(VOC) 및 고객 만족도 조사(CSI) 등을 통해 고객에 대한 의견 수렴을 지속적으로 실시하여 개선하는 노력을 하고 있다.

(7) 사람(People - humanware)

병원은 고객과 만나는 거의 모든 접점(MOT)에 병원 구성원이 있으며, 이 접점에서 고객에 대한 서비스가 제공되고 있다. 따라서 병원의 구성원은 병원과 고객 사이에서 병원이 지향하고 고객이 요구하는 수준의 서비스를 제공해주는 역할을 담당하고 있으므로, 병원 구성원은 고객만족을 실현시키는데 매우 큰 영향을 미치고 있다.

이에 병원 구성원은 서비스 제공자로서 고객만족을 충족시킬 수 있는 적합한 역량을 갖추어야 한다. 즉, 병원 구성원은 고객 요구에 대한 배려심과 신뢰성, 단정한 외모와 예절, 커뮤니케이션 능력과 사고의 유연성, 적절한 말투와 자질 등을 갖추어야 하며, 항상 이에 대한 체크리스트(checklist)를 관리하여 부족한 부분을 끊임없이 개선하고 유지해야 한다.

제2절

병원 온라인 마케팅 관리

학습목표

1. 병원 온라인 마케팅 실무에 대해서 이해할 수 있다.
2. 병원 홈페이지의 지속적인 관리의 필요성에 대해 이해하고 점검 및 관리할 수 있다.
3. 다양한 온라인 마케팅 매체를 통해 최신 정보를 업데이트하며 운영 관리할 수 있다.

1 온라인 마케팅의 이해

1) 온라인 마케팅의 특징

온라인 마케팅은 병원의 진료상품이나 의료서비스 등에 대한 다양한 마케팅 활동을 인터넷을 이용해서 하는 것을 말한다. 온라인 마케팅 활동에는 웹사이트, 소셜 미디어, 이메일, 광고 등의 다양한 디지털 채널을 통하여 고객과 잠재고객에게 정보를 전달하고 고객과의 관계를 강화하며 병원의 브랜드 인지도를 높이기 위한 다양한 활동들이 포함된다.

온라인 마케팅은 다음과 같은 특징이 있다.

(1) 정보 제공자와 수용자 간의 커뮤니케이션을 쉽게 할 수 있다.
(2) 시간과 공간의 제약 없이 정보 공유가 가능하다.
(3) 고객 맞춤형 정보 전달이 가능하다(실시간 1:1 마케팅 가능).
(4) 고객은 홈페이지 게시판 등을 통해 자신의 의견을 반영할 수 있다.
(5) 다양한 온라인 컨텐츠를 만들 수 있다.

2 온라인 마케팅의 종류

1) 병원 홈페이지를 이용한 마케팅

병원 홈페이지를 성공적으로 운영하기 위해서는 고객의 관심과 반응을 최대로 끌어올려야 한다. 그러기 위해서는 고객이 원하는 정보와 관심 있어 하는 부분이 무엇인지 파악하여 홈페이지에 반영해야 한다. 홈페이지의 디자인과 컨텐츠, 메뉴 구성도 타깃 고객층과 트렌드에 따라서 지속적으로 관리해야 한다.

병원에 대한 온라인 이미지를 전달하는 홈페이지를 잘 관리하기 위해서는 다음과 같은 부분에 신경 써야 한다.

(1) 병원 홈페이지 게시판 관리

고객들이 병원 홈페이지를 자주 방문하도록 촉진하기 위해서는 첫째, 고객이 원하는 정보가 읽기 편하고 신뢰감이 들 수 있도록 병원 홈페이지의 게시판이 잘 구성되어 제시되어야 한다. 그 다음은 게시판의 글을 자주 업데이트하여 게시판이 매우 활발하게 운영되고 있음을 보여주어야 한다. 병원의 특성과 장점, 새로운 의료기기의 도입, 새로운 유명 의료진의 영입, 병원 이벤트 행사계획, 신상품의 개발 소식, 새로운 시술방법, 건강관리, 보도자료 등의 정보를 꾸준히 제공하여 고객들의 관심을 유도하고 병원을 이용할 수 있도록 관리한다.

병원 홈페이지의 게시판이 활성화되어 운영되면 고객들은 병원에 대한 관심을 갖게 되고 병원을 이용할 생각까지 하게 되는 것이다. 반면에 게시판이 활성화되어 있지 않을 경우 고객들은 그 병원에 대해 신뢰성이 낮아질 수 있기 때문에 병원 이용에 대한 관심 또한 떨어질 수 있게 된다.

따라서 병원 홈페이지의 게시판을 통해 고객의 문의사항과 관리자의 답변이 꾸준하게 활성화 되도록 운영하는 것이 중요하다. 게시판을 활발하게 운영하기 위해서는 많은 시간과 노력을 들여 관리해야 하며, 게시판을 효율적으로 운영하기 위해서는 병원의 홈페이지 관리 능력을 감안하여 게시판의 수를 적정한 수로 정해야 한다. 너무 많은 게시판을 운영하게 되면 관리의 부실로 인해 오히려 병원의 이미지에 타격을 줄 수 있다.

(2) 병원 홈페이지의 개편

고객들에게 병원의 신선한 이미지와 변화된 모습을 보여주기 위해서 병원의 홈페이지를 개편할 필요가 있다. 홈페이지의 개편은 많은 비용과 시간이 소요될 수 있기 때문에 개편의 목적과 방향을 명확히 결정하여 추진하는 것이 바람직하다. 또한 홈페이지의 디자인과 구성, 기능 및 프로그램 등에서 최신의 트렌드나 고객의 욕구를 반영하여 개편하는 것이 좋다. 특히, 병원 홈페이지는 병원의 특색과 장점이 잘 드러나도록 컨셉과 디자인을 고려해야 하며, 진료과목들의 소개와 안내, 예약절차 및 예약 프로그램의 구축이 잘 되어야 한다.

(3) 병원 홈페이지 답글 작성

답글은 고객의 요구에 관심을 표하고 신뢰를 형성하는 좋은 기회가 될 수 있으므로 즉시 작성하여 올려서 관리하는 것이 중요하다. 특히 고객이 문의나 상담을 요청한 글에 대해서는 즉각적으로 반응하여 답글을 작성하여 올리는 것이 고객과의 신뢰 형성의 첫걸음이다.

비급여 진료를 많이 하는 성형외과, 피부과, 안과 등과 같은 진료과는 온라인 상담 담당자를 배정하여 홈페이지에 유입된 고객과 실시간으로 상담이 이루어지도록 운영하는 경우가 많다.

(4) 병원 홈페이지 로그분석

로그분석이란 홈페이지 방문자들이 홈페이지에 어떻게 들어왔는지, 어떤 페이지를 많이 방문하는지, 그리고 어느 부문에서 반응을 보이는지를 분석해서 파악하는 것이다. 로그분석을 하게 되면 병원 홈페이지가 목표로 하는 기본적인 효과를 거두고 있는지를 확인할 수 있다. 로그분석은 홈페이지 관리자 프로그램에 기본 프로그램으로 구성되어 있기 때문에 홈페이지 관리자는 이를 분석하여 고객의 요구를 파악할 수 있다.

로그분석을 통해 고객에 대한 정보를 분석하면 홈페이지의 세부 페이지의 구성 방향, 고객의 요구 상품과 서비스, 목표 고객층 등의 기초자료를 얻을 수가 있다. 이와 같이 도출된 자료를 활용하여 홈페이지의 개선 및 마케팅 전략의 수립에 활용하면 좋은 효과를 볼 수 있다.

① 로그분석의 내용

- 어떤 고객이 홈페이지를 방문했는지 알 수 있다.
- 고객이 언제 홈페이지를 방문했는지 알 수 있다.
- 고객이 어떻게 홈페이지에 들어왔는지를 알 수 있다.

• 고객이 홈페이지 어느 부문에 관심을 보였는지를 알 수 있다.
• 고객이 홈페이지에서 무엇을 하였는지를 알 수 있다.

2) SNS(Social Network Services)를 이용한 마케팅

SNS(소셜 네트워크 서비스)는 온라인상에서 사람들이 정보를 공유하고 소통하고 관계망을 구축해 주는 웹기반의 서비스를 말한다. 흔히 소셜 미디어라고 말하기도 한다. 의료기관에서 많이 사용하고 있는 SNS에는 페이스북, 인스타그램, 카카오톡, 블로그 등과 같은 서비스들이 있다. 의료기관은 SNS에 이미지, 동영상, 텍스트 등 다양한 컨텐츠를 등록하여 고객과 잠재고객과 공유한다. 또한 친구 추가나 팔로우를 맺으며 네트워크를 형성하고, 댓글을 남기거나 '좋아요' 또는 '공유' 같은 상호작용을 하며 소통한다.

(1) 블로그 마케팅

블로그는 많은 콘텐츠를 제작하여 공급할 수 있는 매우 유용한 채널이다. 블로그를 운영하기 위해서는 많은 시간과 정성이 필요하지만, 고객과 소통하는데 매우 효과적인 방법이다.

블로그는 고객을 병원 홈페이지로 유입하는 장치로 활용하기 위해 여러 병원들도 운영하고 있다. 블로그는 병원 홈페이지와는 다르게 운영해야 한다. 병원 홈페이지는 병원과 진료상품에 관련된 정보를 제공하는 것이 주목적이라면 블로그는 우리 병원의 브랜드를 친근하게 느끼고, 신뢰감이 들도록 하는데 목적이 있기 때문이다. 그래서 블로그에는 고객이 쉽게 읽고 참여도 할 수 있는 편안한 분위기로 만들면 좋다.

① 블로그 포스트 작성시 유의할 점

• 홈페이지와 동일한 내용의 글을 작성하지 않아야 한다.
• 같은 종류의 글을 여러번 중복하여 등록하지 않도록 해야 한다.
• 신뢰할 수 있는 정보를 담고 있는 글을 작성해야 한다.
• 글의 길이가 너무 짧지 않도록 해야 한다.
• 공감과 댓글을 받을 수 있는 유익한 글을 작성하도록 노력해야 한다.
• 고객의 관심을 많이 받고 있는 핵심 키워드 중 우리 병원 또는 진료과목과 연관성이 높은 키워드를 활용하여 포스팅해야 한다.
• 정기적으로 자주 포스팅해야 한다.

- 글자와 이미지, 동영상 등이 적절하게 배치되어 보기 좋고 읽고 싶어지게끔 작성해야 한다.

② 블로그 마케팅시 유의할 점

- 의료법상 허용하지 않는 내용은 사용할 수 없다.
- 환자의 치료경험담을 인터넷 상 개방된 공간에 로그인 등의 제한 절차 없이 게시하는 것은 의료법상 의료광고의 금지기준에 해당되는 위반사항(의료법 제56조 및 동법 시행령 제23조)이므로 의료기관의 홈페이지, 카페, 블로그를 운영할 때 유의해야 한다.

(2) 페이스북 또는 인스타그램

페이스북과 인스타그램 등을 통해 의료기관은 여러 가지 정보를 사진이나 글 또는 동영상을 이용하여 올릴 수 있고, 페이스북과 인스타그램 등을 이용하는 사용자들은 마음에 드는 게시물을 공유하거나 댓글을 남기기도 하고, 때로는 문의글을 남기기도 한다. 이들은 잠재고객이 되거나 실제로 내원하는 고객이 되기도 하는데, 페이스북이나 인스타그램에 올라온 정보를 광고로 인식하지 않고 자연스럽게 받아들이기 때문에 의료기관에 대한 호감도와 신뢰도에 긍정적인 영향을 받는다.

페이스북이나 인스타그램에는 병원의 분위기나 병원의 진료철학 등을 느끼게 해주는 정보들을 올리는 것이 좋다. 되도록이면 병원 내에서 일어나는 마음이 따뜻해지는 일상들과 에피소드, 고객이 병원을 신뢰하는데 도움되는 글들을 작성하는 것이 좋다.

페이스북과 인스타그램은 비슷해 보이지만 각각 다른 특성이 있으므로 활용시 유의해야 한다.

① 페이스북은 텍스트, 이미지, 동영상 등 다양한 컨텐츠로 작성하지만 인스타그램은 주로 이미지와 동영상을 중심으로 활용한다.

② 페이스북은 사용자의 연령대 폭이 넓고 30대~50대 사용자가 많은 반면, 인스타그램은 10대와 30대의 젊은 세대사이에서 많이 사용하고 있다.

③ 페이스북 게시물은 대부분 영구적이나 인스타그램은 일반게시물과 스토리로 나누어지고, 스토리는 24시간 후에 삭제가 되는 특성이 있다.

④ 페이스북은 메신저앱을 활용하여 사용자간 채팅을 할 수 있고, 인스타그램은 다이렉스 메시지(DM)을 통해서 채팅할 수 있다.

(3) 유튜브

유튜브는 동영상 관련 앱중에서 높은 시장 점유율을 가지고 있는 플랫폼이다. 유튜브 채널을 생성하고, 양질의 컨텐츠로 영상을 촬영하고 편집하여 고객에게 많은 정보와 재미를 준다면 좋은 마케팅 효과를 얻을 수 있다.

유튜브를 시청하는 사람들이 많이 증가하면서 의료기관에서도 유튜브를 활용하는 일이 많아지고 있다. 의료기관이 운영하는 유튜브에는 주로 의료 정보와 관련된 내용들을 주로 다루는데, 질병에 관한 다양한 정보와 질병 예방법, 치료과정, 홈케어 방법 등 고객에게 도움되는 정보를 전문성 있게 제공하는 경우가 많다. 또한, 병원 규모가 큰 경우에는 병원의 시설 안내와 의료진 소개, 진료과정 및 진료 서비스 이용방법, 고객을 위한 다양한 서비스에 관한 정보들도 제공하기도 한다.

유튜브는 의료기관의 브랜드 이미지를 구축하고, 브랜드 인지도의 향상에도 많은 영향을 미치므로 컨텐츠를 잘 기획하고 촬영해야 한다.

유튜브 마케팅을 진행할시에는 의료기관의 브랜드에 좋은 영향을 미칠 수 있도록 다음과 같은 부분에 유의해야 한다.

① 의료법 제56조 제2항에 의해 의료인 등(의료법인 및 의료기관)은 의료광고를 할 수 있다. 그러나 환자에 관한 치료경험담 등 소비자로 하여금 치료 효과를 오인하게 할 우려가 있는 내용의 광고는 할 수 없다. 따라서 환자가 해당 병원에서 치료 받은 경험에 대해서 말하는 영상은 제작하면 안된다.

② 잘못된 정보를 제공하지 않도록 올바른 의료 정보를 제공해야 한다.

③ 영상을 제작할 때에는 고객의 개인 정보를 침해하는 일이 생기지 않도록 개인정보보호에 신경써야 한다.

④ 유튜브 채널을 비공개로 하거나 해당 영상을 비공개로 설정하여 병원홈페이지에 로그인을 한 회원들만 영상을 볼 수 있도록 한다면 불특정 다수에게 노출되는 것이 아니므로 좀 더 다양한 영상을 업로드 할 수 있게 된다.

3) 커뮤니티를 이용한 마케팅

카페나 커뮤니티는 병원의 정보 전달의 역할보다는 병원과 고객 간의 교류의 장이 될 수 있는 공간으로 활용하는 것이 바람직하다. 더 나아가 병원의 고객들 간에 교류의 장이 될 수 있도록 운영하는 것이 더 효과적인 방법이 될 수 있다.

한 유명한 H소아과는 자신의 병원 홈페이지에 고객들끼리 동호회를 만들 수 있는 별도의 공간을 제공하여 고객들 간의 정보교류와 친밀감 형성을 위해 배려함으로써 병원경영에 매우 긍정적인 효과를 거두고 있다.

따라서 일정기간 꾸준히 내원을 해야 하는 진료과목이나 수술 등에 대한 이용 고객의 평가나 후기에 궁금증이 많은 경우 카페나 커뮤니티에 관련 공간을 제공하여 치료 경험이 있는 고객들과 병원 이용을 결정해야 하는 고객들 간에 소통의 장을 만들어 주는 것이 효과적인 마케팅 활용 전략이 될 수 있다. 이렇게 함으로써 카페나 커뮤니티는 매우 효과적인 입소문 마케팅 도구로 활용할 수 있기 때문이다.

병원 카페 마케팅 방법은 병원에서 직접 운영하는 형태와 제휴방식의 형태로 운영되는 카페가 있다. 제휴방식은 방문자가 많은 카페와 제휴하여 병원을 홍보하고 이를 통해 마케팅을 실시하는 방법이다.

4) 언론 보도자료 및 인터넷 신문(뉴스) 마케팅

인터넷으로 발행하는 신문(뉴스)에 병원에 대한 정보와 치료 등에 대한 정보를 홍보하기 위해 인터넷 신문 플랫폼을 활용한 마케팅 방법이다.

인터넷 신문사에 양질의 기사 자료를 제공하거나 취재를 의뢰하여 해당 병원과 진료 등에 대한 정보를 기사로 배포한다. 또한 소셜 미디어와 병원 홈페이지에 해당 뉴스 기사를 공유하여 병원의 브랜드 인지도를 높이고 많은 사람들이 읽을 수 있도록 한다. 기사내용에는 병원에서 알리고자 하는 핵심 키워드가 검색엔진에서 잘 노출될 수 있도록 하는 것이 중요하다.

5) 검색엔진을 이용한 마케팅(오버추어 광고 마케팅)

특정 키워드를 인터넷 검색창에 입력할 때 뜨는 광고를 말한다. 이는 오버추어 광고 또는 키워드 광고라고도 하며, 다음(daum)이나 네이버(naver) 등의 검색엔진 사이트에 특정 키워드의 사용 비용을 지급하고 불특정 다수에게 노출시키는 방법이다. 비용산정 방법은 광고를 클릭한 수만큼 지불하는 종량제 방식(CPC)과 노출수를 기준으로 지불하는 정액제 방식(CPM)이 있다.

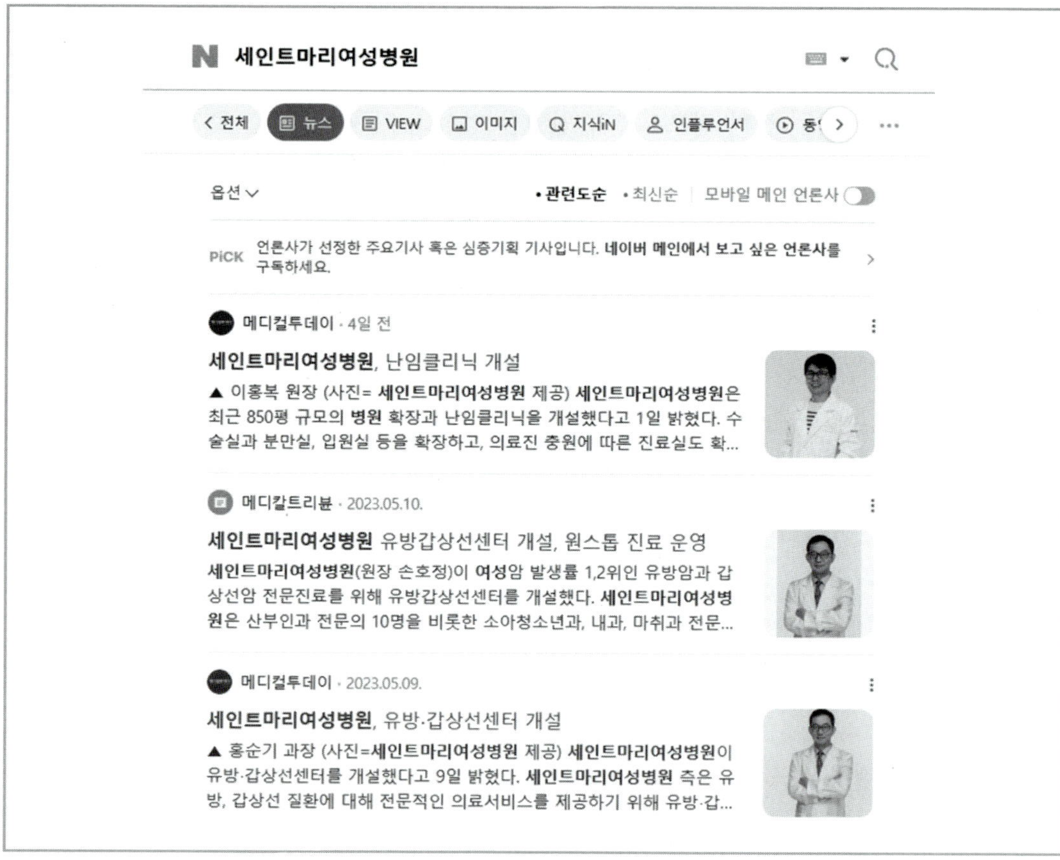
세인트마리여성병원
< 전체
뉴스
VIEW
이미지
지식iN
인플루언서
옵션
•관련도순
•최신순
모바일 메인 언론사
PiCK
언론사가 선정한 주요기사 혹은 심층기획 기사입니다. 네이버 메인에서 보고 싶은 언론사를 구독하세요.
메디컬투데이 · 4일 전
세인트마리여성병원, 난임클리닉 개설
▲ 이홍복 원장 (사진= 세인트마리여성병원 제공) 세인트마리여성병원은 최근 850평 규모의 병원 확장과 난임클리닉을 개설했다고 1일 밝혔다. 수술실과 분만실, 입원실 등을 확장하고, 의료진 충원에 따른 진료실도 확...
메디칼트리뷴 · 2023.05.10.
세인트마리여성병원 유방갑상선센터 개설, 원스톱 진료 운영
세인트마리여성병원(원장 손호정)이 여성암 발생률 1,2위인 유방암과 갑상선암 전문진료를 위해 유방갑상선센터를 개설했다. 세인트마리여성병원은 산부인과 전문의 10명을 비롯한 소아청소년과, 내과, 마취과 전문...
메디컬투데이 · 2023.05.09.
세인트마리여성병원, 유방·갑상선센터 개설
▲ 홍순기 과장 (사진=세인트마리여성병원 제공) 세인트마리여성병원이 유방·갑상선센터를 개설했다고 9일 밝혔다. 세인트마리여성병원 측은 유방, 갑상선 질환에 대해 전문적인 의료서비스를 제공하기 위해 유방·갑...

[그림 7-4] 인터넷 신문(뉴스) 사례

출처 : 세인트마리여성병원

6) 웹진을 이용한 마케팅

웹진은 웹메거진(Web Magazine)의 줄임말로써 웹상에서 상업적이나 비상업적인 목적으로 규칙적으로 발행되는 전자 잡지를 말한다. 인터넷의 대중화로 웹진이 다양한 형태로 나타나고 있는데, 이는 제작이 간편하고, 비용이 저렴하면서도 개성과 차별화된 주제 선정 등의 장점으로 인해 더욱 증가 추세에 있다. 따라서 회사, 병원, 백화점, 동호회 등 많은 조직에서 웹진은 매우 일반화되고 있으며, 다양하고 자유로운 표현의 장으로서 그 중요성이 매우 커지고 있다.

특히, 병원에서는 고객들에게 이메일로 웹진을 전달함으로써 병원에 대한 관심을 끊임없이 유도하고 있으며, 이는 마케팅과도 연관되어 매우 적절한 전략이 되고 있다.

제3절 병원 오프라인 마케팅 관리

학습목표

1. 병원 오프라인 마케팅 실무에 대해서 이해할 수 있다.
2. 다양한 오프라인 마케팅 업무를 점검하고 관리할 수 있다.
3. 외주업체에 의뢰한 오프라인 마케팅 업무를 관리 감독하여 효율적으로 운영할 수 있다.

1 오프라인 마케팅의 이해

1) 오프라인 마케팅의 특징

오프라인 마케팅은 전통적인 방식으로 병원, 진료상품, 의료서비스 등을 홍보하고 마케팅하는 것을 의미한다. 오프라인을 통한 마케팅은 다음과 같은 특징이 있다.

(1) 신문, 라디오, TV 등과 같은 방송 매체와 잡지, 전단지 등과 같은 물리적인 매체를 활용한다. 이와 같은 매체를 통한 광고는 의료기관이 고객에게 전달하고자 하는 광고 메시지를 직접적으로 전달할 수 있다.

(2) 고객과의 직접적인 대면을 통해 의료기관의 서비스를 경험할 수 있도록 제공이 가능하며, 이를 통해 고객과 상호작용하고 관계를 형성할 수 있다. 예를 들어 건강 관련 교육, 건강 검진 이벤트 등을 통해 고객과 상호작용할 수 있다.

(3) 특정한 지역을 대상으로 하는 타겟팅 마케팅이 가능하다. 해당 지역의 고객을 타겟팅하기 위해 현장 마케팅, 이벤트, 의료봉사 등을 진행할 수 있다.

2 오프라인 마케팅의 종류

1) 광고 및 홍보를 활용한 마케팅

오프라인 마케팅 중 비용이 많이 발생하는 방법 중의 하나이다. 여러 가지 방법을 통해서 광고와 홍보를 통한 마케팅을 진행할 수 있다는 장점이 있고, 많은 사람들에게 쉽고 빠르게 정보를 전달할 수 있다는 장점이 있다. 또한 온라인 마케팅과 연결하여 활용할 경우 더 좋은 마케팅 효과를 기대할 수도 있다. 광고와 홍보를 활용한 마케팅의 종류는 매우 다양하지만 대표적인 몇 가지의 활용을 알아보자.

(1) 신문 및 잡지

매일 발간되고 있는 신문과 주단위 또는 월단위로 발간되고 있는 잡지에 병원 정보를 노출하는 방법이다. 신문이나 잡지는 보관이 가능하기 때문에 언제든지 고객이 다시 읽어 볼 수 있다는 장점이 있지만 제작비용이 높고, 광고 효과를 측정하기 어렵다는 단점이 있다.

신문이나 잡지는 독차층의 구분이 뚜렷한 편이기 때문에 목표 타깃에 맞추어 정보를 전달하는 것이 좋다. 예를 들어 남성 고객을 타깃으로 하는 병원의 경우에는 낚시 전문 잡지를 활용한 홍보를 하는 것이 더 효과적일 수 있고, 20-30대 젊은 여성을 타깃으로 하는 피부

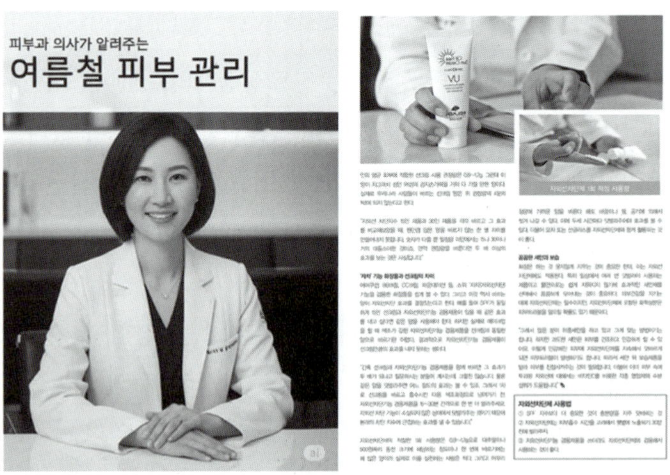

[그림 7-5] 신문 및 잡지 사례

출처 : Google Gemini 생성

과나 성형외과의 경우에는 젊은 층이 많이 보는 패션잡지에 홍보하는 것이 더 효과적이다.

(2) 대중교통 광고

버스나 지하철, 택시 등에 광고물을 부착하여 광고하는 방법이다. 대중교통은 이용하는 고객뿐만 아니라 이용하지 않는 여러 불특정 다수에게도 노출된다는 장점이 있고, 눈에 잘 띈다는 장점이 있다.

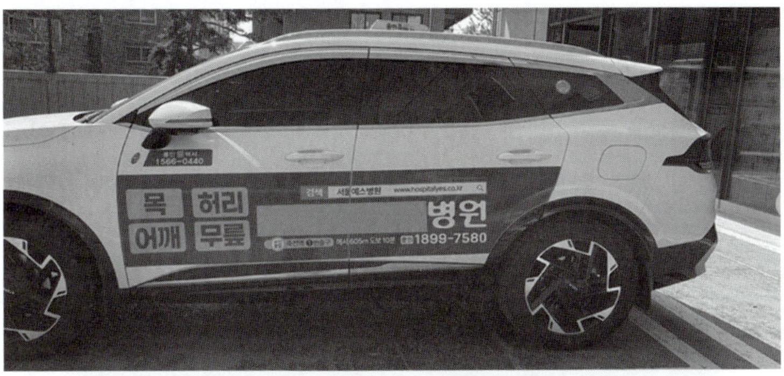

[그림 7-6] 의료기관 대중교통 광고
출처 : 직접촬영(서울예스병원)

(3) 옥외 광고

건물 내부나 외부에 광고물을 게시하는 방법이다. 다수에게 많이 노출되고 시선을 끌 수 있다는 장점이 있지만, 높은 비용이 발생된다는 단점이 있고, 고객이 옥외 광고의 내용이나

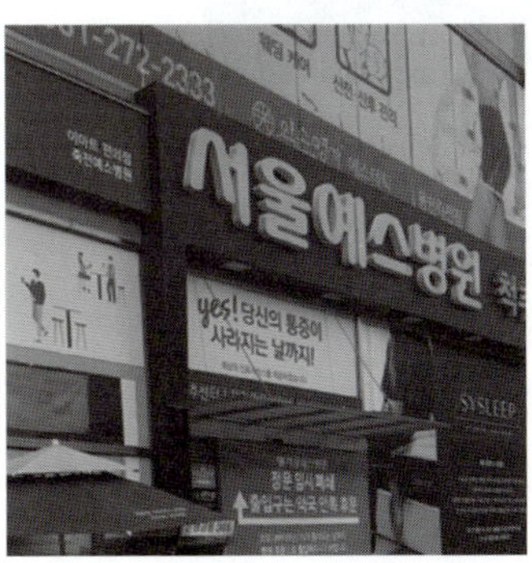

출처 : 직접촬영(서울예스병원)

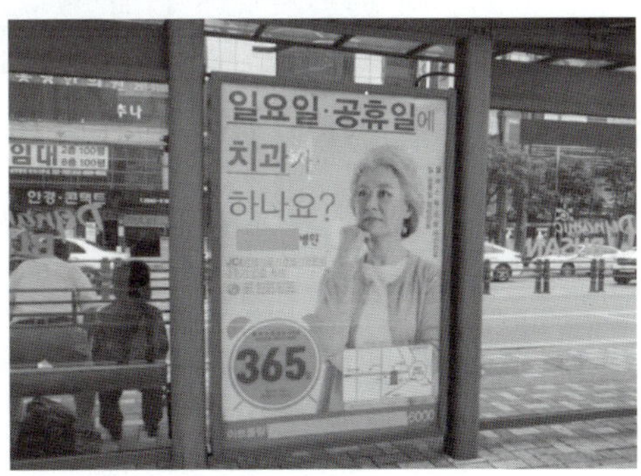

출처 : 직접촬영(굿윌치과병원)

[그림 7-7] 의료기관 옥외 광고

전달하고자 하는 메시지를 잘 기억하지 못할 수도 있다는 단점이 있다.

(4) 현수막

병원에서 알리고자 하는 내용을 병원 건물 외벽이나 외부에 게시하거나 현수막 광고를 허용한 지정 장소에 게시하여 홍보하는 방법이 있다. 현수막은 시각적으로 고객의 눈을 끌어야 하고 한정된 크기 안에서 정보를 전달해야 하기 때문에 핵심 문구를 선택하는 것과 색상, 디자인을 잘 선택하는 것이 중요하다.

(5) 아파트 게시판 광고

아파트 별로 게시판 광고를 허용하는데, 보통 주단위로 계약을 하며 일주일간 광고물을 게시할 수 있다. 다른 광고나 홍보에 비해서 저렴한 비용으로 정보를 노출할 수 있다는 장점이 있다.

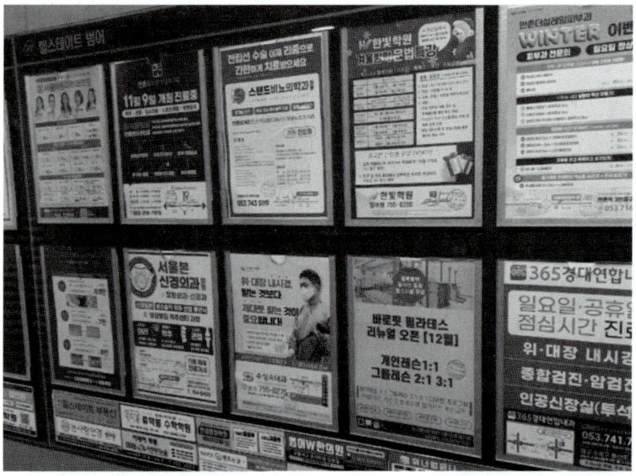

[그림 7-8] 아파트 게시판 광고

출처 : 직접촬영(OO아파트 출입구 게시판)

2) 체험 · 참여 이벤트와 교육을 활용한 마케팅

(1) 지역 행사 참여

지역내 여러 행사에 참여하여 병원을 홍보하고 알리는 방법이다. 병원 홍보 부스에서 병원소개 자료를 배부하거나 홍보를 하고, 기본 건강 체크를 해주고 간단한 상담을 하며 고객과 소통한다. 직접 고객을 만나서 병원의 전문성을 알릴 수 있고 신뢰관계를 형성할 수 있다는 장점이 있는 반면에 행사 기간이 짧은 만큼 효과도 단기적일 수 있고, 행사를 참여하기 위한 여러 가지 비용(참가비용, 부스 이용료, 행사 준비물 제작 비용 등)이 들고, 병원의 인력이 행사에 투입되어야 한다는 단점이 있다.

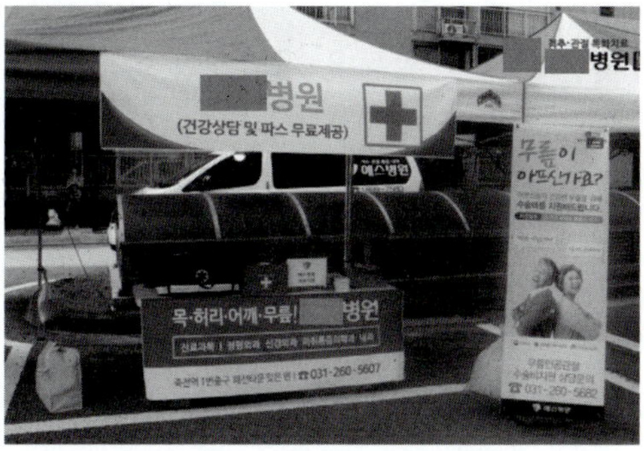

[그림 7-9] 지역행사 참여 및 지원
출처 : 직접촬영(서울예스병원)

(2) 강연(건강 세미나)

백화점이나 마트 문화센터에서 진행하는 강연이나 세미나, 지역사회 여러 기관 등에서 진행하는 건강강좌 등에 참여하여 건강관련 강연을 하여 병원을 알리는 방법이다.

강연은 해당 건강분야의 전문가인 의사가 직접 건강정보를 제공하기 때문에 병원의 전문성과 신뢰성을 높이는데 좋은 영향을 주고, 강연을 통하여 유익한 건강정보를 제공받은 잠재고객이 병원을 선택하는데 있어 긍정적인 영향을 줄 수 있다는 장점이 있다. 그러나 강연을 하기 위한 의료진의 진료 스케줄을 조정해야 하고, 강연 준비를 위한 많은 시간이 소요될 수 있고, 강연의 효과를 명확하게 측정하기는 어렵다는 단점이 있다. 좋은 강연은 병원 이미지에 좋은 영향을 주지만, 강연 내용이 좋지 못하거나 청중의 관심을 끌지 못하거나 전달력이 좋지 않은 경우에는 병원에 대한 부정적인 영향을 줄 수 있다.

3 오프라인 마케팅을 효과적으로 활용하기 위한 전략

1) 명확한 목표 설정

오프라인 마케팅을 하는 목적이 무엇인지를 먼저 명확하게 정해야 한다. 병원 브랜드 인지도를 높이기 위함인지, 특정 진료 상품을 알리기 위함인지, 신규 고객을 유치하기 위함인지 등을 정한 후 목표에 알맞은 마케팅 활동을 기획해야 한다.

2) 정확한 타겟 고객 분석

우리 병원에 알맞은 목표 고객을 선정해야 하고, 해당 목표 고객을 깊이 있게 이해해야 한다. 목표 고객의 성향과 취향, 소비 패턴과 행동 패턴 등을 분석하여 그들의 관심사와 필요가 무엇인지를 이해하고, 그에 따른 마케팅 전략을 수립하여 진행하는 것이 좋다.

3) 브랜드 메시지의 일관성 유지

고객에게 알리고자 하는 메시지를 일관성 있게 유지하는 것이 좋다. 다양한 오프라인 마케팅 활동들이 제각각의 메시지를 담고 있는 것보다 일관된 메시지를 전달할 때 브랜드의 신뢰도가 높아진다. 또한 오프라인 마케팅뿐 아니라 온라인상의 마케팅에서도 일관되게 메시지를 전달하는 것이 좋다.

4) 창의적이고 매력적인 아이디어 개발

비슷비슷한 광고는 고객의 눈길을 끌지 못한다. 넘쳐나는 광고물속에서 고객의 관심과 눈길을 끌 수 있는 창의적이고 매력적인 아이디어를 통해 광고를 만들어야 한다.

※ 외주 업체 관리

광고 및 홍보를 진행할 때 홍보 부서가 있는 큰 규모의 병원들은 병원 내부에서 모든 업무를 진행할 수 있지만, 규모가 작은 의원이나 홍보 부서가 없는 병의원의 경우에는 전문성을 가지고 있는 외부 업체에 의뢰해 진행하기도 한다. 병원코디네이터는 외주 업체 관리를 통해 광고 및 홍보 관련 업무들이 잘 진행되고 있는지를 점검하고 관리해야 하는데, 다음과 같은 방법을 통해 관리하면 도움이 된다.

1) 명확한 계약서 작성

외주 업체와 계약을 할 경우에는 계약서를 꼼꼼히 살피고, 요구사항들이 잘 반영되도록 작성하는 것이 좋다. 예를 들어 구체적인 업무 범위, 일정, 비용, 성과 목표 등을 상세하게 작성하는 것이 좋다.

2) 정기적인 미팅

외주 업체에 맡긴 경우 알아서 잘 해주겠지 라는 생각으로 무관심한 경우도 있는데, 정기적으로 미팅일정을 수립해서 진행 상황에 대해서 공유하는 것이 좋다. 미팅이 어려운 경우에는 메신저나 전화 통화를 통해서 업무가 어떻게 진행되고 있는지를 점검하고, 일이 진행되는데 있어서 문제가 없는지, 개선해야 할 부분은 없는지를 점검하며 관리해야 한다.

특히 광고물의 디자인 등과 같은 작업물은 최대한 구체적으로 원하는 방향을 외주 업체에 전달해야 하는데, 서로의 입장차와 견해 차이가 발생할 경우 원하는 결과물을 얻기 어려울 수도 있기 때문이다. 광고시안을 검토한 후에는 외주 업체에 피드백을 해야 하는데, 개선사항이 있는 경우 명확하게 피드백을 하여 병원에서 원하는 작업물이 완성될 수 있도록 해야 한다.

3) 성과 모니터링

정기적인 성과 분석과 모니터링이 필요하다. 보통 외주 업체에서 주단위 또는 월단위로 마케팅 성과 보고서를 작성하여 미팅을 통해 성과에 대한 보고를 한다. 병원코디네이터는 보고서를 면밀하게 살피고 의문이 나는 부분이나 개선이 나는 부분들을 질문하고, 필요한 부분들을 개선하거나 보강이 필요한 부분들을 요청하여 효과적인 성과를 낼 수 있도록 해야 한다.

4) 문서화

외주 업체와 이루어지는 모든 커뮤니케이션과 결과물들은 문서화해야 한다. 이 문서들은 문제가 발생했을 때 참고할 수 있는 중요한 자료이면서 해당 프로젝트의 진행상황을 점검하며 확인할 수 있는 자료이기 때문에 문서화해두면 도움이 된다.

5) 신뢰관계 구축

외주 업체는 해당 분야의 전문가임을 인정해주고, 신뢰관계를 쌓아가는 것이 중요하다. 외주 업체가 제안한 의견과 디자인 시안 등을 존중하고, 담당 직원의 전문성을 인정하며 대화할 때 좋은 관계를 구축할 수 있다. 갑과 을의 관계라는 생각으로 대한다면 더 좋은 성과를 내는데 걸림돌이 될 수 있다. 외주 업체와 좋은 관계를 유지하며 상호 존중하는 태도를 가지는 것이 필요하다.

제4절

병원 이미지 관리

학습목표

1. 병원의 이미지 관리의 중요성과 필요성에 대해서 이해할 수 있다.
2. 병원 브랜드 관리 및 전문적인 병원 이미지 관리 업무를 수행할 수 있는 능력을 갖출 수 있다.
3. 병원과 진료에 대한 신뢰도를 높일 수 있는 실무를 익히고 현장에 적용할 수 있다.

1 병원 이미지 관리의 필요성

병원 이미지가 병원의 인지도와 신규 고객 창출 및 매출에 영향을 미치게 되면서 병원도 이제는 이미지 전략이 필요하게 되었다. 성공적인 마케팅을 위해서는 앞서 배운 여러 부분들도 중요하게 생각되고 있지만, 그 중에서도 브랜드 구축과 이미지 관리를 잘하는 것은 매우 중요하게 여겨지고 있다.

많은 병원들 사이에서 경쟁해야 하는 현 상황에서 브랜드와 좋은 이미지는 경쟁력 있는 무기가 된다. 인지도가 높은 병원의 브랜드는 그렇지 않은 병원보다 신뢰감을 주고 전문적인 인상을 갖게 하며, 좋은 이미지를 구축한 병원은 질 높은 의료서비스가 제공될 거라는 확신을 준다. 그렇기 때문에 브랜드와 이미지를 지속적으로 관리해야 한다.

병원의 이미지는 병원의 구성원인 직원 한 사람 한 사람의 용모와 첫인상 및 행동 등을 고객이 하나로 종합하여 형성하게 된다. 그리고 병원 시설이나 장비 등의 분야는 병원 내부의 계층별 의사결정 과정을 거쳐 집행되는 분야로 포괄적인 이미지를 형성한다.

병원의 이미지가 갖는 역할은 다음과 같다.

첫째, 병원의 이미지는 홍보와 인적서비스 및 사회적 평판 등과 같이 고객의 기대와 상호작용을 한다.

둘째, 병원의 이미지는 병원의 활동에 대한 고객의 인식을 여과시키는 작용을 한다. 고객들로부터 좋은 이미지가 형성되었다면 사소한 문제점은 기꺼이 받아들일 수 있는 분위기를 만들어 낼 수도 있다.

셋째, 병원의 이미지는 고객의 기대뿐만 아니라 고객 경험의 함수이기도 하다. 기대한 이미지만큼 서비스가 제공된다고 인식될 경우 이미지 구축에 긍정적인 이미지를 강화하고 유지시킨다.

2 병원 이미지 전략

병원명과 병원의 곳곳에 눈에 잘 띄게 부착된 로고는 그 병원의 진료 철학을 함축적으로 표현한다. 이 로고는 병원의 간판이나 명함, 게시판뿐만 아니라 병원 홈페이지, 메모지, 직원 유니폼, 서류봉투 등에도 통일된 이미지로 나타나기도 한다.

과거에 HI(Hospital Identity)의 개념은 일부 종합병원에서만 도입하여 병원의 정체성을 확립하고 진료 철학을 이미지화하기 위하여 사용해 왔다. 그러나 오늘날에는 의료시장의 경쟁심화 등으로 개인의원까지도 HI를 구축해야 할 필요성을 느끼고 있으며, 고객에게 병원의 존재를 각인시키고 전달하기 위한 전략적 HI를 적극적으로 활용하고 있다.

1) HI(Hospital Identity)

HI는 'Hospital Identity'의 약자이다. HI는 병원의 고유한 정체성과 이미지를 나타내는 것이다. HI는 CI(Corporate Identity)의 개념을 병원에 적용해서 병원의 브랜드와 이미지를 구축한다. CI는 'Corporate Identity'의 약자이다. CI는 기업이나 단체의 정체성을 나타낼 수 있는 이미지를 시각적으로 단일화하고 체계화 한 것을 말한다.

HI는 병원의 미션과 비전 그리고 가치관 등을 시각적으로 표현해서 병원의 전문적인 이미지와 차별성을 나타내는 역할을 한다.

(1) HI 전략의 구성요소

① 시각적 아이덴티티(Visual Identity)

병원 로고, 심볼마크, 캐릭터, 색상, 서체 등의 시각적 요소를 통해 병원의 이미지와 브랜드를 구축한다.

② 물리적 환경(Physical Environment)

병원 건물의 외관, 병원 내부 디자인 및 인테리어, 직원 유니폼 등과 같이 고객이 직접 병원에 내원하여 경험하는 병원의 물리적 공간과 분위기 등이 이에 속한다.

③ 행동적 요소(Behavioral Elements)

직원의 의사소통 방식과 서비스 태도 등을 말하며, 고객과의 상호작용을 통해서 병원의 이미지가 전달되게 된다.

④ 정신적 요소(Conceptual Elements)

병원의 비전, 가치관, 진료 철학 등을 말하며, 병원의 정체성이 반영된다.

이렇게 4가지의 구성요소가 서로 유기적으로 연계되어서 병원의 고유한 정체성을 만들게 되고, 차별화된 이미지를 구축할 수 있게 해준다.

- **심볼마크**

병원의 이미지를 시각적으로 전달하는 HI의 중요 요소로써 병원을 상징하는 기호나 추상적인 이미지를 말하는데, 일반적으로 병원이나 단체의 상징으로 홍보 등에 활용하고 있다. 심볼마크는 단독으로 사용되기도 하고, 로고와 함께 사용되기도 한다.

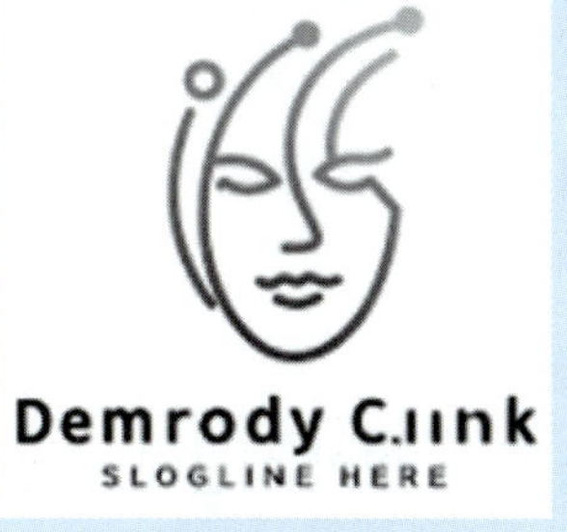

심볼마크 예시
출처 : 챗GPT로 이미지 생성

• **로고타입**

병원이나 상품의 이름이 독특하게 드러나도록 만들어 상표처럼 사용되는 특정한 서체와 디자인으로 표현한 것을 말한다. 로고타입은 다음과 같은 요건을 갖추어야 한다. 병원 또는 상품이 지니는 이미지를 쉽게 전달하고, 인상 깊게 기억에 남게 하고, 모든 매체에 이용할 수 있고 대중에게 호감을 줄 수 있어야 한다.

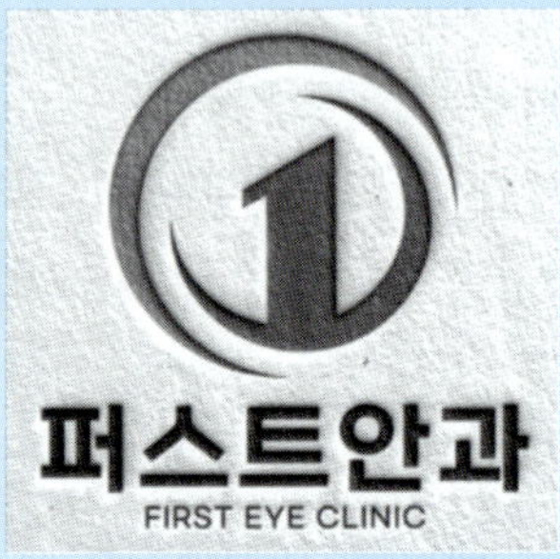

로고타입 예시

출처 : 챗GPT로 이미지 생성

• **캐릭터**

병원과 의료기술의 특성을 그래픽화하여 병원과 의술 및 고객을 시각적으로 연결시키는 홍보 수단이다. 캐릭터는 외형상의 특징이나 이름을 통해 연상되는 개성을 상품이나 서비스의 이미지와 연결시켜 고객에게 친근하게 다가갈 수 있도록 해야 한다.

(2) HI의 기대효과

① 병원의 이미지 및 신뢰도 향상

일관된 시각적 아이덴티티를 통해 차별화된 병원 이미지를 구축할 수 있다. 그로 인한 병원의 전문성과 신뢰성에 좋은 영향을 미치고 다른 병원과 차별성을 갖게 하는 등 긍정적인 인식을 고객에게 심어준다.

② 매출 증가

차별화된 병원 이미지를 구축할 수 있기 때문에 경쟁 우위를 확보하기 쉽고, 신규 고객의 유입 증가와 기존 고객의 유지관리가 잘 이루어져 병원 운영의 긍정적인 영향을 준다.

③ 제반 시각 요소의 표준화로 시간, 인력, 경비절감의 효과 기대

표준화로 인한 비용 절감과 업무의 효율성이 증가되어 불필요한 비용 지출이 감소하고 비용 절감의 효과를 기대할 수 있다.

④ 고객 만족도 향상

전반적인 병원의 서비스 품질이 향상되고, 고객의 만족도가 높아지게 된다.

(3) HI 전략 수립 및 관리

체계적으로 관리되는 HI 전략 수립과 관리를 통해서 병원은 좋은 브랜드 이미지를 만들 수 있다. 이를 위한 방법은 다음과 같다.

① 병원의 미션, 비전, 핵심 가치 정립

병원의 미션, 비전, 핵심 가치를 명확하게 정의한 후 HI에 반영해야 한다.

㉠ **미션(Misson)** : 병원의 존재 이유를 말한다. 병원의 설립 목적이 무엇이고 왜 우리 병원이 존재하는지에 대한 내용이 내포되어 있다.

㉡ **비전(Vision)** : 우리 병원의 원하는 미래상을 의미한다. 어떤 병원이 될 것인가에 대한 현실적이고 구체적인 목표가 들어간다.

㉢ **핵심가치(Core Value)** : 핵심가치는 미션과 비전을 이루기 위해 어떤 행동을 해야 하는지에 대한 원칙을 말한다.

② 타깃 고객 분석

병원의 주 고객층에 대한 분석을 하고 해당 고객의 니즈(Needs)와 원츠(Wants)를 분석한다. 니즈(Needs)는 기본적인 필요를 의미하며, 삶에 필요한 필수적인 요소를 말한다. 원츠(Wants)는 그 요구를 충족시키기 위해서 개인적인 선호도에 따라 선택하는 것을 의미한다. 따라서 삶에 필수적으로 필요한 것은 아니지만 삶의 질을 높여줄 수 있는 것을 말한다.

③ 병원의 특성, 경쟁 환경 분석

병원의 규모, 진료 분야, 핵심 역량, 차별화된 특성, 경쟁력 등을 파악한다. 병원의 SWOT분석을 통해 강점, 약점, 기회, 위협 요인을 도출한다.

주요 경쟁 병원을 파악하고 경쟁병원의 브랜드 이미지, 마케팅 전략, 서비스, 가격 등을 파악한다.

④ 차별화된 브랜드 아이덴티티 구축

우리 병원의 특성을 잘 나타낼 수 있는 브랜드 이미지를 구축해야 한다. 이를 위해 시각적 아이덴티티(심볼마크, 로고, 캐릭터, 서체, 색상 등)를 개발하여 통일되고 전문적인 이미지를 형성해야 한다.

⑤ 온라인과 오프라인 채널 통합 관리

온라인(홈페이지, 블로그, 카페, 각종 SNS 등)과 오프라인(유니폼, 간판, 메모지, 사인물, 인쇄물 등) 등에서 통일된 HI를 활용하고 구현해야 한다.

⑥ 지속적인 관리

고객의 반응을 지속적으로 모니터링하여 개선사항은 없는지 점검하고 관리해야 한다. 변화되는 의료시장의 환경에 따라서 HI전략을 지속적으로 관리하고 개선해 나가야 한다.

7 실전 연습 문제

01. 병원 마케팅의 필요성으로 적절하지 않은 것은?

① 병원 수익의 악화
② 의료시장의 경쟁 심화
③ 의료관련 정보에 대한 고객의 관심 증가
④ 충성고객의 증가

해설 충성고객의 증가는 병원 마케팅의 필요성보다는 병원 마케팅의 효과로서의 의미가 크다. 의료시장의 경쟁 심화, 고객의 정보 욕구 증가, 경영수지 악화, 의료시장 글로벌화 등이 병원 마케팅의 필요성을 높이는 주요 요인이다.

02. 의료시장 환경 분석 중에서 내부 환경을 분석할 때 파악해야 하는 요소와 가장 거리가 먼 것은?

① 병원의 정책 및 전략 ② 병원의 기술력
③ 병원의 이미지 ④ 고객의 구매 결정 프로세스

해설 내부 환경 분석에는 병원 정책 및 전략, 병원의 기술력, 병원의 조직력 및 인적자원의 역량, 병원의 이미지, 병원마케팅 능력, 병원 매출액 및 시장점유율 등이 있다. 고객의 구매 결정 프로세스는 경쟁 환경 분석의 고객 분석에 해당한다.

03. 외부 환경에 의한 기회요인과 위협요인 그리고 내부 환경의 강점과 약점을 분석하여 최선의 효과적인 병원 경영 전략을 수립하는 과정을 무엇이라고 하는가?

① 기업내부영향 분석 ② SWOT 분석
③ 상품 포트폴리오 분석 ④ STP 전략

해설 SWOT 분석이란 병원의 강점과 약점 및 기회요인과 위협요인을 분석하여 병원의 경쟁력을 강화시키는 전략이다.

1. ④ 2. ④ 3. ② 정답

04. SWOT 분석에 대하여 알맞게 설명한 것은?

① 우리 병원의 강점과 약점을 분석하고 그에 따른 기회와 위협요인을 파악하는 것
② 고객을 이해하고 접근할 수 있도록 고객의 니즈에 따라 고객을 분류하는 것
③ 기업이 가장 효과적으로 공략할 수 있는 세분시장을 선택하는 것
④ 타 병원과 차별화되는 전략을 수립하여 고객의 마음 속에 각인시키는 것

해설 ②는 시장세분화, ③은 표적시장 선정, ④는 포지셔닝에 관한 내용이다.

05. SWOT 분석 시 병원의 강점으로 위협을 회피하는 전략은?

① SO전략 ② ST전략
③ WO전략 ④ WT전략

해설 SO전략은 강점으로 기회를 살리는 전략, WO전략은 약점을 보완하여 기회를 살리는 전략, WT전략은 약점을 보완하여 위협을 극복하는 전략이다.

06. 경쟁병원의 분석 시 반드시 분석해야 하는 요소로 가장 적절하지 않은 것은?

① 경쟁병원의 시장 점유율
② 경쟁병원의 강점과 약점
③ 경쟁병원의 전략
④ 경쟁병원의 임직원 구조

해설 경쟁병원 분석시 경쟁병원의 목표 및 현재 전략, 경영자원, 구조상 강점과 약점, 경쟁병원의 성과(매출액, 시장점유율, 이익, 고객 수 등)를 파악한다. 그리고 경쟁병원의 마케팅 및 프로모션을 분석하여 전략을 확인하고 장단점을 파악한다.

07. 목표(Target) 고객을 찾기 위해 고객의 니즈와 트렌드 등을 분석하여 동일한 특성을 갖는 고객별로 그룹을 짓는 것은?

① 포지셔닝(Positioning)
② 고객차별화(Customer Differentiation)
③ 시장세분화(Segmentation)
④ 표적시장 선정(Targeting)

해설 시장세분화는 수익성이 보장된 표적시장을 선정하기 위한 단계로서 인구통계학적이나 진료과목 등에 따라 고객의 니즈를 파악하여 그룹화하는 것을 말한다.

4. ① 5. ② 6. ④ 7. ③ 정답

08. 제품이나 브랜드가 목표고객들의 마음속에 타 경쟁병원의 상품에 비해 차별적 우위와 특성이 있음을 인식시키기 위해 이미지를 심어주는 과정을 무엇이라고 하는가?

① 표적시장 선정(Targeting) ② 포지셔닝(Positioning)
③ 전략집단화(Strategic Grouping) ④ 시장세분화(Segmentation)

해설 포지셔닝(Positioning)에 대한 설명이다.

09. STP 전략의 구성 요소가 아닌 것은?

① 시장세분화(Segmentation) ② 표적시장 선정(Targeting)
③ 마케팅 믹스(Marketing Mix) ④ 포지셔닝(Positioning)

해설 STP 전략은 시장세분화, 표적시장 선정, 포지셔닝으로 구성된다.

10. 의료서비스의 특성으로 인해 주로 이용가능성과 접근가능성을 검토해야 하는 마케팅 믹스 전략은?

① 가격(Price) ② 상품(Product)
③ 유통(Place) ④ 촉진(Promotion)

해설 유통(Place)이란 의료서비스를 받고자 하는 고객들에게 원하는 의료서비스가 효과적으로 전달될 수 있도록 관련된 흐름을 원활하게 하는 것이다. 유통에는 이용가능성과 접근가능성이 포함된다.

11. 병원 시설의 현대화와 진료 장비의 최신화를 통해서 고객들에게 높은 수준의 진료와 고객 서비스를 제공할 수 있음을 간접적으로 전달하는 마케팅 믹스 전략은?

① 절차(Process) ② 유형화(Physical evidence)
③ 촉진(Promotion) ④ 인적 자원(People)

해설 유형화 전략이란 고객의 구매 결정을 보다 쉽게 할 수 있도록 무형적인 것을 유형화시키는 전략이다. 병원 시설의 현대화와 장비의 최신화가 이에 속한다.

12. 병원 마케팅 믹스 전략과 그 예시가 서로 잘못 연결된 것은?

① 상품(product) – 치료 후 관리서비스
② 가격(price) – 진료수가
③ 촉진(promotion) – 진료시간의 배분과 스케줄

8. ② 9. ③ 10. ③ 11. ② 12. ③ 정답

④ 유통경로(Place) – 교통의 접근성

해설 촉진(promotion)에는 광고, 인적판매, 판매촉진, 홍보 등이 속한다. 진료시간의 배분과 스케줄은 유통경로(Place)에 속한다.

13. **마케팅 믹스(marketing mix)에 해당하지 않는 것은?**

① Product(상품)
② 가격(Price)
③ 유통(Place)
④ Positioning(포지셔닝)

해설 마케팅 믹스에는 상품, 가격, 유통, 촉진, 물리적 증거, 프로세스, 인적자원이 해당한다.

14. **의료서비스 촉진(Promotion) 활동에 해당하지 않는 것은?**

① 광고
② 인적 판매
③ 판매 촉진
④ 직원 채용

해설 직원 채용은 촉진 활동이 아닌 인사관리 활동에 해당한다.

15. **의료서비스 유통 경로(Place)에 해당하지 않는 것은?**

① 병원의 위치
② 교통 접근성
③ 진료 시간 배분
④ 치료 후 관리 서비스

해설 치료 후 관리 서비스는 상품(Products)에 해당한다.

16. **고객이 의료진에 대해 신뢰감을 가질 수 있도록 의료지식과 기술 수준을 높이고, 간호사나 병원코디네이터들의 태도나 복장까지 매우 중요하게 생각하는 마케팅 믹스 전략은?**

① Product(상품)
② Price(가격)
③ People(인적자원)
④ Promotion(촉진)

해설 People(인적자원)에 대한 설명이다.

17. **병원 온라인 마케팅의 특징으로 적절하지 않은 것은?**

① 병원과 고객 간의 커뮤니케이션에 제약이 있다.
② 시간과 공간적 제약 없이 정보 공유가 가능하다.
③ 고객 맞춤형 정보 전달이 가능하다.

13. ④ 14. ④ 15. ④ 16. ③ 17. ① 정답

④ 다양한 온라인 컨텐츠 활용이 가능하다.

해설 병원과 고객(환자) 간의 커뮤니케이션을 쉽게 할 수 있다.

18. **병원 홈페이지 로그분석에 대한 설명으로 옳지 않은 것은?**

① 고객이 홈페이지를 둘러보기만 했을 경우에는 어떤 고객이 방문했는지를 알 수 없다.
② 고객이 어느 부분에 관심을 보였는지를 알 수 있다.
③ 고객이 언제 병원 홈페이지를 방문했는지를 알 수 있다.
④ 고객이 어떻게 병원 홈페이지를 방문했는지를 알 수 있다.

해설 로그분석을 하게 되면 고객이 홈페이지를 방문하여 둘러만 보더라도 어떤 고객이 방문했는지를 알 수가 있다.

19. **홈페이지 방문자들이 홈페이지에 어떻게 들어왔는지, 어떤 페이지를 많이 방문하는지, 그리고 어느 부문에서 반응을 보이는지를 분석해서 파악하는 것을 무엇이라고 하는가?**

① 로직분석 ② 로밍분석
③ 빅데이터분석 ④ 로그분석

해설 로그분석에 대한 설명이다.

20. **병원 홈페이지 관리 내용으로 가장 적절하지 않은 것은?**

① 병원 홈페이지 게시판의 활성화 ② 고객 문의에 즉각적인 응대
③ VIP 고객 중심관리 ④ 최신 정보의 지속적인 업데이트

해설 병원 홈페이지를 효과적으로 운영하기 위해서는 고객의 요구와 관심 사항에 대한 최신의 정보를 지속적으로 제공하고 즉각적으로 응대하여 고객이 병원을 이용할 수 있도록 관리하는 것이다.

21. **병원 홈페이지의 개편에 대한 설명으로 적절하지 않은 것은?**

① 병원 홈페이지의 개편은 고객들에게 병원의 변화된 모습과 신선한 이미지를 제공할 수 있다.
② 병원 홈페이지의 개편은 많은 비용이 소요될 수 있기 때문에 개편의 목적과 방향을 명확히 정하여 체계적으로 추진하여야 한다.
③ 병원 홈페이지의 디자인은 크게 고려하지 않고 홈페이지 내용의 충실에 힘쓴다.

18. ① 19. ④ 20. ③ 21. ③ 정답

④ 병원 홈페이지는 최신의 트렌드나 고객의 욕구를 반영하여 개편하는 것이 바람직하다.

해설 병원 홈페이지의 디자인은 고객이 편안하고 효과적으로 이용할 수 있도록 설계되어야 하고, 디자인 면에서도 최신 트렌드와 사용자(고객) 취향 등을 고려하여 디자인하는 것이 바람직하다.

22. 병원 홈페이지를 활용한 온라인 마케팅 방법으로 가장 거리가 먼 것은?

① 병원의 특성과 장점을 소개한다.
② 최신 의료 장비 도입에 대한 정보를 게시한다.
③ 병원의 내원 고객 위주로만 상담하고 관리한다.
④ 병원에서 진행하는 이벤트 행사 계획을 소개한다.

해설 병원의 내원 고객 및 잠재고객 모두를 대상으로 상담하고 관리하는 것이 병원의 수익 증대에 효과적인 방법이다.

23. 병원 홈페이지 게시판에 게시할 내용으로 적절하지 않은 것은?

① 병원 이벤트 행사 계획
② 수술 장면의 게시
③ 새로 도입된 시술 방법의 소개
④ 새로 도입한 의료기기의 소개

해설 의료법에서 수술 장면의 공개는 의료광고를 할 수 없도록 되어 있다.

24. 병원 홈페이지 답글 작성에 대한 설명으로 적절하지 않은 것은?

① 답글이 많이 달린 글은 고객의 관심을 불러일으키고 신뢰감을 줄 수 있으므로 답글을 즉시 작성하여 올리는 것이 중요하다.
② 특히 고객의 문의나 상담을 요청한 글에 대해서는 즉각적으로 답글을 작성하여 올리는 것이 고객과의 신뢰 형성의 첫걸음이다.
③ 고객은 자신이 올린 글에 답글이 작성되면 병원에 대해 관심을 갖게 되고 향후 병원 이용에도 긍정적인 영향을 미칠 수 있다.
④ 답글 작성은 시간이 많이 소요되는 작업이므로 주 1회 시간을 정해서 진행한다.

해설 병원 홈페이지 관리자는 고객의 문의나 상담을 요청한 글에 대해서는 즉각적으로 답글을 작성하여 응대한다.

22. ③ 23. ② 24. ④ 정답

25. 효과적인 블로그 포스트 작성 방법으로 가장 적절하지 않은 것은?

① 중요한 정보는 같은 글로 여러번 중복하여 등록하면 효과적이다.
② 신뢰할 수 있는 정보를 담고 있는 글을 작성한다.
③ 공감과 댓글을 받을 수 있는 유익한 글을 작성하도록 노력해야 한다.
④ 정기적으로 자주 포스팅해야 한다.

해설 같은 종류의 글은 여러번 중복하여 등록하지 않는 것이 좋다.

26. 유튜브 마케팅을 진행할 시에 활용하면 좋은 컨텐츠로 옳지 않은 것은?

① 병원의 시설 안내와 의료진 소개 영상
② 환자가 등장하여 치료 경험을 촬영하거나 설명하는 영상
③ 진료 과정 및 진료 서비스 이용방법 안내 영상
④ 질병에 관한 다양한 정보와 질병 예방법에 관한 영상

해설 환자가 등장하여 치료 경험을 촬영하거나 설명하는 영상은 의료법상 의료 광고 규정 등에 근거해 불법적인 의료 광고로 판단될 수 있으므로 제작해서는 안 된다

27. 오프라인 마케팅의 특징이 아닌 것은?

① 고객과 상호작용하고 관계를 형성할 수 있다.
② 신문, 라디오, TV 등과 같은 방송 매체와 잡지, 전단지 등과 같은 물리적인 매체를 활용한다.
③ 온라인 광고 플랫폼을 활용하여 고객의 검색 기록이나 관심사에 따라 맞춤형 광고를 제공할 수 있다.
④ 특정한 지역을 대상으로 하는 타겟팅 마케팅이 가능하다.

해설 3번 보기는 온라인 마케팅의 특징이다.

28. 오프라인 마케팅의 종류에 따른 장점으로 가장 적절하지 않은 것은?

① 잡지 – 보관이 가능하여서 언제든지 고객이 다시 읽어 볼 수 있다.
② 대중교통 광고 – 이용하는 고객뿐만 아니라 이용하지 않는 여러 불특정 다수에게도 노출된다.
③ 옥외 광고 – 다른 광고나 홍보에 비해서 저렴한 비용으로 정보를 노출할 수 있다.
④ 지역 행사 참여 – 직접 고객을 만나서 병원의 전문성을 알릴 수 있고 신뢰 관계를

25. ① 26. ② 27. ③ 28. ③ 정답

형성할 수 있다.

해설 옥외 광고는 다수에게 많이 노출되고 시선을 끌 수 있다는 장점이 있지만, 높은 비용이 발생된다는 단점이 있다.

29. **오프라인 마케팅을 활용하는 방법 중 적절하지 않은 것은?**

① 오프라인 마케팅을 하는 목적이 무엇인지를 명확하게 정한 후 목표에 알맞은 마케팅 활동을 기획한다.

② 우리 병원에 알맞은 목표 고객을 선정하고, 그들의 관심사와 필요를 이해한 후 마케팅 전략을 수립한다.

③ 고객에게 전달할 메시지는 다양한 오프라인 마케팅 활동별로 각기 다르게 구성하여 일관성이 없도록 해야 한다.

④ 고객의 관심과 눈길을 끌 수 있는 창의적이고 매력적인 아이디어를 통해 광고를 만들어야 한다.

해설 고객에게 알리고자 하는 메시지를 일관성 있게 유지하는 것이 좋다. 다양한 오프라인 마케팅 활동들이 제각각의 메시지를 담고 있는 것보다 일관된 메시지를 전달할 때 브랜드의 신뢰도가 높아진다.

30. **오프라인 마케팅 메시지를 전달할 때 가장 중요한 원칙으로 옳은 것은?**

① 자극적인 내용으로 구성한다.

② 각 마케팅마다 완전히 다른 메시지를 사용한다.

③ 메시지를 최대한 상세하고 길게 만들어 모든 정보를 담는다.

④ 고객에게 알리고자 하는 메시지를 동일하고 일관성 있게 유지한다.

해설 일관성 있는 메시지를 통해 브랜드 신뢰도를 높이는 것이 중요하다.

31. **외주 업체 관리 시, 계약서 작성에 반드시 포함되어야 할 사항이 아닌 것은?**

① 업무 범위　　② 일정

③ 비용　　④ 외주 업체 임직원 전체의 상세 학력

해설 계약서에는 업무 범위, 일정, 비용 등이 상세히 기재되어야 한다. 외주 업체 임직원 전체의 상세 학력은 계약서에 반드시 포함되어야 하는 사항으로 보기 어렵다.

29. ③ 30. ④ 31. ④ 정답

32. 광고 및 홍보를 외주 업체에 맡긴 경우, 외주 업체 관리 방법으로 옳지 않은 것은?

① 외주 업체와 계약을 할 경우에는 명확한 계약서를 작성해야 한다.
② 주단위 또는 월단위의 정기적인 성과 분석 및 모니터링이 필요하다.
③ 업체의 전문성을 전적으로 신뢰하여, 최종 결과물이 나올때까지 간섭이나 피드백은 지양해야 한다.
④ 외주 업체와 이루어지는 모든 커뮤니케이션과 결과물들은 문서화해야 한다.

해설 일이 진행되는데 있어서 문제가 없는지, 개선해야 할 부분은 없는지를 점검하며 관리해야 하고, 개선 사항이 있는 경우에는 명확한 피드백을 해야 한다.

33. 병원 이미지가 갖는 역할에 대한 설명으로 적절하지 않은 것은?

① 병원의 이미지는 홍보, 인적 서비스, 사회적 평판 등 고객의 기대와 상호작용하는 기능을 한다.
② 병원의 이미지는 고객이 병원의 활동을 인식하는 방식에 영향을 미치며, 좋은 이미지는 고객이 사소한 문제점도 수용할 수 있는 분위기를 만든다.
③ 병원의 이미지는 고객의 기대치와는 별개로, 오직 실제 서비스 경험에 의해서만 결정되는 독립적인 요소이다.
④ 병원의 이미지는 고객의 기대와 실제 경험의 함수로 작용하여, 기대한 만큼의 서비스가 제공될 경우 긍정적인 이미지를 강화하고 유지시킨다.

해설 병원의 이미지는 고객의 기대와 경험에 영향을 받는다.

34. 병원의 고유한 정체성과 이미지를 나타내며, 미션, 비전, 가치관 등을 시각적으로 표현하여 병원의 전문성과 차별성을 드러내는 역할을 하는 용어는?

① HI(Hospital Identity)
② CRM(Customer Relationship Management)
③ CEM(Customer Experience Management)
④ MOT(Moment of Truth)

해설 HI(Hospital Identity)에 관한 설명이다.

35. HI(Hospital Identity) 전략의 주요 구성 요소로 보기 어려운 것은?

① 병원 로고, 심볼마크, 캐릭터, 색상, 서체 등의 시각적 아이덴티티

32. ③ 33. ③ 34. ① 35. ③ 정답

② 병원 건물의 외관, 병원 내부 디자인 및 인테리어 등의 물리적 공간과 분위기
③ 환자 경험 관리 및 고객 서비스 표준화 방안
④ 병원의 비전, 가치관, 진료 철학 등의 정신적 요소

해설 환자 경험 관리 및 고객 서비스 표준화 방안은 고객 경험 관리(CEM)의 주요 영역이다.

36. **병원의 이미지를 함축적으로 시각화하여 표현한, 기호나 추상적인 이미지로 만들어진 독자적인 디자인 요소는 무엇이라고 하는가?**

① 로고타입
② 심볼마크
③ 슬로건
④ 캐릭터

해설 심볼마크에 관한 설명이다.

37. **병원이나 상품의 이름이 독특하게 드러나도록 만들어 가독성 높고 독창적인 서체로 디자인하여 시각적으로 표현한 것을 무엇이라고 하는가?**

① 로고타입
② 심볼마크
③ 슬로건
④ 캐릭터

해설 로고타입에 관한 설명이다.

38. **HI(Hospital Identity) 전략을 성공적으로 구축했을 때 얻을 수 있는 기대 효과로 보기 어려운 것은?**

① 병원의 이미지 및 신뢰도 향상
② 고객 만족도 향상
③ 매출 증가
④ 제반 시각요소의 표준화로 병원 이미지의 단순화

해설 병원의 이미지 및 신뢰도 향상, 매출 증가, 고객 만족도 향상 그리고 제반 시각 요소의 표준화로 시간, 인력, 경비 절감의 효과를 기대할 수 있다.

39. **병원의 존재 이유를 말하며, 병원의 설립 목적이 무엇이고 왜 우리 병원이 존재하는지에 대한 내용이 내포되어 있는 개념은?**

① 비전(Vision)
② 핵심 가치(Core Value)
③ 미션(Mission)
④ 전략(Strategy)

36. ② 37. ① 38. ④ 39. ③ 정답

해설 미션(Mission)에 관한 설명이다.

40. 우리 병원의 원하는 미래상으로, '어떤 병원이 될 것인가'에 대한 현실적이고 구체적인 목표를 담고 있는 개념은?

① 비전(Vision)
② 핵심 가치(Core Value)
③ 미션(Mission)
④ 전략(Strategy)

해설 비전(Vision)에 관한 설명이다.

40. ① 정답

PART 05

병원 서비스 품질경영 실무

제8장

서비스 품질관리

제 1 절 개인정보관리

학습목표

1. 개인정보의 정의와 중요성을 이해하고, 의료기관에서 개인정보가 어떻게 관리되어야 하는지 이해한다.
2. 개인정보 보호법 등 관련 법규를 숙지하고, 의료기관의 개인정보 관리 방안을 수립하고 실행하는 능력을 함양한다.
3. 병원코디네이터로서 개인정보보호에 대한 역할과 책임을 이해하고, 실제 업무 현장에서 적용할 수 있는 지식을 습득한다.

1 개인정보와 의료기관의 개인정보관리

개인정보란 살아있는 개인에 관한 정보로서 성명, 주민등록번호, 이메일 주소 등을 통해 특정 개인을 식별할 수 있는 모든 정보를 의미한다. 또한 개인의 성향 또는 신분을 결정하는 데 합리적으로 사용할 수 있는 모든 데이터를 의미한다. 즉, '나'라는 개인을 나타내는 모든 종류의 정보이다.

개인정보 관리는 이러한 개인정보를 안전하게 보호하고, 부당하게 이용되지 않도록 관리하는 모든 활동을 의미한다.

의료기관에서의 개인정보는 외부고객, 내부고객, 의료서비스 제공과 관련한 광범위한 데이터를 포함하므로 주의하여 처리해야 한다.

따라서 병원, 의원 등 의료기관에서의 개인정보 관리는 환자의 진료 과정에서 발생하는 모든 개인정보를 안전하게 보호하고, 부당하게 이용되지 않도록 관리하는 모든 활동을 의미한다.

의료기관에서 개인정보 관리가 중요한 이유는 다음과 같다.

1) 고객의 권리 보호

개인정보가 유출되면 개인의 사생활 침해, 금전적 피해, 사회적 불안 등 심각한 문제가 발생할 수 있다. 고객의 개인정보 보호는 고객 개인의 권리 보호뿐만 아니라, 사회 전체의 안전과 발전을 위한 필수적인 요소이다.

2) 민감한 정보

의료기관에서는 질병명, 치료 기록, 유전 정보 등 매우 민감한 개인정보를 다룬다. 이러한 정보가 유출되면 고객의 신체적, 정신적 건강에 심각한 영향을 미칠 수 있다.

3) 신뢰 구축

최근 개인정보 유출 사건이 빈번하게 발생하고 있으며, 이에 따라 많은 사람과 조직이 피해를 보고 있다. 그러므로 개인정보를 안전하게 관리하는 것은 의료기관에 대한 신뢰를 높이는 데 중요한 요소 중 하나이다.

4) 법적 의무

개인정보 보호법 등 관련 법률은 개인정보를 보호하기 위한 법률로 개인정보 처리 시 지켜야 할 의무와 책임을 규정하고 있다. 특히 의료기관에 대해서는 환자의 개인정보를 안전하게 관리할 의무를 명확히 규정하고 있으며, 이를 위반할 경우는 그에 따른 엄중한 처벌을 받을 수 있다. 개인정보 침해 유형으로는 유출, 도용, 위 · 변조 등이 있다.

[표 8-1] 개인정보 보호법과 의료기관의 개인정보 관리

개인정보 보호법의 개인정보 처리 4대 원칙	① 합법성 및 정당성: 적법한 절차에 따라 정당한 목적으로 처리 ② 동의: 정보 주체의 동의를 받아 처리 ③ 목적 제한: 수집된 목적 범위 내에서만 이용 ④ 안전성 확보: 안전하게 보호하고 관리

개정된 개인정보 보호법의 주요 내용	① 정보 주체의 권리 강화 ② 개인정보 처리자의 책임 강화 ③ 감시 카메라 설치 · 운영 제한 ④ 개인정보 영향평가 도입 등
의료기관에서 관리해야 하는 개인정보의 종류	① 기본적인 개인정보: 이름, 주민등록번호, 연락처, 주소 등 ② 진료 정보: 진료 기록, 처방 내역, 검사 결과, 질병명 등 ③ 건강 정보: 과거 병력, 가족력, 유전 정보 등 ④ 보험 정보: 건강보험 자격, 실손보험 정보 등
의료기관에서 다루는 개인정보의 특징	① 민감정보의 비중이 높음: 건강 정보, 유전 정보 등 ② 다양한 주체의 개인정보 처리: 환자, 보호자, 의료진 등 ③ 장기간 보존 의무: 의료법에 따른 진료 기록 보존 의무 ④ 다양한 정보 시스템 연계: EMR, PACS 등
의료기관의 개인정보관리 특수성	① 진료 기록의 특수성: 장기간 보존, 다른 의료기관과의 정보 공유 등 ② 원격진료 시 개인정보 보호: 비대면 진료 시 개인정보 유출 위험 증가 ③ 인공지능 활용 시 유의 사항: 개인정보 활용 시 알고리즘 투명성 확보, 편향성 방지 ④ 해킹 및 사이버 공격에 대한 대비: 주기적인 보안 점검 및 교육 시행

의료기관에서의 개인정보 관리 방안은 다음과 같다.

1) 개인정보보호 정책 수립

의료기관은 개인정보보호 정책을 수립하고 이를 모든 구성원에게 교육해야 한다.

2) 접근 권한 관리

개인정보에 대한 접근 권한을 필요한 최소한의 인원에게만 부여해야 한다.

3) 암호화

개인정보를 암호화하여 보호하고, 안전한 저장 시스템을 구축해야 한다.

4) 물리적 보안

개인정보가 저장된 서류나 기기 등을 안전하게 보관해야 한다.

5) 직원 교육

개인정보보호 중요성에 대한 교육을 정기적으로 실시하여 직원들의 인식을 개선해야 한다.

6) 침해 사고 예방 및 대응

개인정보 침해 사고 발생 시 신속하게 대응하고, 피해를 최소화해야 한다.

2 개인정보관리를 위한 병원코디네이터의 역할과 책임

의료기관에서 환자의 개인정보는 단순한 데이터가 아니라, 한 사람의 건강과 삶을 담고 있는 소중한 정보이다. 따라서 의료기관은 환자의 신뢰를 바탕으로 안전하고 투명하게 개인정보를 관리해야 한다. 이는 의료기관의 사회적 책임이자, 지속적인 발전을 위한 필수적인 요소이다. 환자와 고객의 신뢰를 얻고 의료기관의 이미지를 높이기 위해 병원코디네이터는 동의 절차를 강화, 정보 주체의 권리 보장에 대한 이해, 의료기관에 새로운 기술 도입 시 개인정보보호를 고려하는 등 개인정보보호 관련 법규 및 기술 변화에 대한 지속적인 학습을 계속하며, 개인정보보호 관리체계 구축과 관리 · 운영, 관련 교육 프로그램 운영 등 조직 차원의 노력에 적극 협조하고 협력해야 한다.

[표 8-2] 병원코디네이터가 숙지해야 할 개인정보관리

개인정보 수집 시 유의 사항	① 진료 필수 정보 최소 수집: 진료 제공에 필요한 최소한의 정보만 수집 ② 명확한 수집 목적 고지: 정보 주체에게 수집 목적을 명확하게 설명 ③ 동의 획득: 자발적인 동의를 받고, 동의서를 보관

개인정보 처리 시 유의 사항	① 목적 외 이용 금지: 수집된 목적 외에는 이용하지 않음 ② 제3자 제공 제한: 원칙적으로 제3자에게 제공하지 않음 ③ 정확성 유지: 개인정보의 정확성을 유지하고, 오류 시 정정
개인정보 보호 조치	① 접근권한 관리: 필요한 최소한의 인원에게만 접근 권한 부여 ② 암호화: 중요한 정보는 암호화하여 보호 ③ 물리적 보안: 개인정보가 저장된 시스템 및 서류 보관 시 보안 유지
개인정보 침해 사고 발생 시 대응	① 신속한 인지 및 보고: 침해 사고 발생 시 즉시 인지하고 보고 ② 피해 최소화: 추가적인 피해 발생을 방지하려는 조치 ③ 관계 기관 신고: 개인정보보호위원회 등 관련 기관에 신고

[표 8-3] 개인정보 보호법 주요 조항

구분	주요 내용	설명
개인정보 처리 원칙		
	합법성 및 정당성	적법한 절차에 따라 정당한 목적으로 처리해야 함
	동의	개인정보를 수집 · 이용하기 위해서는 정보 주체의 동의를 받아야 함
	목적 제한	수집된 목적 범위 내에서만 이용해야 함
	안전성 확보	개인정보를 안전하게 보호하고 관리해야 함
개인정보 처리 단계별 의무		
	수집	필요한 최소한의 정보만 수집하고, 수집 목적을 명확히 해야 함
	이용	수집된 목적 범위 내에서만 이용해야 하며, 정보 주체의 동의 없이 제3자에게 제공할 수 없음
	보유 및 이용 기간	개인정보를 안전하게 보관하고, 필요 없는 정보는 파기해야 함
	파기	개인정보의 보유 기간이 경과하거나, 처리 목적 달성 시 지체없이 파기해야 함
정보 주체의 권리		
	열람	자신의 개인정보를 열람할 수 있는 권리
	정정	자신의 개인정보에 오류가 있을 경우 정정을 요구할 수 있는 권리
	삭제	자신의 개인정보 삭제를 요구할 수 있는 권리
개인정보 침해 신고	개인정보 침해 사실을 알게 된 경우, 개인정보보호위원회에 신고해야 함	
처벌 규정	의료기관이 개인정보 보호법을 위반했을 때에는 위반 행위의 심각성과 유형에 따라 과징금, 과태료, 형사처벌(징역 또는 벌금, 손해배상청구) 등 다양한 제재를 받을 수 있음	

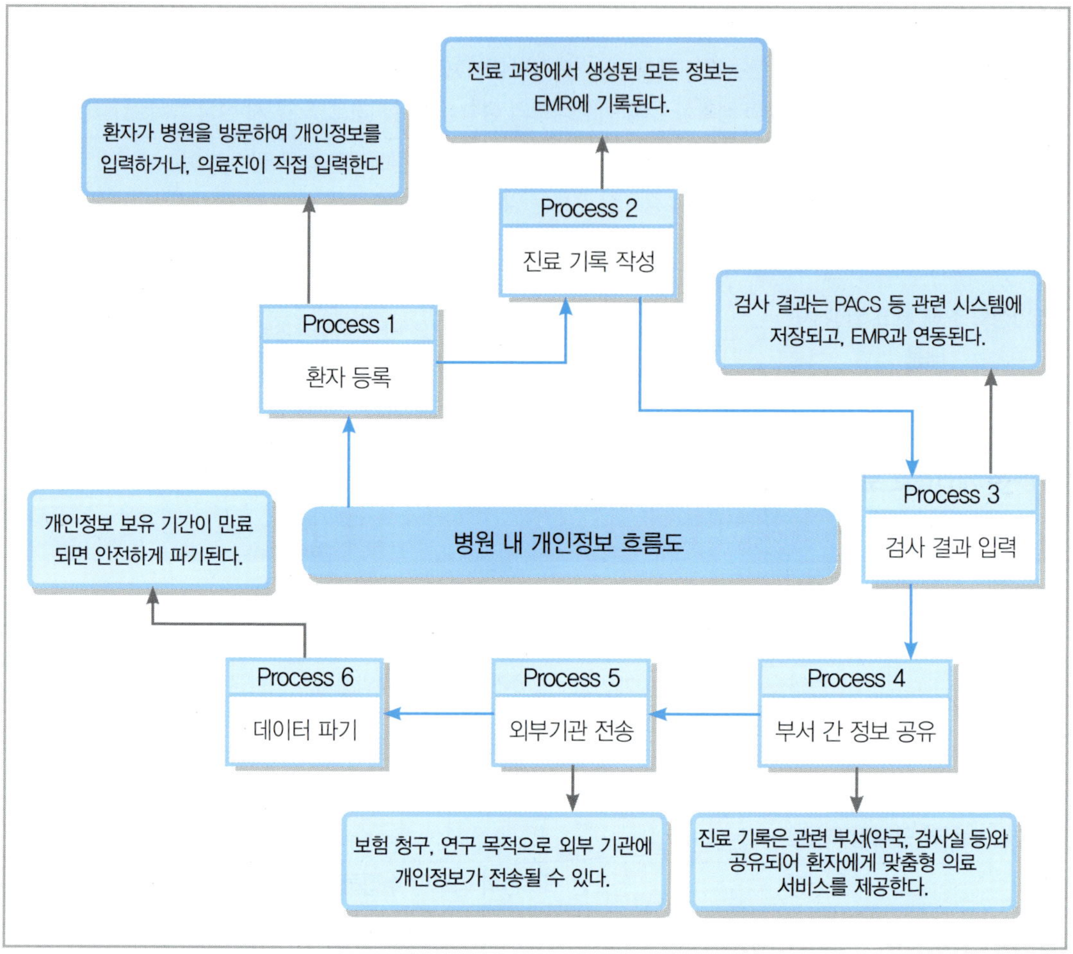

[그림 8-1] 병원 내 개인정보 흐름도(예시)

예시의 병원 내 개인정보 흐름도는 환자의 개인정보가 병원 내에서 어떻게 생성, 저장, 전달, 이용되는지를 시각적으로 보여준다. 이를 통해 개인정보 유출 경로를 파악하고, 보안 취약점을 개선하여 안전한 개인정보 관리체계를 구축하는 데 도움을 갖는다. 흐름도에 포함될 수 있는 추가 요소로는 개인 식별 정보(이름, 주민등록번호, 주소, 연락처 등), 진료 정보(진단명, 처방 내역, 검사 결과, 수술 기록 등), 보험 정보(건강보험 자격, 실손보험 정보 등), 시스템(EMR, PACS, HIS, OCS(처방전달시스템), LIS(검사정보시스템) 등, 보안 조치(암호화, 접근 권한 관리, 백업 등)이 있다.

각 의료기관의 흐름도 제작 시 고려해야 할 사항으로는 병원의 규모와 시스템(병원의 규모와 사용하는 시스템에 따라 흐름도가 달라질 수 있음), 개인정보의 종류(다양한 종류의 개인정보가 어떻게 흐르는지 명확하게 나타내야 함), 데이터 보호 조치(개인정보를 보호하기 위한 다양한 조치를 표시해야 함), 유출 가능성(개인정보가 유출될 수 있는 취약점을 파악하여 보안 강화 방안을 모색해야 함) 등이 있다.

개인정보 침해 사고 발생 시 신속하고 체계적인 대응은 피해 확산을 방지하고, 정보 주체의 신뢰를 회복하는 데 중요하다. 개인정보 침해 사고 발생 시 일반적인 대응 절차의 흐름도는 아래와 같다.

[표 8-4] 개인정보 침해 사고 발생 시 대응 절차 흐름도 예시

사고 인지 및 초기 대응	
사고 인지	시스템 이상 징후 발견, 외부 신고 접수 등을 통해 사고를 인지
정보 수집	사고 발생 경위, 유출된 개인정보 항목, 유출 규모 등을 파악
관계자 소집	사고 대응팀을 구성하고, 관련 부서에 상황을 전파
증거 확보	시스템 로그, 보안 장비 기록 등 증거를 확보
피해 확산 방지	시스템 접근 차단, 추가 유출 방지 조치를 취함
▼	
사고 원인 분석 및 대책 마련	
사고 원인 분석	침해 경로, 취약점 분석을 통해 사고 원인을 규명
대책 마련	문제점을 개선하고 재발 방지를 위한 대책을 수립
시스템 보완	취약점을 보완하고 보안 시스템을 강화
정보 주체 통지	
▼	
통지 대상 확정	유출된 개인정보의 주체를 특정하고, 통지 대상을 확정
통지 내용 준비	유출된 개인정보 항목, 유출 경위, 피해 구제 절차 등을 포함한 통지 내용을 준비
통지 방법 결정	유출 규모, 정보 주체의 연락처 등을 고려하여 적절한 통지 방법을 선택(우편, 이메일, 전화 등)
통지	정보 주체에게 개인정보 유출 사실을 신속하게 통지
피해 구제 및 지원	
▼	

피해 상담 창구 운영	정보 주체의 문의에 응대하고, 피해 구제를 위한 상담을 제공
피해 예방 조치	비밀번호 변경, 보안 프로그램 설치 등 피해 예방 조치를 안내
2차 피해 예방	금융기관에 알림 등 2차 피해를 예방하는 조치를 안내
관련 기관 보고 및 조사 협조	
▼	
개인정보보호위원회 보고	개인정보 유출 사고 발생 사실을 개인정보보호위원회에 보고
수사기관 협조	수사기관의 조사에 적극적으로 협조
사후 관리 및 개선	
▼	
사후 관리	지속해서 시스템을 모니터링하고, 추가적 문제 발생 여부를 확인
개선 계획 수립	사고 발생 경험을 바탕으로 개인정보보호 체계를 개선
직원 교육	개인정보보호 중요성에 대한 교육을 시행

단계별 주요 고려 사항은 다음과 같다.

(1) **신속성**: 사고 발생 즉시 대응하여 피해를 최소화해야 한다.

(2) **투명성**: 정보 주체에게 사고 발생 사실과 원인을 투명하게 알려야 한다.

(3) **책임성**: 책임 소재를 명확히 하고, 필요한 경우 책임의 소지를 가린다.

(4) **지속적인 개선**: 사고를 계기로 개인정보보호 체계를 지속해서 개선한다.

개인정보 침해 사고는 의료기관의 이미지 실추뿐만 아니라, 정보 주체에게 심각한 피해를 초래할 수 있다. 따라서 사전에 철저한 예방 조치를 하고, 만약 사고가 발생하면 신속하고 체계적으로 대응하는 것이 중요하다.

[참고 자료]

개인정보보호위원회 홈페이지 https://www.pipc.go.kr/np/

국가법령정보센터 https://www.law.go.kr

제2절

고객 만족 관리

학습목표

1. 고객 만족의 개념과 중요성을 이해한다.
2. 고객 경험 관리의 중요성을 이해하고, 서비스 환경에서 고객 만족이 어떻게 영향을 미치는지 분석한다.

1 고객 만족의 개념

1) 고객 만족의 정의

고객 만족은 고객이 특정 제품이나 서비스를 경험하고 느끼는 만족감을 의미한다. 좀 더 구체적으로 말하면, 고객이 기대했던 수준과 실제 경험한 수준 사이의 차이에 따라 결정되는 긍정적인 감정과 태도를 의미한다.

(1) **기대 수준** : 고객이 제품이나 서비스에 관해 갖고 있는 사전적인 기대, 즉 품질과 성능 그리고 서비스 등에 대한 기준이다.

(2) **실제 경험** : 고객이 실제로 서비스를 이용하면서 경험하는 모든 것을 말한다.

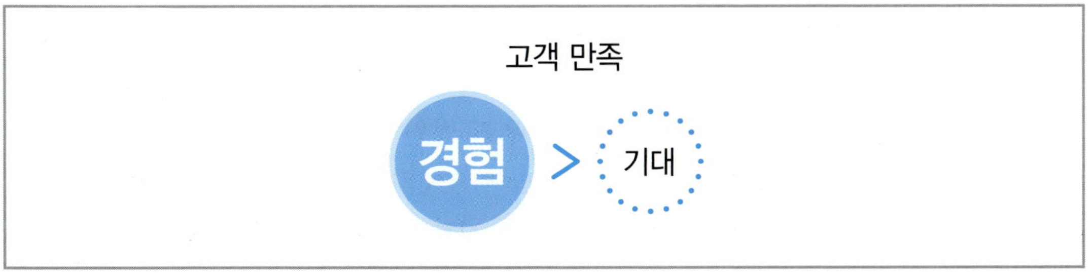

병원에 방문해서 경험하게 되는 서비스가 고객의 기대에 미치지 못한다면 고객은 만족하지 않는다. 반대로 병원에서 제공하는 서비스가 기대를 넘어선다면 고객은 만족한다. 고객을 만족하게 하려면 고객의 기대보다 더 높은 서비스를 제공하면 된다. 그런데, 서비스 산업의 발전으로 인해 질 높은 서비스를 경험한 고객이 증가하고 있고, 그에 따라 고객의 서비스 기대 수준은 계속 높아지고 있는 실정이다.

친절한 응대만으로는 더 이상 고객에게 만족감을 주기 어렵게 되었고, 고객의 기대를 넘어선 서비스를 제공하기 위해 노력해야 한다.

따라서 고객만족을 위해서는 반드시 다음과 같은 부분을 먼저 점검해야 한다.

첫째, 고객에 대해서 관심을 가져야 한다. 우리 병원에 내원하는 고객이 어떤 고객인지, 왜 우리 병원을 선택하게 되었는지 등을 알아야 한다. 둘째, 고객이 어떤 서비스를 원하는지 알아야 한다. 사람들마다 원하는 서비스는 다를 수 있다. 누군가는 빠른 진료를 원하고, 누군가는 상냥하게 응대해 주는 것을 더 원할 수 있고 또 누군가는 자세한 설명을 최고의 서비스라고 생각할 수 있기 때문이다. 그래서 고객 한사람 한 사람에 관심을 가지고 어떤 서비스를 원하는지 파악하는 것이 중요하다. 셋째, 고객이 원하는 서비스를 원하는 때에 원하는 형태로 제공해야 한다. 서비스를 받는 것은 고객이다. 병원의 입장에서 편리한 형태로 제공하는 것이 아니라 고객이 원하는 형태로, 고객이 원하는 시간에 제공을 받았을 때 같은 서비스라도 만족감을 느끼게 된다.

2) 고객 만족의 중요성

통계청(2006년~2023년)에 등록된 의료기관의 수를 보면 운영 중인 의료기관 수는 95,797개이다. 이용할 수 있는 병의원의 수는 매년 증가하고 있고, 우수한 의료진과 시설을 갖추고 치열하게 경쟁하고 있다.

병원 선택권이 많아진 고객은 병원을 선택할 때 자신에게 잘 맞는 병원을 선택하기 위해 적극적으로 정보를 수집하고 비교한다.

(1) 고객의 경험이 인터넷상에서 공유되고 우리 병원의 이미지가 된다.

예전에는 병원에 관한 정보를 얻기 어려웠지만 인터넷의 발전으로 어디서든 쉽게 병원에 관한 정보를 얻을 수 있게 되었다. 자신의 증상과 진료 받아야 할 부분들에 관한 정보들을 병원 홈페이지를 비롯하여 인터넷 카페나 SNS 등을 통해서 쉽게 얻을 수 있게 되었다. 특히 같은 진료를 받아야 하는 입장의 사람들이 모여있는 온라인 커뮤니티를 통하면 병원에 대한 여러 정보들을 쉽게 얻을 수 있다. 예를 들어 네이버의 '맘스홀릭베이비' 라는 카페는 등록된 회원수만 350만명이다. 이곳에서는 각 지역별로 산부인과에 대한 정보들이 매일 다양한 형태로 올라온다. 직접 진료를 받은 임산부들의 후기가 많기 때문에 병원을 선택할 때 이러한 정보들은 병원의 이미지가 될 수 있다. 따라서 한 분 한 분의 고객 경험을 중요하게 생각하고, 모든 고객에게 만족스러운 서비스를 제공할 수 있도록 병원코디네이터는 더욱 신경 써야 한다.

(2) 단골 고객과 충성 고객을 확보할 수 있다.

서비스에 만족한 고객은 지속적으로 해당 병원을 이용하게 된다. 단골 고객은 해당 병원에서 여러 가지 진료를 받을 가능성도 높다. 예를 들어 내과와 소아과, 산부인과, 영상의학과를 함께 운영하고 있는 여성병원을 생각해 보자. 산부인과에서 진료를 받으며 아이를 출산하고, 해당 병원의 소아과를 꾸준히 다니며 아이의 영유아 검진부터 예방접종, 진료 등을 받는다. 그리고 부모는 감기에 걸리거나 건강검진을 해야 해서 진료를 받아야 할 때에는 병원 내 내과와 영상의학과를 통해 검사를 받는다. 만약 산부인과에서의 경험이 좋지 않았다면 소아과로 이어지지 않고, 다른 소아과를 다닐 확률이 높아지게 된다. 부모들도 내과와 영상의학과 또한 이용하지 않을 확률이 높아지게 된다.

충성 고객은 병원에 대한 좋은 이미지를 온 · 오프라인을 통해 전달하는 역할을 한다. 충성 고객은 자신뿐 아니라 다른 고객에게도 만족스러운 병원의 경험을 전달하여 병원에 대한 좋은 이미지를 만들어준다. 온라인상에서 병원에 관한 질문이 있을 때 적극적으로 병원의 장점을 자발적으로 답변하기도 한다.

고객의 만족은 고객 한사람에게만 영향을 주고 그치는 것이 아니라 이렇게 여러 가지 부분에서 영향을 주게 된다. 따라서 한 분 한 분의 고객을 소중하게 생각하고, 만족할 수 있도록 서비스를 개발하고 노력해야 한다.

2 환자 경험 관리

병원에 방문한 고객(환자, 보호자)은 접수를 하고 진료를 받고 수납하는 과정에서 각자의 입장에 따른 경험을 하게 된다. 경험은 기억과 감정이라는 것으로 구성되는데, 좋은 경험과 나쁜 경험은 이용 당사자뿐만 아니라 주변 사람들에게도 영향을 주게 된다.

1) 환자 경험(Patient Experience)

병원코디네이터는 병원을 이용하는 환자고객들에게 긍정적인 경험을 제공하여 재방문 및 지속적인 이용, 소개와 입소문까지도 연결하는 역할을 수행한다. 환자고객이 구매하는 것은 '상품' 그 자체가 아니라 상품을 둘러싸고 있는 '경험'이다. 단순히 기능이나 절차상의 만족뿐만 아니라, 환자고객이 참여하고 사용하고 관찰하고 상호 교감하며 체험하는 '경험의 총합'이 중요하다.

> 환자가 조직과 의사소통하는 과정에서 생각하고 보고 만지고 느끼고 듣는 모든 것은 물론 여기에다 진료 과정을 통해 접하는 절차뿐만 아니라 사람들과의 상호작용과 관련하여 생각하는 모든 것을 포함한다.
>
> 출처 : 제임스 메를리노 저, 박재영, 김인수 역, 환자의 경험이 혁신이다. pp.101~128

환자 경험은 ① 병원을 선택하는 이유에 영향을 미친다. ② 병원을 검색하거나 알아보는 과정부터 병원 방문 후까지 전 과정에서 형성된다. ③ 환자의 욕구를 기반으로 한다. ④ 진료 내용 외에도 관련된 모든 요소에서 다양한 차원으로 인지된다. ⑤ 진료과에 따라 치료 목적에 따라 전략적으로 디자인되어 제공되어야 한다.

(1) 환자경험관리(Patient Experience Managment)

환자 만족도와 환자 경험이라는 용어는 종종 같은 의미로 사용되지만, 동일한 것은 아니다. 환자 경험은 의료 환경에서 발생해야 하는 일(의사소통, 치료 행위, 입원 시 식사 서비스, 검사 행위 등)이 실제로 발생했는지 또는 발생의 빈도 등이 환자에게 영향을 준 것이다. 반면에 환자 만족도는 병원을 이용하는 동안 환자의 기대가 충족되었는지 여부에 관한 것이다. 똑같은 응대와 치료 서비스를 받지만, 병원의 보살핌(Care)이 어떻게 전달되어야 하는지에 대해 환자마다 기대치가 다르기 때문에 각각이 느끼는 만족도는 다를 수 있기 때문이다.

	환자만족(Patient Satisfaction)	환자경험(Patient Experience)
질 평가 영역	결과(Outcome)	과정(Process)
측정 방식	Rating(평가)	Repoting(보고)
장점	궁극적인 목표	구체적 개선 지점
단점	주관적 답변 성향 다른 요인 영향 가능성 보고 비뚤림(Bias)	개선 결과 행상에 기여한다는 가정
추진방향	서비스 수준 수직적 평가 최고(Best)를 지향	서비스 색깔 수평적 평가 최적(Right)을 지향

▶ 비뚤림(Bias)란 일반적으로 연구를 설계, 수행하고 그 결과를 분석할 때, 어떠한 오류가 발생하여 알아보고자 한 결과의 참값(오류 및 편견이 없는 진실)을 벗어나는 것을 뜻함

출처 : 건강보험심사평가원, 제1차 환자 경험 설명회(2017.02)

(2) 환자경험관리와 병원경영

환자 경험을 관리하려면 경영전략과 조직문화도 함께 살펴보아야 한다.

① 병원의 경영진(원장)이 환자 경험에 대한 이해도를 알아야 하며, 환자 경험의 수준(level)과 경영진의 의지(Mind)도 확인해 보아야 한다.

② 환자 경험을 위해 개선하고 향상(upgrade)시키기 위해서는 조직문화도 확인해 보아야 한다. 특히 환자경험관리를 위한 핵심역량을 가진 수행 조직이 존재하더라도 의료진을 포함한 직원 전체가 함께 참여하지 않는다면 개선, 향상, 차별화가 불가능하기 때문이다.

③ 환자경험관리를 위한 도구 개발과 도입, 시기와 평가 방법 등에 대한 전반적인 계획도 필요하다.

(3) 환자경험평가

환자경험평가는 '환자 중심 의료 문화' 확산을 위해 도입되었다. 건강보험심사평가원은 국민이 평가한 입원 서비스의 질을 파악하고, 환자 중심의 의료 문화를 열어 가기 위하여 2017년부터 격년으로 환자경험평가를 진행하고 있다. 환자경험평가는 의료서비스가 환자

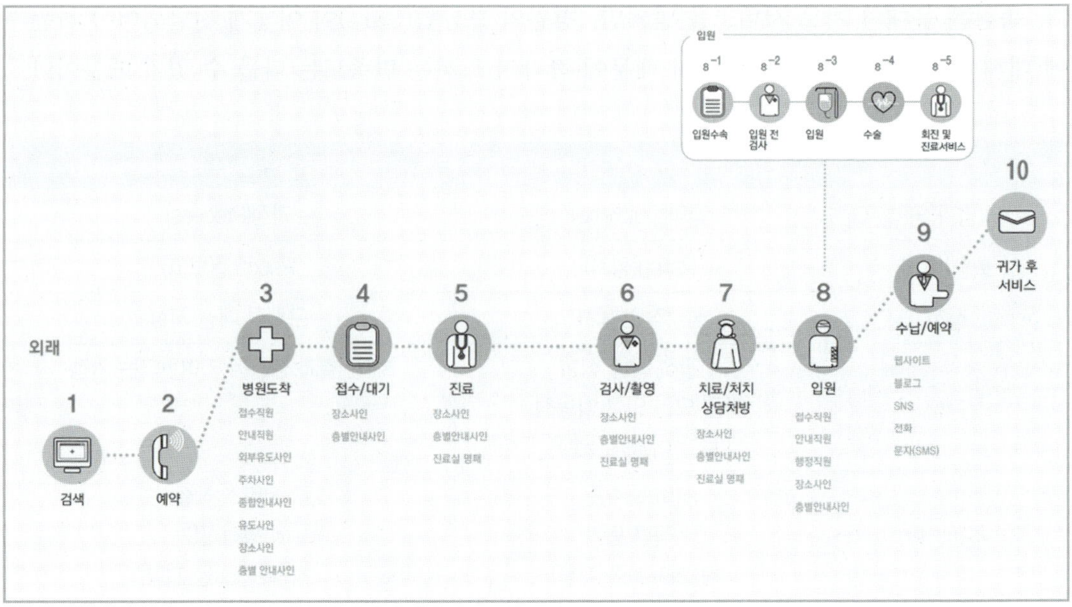

[그림 8-2] 병원 사용자 접점 MAP
출처 : 중소병원의 서비스 가이드라인

중심으로 제공되었는지를 평가하는 것으로, 환자와 의료진과의 의사소통, 투약 및 치료 과정 중에 겪었던 경험 등을 1차 조사부터 3차 조사까지는 전화조사를 통하여 시행되었고, 2023년 4차 조사부터는 기존 전화 설문조사 방법에서 모바일웹 설문조사 방법으로 전환하여 많은 사람이 참여할 수 있도록 변경하였다.

환자경험평가는 2017년 1차 조사 때 500병상 이상의 병원을 대상으로 해서 진행했고, 2021년 3차 때는 300병상 이상의 병원으로 확대되었고, 2023년 4차에는 상급종합병원 및 100병상 이상의 종합병원으로 확대되어 총 374개 기관이 조사 대상이 되었다.

환자경험평가 대상기관

- **(1차 평가)** 상급종합병원 및 500병상 이상 종합병원 95개소(상급 42개, 종합 53개)
- **(2차 평가)** 상급종합병원 및 300병상 이상 종합병원 154개소(상급 42개, 종합 112개)
- **(3차 평가)** 상급종합병원 및 종합병원 359개소(상급 45개, 종합 314개)
- **(4차 평가)** 상급종합병원 및 종합병원 374개소(상급 45개, 종합 329개)

출처 : 건강보험심사평가원, 2023년(4차) 환자경험평가

환자경험평가의 대상자는 만 19세 이상 성인으로 1일 이상 입원 경험이 있는 환자 본인으로, 조사 시점은 퇴원 이후 2일~56일(8주) 이내인 환자이다. 단 낮 병동, 완화 병동, 소아청소년과, 정신건강의학과, 코로나 환자는 제외 대상이다.

2023년(4차) 환자경험평가 결과는 다음과 같다.

(단위: 점, 기준: 64,246명)

구분	4차 평가결과	3차 평가결과	2차 평가결과	1차 평가결과
종합 점수	82.44	82.46	82.72	83.94
1. 간호사 영역				
Q1. 존중/예의	86.72	86.87	86.42	89.86
Q2. 경청	85.16	87.04	86.75	89.30
Q3. 병원생활 설명	83.43	84.90	84.89	87.28
Q4. 도움요구 처리노력	84.81	86.76	86.52	88.91
2. 의사 영역				
Q5. 존중/예의	85.88	88.08	87.81	88.82
Q6. 경청	85.16	87.35	87.44	88.78
Q7. 의사와 만나 이야기할 기회	75.02	74.18	74.37	74.63
Q8. 회진시간 관련 정보제공	78.38	77.25	76.60	76.96
3. 투약 및 치료과정				
Q9. 투약 · 처치관련 이유 설명	81.63	81.01	80.86	82.97
Q10. 투약 · 처치관련 부작용 설명	79.48	79.09	79.14	81.63
Q11. 통증조절 노력	82.17	80.35	82.54	84.11
Q12. 위로와 공감	77.91	77.77	78.41	78.23
Q13. 퇴원 후 주의사항 및 치료계획 정보제공	94.49	92.68	93.22	84.91
4. 병원 환경				
Q14. 깨끗한 환경	80.77	82.16	81.76	83.11
Q15. 안전한 환경	81.53	83.50	83.42	85.10
5. 환자권리보장				
Q16. 공평한 대우	83.11	85.22	85.20	87.64
Q17. 불만제기 용이성	76.39	67.35	71.58	72.96

Q18. 치료결정과정 참여기회	78.27	77.02	77.52	79.70
Q19. 수치감 관련 배려	81.42	74.29	80.36	84.80
6. 전반적 평가				
Q20. 입원경험 종합평가	85.22	83.49	83.23	83.80
Q21. 타인추천여부	82.45	81.05	81.72	82.62

출처 : 건강보험심사평가원, 2023년(4차) 환자경험평가

환자경험평가 4차는 2023년 8월~12월까지 조사 대상 상급종합병원 및 종합병원 374개 기관의 퇴원환자가 대상이었고, 47만 6,128명을 조사하였는데 응답은 64,246명으로 13.6%의 응답률이었다.

자세한 결과는 심사평가원 누리집(www.hira.or.kr) 및 건강e음 앱을 통해 확인할 수 있다.

환자경험평가는 병원을 평가하는 것을 목적으로 시행하는 것이 아닌 '환자 중심성'에 대한 초점을 맞추고 있다. 환자 중심 또는 환자 중심성이란 의료서비스를 제공함에 있어 임상적 의사결정에 대한 환자 개인의 선호와 가치가 충분히 존중되고 반영되며, 이와 관련한 의료진과 환자 간의 충분한 의사소통이 이루어지는 것을 의미한다(Institute of Medicine, 2001, pp.48-51).

환자중심 의료서비스를 위한 인하대병원의 노력

1. **투약 · 검사 · 처치 관련 이유 및 부작용 설명** : 투약 · 검사 · 처치가 이루어지기 전 동의서 및 안내문을 제공하여 이유와 부작용을 알기 쉽게 설명하고, 이후에 일어날 수 있는 부작용을 주의 깊게 관찰합니다.
2. **통증 조절 노력** : 환자의 통증이 빠른 시간 내에 해결될 수 있도록 노력합니다.
3. **질환에 대한 위로와 공감** : 의료진은 고객에게 공감하고 따뜻한 위로의 마음을 전합니다.
4. **퇴원 후 주의사항 및 치료계획 정보 제공** : 퇴원 후에도 안심하고 생활할 수 있도록, 퇴원 후 주의사항과 치료 계획에 대한 안내문을 제공하며 필요한 정보를 알기 쉽게 설명합니다.

출처 : 2020 인하대병원 의료질 지표(인하대병원은 3차 평가에서 우수한 결과를 받음)

(4) 환자경험평가와 개인병원

환자경험평가는 격년으로 진행되기 때문에 대상 병원들은 지난 차수보다 더 긍정적이고

좋은 경험을 선사하여 다시 찾는 병원으로 평가, 선택받고자 지속적인 노력을 한다.

환자경험평가의 항목 중 부족한 부분을 개선하기 위해 평가 시스템을 도입하거나 관리자들을 교육, 환자 중심성 문화 구축을 위한 캠페인을 진행하기도 한다.

개인병원이나 규모가 작은 병원은 환자경험평가와 관계가 없는 듯하게 생각할 수 있지만, 대형 병원을 찾았던 고객이 내가 근무하는 병원에도 방문할 수 있다는 것을 인지해야 한다.

병원코디네이터는 고객이 병원의 각 접점에서 느끼는 감정이나 경험 등에 집중하며, 고객의 감정에 적극적으로 반응하여 필요한 응대(서비스)를 제공할 수 있는 시각과 노력을 해야 한다.

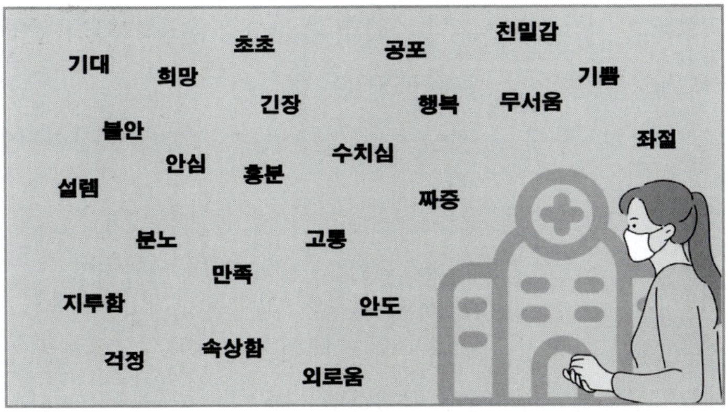

[그림 8-3] 환자가 병원에서 느끼는 감정들

3 환자 경험 개선 활동

환자경험평가의 대상인 의료기관들은 환자경험평가 관리를 적극적으로 관리하고 신경쓰고 있지만, 대상이 아닌 작은 규모의 의료기관은 환자 경험에 대한 관리를 소홀히 할 수 있다.

평가 대상 기관은 아니지만 병원에 내원하는 고객들이 좋은 경험을 경험할 수 있도록 아래 제시된 부분들을 점검하고 서비스 개선을 위해 노력할 필요가 있다.

1) 내부 직원과의 상호작용

(1) 의사소통

고객과의 의사소통은 고객 중심적이어야 하고, 고객이 궁금해하는 사항에 대해서 이해하기 쉽게 설명해야 한다. 또한 고객의 문화적 차이, 개인적 특성 등을 고려하여 의사소통해야 한다.

- 고객의 질문에 충분하게 답변하였는가?
- 고객이 이해하기 쉬운 용어로 풀어서 설명하고 있는가?
- 전 직원들이 명확하고 일관된 정보를 제공하고 있는가?
- 고객의 이야기를 경청하였는가?
- 고객의 불안, 두려움, 불편함 등을 공감하며 응대하고 있는가?
- 고객은 병원 직원의 설명을 잘 이해하고 있는가?
- 비언어적 요소인 표정, 자세, 눈맞춤 등에 신경쓰며 고객에게 심리적인 안정감을 주며 의사소통하고 있는가?

(2) 친절한 응대

고객이 느끼기에 의료진과 직원들이 따뜻하고 배려 있는 태도로 대해야 한다.

- 내부 직원(의료진 포함)은 고객에게 친절하였는가?

(3) 존중과 예의

고객을 인격적으로 대하고 예의를 갖추어 존중하는 태도는 병원 이미지에 많은 영향을 준다. 고객과 만나는 모든 접점에서는 응대 시 예의 있는 태도와 존중하는 태도로 응대해야 한다.

- 고객을 존중하고 예의를 갖추어 응대하였는가?

2) 진료 및 치료 과정

(1) 진료 상담

병원에 내원하는 고객은 특히 의사와의 진료 상담 시간을 중요하게 생각한다. 고객의 아픔과 통증 등을 이해하고, 고객의 이야기를 경청하며 충분하게 상담 시간을 제공해야 한다.

- 진료 중 고객의 이야기를 경청하였는가?
- 고객의 아픔과 통증에 대해 공감하였는가?
- 고객에게 치료 관련 정보를 명확하게 제공하였는가?
- 의료진은 고객의 질문에 충분한 답변을 제공하였는가?
- 고객에게 치료와 관련된 질문을 할 수 있는 기회가 제공되었는가?
- 고객은 궁금한 사항에 대해서 충분히 해결되었는가?

(2) 치료 결정 과정

치료 방법에 대한 설명을 자세하게 제공하고, 고객이 이해했는지를 확인해야 한다. 또한 치료 방법을 결정하는 과정에 고객이 참여할 수 있도록 하는 것이 좋다.

- 의료진은 치료 방법과 치료 계획에 대해서 고객에게 충분하게 설명하였는가?
- 고객이 치료 방법 결정 과정에 참여할 수 있었는가?

3) 시설 및 환경

병원 내 시설이 청결하게 관리되고, 이용하기 편리하게 준비되어 있는지는 고객의 만족에 영향을 준다. 고객이 불쾌해할 만한 요소는 없는지, 불편함을 느끼는 요소들은 없는지 점검하고 관리할 필요가 있다. 특히 고객의 특성에 따라 안전관리를 해야 하는 진료과에서는 고객의 안전을 고려한 시설과 관리가 필요하다.

- 병원의 시설은 고객이 이용하기 편리하게 설계되었는가?
- 병원 내 모든 시설은 깨끗하게 유지하고, 위생적으로 관리되고 있나?
- 병원 시설물은 고객 안전을 고려해서 설계되었는가?
- 시설물을 정기적으로 점검하여 관리하고 있는가?

4) 고객 권리 보장

고객의 개인정보와 프라이버시는 잘 관리하여 정보가 외부로 유출되지 않도록 해야 한다. 고객이 병원을 이용하는 동안 불편함을 겪었을 경우 불만을 제기할 수 있는 시스템을 잘 갖추어 불만 처리가 원활하게 이루어지도록 해야 한다.

- 고객의 개인정보가 철저하게 보호되고 있는가?

- 고객의 프라이버시가 철저하게 보호되고 있는가?
- 고객의 진료 정보의 비밀 유지가 되고 있는가?
- 고객은 자신의 정보가 병원에서 어떻게 사용되는지에 대해서 충분히 안내를 받았는가?

제3절 고객 만족도 조사

학습목표

1. 접점별 고객 만족도를 조사하기 위해 조사계획을 수립할 수 있다.
2. 고객 만족도 조사전에 예상되는 문제점을 파악하여 개선방안을 제안할 수 있다.
3. 고객 만족도 조사계획에 따라 내원환자를 대상으로 환자 만족도를 조사할 수 있다.

1 고객 만족도의 개념

1) 고객 만족도의 개념 및 특징

고객은 자신이 제공받은 서비스의 가치를 자신의 가치판단 기준에 의해 평가하고, 이에 대한 만족의 정도를 재이용이나 불이용 등의 반응으로 나타낸다. 의료서비스에 있어서 고객 만족이란 고객들이 의료서비스를 이용하기 전과 이용하는 과정 및 이용한 후에 이르기까지 전체 과정 속에서 제공받은 의료서비스에 대해 인지한 가치판단에 따른 반응을 말한다. 고객은 각자 자신만의 고유한 특성과 가치판단 기준 및 경험 등이 다르므로 동일한 의료서비스를 받은 고객이라 하더라도 이에 대한 만족도나 반응이 다를 수 있다(Strasser와 Davis, 1991; 이해종 외 3인, 2001, p.182. 수정하여 인용함).

의료서비스에 대한 고객 만족도는 다음과 같은 특징들을 나타낸다.

첫째, 고객 만족도는 의료서비스의 다양한 요인들이 복합적으로 작용하여 고객에게 평가

된다.

둘째, 고객 만족도는 동적인 과정을 통해 형성되며, 시간이나 상황에 따라 변화할 수 있다.

셋째, 고객 만족도는 고객의 태도나 행위 등을 통해 반응이 표현된다.

넷째, 고객 만족도의 형성에는 고객의 다양한 특성이 반영된다(Strasser 등, 1993; 이해종 외 3인, 2001, p.183. 수정하여 인용함).

2) 고객 만족도의 평가 요소

고객 만족도는 여러 가지 요인들이 복합적으로 작용하여 형성되기 때문에 측정하기가 쉽지 않다. 따라서 의료기관 전체의 총괄적인 고객 만족도 평가 보다는 의료서비스 항목별로 고객 만족도를 평가하는 것이 타당성과 유용성 측면에서 보다 높을 수 있고, 개선 및 향상 방안을 모색하는데도 효과적으로 활용할 수가 있다(이해종 외 3인, 2001, p.183. 수정하여 인용함).

파라슈라만(Parasuraman) 등(1988)은 서비스 산업의 서비스 질을 측정하기 위한 도구로서 SERVQUAL(comprehensive service quality measurement scale)을 개발하였다. 그리

[표 8-5] 의료기관의 고객 만족도 평가 요소

구분	고객 만족도 평가 요소
유형성 (tangibles)	시설, 장비, 인력 등 - 의료기관의 장비 및 시설, 직원들의 외모 및 차림새
신뢰성 (reliability)	약속한 서비스를 믿게 하며 정확하게 제공하는 능력 - 약속한 진료 및 서비스 시간 준수, 환자의 문제 발생 시 대처 태도, 진료비 청구의 적절성
고객 반응성 (responsiveness)	고객들의 다양한 요구에 즉각적인 서비스 제공 여부 - 직원들이 예정된 서비스를 미리 환자에게 알려주는지 여부, 즉각적인 서비스 제공, 환자에 대한 적극적 지원
보장성 (assurance)	직원들의 예의바른 태도와 고객들에게 신뢰 및 능력을 느끼게 해주는 능력 - 고객의 안락함 정도, 직원들의 지식 및 태도, 의료서비스 질
공감성 (empathy)	고객에 대해 주의를 기울이는 정도 - 고객의 개인적 요구에 대한 배려, 고객에 대한 관심을 기울임, 고객 요구의 경청, 고객 지향적 시간 배려, 진심을 다하는 태도

출처 : 이해종 외 3인, 2001, p.187 수정하여 인용함

고 바바쿠스(Babacus) 등(1992)이 이를 보완하여 의료서비스 고객 만족도를 측정하는 도구로 활용하였다. 이 SERVQUAL 평가도구는 서비스의 질은 고객의 기대수준과 성과의 차이에 의해 측정할 수 있다는 것을 기본전제로 하고 있다. 따라서 고객의 기대수준과 지각된 서비스의 수준이 일치할 때 고객이 만족할 가능성이 높으며, 또한 고객의 기대수준 보다 지각된 서비스가 클수록 고객 만족도는 더 커진다고 할 수 있다(이해종 외 3인, 2001, p.187).

2 고객 만족도 조사방법

고객 만족도 조사방법은 외부 평가와 내부 평가가 있다.

외부평가는 고객 설문조사의 방법으로 전화설문, 방문고객 직접설문, 온라인설문, 고객소리함의 고객제안카드 등이 있다. 그리고 내부평가방법으로는 원내 모니터링을 실시한다.

1) 외부 평가

외부 평가 방법으로 고객만족도 조사를 진행할 경우에는 정량적 방법과 질적 방법이 활용되고 있다.

(1) 정량적 방법

정량적 방법은 구조화된 설문지를 제작하여 조사 대상자들로부터 자료를 수집하는 방법으로서 가장 널리 사용되고 있다. 정량적 방법은 조사 대상자에 대한 접근방법에 따라 대인설문조사, 전화 설문조사, 우편 설문조사, 온라인 설문조사 등의 방법을 활용한다.

① 대인 설문조사

대인 설문조사는 조사원이 조사 대상자를 직접 만나서 자료를 수집하는 방법이다. 대인설문조사는 진료를 마친 후 수납을 한 고객을 대상으로 하는 것이 좋으며, 방문고객의 설문내용도 가능하면 전화설문 내용과 거의 동일하게 구성하여 통계분석에 함께 활용하면 고객만족도를 연계성 있게 통합 관리할 수 있다. 또한, 특정 요일에만 조사한다거나, 며칠에 한 번씩 많은 양을 한꺼번에 조사하는 것은 피해야 한다. 왜냐하면, 조사 당일의 특성에 따라서 만족도 조사의 결과가 달라질 수 있기 때문에, 1일 설문조사량을 일정하게 정하여 계획된 기간 동안 일관성 있게 조사하는 것이 좋은 방법이다.

㉠ 장점

- 응답자를 직접 대면하여 충분한 시간을 갖고 조사하기 때문에 질문 내용을 정확하고 자세히 설명해 줄 수 있어 양질의 정보를 얻어낼 수 있다.
- 응답자의 확인이 가능하고, 상대적으로 응답률이 높은 편이다.
- 정해진 조사기간 내에 조사를 실시할 수 있다.
- 표본분포의 통제가 가능하다.

㉡ 단점

- 응답자를 직접 만나서 현장에서 조사하기 때문에 조사비용이 비교적 많이 소요된다.
- 질의응답 과정에서 조사원이 응답자의 응답에 영향을 미칠 수 있다.
- 응답자의 익명성이 보장되지 않는다.

② 전화 설문조사

전화 설문조사는 조사원이 조사 대상자에게 직접 전화를 하여 자료를 수집하는 방법이다.

전화설문의 문항은 약 10문항 이내로 하는 것이 신뢰도를 높일 수 있는 가장 좋은 방법이다. 왜냐하면, 설문 문항이 너무 많아지면 응답자가 건성으로 대답할 가능성이 점차 높아지기 때문에 신뢰성이 낮아질 수 있다. 전화설문 대상자는 동일 기간 내에 동일 진료서비스를 제공받은 고객을 그룹을 선별하여 조사하는 것이 좋다.

㉠ 장점

- 비교적 저렴한 비용으로 조사를 실시할 수 있다.
- 신속하고 간편하게 실시할 수 있다.
- 익명성이 보장되어 응답률도 높은 편이다.
- 지역 및 거리와 관계없이 조사표본 분포의 폭을 넓힐 수 있다.

㉡ 단점

- 조사시간이 짧아야 하는 특성으로 질문내용이나 질문유형을 다양하게 활용하는데

한계가 있다.

- 응답자와 통화가 불가능하거나 안 되는 경우 표본에서 제외되는 문제점이 있다.

③ 우편 설문조사

우편 설문조사는 조사 대상자에게 설문지를 우편으로 발송한 후 이에 응답하게 하여 반송을 받아 자료를 수집하는 방법이다.

㉠ **장점**

- 현장 조사원을 투입하지 않으므로 조사원의 사용 비용을 절약할 수 있다.
- 익명성이 보장되어 솔직한 응답을 기대할 수 있다.
- 대인 설문조사와는 달리 면접의 오류 발생이 낮다.
- 지역과 관계없이 조사표본의 분포 폭을 넓힐 수 있다.

㉡ **단점**

- 응답자가 질문내용을 이해하지 못할 경우 보충 설명이 불가능하다.
- 비교적 응답률이 낮은 편이다.

④ 온라인 설문조사

온라인 설문조사 방법은 이메일이나 모바일 등을 이용하여 응답자로부터 자료를 수집하는 방법이다. 이때, 고객의 니즈를 더욱 세밀하게 파악하기 위해서는 서술형 문항을 몇 가지 추가하여 조사하는 것이 도움이 된다.

㉠ **장점**

- 조사 대상자 수의 증가에 따른 추가 비용의 발생이 미미하다.
- 설문문항에 동영상, 3차원 이미지, 사운드 등의 입체적인 질문이 가능하다.
- 24시간 시간과 장소에 구애받지 않고 쌍방향 커뮤니케이션을 통해 조사를 할 수 있다.
- 설문의 회수가 빠르고 실시간으로 분석이 가능하다.
- 조사 대상자의 범위를 광범위하게 할 수 있다.

㉡ **단점**

- 인터넷 설문을 스팸 메일로 생각하여 응답에 참여하지 않을 가능성이 있다.
- 조사 대상자가 인터넷을 사용하는 사람으로 한정되고, 조사에 능동적인 사람만이 응답하게 되어 조사의 대표성을 상실할 가능성이 있다.

(2) 질적 방법

① 심층 면접법

심층 면접법은 응답자의 잠재적 동기나 신념 및 태도 등을 파악하기 위해 정형화된 설문지를 이용하지 않고 면접자가 응답자와 1:1 면접을 통해 자유로운 의견을 개진하도록 하고 응답자가 응답한 내용을 구체적으로 알아내어 조사에 필요한 자료를 수집하는 방법이다.

② 초점집단 조사(FGI; Focus Group Interview)

초점집단 조사는 한 장소에 소수(6~12명)의 응답자들을 모아서 조사목적에 관련된 주제에 대해 자유롭게 의견을 개진하게 하여 자료를 수집하는 방법이다. 초점집단 조사는 대인 설문조사 등에서 파악할 수 없었던 정보를 찾아낼 수도 있으며, 여러 사람이 의견을 개진하면서 발전된 아이디어를 끌어낼 수도 있는 장점이 있다.

③ 고객 소리함(VOC) 설문

의료기관 각 층마다 고객의 눈에 잘 띄는 곳에 고객 소리함을 설치하고, 고객제안카드와 펜을 비치하여 고객요구를 조사하는 방법이다. 고객 소리함의 고객제안카드는 매주 수거하여 분석을 한 후 고객요구의 개선에 활용한다. 또한, 고객 소리함은 익명성이 보장되기 때문에 많은 정보를 획득할 수 있다는 장점이 있는 반면 회수율이 낮은 단점이 있다.

④ 고객 불만 사항의 분석

고객이 불만 사항으로 신고했거나 직접 창구에서 제기했던 불만 사항들을 수집하여 고객의 요구사항을 조사하는 방법이다. 이와 같이 수집된 고객의 불만 사항을 분석하여 병원운영의 개선에 적극 활용한다면 고객 만족에 더욱 다가갈 수 있는 방안이 될 수 있다.

【Tips】설문 문항의 작성 시 유의사항

(1) 문항의 구성은 간결하고 명확하게 한다.
(2) 각 문항의 구성은 단 하나의 질의로 한다.
(3) 이중 부정하는 표현은 사용하지 않는다.
(4) 해석이 두 개 이상으로 될 수 있는 문장은 사용하지 않는다.
(5) 응답자들이 이해하기 쉬운 단어를 사용한다.
(6) "항상", "모두", "절대로", "아무도" 등의 전체 긍정이나 전체 부정어를 포함하는 문장을 사용하지 않는다.
(7) "만약에", "왜냐하면" 등의 단어를 포함하여 쓰지 않는다.

2) 내부 평가

내부 평가 방법으로는 주로 모니터링을 활용한다.

주로 고객접점응대, 상담 프로세스, 진료 프로세스 부문, 편의시설 등 여러 부문을 고객의 입장에서 평가하는 방법이다. 원내 모니터링을 실시하는 동안 모니터링 방법은 동일하게 진행되어야 한다. 객관성을 확보하여 누가 모니터링을 해도 최대한 같은 결과 값을 측정할 수 있도록 해야 한다. 그렇기 때문에 모니터링 평가표는 매우 중요한 역할을 하는데, 모니터링 평가표는 상세하게 평가할 수 있도록 평가 항목이 세부적이고 치밀하게 구성되어야 한다.

또한 모니터링 평가시 주관적인 견해를 최소화시키기 위해서 각 항목들은 모든 평가자가 동일한 의미로 이해할 수 있도록 구성해야 한다.

모니터링 방법은 원내에서 담당자를 선발하여 정기적으로 서비스 실태를 조사하는 방법과 서비스 모니터링 전문가인 미스터리 쇼퍼를 활용하는 방법이 있다. 미스터리 쇼퍼(Mystery Shopper)는 고객으로 위장하여 직접 서비스를 체험하고 평가하는 것을 말한다. 미스터리 쇼퍼는 실제 고객 경험을 파악하면서 서비스 품질을 점검할 수 있는 장점이 있다. 미스터리 쇼퍼는 고객 관점에서 서비스를 경험한 후 체험을 기반으로 한 서비스 평가 보고서를 작성하기 때문에 평가 자료를 토대로 서비스 개선 방안을 수립할 수 있고, 직원 교육에도 활용할 수 있다.

3 고객 만족도 조사계획 및 실행

1) 고객 만족도 조사담당 조직 구성

고객 만족도 조사를 체계적으로 수행할 수 있도록 담당부서를 선정하여 만족도 조사의 전체의 진행 및 관리 업무를 수행하게 한다.

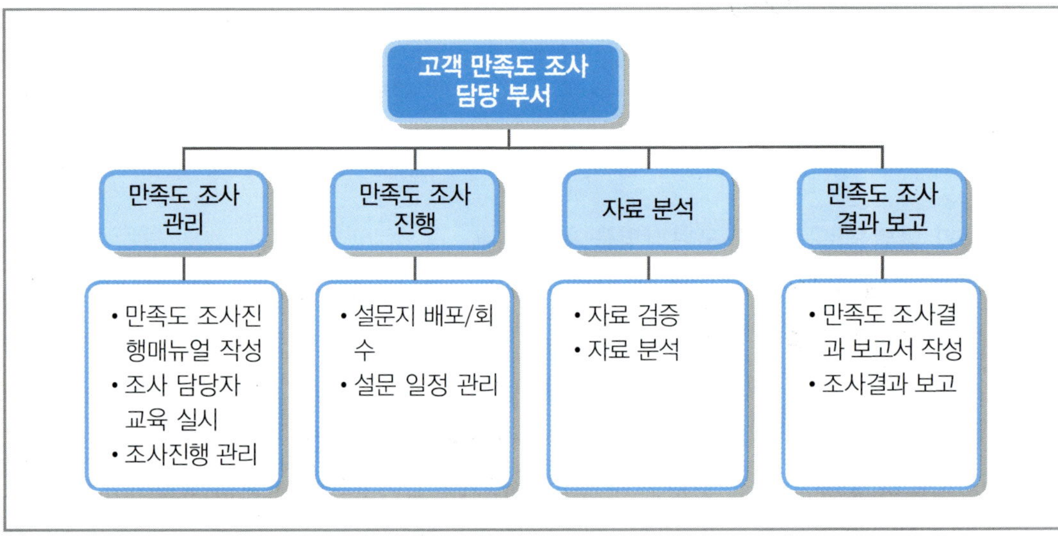

[그림 8-4] 고객 만족도 조사 담당 조직의 구성 사례

2) 고객 만족도 조사 실시 계획 수립

고객 만족도 조사를 실시할 세부 수행 계획을 수립한다. 이때 기획단계, 준비 및 실시단계, 자료 검증과 처리 및 보고 단계로 나누어서 계획을 수립한다.

고객만족도 조사 과정을 세운 후에는 좀 더 세부적으로 각 단계별 일정을 계획하는 것이 좋다.

[표 8-6] 고객 만족도 조사 진행 과정

구 분	세부 단계	내 용
기획 단계	조사 수행 조직 구성	• 만족도 조사 수행 조직의 구성
	조사 계획 확정	• 조사 목적의 명확화 • 조사 진행 계획의 수립(설문지 개발, 조사 설계, 조사일정 계획 등)
준비 및 실시 단계	조사담당자 선발	• 조사담당자 선발 • 조사담당자 투입 계획 수립
	조사담당자 교육	• 조사담당자 교육 일정 계획 수립 • 조사 지침서를 활용한 조사원 교육 실시
	조사 실시 및 진행관리	• 조사도구를 활용한 조사 실시 • 조사 진행 관리
자료 검증/처리 및 보고 단계	자료 검증	• 철저한 검증으로 자료 오류 최소화
	자료 처리	• 자료처리 프로세스 구성 • 통계분석
	조사결과 보고	• 조사결과에 대한 보고서 작성 • 조사결과 보고서 보고

	00월				00월				00월	
	1주	2주	3주	4주	1주	2주	3주	4주	1주	2주
조사 설계 및 준비										
▶ 조사 설계 및 설문지 개발	→									
▶ 조사 담당자 모집 및 선발	→	→								
조사 진행										
▶ 조사 진행			→	→	→	→				
데이터 처리 및 분석										
▶ 통계분석							→	→		
보고서 작성 및 결과 보고										
▶ 최종 보고서 작성									→	
▶ 최종 보고서 보고										●

3) 고객 만족도 조사방법 결정

고객 만족도 조사 계획이 세워지면 조사 목적을 달성하는데 가장 적합한 만족도 조사방법을 결정하여야 한다. 고객 만족도 조사방법으로는 설문조사, 불만사례분석, 초점집단조사 등으로 다양하므로 만족도 조사의 목적과 조사대상자의 특성 및 조사 결과의 활용 등을 고려하여 가장 적합한 조사방법을 결정한다.

4) 고객 만족도 조사도구를 개발한다.

고객 만족도 조사를 실시하기 위해서는 만족도를 측정하는 데 사용되는 조사도구를 개발해야 한다. 이 때 조사도구는 조사방법에 가장 적합하도록 개발하여야 한다.

5) 고객 만족도 조사담당자 선발 및 교육 계획 수립

고객 만족도 조사담당자의 선발은 병원의 사정에 따라 원내에서 선발하거나 외부 전문조사업체를 선정하여 실시한다.

(1) 조사담당자 선발

객관적인 품질의 조사 자료를 얻기 위하여 우수한 조사담당자를 선발하여 투입할 수 있도록 선발 계획을 수립한다. 다음은 고객 만족도 조사담당자의 선발 시 고려할 사항이다.

① 고객 만족도 조사 수행 경험이 풍부한 조사담당자를 우선 선발한다.

② 조사 담당자 인력 풀(pool)에서 우수한 평가를 받은 조사담당자를 우선 선발한다.

(2) 조사담당자 교육

조사담당자가 만족도 조사를 원활히 실시하고, 조사 과정에서 발생할 수 있는 편차를 최소화하기 위하여 집체교육 및 상황에 따른 교육을 실시한다.

① 기본 교육

만족도 조사에 대한 이해를 위한 교육을 진행한다. 고객 만족도 조사를 왜 하는지, 고객 만족도 조사 대상자는 누구인지, 고객 만족도 설문지는 어떤 내용으로 구성되어 있는지

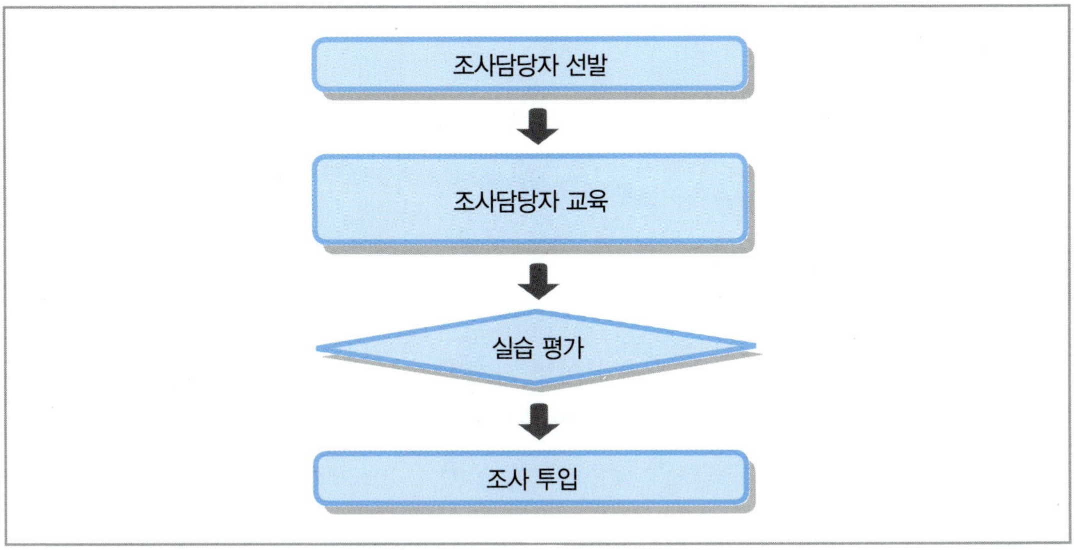

[그림 8-5] 조사담당자 선발 및 교육 과정

등에 대해서 교육한다.

② 서비스 교육

조사를 진행할 때 갖추어야 하는 태도와 자세, 표정, 말투 등에 대한 교육을 실행한다.

③ 고객 만족도 조사 작성 방법에 대한 교육

설문지 작성 요령에 대한 교육과 설문지를 배부하고 회수하는 요령에 대한 교육을 시행한다.

6) 고객 만족도 조사 실시

계획된 조사 기간 내에 일정하게 조사를 실시하도록 한다. 매일 일정하게 조사를 해야 하며, 특정요일에 조사가 집중되거나 특정요일은 조사가 진행되지 않는 일이 없도록 관리해야 한다.

7) 고객 만족도 조사 자료 수집 및 분석

수집된 자료를 적합한 통계분석을 실시하여 분석한 후 그 결과를 표와 그래프를 사용하여 이해하기 쉽게 정리한다.

8) 고객 만족도 향상 전략 보고서 작성

분석된 만족도 조사 결과를 검토하여 분야별 과제별로 우선순위를 정하여 문제점을 분석하고 그에 대한 개선 사항을 도출하여 고객 만족도 향상 전략 보고서를 작성한다.

4 고객 만족도 조사 개선

고객 만족도 조사 결과를 분석한 후에 고객 만족도 조사 결과에서 나타나는 여러 가지 고객 불만 사항과 개선해야 할 문제점들을 개선해 나가는 활동이 필요하다.

병원의 고객 만족도 조사 과정은 ① 고객 만족도 실시 계획의 수립, ② 고객 만족도 조사 실시, ③ 고객 만족도 결과 분석, ④ 고객 만족도 개선안 도출, ⑤ 고객 만족도 개선안 실행,

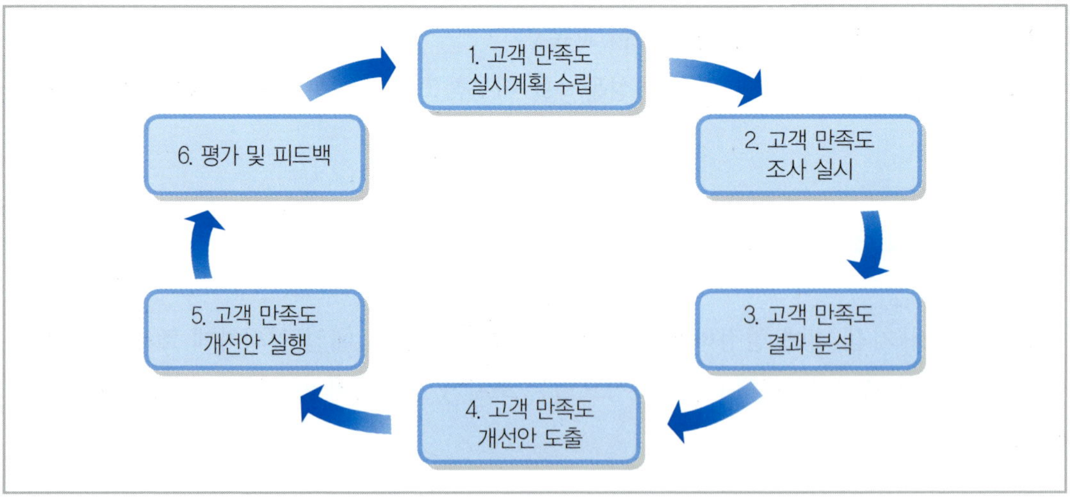

[그림 8-6] 고객 만족도 조사의 단계별 계획 수립

⑥ 고객 만족도 개선안 실행에 대한 평가 및 피드백 순으로 진행이 된다.

고객 만족도 조사 목적이 고객 만족도 향상을 위함이기 때문에 분석된 결과에 따른 개선활동은 반드시 필요하다.

1) 고객 만족도 결과 분석

먼저 고객 만족도 조사 결과에서 문제가 드러난 항목들의 정리가 필요하다. 각 항목은 접점별로 분류를 하거나 부서별로 분류해서 정리하면 좀 더 관리하기가 용이하다. 이렇게 크게 분류를 하고 난 후 문제의 심각성과 중요도에 따라서 우선순위를 정하고, 해당 문제점에 대한 원인 분석을 진행한다. 문제의 원인을 파악한 후에는 개선할 수 있는 여러 방안에 대한 아이디어 회의를 진행한다.

2) 고객 만족도 개선안 도출

고객 만족도 조사결과에서 도출된 문제점들을 해결하기 위한 타당성이 높은 개선안을 마련한 후 개선활동 계획을 수립한다. 개선안 도출 및 개선 계획은 해당 부서 관리자와 부서내 팀원 모두가 참여하여 논의를 통해 수립하는 것이 바람직하다. 의료서비스 특성상 현장 실무 담당자들의 아이디어가 최대한 반영된 개선안을 찾는 것이 효과적이기 때문이다. 만약 현장 실무 담당자의 의견을 수렴하지 않고 개선안을 수립하고 실행한다면 업무에 적용하기

[표 8-7] 전화상담 서비스 개선안 수립의 예

고객 불만요인	① 전화연결이 어렵다. ② 전화응대 시 불친절하다. ③ 전화상담 내용이 불만족스럽다.
불만원인 분석	① 전담 전화상담 담당자의 부재 ② 전화상담자의 응대 불친절 ③ 전화상담 매뉴얼의 부재
개선 대안	① 상담예약센터 신설 및 전화상담 담당자 배치 ② 전화응대서비스 교육 실시 ③ 전화상담 운영에 대한 정기적인 모니터링 ④ 전화상담 매뉴얼의 개발 및 활용 교육

어려울 수 있고 실행할 수 있는 환경이 조성되지 않거나 효과성이 떨어질 수 있기 때문이다.

3) 고객 만족도 개선안 실행

여러 가지 개선안 중에서 가장 효과적인 개선안을 결정한 후 개선 계획을 수립하고 실행한다. 개선 활동을 실행할 때에는 실무 담당자들이 개선 활동 목표를 공유하고 구체적인 개선 활동 방법들을 교육받은 후에 실행해야 효과적이다. 그래서 개선안을 실행하기 위한 표준 매뉴얼을 개발하여 개선안 실행 전에 교육을 진행하는 것이 좋다.

[표 8-8] 전화응대 서비스 개선안 실행 사례

① 상담예약센터 신설 및 담당자 채용 • 2025년 9월부터 상담예약센터를 신설하고, 전문 상담 코디네이터 1명과 상담간호사 1명을 추가 채용하여 신속한 전화상담이 가능하도록 한다. ② 전화모니터링 시스템 구축 • 전화모니터링 체크 시트지를 개발한다. • 전화상담 모니터링을 매주 3회 정기적으로 실시한다. • 평가된 결과 값은 매달 종합하여 해당 팀과 공유하여 개선해 나간다. ③ 전화응대 서비스교육 시행 • 전 직원 대상 전화응대 서비스교육을 2025년 9월 1일부터 4주간 진행한다. ④ 매뉴얼 개발 • 전화상담 표준매뉴얼을 개발하여 2025년 9월부터 교육한다.

4) 고객 만족도 개선 활동 평가 및 피드백

의료서비스는 지속적인 질 관리가 필요하다. 개선안을 실행하고 난 후에는 반드시 평가가 이루어져야 한다. 병원코디네이터는 각 개선안을 실행하고 얻은 성과를 파악하기 위한 자료를 수집해야 한다. 개선 활동이 바람직한 결과를 얻었는지 확인한 후 좋은 결과를 얻은 경우에는 지속적인 관리를 진행하고, 개선 활동의 결과가 좋지 않은 경우에는 개선 활동을 중단한 후 단점을 보완하여 효율성을 높여나가야 한다.

개선안을 실행하기만 하고 개선 활동에 대한 평가가 이루어지지 않는다면 좋은 개선 활동이라고 할 수 없다. 따라서 개선 활동을 통해 해당 문제점들이 잘 개선되고 있는지 여부를 지속적으로 관리할 필요가 있다.

(1) 평가 목적

① 설정된 목표 달성 정도를 점검하기 위해서이다.

② 서비스 개선 실행과정에서 나타나는 문제점을 파악하기 위해서이다.

③ 개선계획의 효과 및 효율성을 검토하기 위해서이다.

(2) 평가 방법

일반적으로 평가 방법으로는 정성평가 방법과 정량평가 방법이 활용된다.

위의 두 가지 평가 방법으로 초기 서비스 품질 개선을 위한 계획안의 성공 정도를 평가할 수 있고 성과측정도 가능하게 된다.

① 정량평가

㉠ 목표치에 대한 달성여부(매출, 고객내원율, 치료동의율 등)를 분석하는 것이다.

㉡ 평가 방법은 목표 대비 달성률, 전월 대비 성장률, 전년 대비 성장률 등이 있다.

㉢ 정량평가는 수치로 나타낼 수 있기 때문에 특정기준을 설정하여 비교분석이 가능하다.

② 정성평가

㉠ 목표치 달성을 위한 여러 가지 수단(기간, 내용, 치료만족도, 친절만족도 등)의 효용도를 분석하고 평가하는 것이다.

㉡ 평가 방법으로는 고객 설문조사(설문지, 전화조사 등)를 통해 효과를 측정할 수 있다.

제 4 절 VOC

학습목표

1. VOC의 개념과 중요성을 이해하고, 다양한 VOC 수집 방법을 통해 고객의 요구를 파악하는 능력을 습득한다.
2. 수집된 VOC 데이터를 분석하여 서비스 개선에 필요한 정보를 도출하고, 실제 개선 활동에 적용하는 과정을 학습한다.
3. VOC 시스템 구축의 필요성을 이해하고, 병원코디네이터로서 VOC를 활용하여 고객 중심의 서비스를 제공하는 방법을 익힌다.

1 VOC(Voice of Customer)

1) VOC(Voice of Customer)의 개념

VOC는 '고객의 소리'를 의미한다. 고객이 제품이나 서비스를 이용하면서 느끼는 모든 생각과 의견, 그리고 경험을 말한다. 고객의 불만, 칭찬, 제안 등 다양한 형태로 표현될 수 있으며, 의료기관은 이러한 VOC를 통해 고객의 니즈를 파악하고, 서비스를 개선하며 더 나아가 고객만족도를 높일 수 있다.

의료기관은 단순한 서비스 제공 기관이 아니라 사람의 생명, 건강과 직결된 일을 하는 곳이다. 따라서 고객과 함께 내원하는 보호자의 만족도는 의료기관의 성공적인 운영에 매우 중요한 부분이다. 따라서 VOC를 수집하고 고객의 불편 사항을 해결하는 것은 환자 중심의 의료서비스를 제공하기 위해 매우 중요한 부분임을 잊어서는 안 된다.

2) VOC(Voice of Customer) 수집 방법

VOC를 수집하는 방법은 다음과 같다.

(1) '고객의 소리함'을 설치하여 고객이 직접 제안이나 칭찬, 불만 사항들을 적어서 제출할 수 있도록 한다.

고객의 소리함은 고객의 눈에 잘 띄도록 디자인하여 병원의 곳곳에 설치를 해 놓는다. 병동이 있는 병원이라면 병동과 층계 사이에도 비치되도록 설치해야 한다. 고객의 소리함을 설치한 후에는 고객이 사용할 카드와 볼펜을 비치하여 누구나 쉽게 작성할 수 있도록 해야 한다. 그리고 '고객의 소리함'을 운영하고 있음을 안내하는 포스터 또는 스티커 등을 만들어서 병원 곳곳에 비치하고 홍보하는 것이 좋다.

(2) 고객 만족도 조사를 실시한다.

내원하는 고객에게 설문조사를 실시하여 병원에서 경험한 모든 서비스(대기시간, 직원의 친절도, 병원 내부 환경, 의료진 설명 등)와 진료 경험 등에 대한 의견을 수집하는 것이다.

(3) 직접 대화를 통해 수집한다.

고객과 상담을 하면서 얻게 되는 정보와 병원 근무자들이 근무하면서 알게 된 고객의 불편 사항들을 수집하는 것이다.

3) VOC(Voice of Customer) 활용

(1) VOC 수집 시스템 구축

VOC를 수집할 장소 및 수집 방법을 결정한다. 고객의 소리함, 키오스크, 모바일 설문, 병원 홈페이지 고객의 소리 게시판, QR코드 등 병원의 환경과 상황에 맞는 방법으로 수집하면 된다.

(2) 수집된 VOC 분석

수집된 VOC는 정리하여 분석해야 한다. 고객들이 어떤 부분에 대해서 불편함을 겪고 있는지 문제점들을 분류해서 정리하는 것이 좋은데, 접점별로 분류하거나 부서별로 분류하는

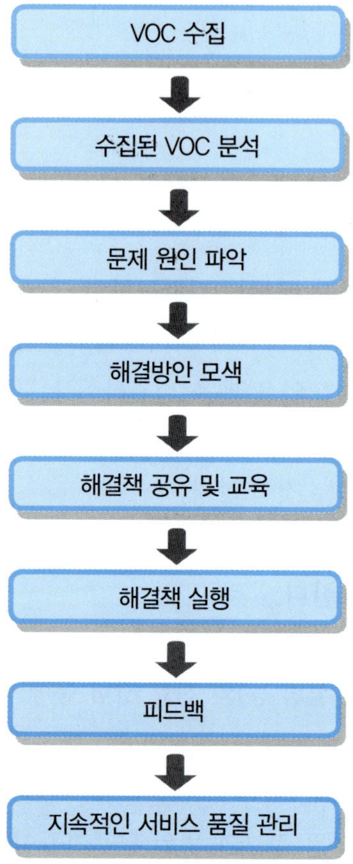

[그림 8-7] VOC 시스템 활용 예시

방법 등이 있다.

정리된 문제점들의 우선순위를 결정하는 것도 중요하다. 문제의 심각성, 발생빈도, 개선 가능성 등을 종합적으로 고려해서 개선 활동을 먼저 실행해야 하는 순으로 순서를 정하면 좋다.

(3) 문제 원인 파악

문제를 찾아낸 다음에는 문제의 원인을 파악해야 한다. 겉으로 드러난 문제뿐만 아니라 실질적으로 문제를 일으키는 원인을 찾기 위해 여러 방면으로 조사해야 한다.

(4) 해결 방안 모색

문제점과 원인을 찾은 후에는 이 문제를 해결할 수 있는 방안을 모색해야 한다.

① 브레인스토밍

부서별, 팀별로 아이디어를 자유롭게 제시하고, 아이디어를 발전시키는 방식이다.

문제점이 발생한 접점의 부서내 직원들의 의견과 서비스 담당 부서에서 논의하여 의견을 수렴하면 좋다. 어떤 병원은 전 직원의 아이디어 회의를 통해 해결안을 도출해 내기도 한다.

② 고객 참여

고객에게 직접 개선 아이디어를 요청하거나, 고객 패널을 구성하여 아이디어를 공유하는 방식이다.

③ 벤치마킹

경쟁 병원 또는 우수 병원 사례를 분석하여 새로운 아이디어를 얻는다.

해결 방안은 다양한 의견들을 통해 수집하고, 그중에서 가장 효과적인 방법부터 실행해 보는 것이 좋다.

(5) 해결책 공유 및 교육

해결책이 결정되면 모든 의료진과 직원들이 해결책을 시행할 수 있도록 교육한다. 정기적인 교육 시간 또는 월례회의(전체 회의) 등의 시간을 활용하면 효과적이다.

(6) 해결책 실행

결정된 해결책을 실행한다. 이때 개선 활동별 책임자를 지정하고 역할과 책임을 명확히 하는 것이 필요하다.

(7) 피드백

개선된 서비스에 대한 고객의 반응을 확인한다. 서비스에 대한 만족감이 상승하였는지, 개선된 서비스에 대한 반응은 어떠한지에 대해 확인하고, 개선 활동이 만족스럽지 않다는 고객의 피드백이 있다면 다른 해결 방안으로 개선 활동을 해야 한다.

(8) 지속적인 서비스 품질 관리

개선된 서비스를 고객이 어떻게 인식하고 있는지 확인하여 지속적으로 서비스 품질을 개선해 나간다. VOC를 통해 개선한 서비스는 고객들이 알 수 있도록 게시판 등을 통해 알리는 것도 좋은 방법이다. 모 병원은 매월 VOC를 수집하고 분석한 후 개선 활동을 정기적으로 하고 있는데, 고객이 어떤 제안을 했고 병원은 어떻게 변화되었는지를 매번 게시판에 공지한다. 그로 인해 고객들의 의견이 실제로 잘 반영되고 있다는 것을 알리는 효과뿐만 아니라 고객들의 자발적인 참여와 긍정적인 반응도 얻을 수 있게 되었다.

4) VOC(Voice of Customer) 개선 사례

(1) 신환 예약 시간이 지켜지지 않은 경우

① **VOC 내용** : 전화로 병원 콜센터를 통해 신경과 예약을 했습니다. 진료 받고 바로 출근을 해야 하는 상황이라서 첫 번째 순서로 진료를 받을 수 있는 날짜로 일부러 예약을 하고 예약일에 병원에 갔습니다. 그런데, 10시부터 진료가 시작되었지만 저의 순서는 오지 않았고, 데스크에서 담당 직원이 콜센터에 전화를 걸어서 "왜 신환을 아침일찍부터 예약을 잡았어요? 우리는 못해요. 바쁜데 이 시간에 신환을 예약하면 어쩌자는 거에요?" 하며 짜증섞인 목소리로 통화하는 것을 들었습니다. 그 신환이 저라는 생각이 들었습니다. 그리고 저는 1시간 가까이 아무런 설명도 듣지 못하고 대기실에 방치되어 있었습니다. 드디어 진료를 받게 되었지만 기분이 썩 좋지 않았습니다. 오전 첫 타임에 진료를 받고 출근을 하려고 했던 저의 계획은 무너졌고 그로 인해 하루 종일 모든 일정이 복잡하게 되어 심적으로 매우 기분이 좋지 않았습니다. 신환 진료가 안되는데 왜 예약을 해주셨나요? 그리고 제가 잘못한 것도 아닌데 앞에 앉아 있는데도 그렇게 콜센터에 전화해서 민망하게 했어야 했나요? 다시 생각해도 너무 불쾌합니다. 이번 일에 대한 사과를 요구합니다.

② **개선 조치** : 담당부서의 책임자가 고객에게 사과 전화 드림. 해당 진료과의 신환 예약 방법 확인하여 예약센터에 전달 및 교육함. 각 진료과별 상황을 파악하여 진료과별 및 의료진별 신환 예약에 대한 기준 및 방법 마련

③ **결과** : 고객께서 사과를 받아주셨고 다음번에 방문시 대기시간이 최소화 되도록 신경

써서 응대해 드릴 것을 약속하여 다음 예약일에 재 내원함

(2) 직원 불친절에 대한 민원이 발생한 경우

① **VOC 내용** : 바쁜 토요일인 것을 감안하더라도 오늘 접수데스크에 있는 직원이 말투가 차갑고 화난 듯이 말해서 기분이 좋지 않았어요. 기분좋게 피부 치료하러 갔다가 기분만 나빠져서 왔네요. 상냥하지는 않더라도 쌀쌀맞게 말하지 않았으면 좋겠어요.

② **개선 조치** : 해당 고객에게 전화드려서 불편함을 드린 것에 대해 사과하였고 고객께서 상한 기분이 나아졌다고 말씀하셨음. 정기적인 CS 교육을 월 2회 시행하기로 함. 친절직원 포상제를 도입하여 직원의 친절도를 향상시키기로 함

③ **결과** : 정기적인 서비스 교육을 통해 커뮤니케이션 스킬 및 고객응대 스킬이 향상되고 있음. 전달에 비하여 고객 불만율이 30% 감소함

(3) 설명 부족에 대한 민원이 발생한 경우

① **VOC 내용** : 오늘 사각턱 보톡스를 맞으러 병원에 갔는데, 말도 없이 갑자기 얼굴 사진을 찍어야 한다며 촬영하는 곳에 데려가서는 사진을 찍었어요. 왜 사진을 찍는지, 사진을 어디에 올릴건지 하나도 설명을 안해주던데 설명 좀 잘 해주세요.

② **개선 조치** : 보톡스 시술 전 사진 촬영에 대한 안내문 제작, 촬영 및 검사 전 병원코디네이터 1:1 고객 설명하기 제도 도입. 고객 응대 매뉴얼 개발

③ **결과** : 사진 촬영에 대한 설명 부족으로 인한 불만족이 발생하지 않음

5) VOC(Voice of Customer) 카드 예시

(1) 고객의 소리 카드 예시 1

고객님의 의견을
귀 기울여 듣겠습니다

오늘도 OO병원을 이용해 주셔서 감사합니다. OO병원에 남기고 싶은 의견이 있으시면 적어주세요. 고객님의 소중한 한마디가 큰 도움이 됩니다.

칭찬

불만

OO병원

(2) 고객의 소리 카드 예시 2

고객님의 소중한 의견을 들려주세요!

칭찬이나 개선 사항을 적어주세요.
고객님의 의견에 항상 귀기울이겠습니다.

작성일자 :　　년　　월　　일

(3) 고객의 소리 카드 예시 3

고객의 소리를 들려주세요

※ 귀하의 소중한 의견은 병원 서비스 개선을 위해 사용됩니다.

■ 진료일: ______________ (예: 2025.06.22)

■ 방문부서: □ 내과 □ 외과 □ 소아과 □ 기타(________)

■ 내원 목적: □ 진료 □ 검사 □ 입원 □ 면회 □ 기타(________)

■ 문의/불편/칭찬/건의 내용:

■ 연락처: 전화번호 또는 이메일: ____________________________

※ 답변을 원하시는 경우 반드시 연락처를 적어주세요.

■ 수집된 정보는 답변 목적 외에는 사용되지 않으며, 병원 내부 규정에 따라 안전하게 보관됩니다.

제5절 불만 고객 관리

학습목표

1. 불만 고객의 심리와 행동 유형을 이해하고, 불만 고객 응대의 중요성을 인식한다.
2. 다양한 불만 상황에 대처하는 효과적인 방법을 학습하고, 실제 상황에서 적용할 수 있는 커뮤니케이션 능력을 함양한다.
3. 불만 처리 절차를 숙지하고, 불만 고객 관리 시스템 구축 및 운영에 필요한 지식과 기술을 습득한다.

불만 고객이 발생하면 의료기관과 고객 모두 불쾌한 경험을 가지게 된다. 진료적 부분, 심리적 부분, 고객 서비스적 부분 등 불만 발생은 병원을 이용하는 다양한 부분에서 발생할 수 있다. '불만'은 병원에 대한 안 좋은 인상을 남기게 되며 병원을 방문한 다른 고객들에게까지도 영향을 줄 수 있다. 불만 고객을 대하는 병원코디네이터의 역할과 자세에 대해 알아본다.

1 불만 고객에 대한 이해

불만 고객은 더 세심하게 고객의 감정변화와 불만을 토로하는 부분을 정확하게 파악하고 그에 따른 응대를 하는 것이 핵심이다. 이미 불만을 토로했으므로 병원에 대해 좋지 못한 감정이 생겨났고, 불만의 토로가 받아들여질지에 대한 의문과 손해를 볼 수 있다는 두려움이 있기 때문이다. 불만 고객 관리는 불만의 원인을 파악하는 것과 더불어 다시 반복되지 않도록 수정하고 개선하려는 자세가 필요하다.

- 불만 고객은 우리에게 귀한 고객이다. 불만을 표시하는 고객은 우리 병원을 위해 자신의 시간과 돈을 들여가며 살아있는 정보를 제공해 주는 고객이다.
- 고객의 불만은 그 자체가 가장 중요한 품질관리 정보이며, 특히 형체가 없는 서비스 상품일 때에는 고객의 불평이 유일한 품질관리 정보이다.
- 불평하는 고객은 아직도 고객으로서 미련이 있으므로 유지 가능성이 있다. 떠날 고객은 말없이 떠난다. 효과적으로 응대하면 기존에 가지고 있던 생각들을 훨씬 긍정적으로 바꾸어 놓아 더 좋은 인식을 하게 된다.

1) 불만 고객 발생 원인

고객이 제기하는 불만은 크게 병원이 제공하는 부분과 고객의 입장에서 가지게 되는 불만으로 구분할 수 있다. 주로 고객 불만이 제기되는 경우는 아래의 표로 구분하여 살펴볼 수 있다. 병원이 원인인 경우는 사과와 개선을 통하여 고객 불만을 제거하고, 고객의 입장에서 불만을 토로하는 경우는 충분한 설명과 이해를 통해 불만을 제거한다.

	병원 입장	고객 입장
진료적 측면	의료진의 진료처리 인식 부족 설명 불충분, 치료시간 지연 고객 감정에 관한 배려 부족 서비스 정신 결여	진료처리에 대한 지식 부족 착오, 과실에 의한 불만 감정이 좋지 않은 경우 고의나 악의로 불만을 가진 경우
심리적 측면	바쁘다(귀찮다) 병원의 규정을 어길 수 없다 특별대우를 할 수 없다 진료처리에 하자가 없다 자신이 전문가라는 우월감	진료처리 지연에 대한 초조감 고객이 왕이라는 우월감 '병원이 여기뿐이냐'라는 비교심리 잘못에 대한 항의, 자존심 손상 열등의식

그 외 고객 관점에서 진료 대기시간, 진료 결과에 대한 불만, 의료진과의 의사소통 문제 등에 대한 불만과 진료 예약 시스템, 정보 제공 시스템 등 병원 시스템의 미흡으로 인한 문제점, 직원들의 불친절, 무관심 등 직원의 태도와 서비스 질이 불만으로 이어질 수 있다.

2) 고객이 불만 토로를 통해 얻고자 하는 것

고객이 불만을 제기할 때 원하는 것들은 다음과 같다:

(1) **정당한 불평 인정**: 고객은 자신의 불평이 정당하다는 것을 인정받고 싶어 한다.
(2) **정확한 설명**: 잘못된 부분에 대해 명확하고 정확한 설명을 원한다.
(3) **신속한 사과와 보상**: 잘못이 발생했을 경우, 빠른 사과와 적절한 보상을 기대한다.
(4) **미래에 대한 다짐**: 앞으로 같은 문제가 발생하지 않도록 개선하겠다는 다짐을 원한다.

이러한 고객의 기대를 충족시키는 것이 중요하다. 고객의 불만을 잘 처리하면 신뢰를 회복하고 더 나은 관계를 유지할 수 있다.

3) 불만 처리의 중요성

(1) **이윤 증대에 기여**: 불만을 가진 고객이 문제를 해결하고 만족하게 되면, 그들은 충성도 높은 고객이 될 가능성이 높다. 이는 장기적으로 병원의 이윤 증대에 기여할 수 있다.
(2) **병원에 대해 좋지 않은 평판 사전 방지**: 불만을 신속하고 효과적으로 처리하면, 고객이 부정적인 리뷰나 평판을 퍼뜨리는 것을 방지할 수 있다. 이는 병원의 명성을 보호하고 새로운 고객을 유치하는 데 도움이 된다.
(3) **법적 소송 비용 절감**: 불만이 심화하여 법적 소송으로 이어지는 것을 방지하면, 병원은 소송 비용을 절감할 수 있다.
(4) **자원과 시간 절약**: 고객의 불만을 신속하게 해결하면, 불만이 장기화하는 것을 막아 자원과 시간을 절약할 수 있다.
(5) **유용한 정보획득**: 고객의 불만을 통해 병원경영에 유용한 정보를 얻을 수 있다. 이를 통해 병원은 서비스 개선과 운영 효율성을 높일 수 있다.

이러한 이점들을 고려하면, 고객의 불만을 잘 처리하는 것이 병원의 성공에 중요한 요소임을 알 수 있다.

Tips. 고객이 불만을 말하지 않는 이유

① 증거를 대기가 어렵다.
항의를 해도 쉽게 불량의 근거를 입증시킬 수 없고, 괜히 번거롭기만 하다. 더욱이 서비스에 대한 불만이 대부분인데 증거를 대기가 애매하다.

② 빨리 잊고 싶다.
불쾌한 경험을 말해봐야 더 불쾌해지므로 말하기 싫다. 항의해봐야 고작 형식적인 사과밖에 못 받을 것이다. 다른 곳에서 구매하면 된다.

③ 누군가를 비난해야 한다.
서비스에 대한 불만이 대부분인데 그러자면 누군가를 비난해야 한다. 불량서비스를 항의하려면 특정인에 대한 공격을 해야 하고 본인의 성격과 교양만 손상될 뿐이다.

2 불만 고객 유형과 특징

1) 불만 고객의 반응

불만 고객의 반응에 대한 통계는 매우 중요하다. 일반적으로 100명의 불만 고객 중 대부분은 불만을 직접 표현하지 않고 거래를 중단하는 경향이 있다. 또한, 평균적으로 한 명의 불만 고객은 9명 이상의 다른 사람들에게 자신의 불만을 전달한다고 한다. 조 지라드(세일즈 불변의 법칙 12가지)의 1:250 법칙에 따르면, 한 명의 불만 고객은 최대 250명에게 부정적인 경험을 공유할 수 있다고 한다. 이는 병원의 평판에 큰 영향을 미칠 수 있다. 따라서, 불만 고객의 문제를 신속하고 효과적으로 해결하는 것이 매우 중요하다.

2) 불만 고객의 행동 유형

(1) 침묵 고객

침묵한 채 피해를 그대로 수용하는 고객을 의미한다. 이런 사람들은 다음 내원 시, 이미 갖고 있는 부정적 태도를 가지고 다른 문제점을 찾아내려고 한다.

(2) 전환 고객

아무 말 없이 다른 병원으로 옮겨가는 고객을 의미한다. 이때 단지 한 명의 고객을 잃었다고 생각한다면 문제가 된다. 이 경우 고객은 어떤 언급도 하지 않았기에 "왜? 어떻게 고객을 잃었는가?"에 대해 병원은 알 수가 없게 된다.

(3) 전언 고객

자신의 불평을 친구와 이웃에게 전달하는 고객을 의미한다. 이러한 고객은 병원에 대한 부정적인 경험을 주변 사람들에게 공유함으로써 병원의 평판에 영향을 미칠 수 있다. 따라서, 전언 고객의 불만을 신속하고 효과적으로 처리하는 것이 중요하다.

(4) 진정 고객

제3의 기관에 불만을 제기하는 고객을 의미한다. 이러한 고객은 소송이나 감사를 일으킬 수 있으며, 언론까지 가세하게 되면 병원의 부정적인 이미지가 급속히 확산할 수 있다. 이는 병원에 큰 피해를 줄 수 있는 최악의 상황이다. 따라서, 진정 고객의 불만을 신속하고 효과적으로 처리하는 것이 매우 중요하다.

(5) 토로 고객

병원에 직접 불평을 털어놓는 고객을 의미한다. 이 유형의 고객은 병원에 긍정적인 영향을 미칠 수 있는 유일한 경우이다. 병원은 고객의 요구를 이해하고 문제를 파악하여 개선할 수 있으며, 이를 통해 고객의 신뢰를 회복할 기회를 가질 수 있다. 토로 고객은 두 가지 유형으로 나눌 수 있다.

① **전화로 불만을 토로하는 고객**: 전화로 불만을 토로하는 고객이다. 이 경우, 고객은 감정이 격양되어 전후 사정을 이야기하지 않고 현재 벌어진 상황만을 강조하는 경우가 많다. 상담자는 이러한 고객에게 즉각적으로 응대하기 어려울 수 있으며, 당황하여 잘못된 대답을 할 수도 있다. 따라서 침착한 자세로 사전에 훈련되거나 합의된 프로세스로 대응하는 것이 중요하다.

② **방문하여 불만을 토로하는 고객**: 직접 병원에 방문하여 불만을 토로하는 고객이다. 이 고객은 크게 두 가지 유형으로 나눌 수 있는데, 감정적으로 흥분하여 목소리를 높이고 화를 내는 경우와 이성적으로 상황과 본인의 입장을 정리한 후 침착하게 불만을 토로하는 경우이다. 대부분의 방문 불만 토로 고객은 문제가 해결되도록 본인의 상태에 대

해 전달하고 싶어 한다. 이러한 고객의 불만을 잘 처리하면 병원은 고객의 신뢰를 회복하고 더 나은 관계를 유지할 수 있다.

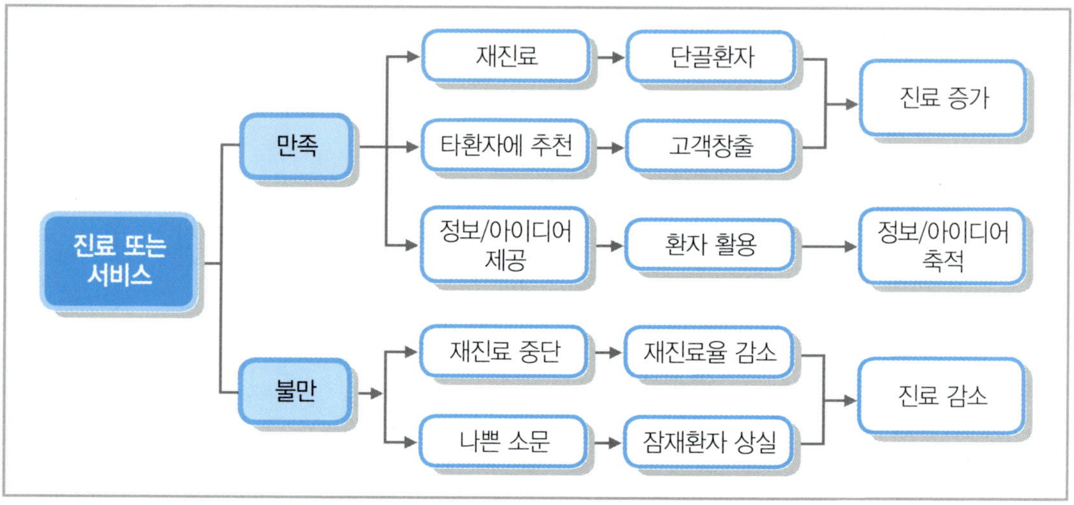

[그림 8-8] 고객의 진료 만족과 불만 발생 시 진행 프로세스

3) 고객을 화나게 하는 태도

고객을 화나게 하는 7가지 태도는 다음과 같다.

(1) **무관심**: 내 소관이 아니며 나와는 상관없다는 태도로, 고객에 대한 책임감과 조직에 대한 소속감이 없는 직원의 경우에 나타난다.

(2) **무시**: 고객의 불만을 못 들은 체하거나 별것 아니라는 식으로 대하는 태도이다.

(3) **냉담**: 고객을 귀찮고 성가신 존재로 취급하여 차갑고 퉁명스럽게 대하는 태도이다.

(4) **거만**: 고객을 무지하고 어리숙하게 보거나, 투정을 부린다는 식으로 대하는 태도로, 의사 등 전문가들 사이에서 많이 나타난다.

(5) **경직화**: 마음이 담기지 않은 인사나 응대, 답변 등으로 기계적이며 반복적인 태도로 고객을 대하는 것이다.

(6) **규정 제일**: 항상 병원의 규정만을 내세우며 고객에게 규정을 준수하도록 강요하거나 규정대로만 집행하는 태도이다.

(7) **발뺌**: 자기의 업무영역과 책임 한계만을 말하며 처리를 떠넘기는 태도이다.

이러한 태도들은 고객의 불만을 더욱 악화시킬 수 있으므로, 고객을 존중하고 고객의 관점에서 문제를 해결하려는 노력이 필요하다.

3 불만 고객 응대

1) 고객이 불만을 표명하였을 경우

고객이 불만을 표명했을 때, 빠르게 그 원인을 파악하는 것이 중요하다. 불만의 원인은 크게 두 가지로 나눌 수 있다.

(1) **진료 측면**: 진료, 수술, 시술, 치료에 따른 불만 등

(2) **진료 외적 측면**: 병원 서비스, 시술 과정의 직원 태도, 의사 설명 등

예를 들어, 고객이 입원 동안 청소 담당자의 태도로 인해 불편을 겪었다고 한다.
이 경우 상담자는 다음과 같이 대응할 수 있다.

상 담 자: ○○○님, 작성해 주신 고객 카드의 내용을 잘 보았습니다. 입원 동안 미화 담당 여사님의 태도로 인해 아주 불편하셨다고 들었습니다.

퇴원 고객: 네, 입원 동안 아침이면 대걸레가 침상에 부딪히는 소리에 잠이 깨었고, 슬리퍼 등도 침대 아래로 밀려나 있어서 기분이 좋지 않았어요.

상 담 자: 네, 말씀해 주셔서 감사합니다. 혹시 진료에 대한 부분이나 간호사들에 대한 불편함은 없으셨는지요?

퇴원 고객: 그런 부분은 없었어요. 다만 입원했는데도 편하게 잠을 잘 수 없어서 너무 불쾌했어요.

상 담 자: 우선 입원하는 동안 불편하셨던 부분 사과드립니다. 미화 담당 여사님들께도 주의하라고 부탁드리겠습니다. 또한 입원 중에 아침잠을 방해하지 않고 청소하는 방법에 대해서도 고민해 보도록 하겠습니다. 저희가 생각하지 못한 부분을 말씀해 주셔서 개선할 수 있게 되었습니다. 감사합니다.

이와 같이 고객의 불만을 잘 처리하면 신뢰를 회복하고 더 나은 관계를 유지할 수 있다.

2) 불만 접수 : 불만일지 작성

불만 접수 시 불만일지를 작성하는 것은 매우 중요하다. 불만일지를 작성하는 과정은 다음과 같다.

(1) **고객 정보 기록**: 고객의 이름, 연락처, 방문 날짜 등을 기록한다.
(2) **불만 내용 기록**: 고객이 제기한 불만의 구체적인 내용을 상세히 기록한다.
(3) **불만 원인 파악**: 불만의 원인을 진료적 측면과 진료 외적 측면으로 나누어 파악한다.
(4) **조치 사항 기록**: 불만에 대한 대응 조치와 그 결과를 기록한다.
(5) **추후 관리 계획**: 불만이 재발하지 않도록 추후 관리 계획을 세우고 기록한다.

이러한 과정을 통해 고객의 불만을 체계적으로 관리하고, 문제를 신속하게 해결할 수 있다.

치료명	턱 보톡스 시술	접수일시	2025. 09. 22	접수처 접수자	리셉데스크 ○○○상담실장
고객명	김미녀	연락처	010-2222-0000		
주소	서울시 강동구 고척동 △△아파트				
불만사항	1. 지난 2025년 1월 시술 후 보톡스 재시술 및 효과유지를 위해 6개월이 지나기 전에 병원에서 연락주기로 했었음 2. 믿고 기다렸는데 병원에서 연락이 없었음				
담당부서	고객지원부	조치사항	사과 및 보상차원으로 보톡스비용 할인가격으로 제공		

3) 불만 고객 응대

불만 고객을 응대할 때의 원칙은 다음과 같다.

(1) 고객의 입장에서 생각한다.

고객의 입장이나 상황으로 감정이입을 한 후 어떤 서비스를 받기 원하는지, 무슨 말이 듣고 싶은지 생각한다. 불만을 제기하기 위해 내원한 고객에게 한 가지 입장만 고집하다가 문제를 더 키우는 경우가 종종 있다. 따라서 고객을 위한 방향으로 응대한다.

(2) 관점을 표명하여 먼저 고객의 마음을 위로한다.

차를 대접하거나 기다리고 있는 가족은 없는지, 시간은 괜찮은지, 진료를 받는데 먼저 조치해야 할 것은 없는지 등을 파악하여 고객을 최대한 배려한다. 고객의 입장에 공감을 표시하여 고객의 마음을 풀어준 후 대화를 원활하게 이끌어 간다.

(3) 병원의 규정을 먼저 설명하려 하지 않는다.

화가 난 것은 감정적인 것이므로 이성적 논리로 대응해서는 안 된다. 병원의 규정이나 기준을 설명하려다 보면 고객의 감정을 더 상하게 할 수 있다. 고객의 말을 충분히 경청한 후에 현재 시스템상 운영 여건에 문제가 있다는 의사를 전하고 양해를 구하는 형태를 취한다.

(4) 서비스 제공자 개인감정을 드러내지 않는다.

불만 고객은 병원의 규정이나 운영 시스템에 불만을 제기하는 것이지 서비스 제공자인 개인에게 화를 내는 것이 아니다. 따라서 고객의 반말이나 높은 언성, 행동 등에 화를 내거나 개인적 감정을 표출해서는 안 된다.

(5) 고객의 가치관을 바꾸려 하지 않는다.

고객의 몰상식한 행동 등에 훈계를 하거나, 고객의 가치관이나 생각에 대해 반대되는 기준을 들어 이해시키려 하거나 설득하려는 경우가 있는데, 이는 오히려 고객의 마음 문을 닫게 하는 결과를 낳는다.

(6) 같이 일하는 동료 입장은 변명하지 않는다.

불만 고객은 주로 불만의 대상자가 아닌 책임자급에게 불만을 제기하는 경우가 많다. 이때 책임자는 같이 일하는 동료를 객관적으로 평가하여 대답하여야 하며, 동료라고 하여 편들기 시작한다면 고객은 더욱 분노하게 된다.

이러한 원칙을 준수하면 고객의 불만을 효과적으로 처리하고 신뢰를 회복할 수 있다.

Tips. 불만고객응대 처리자의 태도와 마음가짐

① 불만처리는 항상 신속하게 대응하여 모든 일에 최우선으로 처리한다.
② 사소한 약속이라도 반드시 지켜 고객이 관심을 갖게 하는 계기를 만든다.
③ 조직적으로 처리하여야 하며 본인이 처리 불가시 상급자에게 즉시 보고한다.
④ 고객 입장이 되어 불만 내용을 끝까지 경청한다.
⑤ 불만 내용을 확인하고 고객의 이해관계가 무엇인지를 파악한다.
⑥ 고객의 주장이 틀리더라도 직접적인 반박은 삼가고 고객의 자존심이 상하지 않도록 한다.
⑦ 책임 전가식의 변명보다는 우선 병원을 대표하여 진심으로 사과한다.
⑧ 법규나 원칙 등에 대한 언급을 가급적 삼가고, 언급 필요시에는 정확하게 설명한다.
⑨ 고객을 첫인상으로 평가하지 않도록 주의한다.
⑩ 고객이 의문을 제기한 사항에 대해서는 명확하게 답변을 하고, 잘 모르는 사항에 대해서는 양해를 구한 다음 사실을 확인하여 답변한다.
⑪ 감정이 다소 상하더라도 동요되지 말고 침착하고 차분하게 이야기한다.
⑫ 항상 병원의 대표라는 사실을 잊지 않는다.

불만 고객을 응대하는 담당자는 고객에 대한 공감 능력을 갖춰야 하고, 불만 처리를 잘할 수 있는 능력이 있거나 불만 처리를 해 본 경험이 있는 직원이 응대하는 것이 좋다.

(1) 전화 불만 고객

충분한 공감을 통해 감정이 격양되는 것을 지양한다. 고객의 정보를 지참하여 열린 공간보다는 상담실 등에서 통화한다.

해결되지 않는 부분은 내원을 요청하여 진행하며, 고객의 동의를 구한 후 녹취할 수 있으며, 종결 후 상황을 문서로 정리하여 내부에서 해결 방안을 논의하고 기록에 남긴다.

(2) 방문 불만 고객

① **장소를 옮긴다**: 불만을 제기한 고객이 병원 대기실이나 다른 고객들에게 영향력을 행사할 수 없는 장소(상담실, 원장실 등)로 이동한다.
고객이 감정을 진정할 수 있도록 음료나 차를 대접하고, 잠시 상황을 파악하겠다고 하여 고객에게 생각할 시간을 준다(감정 진정의 시간).

② **Agree & Understand**: 고객이 제기한 불만을 충분히 경청하고 필요한 부분은 메모하며 듣는다. 고객의 현재 심정을 이해하면서 듣지만, 고객의 불만에 무조건 동의할 필요는 없다.

③ **원인 분석과 정중한 사과**: 변명과 동료 편들기 식의 사과가 아닌 원인 분석을 통한 객관적인 사과를 한다. 당장 해결해 줄 수 있는 부분은 가능한 바로 해결하여 불만을 줄인다.

④ **Yes라고 할 수 없는 상황**: 고객의 요구를 법률의 규제, 악의적인 무리한 요구, 병원 방침 및 규정, 치료 상품 부족, 시간적 부족 등으로 인해 들어주지 못할 경우, 무리하게 "Yes"라고 답하지 말고, 최선을 다한 "No"가 되도록 한다. 진지하게 사과하고 대안을 제시하여 고객이 선택할 여지를 준다. 무리한 "Yes"는 약속의 불이행, 진실 왜곡으로 더 큰 불만이 이어질 수 있다.

(3) 대안 제시

고객의 불만을 해결하고 감정적인 대립이 종료되었을 때 대안을 제시한다. 이때 응대하는 사람만이 아닌 병원의 최고 책임자와 함께 결정했음을 알린다.

환자가 원하는 부분이 사과인지 보상인지, 직원의 징계인지를 파악하고 대안을 제시한다.

이러한 원칙을 준수하면 고객의 불만을 효과적으로 처리하고 신뢰를 회복할 수 있다.

4) 좋은 불만 처리 방법

불만 고객을 효과적으로 응대하기 위해 병원 직원들이 인식해야 할 중요한 사항들은 다음과 같다.

(1) **불만 처리의 중요성을 병원 직원들에게 인식시킨다**: 모든 직원이 불만 처리가 병원의 성공에 얼마나 중요한지 이해하도록 한다.

(2) **불만 내용을 반드시 기록한다**: 모든 불만 사항을 기록하여 체계적으로 관리한다.

(3) **불만 발생 시 처리 및 보고 절차를 확립한다**: 불만이 발생했을 때 처리 및 보고 절차를 명확히 정립한다.

(4) **현장 직원이 해결할 수 있는 권한을 부여한다**: 현장 직원이 즉각적으로 문제를 해결할 수 있도록 권한을 부여한다.

(5) **불만의 원인을 분석한다**: 불만의 근본 원인을 분석하여 재발을 방지한다.

(6) **불만 처리 기한을 정하고 정확하게 지킨다**: 불만 처리 기한을 설정하고 이를 엄수한다.

(7) **불만 처리 고객 만족도를 측정하고 피드백한다**: 불만 처리 후 고객 만족도를 측정하고 피드백을 반영한다.

(8) **불만 사례를 분석하고 지속적인 직원 훈련을 한다**: 불만 사례를 분석하여 직원들에게 지속해서 교육한다.

이러한 원칙을 준수하면 고객의 불만을 효과적으로 처리하고 병원의 신뢰를 높일 수 있다.

[표 8-9] 항의처리 8단계

만족스러운 항의 처리를 하려면 (항의처리 8단계)	수긍한다.	• 편하게 말하도록 분위기 조성 • 병원서비스를 이용해 주셨음에 감사
	잘 경청한다.	• 불만의 원인을 제대로 파악 • 진지한 경청 자체가 고객감정에 공감
	감사와 공감을 표시한다.	• 기회를 주셨음에 감사 • 고객의 생각을 공감
	정중하게 사과한다.	• 불편을 드린 점에 정중한 사과
	해결을 약속한다.	• 고객이 안심하도록 신속한 해결을 약속
	정보를 파악한다.	• 질문을 통하여 필요한 정보 파악 • 고객이 원하는 최선의 해결책 파악 • 관련 부분에 구체적 정보를 전달
	신속하게 처리한다.	• 가능한 현장에서 즉시 처리 • 부득이한 경우 가능한 신속처리
	피드백한다.	• 처리 경과 및 결과를 고객에게 통보 • 처리 후 사과와 감사의 인사 • 관련 부분에 정보 전달

5) 불만 고객 관리 시스템 구축

불만 고객 관리를 위한 시스템을 아래와 같이 마련한다.

(1) **불만 접수 시스템**: 다양한 채널을 통해 불만을 접수하고, 체계적으로 관리하는 시스템을 구축한다.

(2) **불만 처리 프로세스**: 불만 접수부터 해결까지의 프로세스를 표준화하고, 효율적인 처리를 위한 시스템을 구축한다.

(3) **데이터 분석**: 불만 데이터를 분석하여 문제점을 파악하고, 개선 방안을 도출한다.

(4) **다양한 불만 상황 시뮬레이션**: 실제 발생할 수 있는 다양한 불만 상황을 제시하고, 효과적인 대처 방법을 연습한다.

(5) **성공적인 사례 공유**: 불만 고객을 성공적으로 응대했던 사례를 공유하고, 노하우를 전파한다.

제6절

협력병원관리

학습목표

1. 고객의 진료의뢰서를 확인할 수 있다.
2. 협력병원의 진료 일정을 확인하여 예약할 수 있다.
3. 고객에게 협력병원 진료 예약 및 의뢰에 대해 안내할 수 있다.
4. 고객의 진료 회신서를 확인할 수 있다.

1 협력병원 간 의뢰 관리

1) 협력병원 간 진료의뢰 및 회신 절차

협력병원 간 진료의뢰 및 회신은 일반적으로 [그림 8-9]와 같은 절차로 진행된다. 이에 대한 구체적인 설명은 아래와 같다.

진료의뢰 병ㆍ의원에서는 ① 진료의뢰서를 작성한 후 ② 진료협력센터에 온라인 및 전화예약 등을 통해 진료의뢰를 한다. 그리고 ③ 의뢰환자가 진료의뢰서 및 각종 검사결과를 지참하여 병원을 방문한 후 ④ 해당 진료과의 접수 및 수납 창구에서 접수 및 수납을 한다. 이어서 ⑤ 해당 진료과 접수창구에서 내원을 체크한 후 진료를 실시하고 ⑥ 진료 후 일정기간 경과 후 회신서를 작성하여 진료의사에게 발송하고 3차 진료 완료 후 의뢰 병ㆍ의원으로 환자를 회송한다.

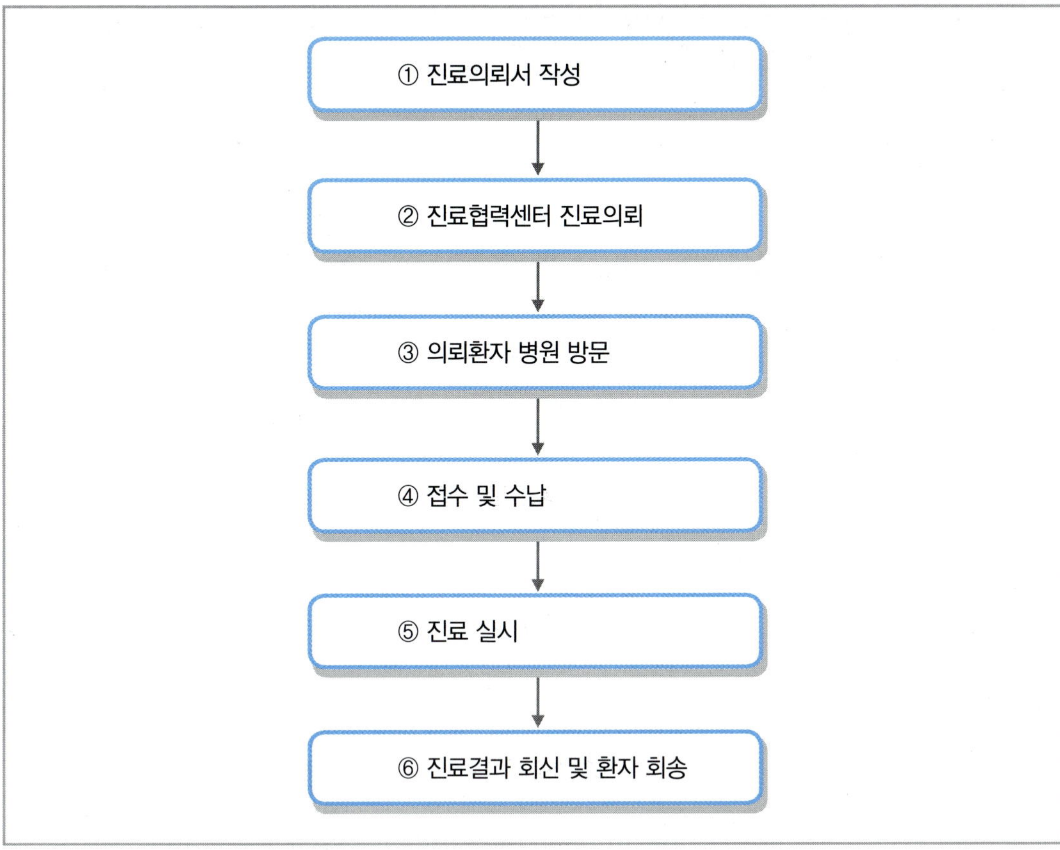

[그림 8-9] 협력병원 간 진료의뢰 및 회신 절차

2) 진료의뢰서 작성

(1) 진료의뢰

진료의뢰를 하기 위해서는 환자의 진료의뢰서(표 8-10)를 작성하여 협력병원의 진료협력센터에 제출해야 한다. 또한 이와 함께 환자 또는 환자의 법정대리인으로부터 진료정보제공 환자동의서(표 8-11)를 받아서 보관하여야 한다. 진료의뢰서에는 다음과 같은 정보가 포함된다.

(1) **환자정보** : 환자성명, 생년월일, 휴대전화번호, 예비휴대전화번호, 주소 등

(2) **진료의뢰정보** : 희망진료과목, 희망진료의사명, 희망예약일시, 상태 및 내용, 진료영상 첨부, 첨부파일 첨부, 진료협력센터에 전달할 메모 등

(3) **의뢰기관 정보** : 병원명, 의뢰의사명, 의사면허번호, 병원전화번호, FAX, 병원주소,

환자의뢰 동의에 체크, 의뢰환자의 예약결과 전달받는 방법 선택(SMS, E-mail 등), 진료결과 회신서 수령받는 방법(E-mail, 우편, FAX 등)

[표 8-10] 진료의뢰서 양식

<table>
<tr><td colspan="3">진료의뢰서</td><td colspan="2">○○진료협력센터
진료의뢰 예약 전용
TEL (02) 000-1111
080-000-1112(수신자 부담)
팩스 (02) 000-1112
E-mail : kkk@bbb.or.kr</td></tr>
<tr><td rowspan="3">수진자</td><td>성명</td><td></td><td>생년월일</td><td></td></tr>
<tr><td>주소</td><td colspan="3"></td></tr>
<tr><td>자택전화</td><td></td><td>휴대전화</td><td></td></tr>
<tr><td>상병명</td><td colspan="4"></td></tr>
<tr><td>수진자
상태 및
진료의뢰</td><td colspan="4"></td></tr>
<tr><td>되의뢰</td><td colspan="4">의뢰환자의 되의뢰를 원하십니까? : 원함/원하지 않음</td></tr>
<tr><td rowspan="3">의뢰병원</td><td>병원명</td><td></td><td>의사명</td><td></td></tr>
<tr><td>전화병원</td><td></td><td>의사면허</td><td></td></tr>
<tr><td>의뢰일</td><td colspan="3">년 월 일</td></tr>
<tr><td colspan="5">본원에서는 환자의 질병정보 보호를 위하여 또는 보호자의 동의가 있을 때에만 진료정보 조회 및 회신이 가능합니다. 따라서 진료정보 조회 및 회신을 원하는 경우 하단 좌측 정보공개동의서를 받아주시기 바랍니다.</td></tr>
<tr><td colspan="3">정보공개동의서</td><td colspan="2">진료신청</td></tr>
<tr><td colspan="3">본인은 상기 진료의뢰서를 작성한 의사에 한하여 인터넷, 우편, 팩스, 이메일, SMS 등의 방법을 통해 진료정보를 조회 및 회신하는 것에 동의합니다.

환자성명 : (서명)
대 리 인 : (서명) 환자와의 관계:</td><td colspan="2">해당진료과 ______________
지정의사명 ______________
진료예약일 ______________

진료구분 □ 외래 □ 입원 □ 응급실</td></tr>
</table>

3) 협력병원 진료의뢰 예약

(1) 진료의뢰 시스템

협력병원에서는 진료의뢰 예약을 위하여 다양한 채널의 '진료의뢰 시스템'을 구축하여 운

[표 8-11] 개인정보 수집 및 이용 동의서 양식

<table>
<tr><th colspan="2">개인정보 수집 및 이용동의서</th></tr>
<tr><td>등록번호:</td><td>환자 성명:</td></tr>
<tr><td colspan="2">
○○병원은 의료법 및 개인정보 보호법에 명기된 법률상의 서비스제공자가 준수하여야 할 개인정보보호규정을 준수하며 관련 법령에 의거 이용자 권익보호에 최선을 다하고 있습니다.
1. 개인정보 수집/이용
○○병원은 귀하의 소중한 개인정보를 다음과 같은 목적으로 수집/이용합니다.
[개인정보 수집/이용목적]
가. 진단 및 치료를 위한 진료서비스와 진료비 청구, 수납, 환급 등의 진료지원 자료
(보호자 및 가족 등에게 병의 증세, 환자상태 설명, 병실조회 및 면회 관련 정보 제공)
나. 진료, 검사 및 검진 예약, 예약조회 등 회원서비스 제공을 위한 자료
다. 진료비 계산서, 내역서, 제증명서 및 의무기록 발급(발송), 검진 및 검사 관련 물품, 약품발급(발송)
라. 고지사항 전달 및 고충처리(고객의 소리) 등의 민원사항 전달/회신 등의 의사소통 경로로 이용
마. 진료 관련 회신 및 전원 등 병원 간 상호진료협력을 위한 의료정보 제공협력
(협력의료기관 간 상호진료협력 목적으로 진료정보를 활용하거나 제공)
바. 교육(학생강의, 시험문항 자료 활용 등), 연구, 자료결과 추후 조사에 필요한 자료
사. 외부수탁강사(온라인 포함) 및 임상시험심사를 위한 기초자료
아. 건강 컨텐츠 및 임상연구정보 제공
자. 신규서비스 개발 및 개인맞춤서비스 제공(뉴스레터, SNS 등)을 위한 자료와 각종 행사정보 안내 제공
차. 상기 내용을 포함한 병원이용서비스 관련 MOBILE 안내 및 SNS 활용을 위한 자료
카. 진료 우대 서비스(진료비 감면 등)
[수집하는 개인정보의 항목]
회원가입, 진료예약, 상담, 수납업무, 건강정보제공, 각종 서비스 신청 등을 위하여 최소한의 개인정보를 수집하고 있으며 그 항목은 다음과 같습니다.
– 홈페이지 가입 시
☆필수 항목 : 성명, 로그인ID, 비밀번호, 전화번호, 주소, 휴대전호번호, 유선전화번호, 이메일, 성별, 생년월일
☆서비스 이용과정이나 서비스 제공 업무처리 과정에서 다음과 같은 정보 등이 자동으로 생성되어 수집될 수 있습니다.
(서비스 이용기록, 접속 로그, 접속 IP 등)
– 진료 시 수집항목
☆필수 항목 : 환자등록번호, 환자명, 주민등록번호, 주소, 전화번호, 휴대폰번호, 건강정보, 외국인등록번호, 여권번호
☆신용카드 결제 시 : 카드사명, 카드번호, 유효기간 등 카드결제 승인 정보
[개인정보의 보유/이용기간]
개인정보는 「개인정보의 수집 및 이용목적」을 위한 서비스 제공기간 동안에 한하여 보유, 이용되며 수집된 정보는 의료법에 준하여 보관하고 있습니다. 다만 수집목적 또는 제공받는 목적이 달성된 경우에도 다른 법령, 건강을 위한 의료서비스 제공 등에 의하여 보관의 필요성이 있는 경우에는 개인정보를 영구 보관할 수 있습니다.
위 개인정보의 수집 및 이용
</td></tr>
</table>

2. 고유식별정보(주민등록번호, 여권번호, 외국인 등록번호)처리
3. 민감정보(건강정보)의 수집 및 이용
4. 개인정보 목적 외(아, 차, 카 항목) 이용
5. 개인정보 제3자(수탁검사, 혈액병원, 진료비청구 등) 제공
6. 선택적 개인정보 수집 및 이용
7. 개인정보 보유기간 연장

상기 「개인정보 보호법」 등 관련 법규에 의거 개인정보 수집 및 이용 □ 동의함 □ 동의하지 않음

년 월 일

동의권자 : 환자와의 관계

☆위 내용은 진료를 시행하는 데 필요한 정보 및 고객서비스 제공 목적으로만 이용됩니다.

- 개인정보제공 동의를 거부할 권리가 있고 동의 거부에 따른 불이익은 없으나, 위 사항은 병원 진료 시 반드시 필요한 사항으로 거부할 경우 병원서비스 이용 및 증빙서류 신청 등이 어려울 수 있음을 알려드립니다.
- 개인정보 제공자가 동의한 내용 외의 다른 목적으로 활용하지 않으며, 제공된 개인정보의 이용을 거부하고자 할 때에는 개인정보 관리책임자를 통해 열람, 정정, 삭제를 요구할 수 있습니다.

본인 외 동의권자 서명사유 : □ 환자의 신체/정신적 장애 □ 의식불명
□ 기타 (사유)
□ 만 14세 미만 아동(법정대리인)/법정대리인 연락처

☆ 본인 외 동의권자의 서명/동의가 있을 시 신원환인을 위하여 대리인의 신분증과 (법정)대리인임을 확인할 수 있는 서류(가족관계증명서 등)를 요청드릴 수 있습니다.

영하는 것이 바람직하다. 고객이 진료의뢰를 할 때는 첫째, 신속한 진료예약을 실시하고, 둘째, 전문적인 상담을 통해서 적합한 진료과를 연결해주어야 한다. 셋째, 진료 내용에 대해서는 SMS 서비스 등을 제공하여 협진의가 의뢰한 환자의 상태를 파악할 수 있도록 해야 한다. 협력병원의 진료의뢰 예약에 대한 운영 방법의 예시는 아래의 [표 8-12]와 같다.

[표 8-12] 협력병원의 진료의뢰 시스템의 예시

진료의뢰 예약전화 시스템	• 예약전화로 진료의뢰 예약
응급환자 의뢰전화 시스템	• 24시간 응급환자 핫라인으로 진료의뢰 예약
On-line 시스템	• 온라인 환자의뢰시스템으로 진료의뢰 예약 • 진료협력센터 E-mail을 통한 진료의뢰 예약
Call back 시스템	• 고객이 남겨준 전화번호로 신속한 콜백 서비스를 통해 진료의뢰 예약

On-line 시스템으로 진료의뢰를 할 경우에는 일반적으로 다음과 같은 절차로 진행된다.

① 진료의뢰 병 · 의원에서는 진료를 의뢰할 협력병원의 진료협력센터에 접속하여 회원 가입을 한다.

② 진료의뢰 로그인을 한다.

③ 진료의뢰 및 진료의뢰서를 작성하고, 진료정보제공 환자동의서를 받는다.

④ 진료의뢰정보를 모두 입력한 후 '전송' 버튼을 선택하여 진료의뢰가 협력병원의 진료협력센터에 전달되도록 한다.

⑤ 진료의뢰가 완료되면 의뢰 환자의 의뢰진행상태를 확인할 수 있다.

(2) 진료의뢰 예약

협력병원 간 진료의뢰 예약은 일반적으로 [그림 8-10]과 같은 절차로 진행된다. 먼저 진료의뢰 병 · 의원에서 진료의뢰서를 작성하고, 또한 환자 또는 환자의 법정대리인으로부터 '진료정보제공 환자동의서'를 받아서 보관한다. 그리고 바로 진료협력센터에 진료의뢰 예약을 한다.

① 진료예약 접수

병 · 의원이 진료의뢰를 하고자 할 때는 먼저 협력병원의 진료협력센터에 진료예약 및 등록을 해야 한다. 진료협력센터에 진료의뢰는 전화예약, 온라인예약, 방문예약, 팩스예약 등으로 접수할 수 있다.

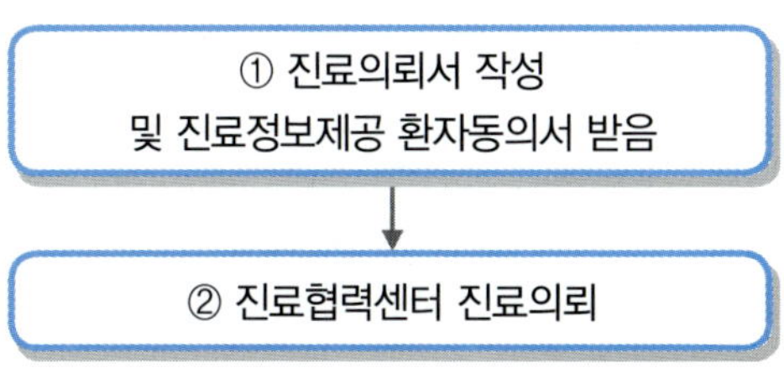

[그림 8-10] 협력병원 간 진료의뢰 예약 절차

㉠ **전화예약 접수** : 진료협력센터 → 협력 병 · 의원 확인 → 예약 등록

㉡ **방문예약 접수** : 진료협력센터

ⓒ **팩스예약 접수** : 팩스로 수신된 진료의뢰 예약 → 예약 등록 → 의뢰 병·의원에 예약 통보

② 진료예약대기

온라인(On-line) 환자의뢰시스템으로 진료의뢰 예약을 하면 진료의뢰를 한 환자들의 목록이 생성되고, 진료예약 대기 중인 환자들의 진료의뢰 진행 상태를 아래와 같이 확인할 수 있다.

㉠ 진료의뢰서를 작성한 환자목록을 조회한다.

㉡ 진료정보제공 환자동의 여부를 조회한다.

㉢ 내용 수정이나 진료의뢰 취소한다.

③ 진료예약완료

진료협력병원에 진료예약이 확정되면 의뢰일자, 환자명, 등록번호, 진료과, 진료정보제공환자동의 등을 선택하여 진료를 의뢰한 환자의 예약 확인 및 예약완료 환자의 상세정보를 확인할 수 있다.

4) 진료회신서 관리

① 협력병원의 진료협력센터를 통해 진료의뢰를 예약하여 진료를 받고 일정기간이 경과

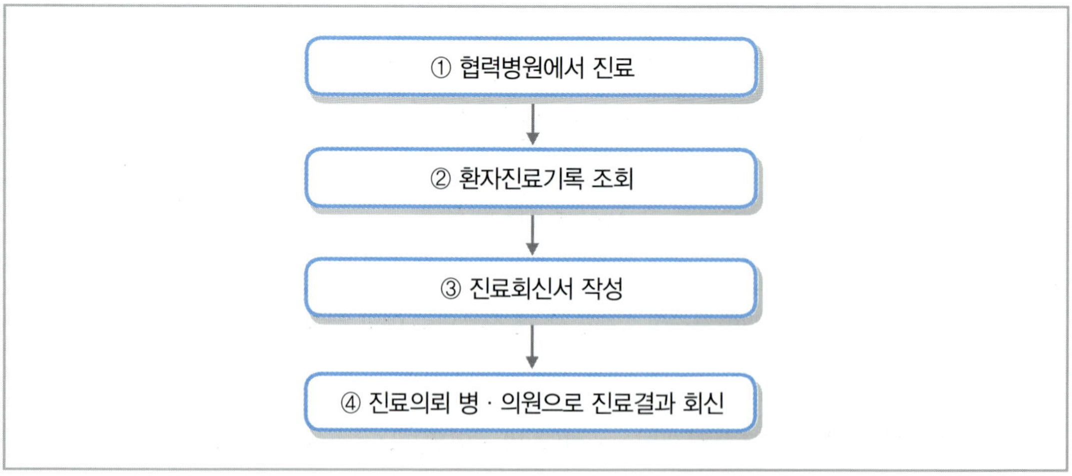

[그림 8-11] 협력병원의 진료결과 회신 절차

된 환자들을 분류하여 ② 진료기록을 검토(수진이력, 검사결과, 수술기록, 투약내용, 사후관리 등)한 후 ③ 환자의 진료결과를 회신서로 작성하여 ④ 진료의뢰 병·원으로 우편이나 이메일, 팩스 등으로 발송함으로써 의뢰 환자의 진료정보를 공유한다. 진료회신은 [그림 8−11]과 같은 절차로 '진료결과서'를 진료의뢰 병·의원으로 송부한다.

5) 협력병·의원 체결 및 관리

(1) 협약체결

① 협력병원의 개요

협력병원의 협약체결은 협력병원 간에 상호 협력을 통해 공동 발전을 추구함으로써 병원경영의 효율성을 증진하며, 의료전달체계를 확립하여 환자편의 향상과 국민건강증진에 기여함을 목적으로 한다.

② 협력병원의 선정

협력병원의 선정은 진료협력 실적이 상대적으로 많은 병원이거나 고객의 인지도와 신뢰도가 높은 병원들 중에서 병원 내부의 심사를 통해 결정한다.

③ 협력병원 협약체결 처리 절차 및 내용

㉠ 협력병원 협약체결 처리 절차

협력병원 신청 → 내부심사 및 결정 → 협약 체결 → 협력병원 등록

㉡ 협력병원 협약체결 내용

- 협력병원 신청 공문 접수(신청)
- 협력 대상 병원의 병원현황 검토
- 협력병원 협약체결 관련 품의서 작성
- 협력병원 협약체결 행사 진행
  - 협력증서, 협력병원 동판 제작 및 제공

- 진료안내 자료, 진료의뢰서 등의 자료 제공
- 진료예약 관련 협력병원 의료진의 기본정보 등록

• 협력병원 등록

④ 협력병원 지원 사항

㉠ **협력 사항**

협력병원은 다음 각 사항을 상호 지원 협력한다.

• 협력병원 지정 표시
• 신속한 진료의뢰 예약 및 회송 상호 협력
• 환자에 대한 편의 제공 및 의학정보 교환
• 의료정보 시스템 개발 및 구축 지원
• 임상 및 기초분야 공동 연구 및 학술지원
• 각종 학술대회 및 교육 참여 기회 제공

㉡ **비밀보장**

협력병원은 상호 의뢰한 환자에 대한 일체의 정보 및 협의사항에 대해서는 비밀을 보장하여야 한다.

(2) 협력병원 네트워크 구축 및 운영

① 협력병원 네트워크 구축

신속하고 원활한 진료의뢰가 운영되기 위해서는 협력병원들 간에 인터넷 네트워크를 구축하는 것이 바람직하다. 인터넷 네트워크가 구축이 되면 협력병원들의 정보를 Internet-Refer system에 등록하여 상호진료의뢰시스템(refer-in 또는 refer-out)을 운영할 수 있다. 협력병원들은 인터넷 네트워크를 통해서 진료의뢰뿐만 아니라 교육, 연구, 행정 부문에서도 상호 협력할 수 있으며, 또한 협력병원의 정보는 수시로 업데이트하여 관리해야 한다.

② Internet-Refer 시스템 운영

㉠ **협력병원 전용사이트**

협력병원 전용사이트에서는 진료의뢰된 환자의 수진내역, 각종 검사 결과, 약 처방 내용 등을 진료의뢰 의사가 조회할 수 있고, 협력병원의 의료진과 의견도 교환할 수 있도록 병원 홈페이지와 연동하여 인터넷-Refer 시스템을 구축하여 운영하는 것이 좋다.

㉡ **Internet-Refer 시스템의 이용 서비스**

- 수진이력 조회
- 각종 검사결과 및 약 처방 검색
- 촬영 영상(MRI, CT 등) 조회
- 약물정보
- 교육정보

2 진료 및 업무분야 간 협업업무관리

1) 협력병원과의 협업 관리

입원 또는 외래 진료중인 고객 중 전원이 필요한 환자의 경우에는 담당의사가 환자와 보호자에게 그 이유를 설명하고 필요한 진료와 검사를 잘 받을 수 있도록 협력병원이나 타 의료기관에 진료의뢰를 한다. 이때 병원코디네이터는 고객의 요구도와 환자의 상태를 파악하여 고객이 적절한 전원기관으로 전원하여 진료를 제공받을 수 있도록 안내하고 중재하는 연결고리 역할을 한다.

고객이 희망하는 병원이 있는 경우 병원코디네이터는 해당 의료기관에 직접 연락하여 환자의 수용 가능여부를 확인하고, 환자에게 필요한 검사와 진료가 가능한 병원인지를 확인한다. 환자가 원하는 병원이 없는 경우에는 협력병원 중에서 해당 환자의 진료가 가능한 협력병원을 선정하여 직접 진료협력센터에 연락하여 환자의 진료 및 검사 등이 잘 이루어질 수 있도록 조율한다.

요즘에는 다양한 진료의뢰 시스템이 활용되고 있으며, 점차 온라인으로 진료를 의뢰하는 경우가 많아지고 있지만 고객의 요구와 상황에 따라서 직접 진료협력센터에 연락하여 유선상으로 의뢰를 하는 경우도 많다. 따라서 병원코디네이터는 환자와 보호자의 요구도를 잘 파악하여 담당의사에게 전달해야 하고, 협력 의료기관의 담당자와 원활한 의사소통을 할 수 있도록 해야 한다.

(1) 진료의뢰 시 확인해야 할 사항

① 의뢰 병원 평가 및 선정

병원코디네이터는 의뢰기관 선정 전에 고객의 요구를 미리 파악하여 담당의사에게 전달하고 최대한 고객이 원하는 의료기관으로 전원될 수 있도록 돕는다.

㉠ **환자 및 보호자의 요구도 파악** : 선호하는 의료기관 유무, 연고지, 비용 등

㉡ **환자의 상태** : 질환, 필요한 검사의 종류, 진료과목의 종류(2개 진료과목 이상의 진료가 필요한 경우), 중증도 등

② 의뢰 병원의 수용 능력

㉠ 진료협력센터에 직접 연락하여 환자의 수용 가능 여부를 확인한다.

㉡ **의뢰할 의료기관의 수용 능력 파악** : 해당 진료과목의 유무와 의료진 진료 가능 여부, 입원환자를 의뢰할 경우 병상 수용 능력, 환자에게 필요한 검사 장비 및 시설 등을 확인해야 한다.

㉢ **외국인 환자 진료 가능 여부** : 외국인 환자 의뢰시 통역 가능여부 등을 확인해야 한다. 병원코디네이터는 의뢰할 환자가 외국인인 경우 진료협력센터에 연락하여 해당 언어 서비스가 제공되는지 여부를 미리 확인하는 것이 좋다. 언어별 서비스가 제공되기 어려운 의료기관에서는 bbb서비스와 같은 통역 서비스를 활용하면 편리하다. 24시간 휴대전화를 통해 영어, 프랑스어, 러시아어, 아랍어, 스웨덴어, 말레이사어, 인도네시아어, 태국어, 폴란드어, 독일어, 스페인어, 일본어, 중국어, 이탈리아어, 포르투칼어, 터키어, 베트남어 등의 통역 서비스를 제공받을 수 있다.

③ 이동수단

외래 진료 고객은 응급상황의 경우를 제외하고 의뢰하는 협력병원으로 직접 내원하여 진료를 받도록 안내한다. 입원환자의 경우에는 환자상태에 따라서 환자와 보호자와 상의한 후 결정한다. 보행에 문제가 없고 중증도의 질환이 아닌 경우에는 자차로 이동하는 경우가 많다. 구급차를 이용한 이동이 필요하거나 의료진 동반이 반드시 필요한 경우에는 담당의사가 의료진 동반여부를 결정하여 진행하는데, 병원코디네이터는 환자와 보호자가 편안하게 이동할 수 있도록 안내하는 역할을 한다.

(2) 진료의뢰 시 협력기관과의 협업하기

담당의사가 진료의뢰서를 작성하거나 온라인 환자의뢰시스템에 의해 진료의뢰를 하면 병원코디네이터는 환자에게 개인정보 동의의 필요성을 설명하고 진료협력센터 담당자에게 연락하여 신속한 진료와 검사 등이 이루어질 수 있는지 여부를 확인한다.

① 검사의 우선순위가 있는 경우

해당 협력기관에 환자상태를 설명하고 원활한 검사가 진행될 수 있도록 협조를 구한다.

② 당일 진료가 필요한 경우

당일 진료가 필요한 환자의 경우에는 진료협력센터에 연락하여 당일 진료가 가능한지를 확인하고 되도록 당일 진료를 받을 수 있도록 요청을 한다. 그 후 병원코디네이터는 환자가 진료 받아야 할 협진의의 진료가능 여부를 확인해야 한다. 신속하게 진료를 받아야 하는 환자가 있을 경우에는 신속한 진료가 필요한 이유를 설명하고 최대한 빠른 진료를 받을 수 있도록 진료협력센터 담당자와 진료 일정을 조율한다.

③ 입원치료가 필요한 환자를 의뢰하는 경우

연속 진료가 가능할 수 있도록 환자의 진료 진행상황, 검사 결과 등이 잘 전달되었는지를 확인하고 입원 가능한 시간대를 확인하여 불필요한 대기시간이 발생되지 않도록 조율한다.

④ 협력병원의 일정으로 인하여 원하는 날짜에 진료 및 검사를 받기 어려운 경우

병원코디네이터는 환자와 보호자의 일정을 사전에 파악하고 진료가 가능한 날짜와 시간

대, 진료를 받을 수 없는 날짜와 시간대를 확인하고 난 후 진료협력센터에 직접 연락하여 일정을 조율하고 예약을 한다. 이때 검사와 진료가 여러 날짜에 걸쳐서 진행되지 않도록 조율하고 환자가 효율적인 진료를 받을 수 있도록 도와주는 역할을 한다.

⑤ 환자에게 특이사항이 있는 경우

병원코디네이터는 협력센터 전담 간호사 또는 협력센터 담당자에게 환자의 특이사항을 전달하고, 환자가 진료를 받는데 어려움을 겪지 않도록 도와주어야 한다. 예를 들어 청력 장애를 가진 환자와 보호자를 의뢰할 경우 수화로 의사소통을 해야 함을 사전에 알려서 해당기관에서 준비할 수 있도록 하고 환자와 보호자에게도 수화가 지원하는 서비스를 안내하여 차질 없이 진료를 받을 수 있도록 도와드린다.

외국인 환자를 의뢰할 경우에는 통역과 행정적인 절차에 대한 상세한 안내가 필요함을 미리 알려서 협력병원에서 미리 준비할 수 있도록 연락을 취하는 것이 좋다.

3 회송관리와 전원

1) 진료의뢰의 방법 및 절차

(1) 진료의뢰 방법 및 절차

협력병원으로의 진료의뢰 방법과 절차는 다음과 같다.

① 의뢰 병 · 의원에서 진료의뢰서 작성

② 진료의뢰 병원의 진료 협력 담당 부서에 진료의뢰

③ 진료의뢰서와 각종 검사 결과를 지참하고 의뢰 환자 병원 방문

④ 접수 및 수납

⑤ 해당 진료과 접수창구에서 병원 등록 체크 후 진료 실시

⑥ 환자 후송 및 진료 결과 회신

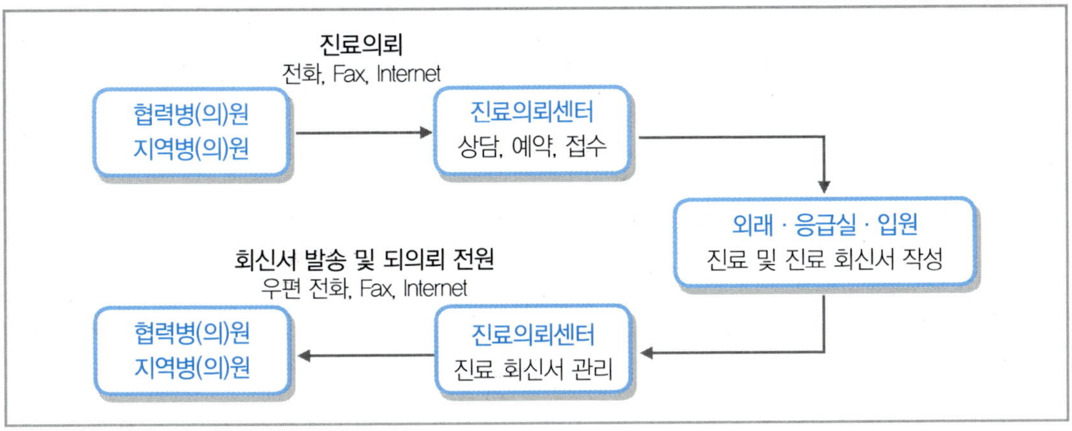

[그림 8-12] 진료의뢰/되의뢰절차

(2) 진료의뢰 시 주의사항

① 의료기관 선정

㉠ 환자(보호자)의 요구도를 확인함으로써 의료기관 선정 시 환자를 참여시키고, 특별한 변동 사항이 없다면 의뢰된 의료기관으로 되의뢰를 제공한다.

㉡ 주치의는 진료연속성을 위해 진료의뢰서나 소견서를 작성하고 환자의 상태와 치료 내용 등을 의뢰병원에 제공한다.

② 정보제공에 대한 환자의 요구를 확인하고 동의를 구하는 절차

전원 및 의뢰를 위해 타병원에 진료정보 등을 보낼 때 고객지원센터는 환자(보호자)의 전원동의를 서면으로 받는다. 단, 응급 상황인 경우는 제외한다.

③ 가정 간호 연계

㉠ 주치의는 퇴원 시 가정간호가 필요한 경우 고객지원센터을 통하여 가정간호서비스를 제공하는 타 의료기관으로 연계할 수 있도록 한다.

㉡ 간호사는 가정간호 연계 여부를 확인하고 고객지원센터에 의뢰한다.

㉢ 고객지원센터 진료협력 간호사는 환자 및 보호자의 요구도를 확인한 후 '가정간호서비스 안내문'을 제공하고 가정간호서비스를 운영하는 타 의료기관으로 연계한다.

가정간호서비스 안내

가정간호란

환자가 퇴원 후에도 계속적인 치료 및 간호가 필요할 때 가정전문 간호사가 주치의 처방에 따라 가정을 방문하여 필요한 의료서비스를 제공해 주는 제도입니다.

대상환자 및 서비스 내용

※ 수술 후 조기퇴원환자의 상태 관찰, 드레싱 및 발사
※ 만성질환자(고혈압, 당뇨, 심폐질환 등) 산모 및 신생아 관리
※ 암환자의 통증관리, 영양제주사, 상처치료
※ 특수간호가 필요한 환자(기관절개관, 위관, 산소기기, 인공장루, 유치도뇨관, 중심정맥관 관리 등)
※ 간단한 채혈이나 검사, 투약, 치료적 간호
※ 기본간호, 교육, 훈련, 상담, 의뢰
※ 기타 진료담당의사가 필요하다고 의뢰한 서비스

이용절차

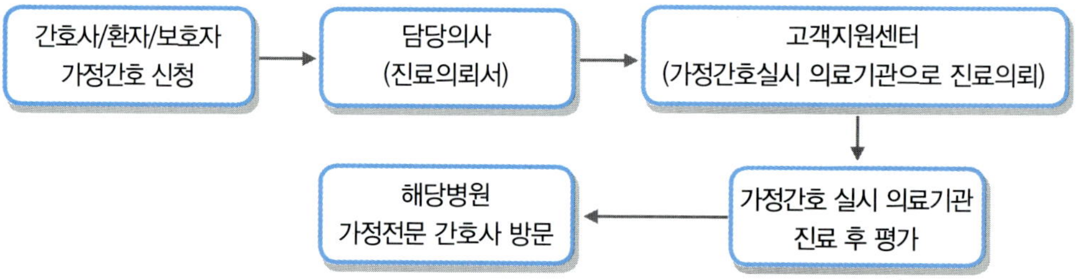

이용방법

가정간호서비스를 실시하는 병원으로 진료의뢰를 해드리면 의뢰서나 소견서를 가지고 의뢰병원에서 진료 이후 가정간호서비스를 받으실 수 있습니다.

가정간호 비용

기본방문료, 교통비, 처치료(행위료, 재료비포함)로 구분되며 입원과 동일한 수준의 건강보험혜택을 받을 수 있습니다.

가정간호 실시 의료기관(일부)

[경기권]
분당차병원 031-780-5000
분당제생병원 031-779-0114
아주대학교 의료원 031-219-5114
가톨릭대학교 의정부성모병원 1661-7500
경기도의료원 이천병원 031-639-4800

[서울권]
강동경희대병원 02-958-8899
삼성서울병원 02-3410-2938, 2996
서울아산병원 02-3010-3114
중앙대학교병원 1800-1114

[그림 8-13] ○○병원의 가정간호서비스 안내

2) 인터넷 진료의뢰 절차

인터넷을 통한 협력병원으로의 진료의뢰 방법과 절차는 다음과 같다.

① 의뢰병원 홈페이지에 접속한다.
② 진료의뢰센터에 접속한다.
③ 의뢰병원 회원으로 가입한다.
④ 진료의뢰 및 의뢰서를 작성한다.
⑤ 진료의뢰서 출력 후 해당 진료과로 송부한다.

3) 진료결과 의뢰병원으로 송부

진료결과를 의뢰병원으로 송부하기 위한 절차는 다음과 같다.

① 환자 진료 후 진료 결과서 작성하여 센터로 송부한다.
② 진료의뢰센터에서는 해당 과에서 작성된 진료 결과서는 의뢰병원으로 송부한다.

4) 인터넷 진료의뢰 결과 확인 절차

진료결과를 인터넷을 통하여 의뢰병원으로 송부하기 위한 절차는 다음과 같다.

① 진료의뢰센터에 전자의무기록 조회를 신청한다.
② 요청 병원의 아이디 부여 및 조회 서비스 이용 방법을 안내한다.
③ 부여받은 아이디와 비밀번호를 입력하여 접속한다.
④ 의뢰 환자의 명단 확인 후 해당 환자 클릭 후 검사결과 및 의무기록을 조회한다. 단,

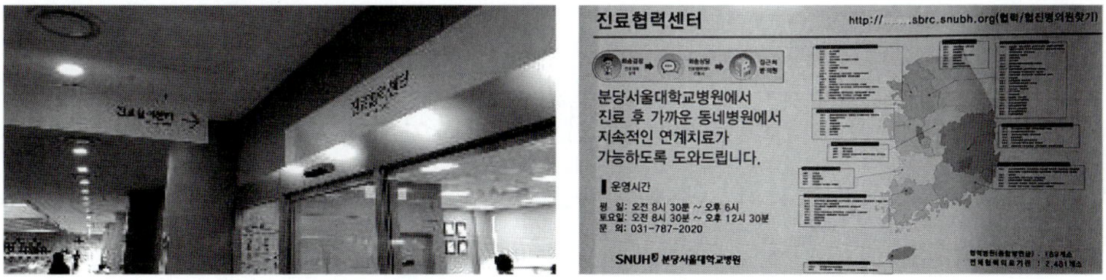

[그림 8-14] 진료협력센터
출처 : 직접촬영(용인세브란스병원)

이 경우는 환자의 동의서를 제출했을 경우에 가능하다.

5) 전원

주치의는 전원이 필요할 경우 환자(보호자)에게 설명하고 고객지원센터에 의뢰하거나 타 의료기관을 직접 알아볼 수 있다.

(1) 전원기관 및 의뢰병원의 평가 및 선정

① 전원병원은 주치의가 환자(보호자)의 요구와 최대한 일치하는 병원으로 선정하고, 환자의 상태에 대한 병원의 수용능력을 고려하여 선정한다.

㉠ **환자의 요구도 파악** : 선호도, 연고지, 비용, 장기요양, 완화의료서비스, 가정간호 등

㉡ **환자의 상태파악** : 질환, 중증도, 의식상태, 의료진 동반의 필요성 여부

㉢ ㉠, ㉡을 바탕으로 전원기관의 수용능력을 고려하여 선정한다.

(2) 전원할 기관의 수용능력

① 주치의 또는 고객지원센터 진료협력 담당자는 선정된 기관에 환자정보를 제공하여 그 수용능력을 확인한다.

② **전원할 기관의 수용능력** : 해당 진료과나 의료진, 병상제공이나 수용능력, 환자에게 필요한 장비 및 시설 구비여부 등

(3) 이송수단

이송수단의 결정은 주치의가 환자상태와 환자(보호자)의 이송수단에 대한 요구를 반영하여 결정한다.

(4) 의료진 동반의 필요성

① 환자의 안전한 이송을 위해 주치의는 의료진 동반여부에 대해 결정한다.

② **전원시 의료진 동반이 필요한 상태**

㉠ 인공호흡이 필요한 환자

㉡ 이송 중 악화 가능성이 있는 의식저하 환자

㉢ 그 외 주치의의 판단에 의해 결정한 환자

(5) 전원 시 제공되는 정보

환자의 전원 시 진료의 연속성을 유지하기 위하여 '진료의뢰서'에 다음과 같은 정보를 제공한다.

① 질병상태와 치료에 대한 정보
  ㉠ **환자의 일반정보** : 성명, 생년월일, 주소, 진료기간 등
  ㉡ **환자의 질병상태** : 진료소견(진단명, 경과요약 등), 전원사유 등
  ㉢ **전원에 대한 정보** : 전원 시 확인사항(감염여부, 인공호흡기 적용, 산소흡인 등) 의료진 동반 여부, 이송수단 등

② 주치의나 환자 요청 시에 영상자료, 의무기록사본 등을 제공한다.

(6) 전원사유

주치의는 전원이 결정되면 퇴원요약지에 전원사유를 기재한다.

(7) 완화치료 서비스 제공을 위한 전원절차

① 호스피스 완화치료 서비스 제공이 가능한 기관을 안내한다.
② 전원 및 의뢰 절차는 동일하다(환자 또는 보호자의 요구와 일치하는 완화의료 기관선정, 수용능력, 이송수단, 의료진 동반 필요성, 말기환자의 상태와 치료에 대한 정보, 전원사유 등의 정보를 의뢰기관에 제공한다).

제 7 절 안전·위생관리

학습목표

1. 병원 안전매뉴얼에 따라 환자 동선을 고려하여 환자의 위험요소를 파악할 수 있다.
2. 원내 시설물을 점검하여 위험요소가 없는지 파악하고 개선안을 제안할 수 있다.

1 병원시설 안전관리

병원의 시설안전은 병원에 출입하는 사람들의 생명 · 신체 및 재산, 그리고 병원에 피해를 줄 수 있는 것으로서 시설물에서 기인한 사고, 전기 안전사고, 전력공급 중단에 의한 사고, 상수도 공급 중단에 의한 사고, 시설장비의 고장에 의한 사고, 기타 시설물 및 물리적 환경에 의한 사고 등을 말한다. 이에 대한 예방, 대비, 대응 및 복구를 위하여 행하는 모든 행위를 시설안전관리라고 한다.

시설안전보장활동의 목적은 병원 내 안전관리 관련법규, 검사, 여건을 준수하며 시설물 관련 사고로부터 환자, 보호자, 직원, 협력업체 등 병원을 출입하는 모든 사람의 안전을 보장하고 생명, 신체 및 재산을 보호하는 것이다.

[표 8-13] 병원시설 안전관리 체계

구분	내용
시설안전	시설안전계획 지침, 안전점검, 시설 관련 도서 구비
소방안전	소방계획서 수립, 대처방법 숙지, 소방점검, 시설
설비 및 위생안전	비상전력체계, 관리자 선임, 공기 질 · 수질점검

1) 전기화재 안전관리

(1) 전기기구 사용 시에는 전압 및 전류를 확인하고 사용 전 · 후 이상 유무확인과 함께 전기기구를 청결히 한다.

(2) 의료기기나 가전제품의 플러그를 사용할 때에는 선을 잡아당기지 말고 플러그 몸체를 잡고 사용하고 물기가 있는 손으로 만져서는 안 되며, 사용 후 의료기기나 가전제품의 전원스위치를 끄고 플러그를 뽑아 안전한 곳에 둔다.

(3) 콘센트에 플러그를 깊숙이 꽂지 않으면 흔들려 열이 발생하므로 완전히 꽂아 사용하도록 한다.

(4) 전선이 꼬이거나 묶인 채 사용하면 열이 발생하여 위험하므로 전선이 꼬이지 않도록 한다.

(5) 전기 Hot Bag은 자주 밟거나 접어서 사용하면 접힌 부분에 열이 발생하므로 유의하고, 각종 장식용 트리 등에 설치한 소형전구는 너무 오랫동안 사용하지 않도록 한다.

(6) 한 개의 콘센트나 소켓에서 여러 선을 끌어 쓰거나 한꺼번에 여러 가지 전기기구를 꽂는 문어발식 사용을 하지 않는다.

(7) 비닐 전선은 열에 견디는 힘이 약하므로 백열전등이나 전열기구 등 고열을 발생하는 기구에는 고무코드 전선을 사용한다.

(8) 기기를 사용할 때 소음이 나거나 냄새가 나면 즉시 사용을 중지하고 해당부서에 연락한다.

(9) 전기기구 구입 시 『전』, 『검』, 『KS』 검사필 확인이 있는지 확인하고 사용 전에는 반드시 사용설명서를 읽어 본다.

(10) 전선의 피복이 벗겨졌을 때 반창고를 감아 사용하지 않도록 하며, 전선이 쇠붙이나 움직이는 물체와 접촉되지 않도록 한다.

(11) 정전 시 반드시 전원스위치를 차단하며 환자에게 연결되는 리드선을 조작 시에는 기기의 전원스위치를 끄고 연결한다.
(12) 전기기구 위에는 다른 물품을 올려놓지 않도록 한다.

2) 화기 위험물 안전관리

(1) 산소, 휘발유, 가스, 화학약품 등 인화성이 강한 물질이 있는 장소나 실내에서는 금연을 하여 "금연구역" 표시판을 붙여 주위를 환기시킨다.
(2) 화기 주변에는 인화물질을 가까이하지 않는다.
(3) 근무교대 시 화기 이상 유무를 점검한 후에 반드시 인수 · 인계한다.
(4) 화기 주변에는 화기 점검표를 비치하여 항상 이상 유무를 점검한다.
(5) 허가되지 않은 화기는 사용을 금하며 화기에 관련된 물건은 지정된 장소에 보관한다.
(6) 화기 주변에는 방화사, 방화수를 비치한 후 상태를 수시로 점검한다.
(7) 화기 사용 중 연료 주입 시에는 불을 소각한 후 주입하는 등 안전 수칙을 준수한다.
(8) 반드시 창문을 열고 환기를 자주 시켜 중독사고 등을 미리 예방한다.

3) 화재 발생 시 안전관리

화재 발생 시 환자 및 보호자들의 긴장, 불안을 진정시키고, 신속히 대피와 구조를 할 수 있도록 전 직원의 사태별 대응 행동요령을 규정함으로써, 비상사태 대비 능력제고 및 예상되는 혼란을 방지함과 동시에 신속, 정확한 상황 처리로 계속되는 병원의 기능을 유지시켜야 한다. 화재 발생 시 피난을 원활하게 하기 위해 정기적으로 점검 및 관리해야 하는 내용은 다음과 같다.

(1) 대피 경로 안내 표지 설치 및 관리
(2) 피난층의 위치, 안전구획 위치와 피난 경로 점검 및 장애요인 제거
(3) 비상 엘리베이터 점검 및 관리
(4) 전원차단에 대비한 자가 발전기 점검 장비
(5) 의료가스 · 압축가스 기능 마비에 대비한 이동용 기구 확보 및 관리
(6) 유도등 비상 전원감지 스위치 등 시설 점검 검침 관리

2 병원 위생관리

1) 청소

(1) 환자 주변 환경(침상 주변 등)과 접촉이 잦은 환경(문고리, 화장실 표면 등)은 일상적인 청소 빈도보다 자주 청소해야 한다.

(2) 청소는 먼지나 바람의 발생을 최소화해야 한다(곰팡이 포자는 면역저하 환자에게 치명적 감염을 유발할 수 있음).

(3) 일반병실 환경에 소독제를 이용한 청소를 진행할 필요는 없다. 그러나 대걸레나 손걸레 등 청소도구는 미생물에 오염될 가능성이 많으므로 소독제를 이용하여 세척 및 소독한다.

(4) 혈액이나 체액, 다제내성균주로 오염되었거나 오염 가능성이 있는 경우(수술실 및 검사실, 격리병실, 퇴원병실 등)나 먼지로 오염된 표면이 있을 경우에는 소독제를 이용하여 청소한다.

(5) 필요 시 원인 병원체를 제거할 수 있는 환경 소독제를 사용한다.

① 일반적으로 4급 암모늄 제제이면 충분하나 병원체 종류에 따라 특수한 소독제가 필요할 수 있다.

② 소독제의 적용시간은 10분 정도 소독제의 종류에 따라 적용시간을 확인해야 한다.

③ 소독제는 매번 사용 시 희석하여 사용하고 사용 후에는 버려야 한다.

④ 용기는 세척 후 건조하여 보관한다.

(6) 청소의 순서는 청결한 곳에서 오염이 심한 곳으로, 높은 위치에서 낮은 위치로 진행한다.

(7) 방법과 절차는 병원의 규정에 따라 진행한다.

(8) 욕실은 최소 1일 1회 이상 세정제를 이용하여 청소하고 변기나 욕조, 샤워기 주변의 금이 가거나 손상된 부위에 곰팡이가 있는지 확인하고 발견 즉시 제거한다.

(9) 쓰레기는 최소 1일 1회 이상 수거한다. 쓰레기가 넘치기 전에 수거해야 하며 이때 용기 뚜껑도 같이 청소한다.

(10) 격리병실은 매일 소독제로 적신 걸레를 이용하여 모든 수평면을 1회 이상 청소한다.

(11) 퇴원환자의 침상 주변은 소독제를 이용하여 청소한다.

(12) 오염된 청소용구는 바로 교환하거나 소독하며 젖은 채 보관을 금지한다.

(13) 청소요원은 필요에 따라 장갑, 가운, 앞치마, 마스크 등의 개인보호구를 착용한다.

2) 혈액을 엎지른 경우의 관리

(1) B형간염 바이러스에 효과적인 소독제를 사용한다.
(2) 유효염소량 500–5,000ppm의 염소계 소독제를 사용한다(희석배수는 제품의 농도에 따라 진행).
(3) 장갑을 착용한 상태에서 흡착포나 휴지 등을 이용하여 혈액을 흡수시켜 버린다.
(4) 새로운 흡착포 위에 소독제를 부어 놓은 후 3~5분 정도 방치한 후 닦아낸다.
(5) 사용한 휴지나 흡착포는 장갑과 함께 감염성 쓰레기로 폐기한다.

3) 장난감 등의 소독 관리

(1) 세척 및 소독이 쉬운 재질을 선택한다.
① 오염되면 세척, 움직일 수 없는 것은 적어도 주 1회 세척한다.
② 소독제를 사용한 경우는 꼭 물로 헹궈야 하며 장난감 공유는 금지한다.
(2) 여러 환자에게 사용하는 기구나 외래와 입원 환자에게 공용 사용하는 기구들의 소독에 대한 지침을 정리한다.

4) 세탁물

(1) 세탁물 수집 장소는 다른 시설과 구분되고 위생적으로 관리한다.
(2) 세탁물 수집 햄퍼는 기타세탁물과 오염세탁물을 구분하여 사용하고 구분이 용이하도록 유색 바구니를 사용한다.
(3) 혈액이나 분비물로 젖은 세탁물은 새지 않는 방수처리를 하거나 별도의 용기를 사용한다.
(4) 수집 장소에 세탁물 분류방법을 게시한다.
(5) 수거, 운반 시 운반자와 주변 환경에 오염되지 않도록 주의한다.
(6) 운반자는 손 위생 및 개인보호구 사용을 준수한다.
(7) 세탁물 처리업무에 종사하는 자는 연 4시간 이상 감염예방 교육에 참여해야 한다.

오염세탁물(의료기관세탁물 관리규칙 제2조 2항)
"오염세탁물"이란 세탁물 중 전염성 물질에 오염되었거나 오염될 우려가 있는 다음 각 목의 세탁물을 말한다. 가. 「감염병의 예방 및 관리에 관한 법률」에 따른 감염병환자가 사용한 세탁물과 감염성 병원균에 오염될 우려가 있는 세탁물 나. 환자의 피 · 고름 · 배설물 · 분비물 등에 오염된 세탁물 다. 동물실험 시 감염증에 걸린 동물의 배설물 또는 분비물에 오염된 세탁물 라. 그 밖에 감염성 병원균에 오염된 세탁물

5) 매트리스와 베개

(1) 매트리스와 베개의 오염을 예방하기 위해 커버를 사용한다.
(2) 커버는 방수되어야 하며 바늘구멍이 나지 않도록 밀착되어야 한다.
(3) 매트리스는 건조, 청결하게 유지하여야 하며 매트리스 표면이 찢어졌거나 손상된 경우, 속이 젖은 경우는 교체한다.
(4) 환자가 교체될 때마다 커버를 교체하거나 표면을 소독한다.
(5) 세탁 가능한 베개는 환자교체 시마다 교체하여 세탁한다.

6) 공사와 관련된 감염관리

병원 내 혹은 인근의 건축, 보수공사 등은 먼지로 인한 공기의 오염을 유발한다. 공사로 인한 먼지발생은 특히 면역저하 환자에게 곰팡이감염의 위험을 증가시킨다. 따라서 공사 시작부터 감염예방을 위한 계획과 수행에 대한 모니터링이 필요하다.

(1) 공사 시작 전에 관련부서 간 논의를 통해 감염의 위험정도를 사정하고 감염관리 방법을 결정한다.
(2) 건물 밖에서 진행될 경우 공기 유입구를 밀봉하거나 필터의 성능을 자주 확인하고 교체한다.
(3) 건물 내부에서 진행할 때는 방호벽을 설치하고 진행한다.
(4) 방호벽이나 문이 잘 밀봉되어 있는지 먼지가 유출되지 않는지 확인한다.
(5) 공사현장의 사람들은 출입문, 복도, 승강기, 화장실, 탈의실 등을 가능하면 별도로 사용하도록 한다.

(6) 출입구는 물걸레로 자주 청소하며 끈끈이 매트를 사용하여 먼지의 유출을 최소화 한다.

(7) 공사가 종료되면 공사현장을 청소하고 먼지가 발생하지 않도록 주의하여 방호벽을 제거한다.

7) 기타

(1) 방문제한

환자의 안전과 감염예방을 위하여 병실 병문안 시간을 제한하며, 출입증을 발급하여 병문안자를 통제한다.

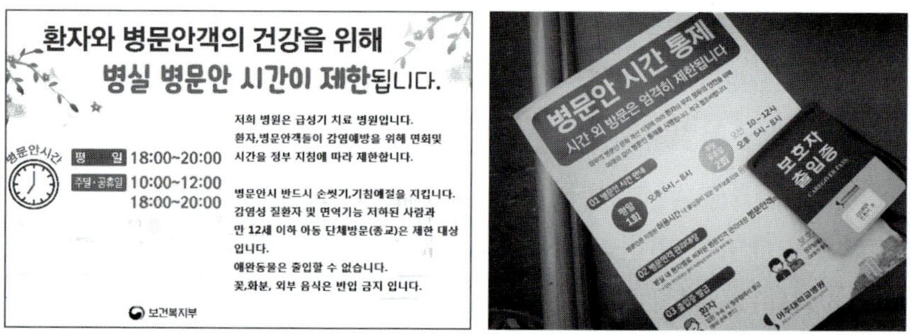

[그림 8-15] 병문안 안내문과 출입증

(2) 꽃, 화분관리

화분의 흙이나 드라이플라워, 생화 등의 표면에는 아스퍼질러스라는 곰팡이가 분리되는 경우가 있으며, 이 균들은 공기 중에 날아다니면서 면역력이 떨어진 환자에게 감염원으로 작용할 수 있다.

면역저하 환자, 혈액암 환자, 장기이식 환자가 입원한 병실이나 중환자실, 침습적인 처치가 이루어지는 장소(수술실, 검사실, 외래와 병동 치료실 등)에는 꽃이나 화분을 두지 말아야 한다.

환자와 직접 접촉하는 직원은 꽃과 식물을 다루지 말거나 반드시 장갑을 끼어야 하며, 장갑을 벗은 후에도 손을 씻어야 한다.

꽃병의 물은 이틀에 한번 교환해주며, 물은 환자 진료환경 밖의 장소에 버리고 꽃병은 깨끗하게 세척해야 한다.

(3) 탕비실 관리

병원 탕비실 안에는 식기 반납장, 정수기, 제빙기, 온장고, 냉장고 등이 있게 되는데 이때 미생물에 의한 감염이 될 수 있는 병원균이 존재하지 않도록 항상 청결을 유지해야 한다. 또한 전자레인지 및 전기포트 등의 오용은 화재의 원인이 되므로 전자제품 사용에 대한 올바른 사용법과 주의사항을 충분히 안내한다.

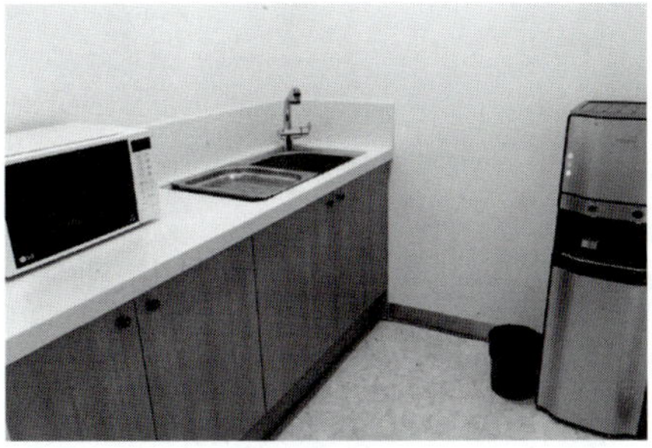

출처 : 직접촬영(강남병원)

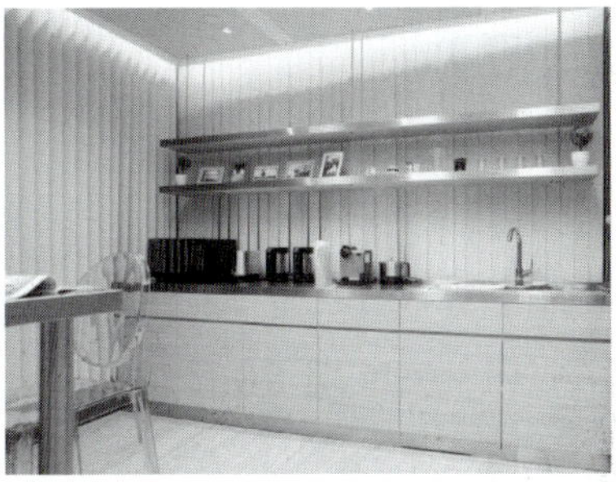

출처 : 대한병원코디네이터협회, 병원코디네이터, 2017

[그림 8-16] 병원의 탕비실

3 병원 기타 안전관리

1) 탈원에 관한 안전관리

(1) 탈원 상황을 확인한다.
(2) 탈원 상황이 확인되면 즉시 보고한다.
(3) 환자가 안전하게 귀원할 수 있도록 연락한다.
(4) 다음 근무자에게 정확히 인계한다.

2) 자살기도 예방에 따른 안전관리

(1) 자살기도의 과거력이 있는 환자와 자살에 대한 생각이 있는 환자의 행동, 사고, 기분을 파악함으로써 예방할 수 있다.

(2) 환자와의 라포 형성을 통하여 신뢰감을 형성한다.

(3) 대화를 통하여 자살에 대한 생각을 변화시키거나 연기시킬 수 있도록 지지적이고 치료적인 분위기를 조성한다.

(4) 저녁이나 야간 순회를 자주 하여 자살 기도 기회를 줄인다.

(5) 치료적인 활동에 참여하도록 격려한다.

3) 소방안전관리

(1) 목적

병원 내에서 발생하기 쉬운 각종 재해로부터 고귀한 인명과 재산을 보호하고 재해 발생 시 신속하게 대처하는 데 있다.

(2) 적용대상

① 병원의 전 직원

② 입원환자 및 외래환자

③ 병원을 출입하는 모든 방문객

(3) 화재 발생 시 행동요령

① 화재를 최초에 발견한 자는 큰소리로 "불이야!"하고 외치며 화재 층 인근에 부착된 수동발신기를 작동하여 통보한다.

② 신고 및 비상경보 체계(1단계 : 소방대 도착 전)

[화재 발생 당시 간호책임자의 역할]

㉠ 일과시간에는 관리팀 방화관리자에게 신고한다.

㉡ 불이 난 장소, 화재의 모양, 범위, 연기 등 자세히 보고한다.

㉢ 방화관리자는 교환실에 연락하여 구내방송을 하게 한다.
(환자들이 놀라지 않도록 화재 발생 사실을 구내에 전파하여 질서 정연하고 신속하게 대피하도록 유도한다.)

㉣ 공휴일이나 일과시간 외에는 야간수납 및 관리당직자에게 연락한다.
(간부직 및 각 병동 수간호사들에게 통보하여 비상소집을 실시한다.)

ⓜ 재원환자의 정확한 명단과 대피의 우선순위, 환자이동 방법을 파악하여 진화작업 시 정보를 제공한다.

[관할 소방서 신고]

㉠ 방화관리자가 신고 혹은 간호사가 신고한다.

㉡ 119로 신고한다.

㉢ 신고요령 : ○○병원 ○○건물 ○층에 화재발생!

㉣ 침착하고 정확하게 신고한다.

[초기 화재 진압 및 대피]

㉠ **병원 자체 시설을 이용한 초기 진화활동**

- 비치된 소화기, 소화전 이용
- 가스 및 위험물질을 긴급이동
- 각 과장 및 병동 수간호사 책임 하에 소화기 및 소화전 사용자를 지정하여 진화작업

㉡ **대피 및 유도**

- 질서 정연하고 신속한 대피유도
- 간호책임자는 구조대원에게 들것으로 이동할 환자를 지명해 준다.
  보행환자 : 스스로 대피 유도
  경환자 : 보호자 부축 대피 유도
  중환자 : 병상에 의한 대피 유도(보호자 및 간호사)
- 각 과장 및 병동 수간호사 책임 하에 병동별로 피난 유도하며 비상출구에 1명의 직원 및 간호사를 고정 배치하여 유도 임무에 임하게 한다.
- 환자이동이 끝나면 의무기록이 대피, 반출될 수 있도록 준비한다.

(4) 초기 화재 진화 실패 또는 불가능시 조치(제1단계)

① 연소 확대 방지를 위한 소화활동을 계속 실시한다.

② 인명 대피 유도 및 비상 탈출을 한다(비상구, 비상계단, 완강기 사용).

(5) 소방대 도착 시 행동요령(제2단계)

소방대 소화활동을 지원한다.

① 소방대 진입 유도
② 필요한 정보를 제공한다(발화 장소, 연소범위의 정도, 중환자실 위치 및 층별 고립된 환자현황, 기타 소방시설 작동 등).

(6) 소방대 소화활동 지원(제3단계)

① 소방대 소화활동을 지원한다.
② 소방 활동과 긴밀한 연락 유지를 취한다.
③ 소실 및 파괴된 시설물을 긴급 복구한다.

4) 화재 발생 시 유의사항

(1) 화재 초기의 안전조치

① 화재 초기에 안전조치를 취한다.
② 화재 발생 시 엘리베이터 사용을 금한다.
(정전으로 엘리베이터에 감금되고 통로가 굴뚝 역할을 한다.)
③ 소화기 및 소화전으로 진화 불가능시는 즉시 대피한다.
④ 유류 화재 시는 물 사용을 금지하고 소화기를 사용한다.

(2) 아주 가까운 곳에서 화재가 발생하였을 경우

① 문이 뜨겁거나 문틈으로 연기가 새어 나오면 유독가스가 차 있으므로 문을 열어서는 안 된다.
② 계속 연기가 들어오면 포복 자세로 엎드려 짧게 숨을 쉬고 수건 등으로 물을 적셔 마스크를 하고 담요를 물에 적셔 문틈을 막는다.
③ 불길의 반대 방향에 창문이 있으면 수건, 옷 등으로 신호하여 구호를 요청한다.
④ 구조요원의 지시대로 행동하고 대피한다.

(3) 소화작업을 침착하게 진행한다.

① 무계획적으로 행동하지 말고 화재 현장 상황을 정확히 파악 후 신속히 행동한다.
② 먼저 대피하지 못한 사람을 구출한다.
③ 소화조가 화점에 최접근하여 진화한다.

(4) 교통통제

① 소화작업 인원 및 관계요원의 현장출입 및 교통을 통제한다.

② 도난당하지 않도록 감시를 철저히 한다.

5) 화재예방 요령

(1) 전기

① 전기, 전선 부품은 규격품을 사용하도록 하고 마음대로 만지거나 가설하지 않는다.

② 규격 퓨즈를 사용토록 하고 퓨즈가 끊어지면 원인을 찾아내어 고치도록 한다.

③ 전기 기구를 사용 시에는 자리를 비우지 않도록 하고 사용하지 않을 때에는 스위치를 끄고 코드를 뽑는다.

④ 한 개의 콘센트에 여러 개의 전기 기구를 꽂아 동시에 사용하지 않는다.

⑤ 전기 기구는 검사 합격품을 구입하여 사용한다.

(2) 유류

① 석유난로, 버너 등은 사용 도중 주유를 금지한다.

② 급유 중 흘린 기름은 반드시 닦아내고 적당량만 넣도록 한다.

③ 열기구 주변에 인화성 물질을 두지 않는다.

④ 석유난로는 사용 도중 옮기지 말아야 한다.

⑤ 유류 저장소 또는 취급소는 환기가 잘되도록 하여 인화성 기체를 제거한다.

⑥ 보일러 연소기는 기름이 새지 않도록 한다.

(3) 가스

① 가스용기는 검사기관의 검사를 받은 합격품을 사용한다.

② 가스용기는 반드시 옥외에 설치한다.

③ 용기나 배관의 가스가 샐만한 곳은 수시로 비누거품 등을 발라 누출 여부를 확인한다.

④ 반드시 문을 열어 실내 환기를 충분히 소통한다.

⑤ 가스가 새어 냄새가 나지 않나 확인한다.

6) 화재 제압 도구 사용법

(1) 소화기 사용법

① 안전핀을 뺀다.

② 호스를 떼어낸다.

③ 호스를 불이 난 곳으로 향한다(바람의 반대방향).

④ 레버를 힘껏 쥔다.

(2) 소화전 사용법

① 경보설비 가동 장치를 강하게 누른다.

② 소화전 문을 연다.

③ 호스가 꼬이지 않도록 전개한다.

④ 소화전 벨브를 강하게 켠다.

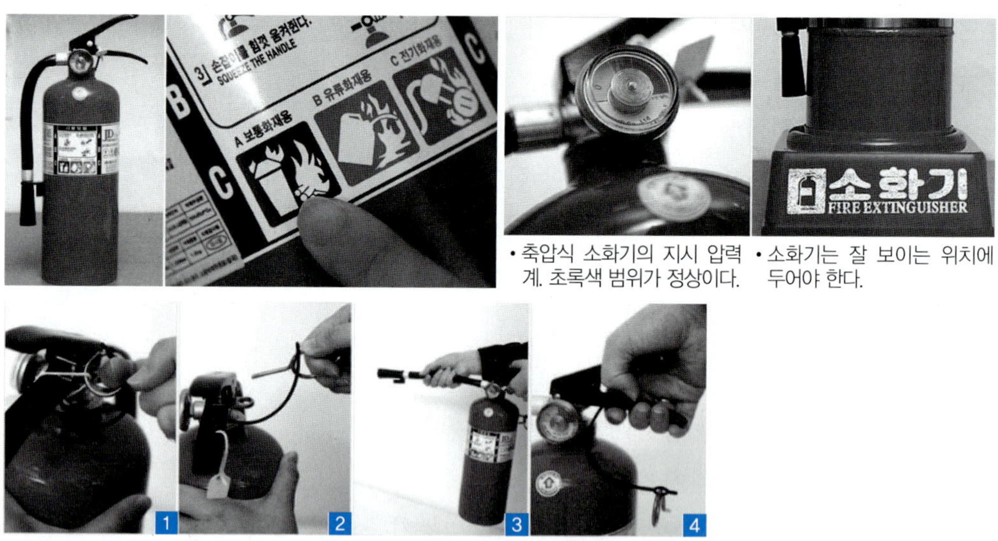

• 축압식 소화기의 지시 압력계. 초록색 범위가 정상이다.

• 소화기는 잘 보이는 위치에 두어야 한다.

[그림 8-17] 소화기 사용법과 보관법

출처 : 대한병원코디네이터협회, 병원코디네이터, 2017

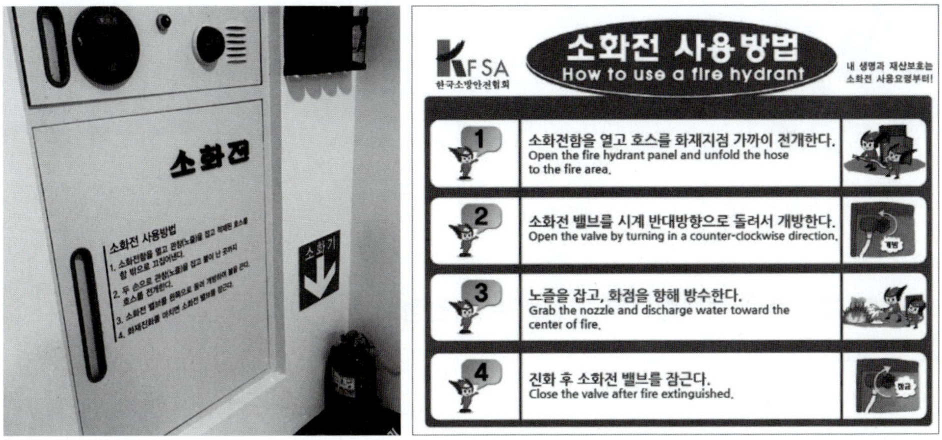

[그림 8-18] 소화전과 사용법

출처 : 대한병원코디네이터협회, 병원코디네이터, 2017

(3) 완강기 사용법

① 완강기 후크를 고리에 안전하게 건다.

② 벨트를 가슴에 안전하게 맨다.

③ 리일(줄)을 창밖으로 던진다.

④ 벽면을 안전하게 타고 내려간다.

8 실전 연습 문제

01. 다음 중 개인정보 보호법에서 규정하는 개인정보 처리의 4대 원칙에 해당하지 않는 것은 무엇인가?

① 합법성 및 정당성 ② 동의
③ 목적 제한 ④ 영리 추구

해설 개인정보 보호법의 4대 원칙은 합법성 및 정당성, 동의, 목적 제한, 안전성 확보다. 영리 추구는 개인정보 처리 원칙과 관련이 없다.

02. 의료기관에서 개인정보 관리가 중요한 이유로 가장 거리가 먼 것은?

① 고객의 권리 보호 ② 민감한 정보 취급
③ 신뢰 구축 ④ 수익성 증대

해설 개인정보 관리는 고객 권리 보호, 민감한 정보 보호, 신뢰 구축에 큰 영향을 미치지만, 직접적으로 수익성 증대와 관련되지는 않는다.

03. 개인정보 침해 유형에 해당하지 않는 것은?

① 개인정보 유출 ② 개인정보 도용
③ 개인정보 위 · 변조 ④ 개인정보 수집

해설 개인정보 수집은 정당한 절차와 동의를 거쳐 이루어진다면 개인정보 침해 행위가 아니다. 개인정보 유출, 도용, 위 · 변조는 정보 주체의 동의 없이 이루어지는 불법적인 행위로, 개인정보 침해의 주요 유형에 해당한다.

04. 다음 중 의료기관에서 관리해야 하는 개인정보의 종류에 해당하지 않는 것은?

① 기본적인 개인정보(이름, 연락처)
② 진료정보(진료 기록, 처방 내역)
③ 건강정보(과거 병력, 유전 정보)

1. ④ 2. ④ 3. ④ 4. ④ 정답

④ 금융정보(주식 투자 내역)

해설 의료기관은 주로 기본적인 개인정보, 진료정보, 건강정보, 보험정보 등을 관리하며, 주식 투자 내역과 같은 금융정보는 해당하지 않는다.

05. 의료기관에서 다루는 개인정보의 특징으로 옳은 것은?

① 민감정보의 비중이 낮음
② 다양한 주체의 개인정보 처리
③ 단기간 보존 의무
④ 폐쇄적인 정보 시스템

해설 의료기관은 건강 정보, 유전 정보 등 민감정보 비중이 높고, 진료 기록은 의료법에 따른 장기간 보존 의무가 있으며, EMR과 PACS 등 다양한 정보 시스템이 연계되어 있다. 또한 환자, 보호자, 의료진 등 다양한 주체의 개인정보를 처리한다.

06. 다음 중 의료기관의 개인정보 관리 방안으로 적절하지 않은 것은?

① 개인정보보호 정책 수립 및 교육
② 접근 권한 최소화
③ 개인정보 암호화 및 안전한 저장 시스템 구축
④ 개인정보 공유 확대

해설 개인정보 공유 확대는 정보 유출 위험을 높이므로 적절하지 않다.

07. 병원코디네이터가 개인정보 수집 시 유의해야 할 사항이 아닌 것은?

① 진료 필수 정보 최소 수집
② 명확한 수집 목적 고지
③ 동의 획득 및 동의서 보관
④ 최대한 많은 정보 수집

해설 개인정보 수집 시에는 진료에 필요한 최소한의 정보만 수집하고, 수집 목적을 명확히 알리며, 동의를 받아야 한다.

08. 개인정보 침해 사고 발생시 대응방법으로 적절하지 않은 것은?

① 개인정보 유출 사실을 인지하는 즉시, 추가 유출을 막기 위한 조치를 취해야 한다.

5. ② 6. ④ 7. ④ 8. ③ 정답

② 침해 발생 원인을 신속히 분석하고, 피해 확산을 방지해야 한다.

③ 피해를 최소화하기 위해 유출 사실을 외부에 알리지 않고 내부적으로 해결해야 한다.

④ 관계 법령에 따라 영향 받은 정보주체와 관련 기관에 지체 없이 통보해야 한다.

해설 정보 주체와 관련 기관에 개인정보 유출 사실을 신속하게 통지해야 한다.

09. 다음 중 개인정보 침해 사고 발생 시 정보 주체에게 통지해야 하는 내용에 해당하지 않는 것은?

① 유출된 개인정보 항목
② 유출 경위
③ 피해 구제 절차
④ 유출된 개인정보의 정확한 액수

해설 정보 주체에게는 유출된 개인정보 항목, 유출 경위, 피해 구제 절차 등을 통지해야 하며, 유출된 개인정보의 정확한 액수는 통지 대상이 아니다.

10. 병원 내 개인정보 흐름도에 포함될 수 있는 요소가 아닌 것은?

① 개인 식별 정보
② 진료 정보
③ 보험 정보
④ 직원 개인의 취미

해설 병원 내 개인정보 흐름도에는 개인 식별 정보, 진료 정보, 보험 정보 등이 포함되지만, 직원 개인의 취미는 관련이 없다.

11. 개인정보 침해 사고 발생 시 대응 원칙으로 옳지 않은 것은?

① 신속성: 사고 발생 즉시 대응하여 개인정보 유출로 인한 피해를 최소화해야 한다.

② 투명성: 정보 주체에게 사고 발생 사실과 원인을 투명하게 알려야 한다.

③ 책임성: 개인정보 유출의 책임 소재를 명확히 하고, 필요한 경우 책임의 소지를 가린다.

④ 비밀 유지: 병원 이미지 손상을 막기 위해 개인정보 유출 사실을 외부에 알리지 않고 내부적으로만 해결한다.

해설 개인정보 유출 사실을 알리지 않고 내부적으로만 해결해서는 안된다.

12. 다음 중 개인정보 보호법의 주요 목적이 아닌 것은?

① 개인정보의 안전한 관리
② 개인정보 유출 방지
③ 개인의 사생활 보호
④ 병원의 수익 증대

9. ④ 10. ④ 11. ④ 12. ④ 정답

해설 개인정보 보호법은 개인정보의 안전한 관리, 유출 방지, 사생활 보호를 목적으로 하며, 병원의 수익 증대는 직접적인 목적이 아니다.

13. 고객 만족에 대한 설명으로 옳지 않은 것은?

① 고객 만족은 고객이 특정 제품이나 서비스를 경험하고 느끼는 만족감이다.
② 고객 만족은 고객이 기대했던 수준과 실제 경험한 수준 사이의 차이에 따라 결정된다.
③ 고객 만족은 주로 제품의 효과와 기능에 의해서만 결정된다.
④ 제공되는 서비스가 고객의 기대에 미치지 못한다면 고객은 만족하지 않는다.

해설 고객 만족은 고객의 기대 수준 넘어섰을 때 느끼게 되는데, 품질과 성능, 서비스 등 다양한 요소에 의해 결정된다.

14. 고객 만족을 위해 노력하는 병원코디네이터의 활동으로 올바르지 않은 것은?

① 고객이 어떤 서비스를 원하는지 관심을 가진다.
② 고객이 어떤 고객인지, 왜 우리 병원을 선택하게 되었는지 알기 위해 노력한다.
③ 고객이 원하는 서비스를 고객이 원하는 때에 원하는 형태로 제공한다.
④ 모든 서비스는 병원의 입장에서 편리한 형태로 제공한다.

해설 고객 만족을 위해서는 모든 서비스가 고객의 입장에서 편리한 형태로 제공되어야 한다.

15. 환자 중심 의료 문화를 열어가기 위해서 의료서비스가 환자 중심으로 제공되었는지를 평가하는 것으로, 환자와 의료진과의 의사소통, 투약 및 치료 과정 중에 겪었던 경험 등을 조사하여 평가하는 것을 무슨 평가라고 하는가?

① 환자경험평가　② 환자치료평가
③ 환자체험평가　④ 환자기대평가

해설 환자경험평가에 대한 설명이다.

16. 2023년 4차로 시행된 환자경험평가의 조사대상 의료기관은 몇 병상 이상이었는가?

① 500병상 이상 의료기관　② 300병상 이상 의료기관
③ 200병상 이상 의료기관　④ 100병상 이상의 의료기관

해설 환자경험평가 4차부터는 조사 대상 의료기관은 상급종합병원 및 종합병원이 대상이었다. 종합병원은 100병상 이상을 갖추어야 한다.

정답 13. ③ 14. ④ 15. ① 16. ④

17. 환자경험평가를 조사하게 되는 조사 대상자에 대한 설명으로 옳지 않은 것은?

① 만 19세 이상 성인으로 1일 이상 입원 경험이 있는 환자 본인을 대상으로 한다.
② 조사 시점은 퇴원 이후 56일 이후인 환자이다.
③ 소아청소년과, 정신건강의학과, 코로나 환자는 대상에서 제외된다.
④ 낮 병동, 완화 병동은 조사 대상에서 제외된다.

해설 조사 시점은 퇴원 이후 2일~56일 이내인 환자를 대상으로 한다.

18. 환자 경험 개선을 위한 고객과의 의사소통 방법으로 옳지 않은 것은?

① 고객과의 의사소통을 원활히 하기 위해 전문적인 의학용어를 사용하여 대화한다.
② 고객의 이야기를 경청한다.
③ 고객에게 예의를 갖추어서 응대한다.
④ 고객의 아픔과 통증에 대해 공감하며 응대한다.

해설 고객이 이해하기 쉬운 용어로 풀어서 설명해야 하며, 되도록 의학용어를 사용하지 않도록 해야 한다.

19. 의료기관 고객 만족도 평가요소에 대한 설명이 적합하지 않은 것은?

① 보장성(assurance) – 고객들에게 신뢰 및 역량을 느끼게 해주는 능력
② 고객 반응성(responsiveness) – 고객들의 요구에 즉각적인 서비스 제공 여부
③ 신뢰성(reliability) – 약속한 서비스를 믿게 하며 정확하게 제공하는 능력
④ 유형성(tangibles) – 고객에 대해 주의를 기울이는 정도

해설 유형성은 의료기관의 장비, 시설, 직원의 외모 및 차림새를 말한다.

20. 병원 고객 만족도에 대한 설명으로 적절하지 않은 것은?

① 고객 만족도는 동적인 과정을 통해 형성되며, 시간이나 상황에 따라 변화하지 않는다.
② 고객 만족도의 형성에는 고객의 다양한 특성이 반영된다.
③ 고객 만족도는 고객의 태도나 행위 등을 통해 반응이 표현된다.
④ 고객 만족도는 의료서비스의 다양한 요인들이 복합적으로 작용하여 고객에게 평가된다.

해설 고객 만족도는 동적인 과정을 통해 형성되며, 시간이나 상황에 따라 변화한다.

17. ② 18. ① 19. ④ 20. ① 정답

21. 의료기관 고객 만족도 평가요소에 대한 설명이 적절하지 않은 것은?

① 보장성(assurance) – 직원들의 지식 및 태도
② 공감성(empathy) – 의료기관의 장비 및 시설
③ 신뢰성(reliability) – 약속한 진료 시간 준수
④ 유형성(tangibles) – 직원들의 외모 및 차림

해설 공감성은 고객에게 주의를 기울이는 정도이다. 고객의 개인적 요구에 대한 배려, 고객에 대한 관심을 기울이는 것, 고객의 요구를 경청하고 고객에게 진심을 다하는 태도 등이 이에 해당한다.

22. 정량적 조사방법으로 적절하지 않은 것은?

① 대인 설문조사　　② 전화 설문조사
③ 심층 면접법　　④ 온라인 설문조사

해설 정량적 조사방법은 구조화된 설문지를 제작하여 응답자들로부터 자료를 수집하는 방법이다. 정량적 조사 방법에는 대인 설문조사, 전화 설문조사, 우편 설문조사, 온라인 설문조사 방법 등이 있다. 심층 면접법은 질적 조사 방법으로 정형화된 질문지를 이용하지 않고 면접자와 응답자가 자유로운 일대일 면접을 통해 응답자의 잠재적 동기나 신념 및 태도 등을 파악하는 방법이다.

23. 대인 설문조사에 대한 설명으로 적절하지 않은 것은?

① 대인 설문조사란 조사원이 응답자를 직접 만나서 자료를 수집하는 방법이다.
② 대인 설문조사는 진료 과정 중인 고객을 대상으로 하는 것이 효과적이다.
③ 대인 설문조사는 한꺼번에 많은 양을 조사하는 것보다 1일 설문조사량을 정하여 일정 기간동안 일관성 있게 조사하는 것이 바람직하다.
④ 대인 설문조사는 설문 내용을 가능하면 전화 설문조사 내용과 동일하게 구성하여 통계분석에 함께 활용하면 효과적이다.

해설 대인 설문조사는 진료를 마친 후 수납을 한 고객을 대상으로 하는 것이 효과적이다.

24. 대인 설문조사의 장점이 아닌 것은?

① 익명성이 보장되어 응답률도 높은 편이다.
② 응답자를 직접 대면하여 충분한 시간을 갖고 조사하기 때문에 질문 내용을 정확하고 자세히 설명해 줄 수 있어 양질의 정보를 얻어낼 수 있다.

21. ② 22. ③ 23. ② 24. ①　　정답

③ 정해진 조사기간 내에 조사를 실시할 수 있다.
④ 표본분포의 통제가 가능하다.

해설 대인 설문조사는 응답자의 확인이 가능하다.

25. **전화 설문조사에 대한 설명으로 옳지 않은 것은?**

① 전화설문 대상자는 동일 기간 내에 동일 진료서비스를 제공받은 고객을 그룹을 선별하여 조사하는 것이 좋다.
② 전화 설문조사는 비교적 저렴한 비용으로 조사를 실시할 수 있다.
③ 전화 설문조사를 위한 설문지는 가능한 많은 문항을 만들어서 많은 정보를 수집한다.
④ 지역이나 거리에 관계없이 조사 표본 분포의 폭을 넓힐 수 있다.

해설 전화설문의 문항은 약 10문항 이내로 하는 것이 신뢰도를 높일 수 있는 가장 좋은 방법이다. 설문 문항이 너무 많아지면 응답자가 건성으로 대답할 가능성이 점차 높아지기 때문에 신뢰성이 낮아질 수 있다.

26. **온라인 설문조사에 대한 설명으로 적절하지 않은 것은?**

① 온라인 설문조사는 홈페이지나 카페 및 블로그 등을 이용하여 응답자로부터 자료를 수집하는 방법이다.
② 조사 대상자의 범위를 광범위하게 할 수 있으나, 설문의 회수가 느린 편이다.
③ 시간과 공간의 제약을 받지 않고 쌍방향 커뮤니케이션을 통해 조사가 가능하다.
④ 설문문항에 동영상, 3차원 이미지, 사운드 등의 입체적인 질문이 가능하다.

해설 온라인 설문조사는 인터넷을 통하여 설문의 회수가 빠른 편이다.

27. **한 장소에 소수(6~12명)의 응답자들을 모아서 조사 목적에 관련된 주제에 대해 자유롭게 의견을 개진하게 하여 자료를 수집하는 방법은 다음 중 어떤 방법인가?**

① 심층 면접법
② 고객 소리함(VOC) 설문
③ 온라인 설문조사
④ 초점집단 조사

해설 초점집단 조사에 대한 설명이다.

25. ③ 26. ② 27. ④ 정답

28. **의료기관에서 고객의 눈에 잘 띄는 곳에 고객 소리함을 설치하여 고객요구의 개선에 활용하는 방법은?**

① VOC ② VOD ③ VCD ④ VCS

해설 고객 소리함 설문은 VOC(Voice of Customer)이라 한다.

29. **고객 만족도 평가 방법 중 정량평가에 대한 설명으로 옳지 않은 것은?**

① 목표치에 대한 달성여부(매출, 고객내원율, 치료동의율 등)를 분석하는 것이다.

② 평가방법은 목표 대비 달성률, 전월 대비 성장률, 전년 대비 성장률 등이 있다.

③ 정량평가는 수치로 나타낼 수 있기 때문에 특정기준을 설정하여 비교분석이 가능하다.

④ 목표치 달성을 위한 여러 가지 수단(기간, 내용, 치료만족도, 친절만족도 등)의 효용도를 분석하고 평가하는 것이다.

해설 목표치 달성을 위한 여러 가지 수단(기간, 내용, 치료만족도, 친절만족도 등)의 효용도를 분석하고 평가하는 것은 정성평가이다.

30. **고객만족도 조사를 위한 조사 담당자의 선발 및 교육의 내용으로 옳지 않은 것은?**

① 객관적인 품질의 조사 자료를 얻기 위하여 우수한 조사 담당자를 선발하여 투입할 수 있도록 선발 계획을 수립한다.

② 고객 만족도 조사를 왜 하는지, 고객 만족도 조사 대상자는 누구인지, 고객 만족도 설문지는 어떤 내용으로 구성되어 있는지 등에 대해서 교육한다.

③ 설문조사를 신속하게 진행하기 위해 서비스 교육은 하지 않는다.

④ 설문지 작성 요령에 대한 교육과 설문지를 배부하고 회수하는 요령에 대한 교육을 시행한다.

해설 조사를 진행할 때 갖추어야 하는 태도와 자세, 표정, 말투 등에 대한 교육을 해야 한다.

31. **병원 고객 만족도 개선 과정으로 가장 적절하지 않은 것은?**

① 고객 만족도 개선안 도출

② 고객 만족도 조사담당 조직 구성

③ 고객 만족도 개선안 실행

④ 개선 활동의 평가 및 피드백

28. ① 29. ④ 30. ③ 31. ② 정답

해설 고객 만족도 조사담당 조직 구성은 만족도 조사 계획단계에 해당한다.

32. **고객 만족도 개선안의 실행에 관한 내용으로 적절하지 않은 것은?**

① 개선 활동의 결과가 좋지 않은 경우에는 1년간 진행중인 개선안을 유지하면서 상황을 지켜봐야 한다.
② 개선 활동을 실행할 때에는 실무 담당자들이 개선 활동 목표를 공유하고 구체적인 개선 활동 방법들을 교육받은 후에 실행해야 효과적이다.
③ 개선 활동은 일회성으로 그치지 않도록 정기적인 관리 감독이 필요하다.
④ 개선안을 실행하고 난 후에는 반드시 평가가 이루어져야 한다.

해설 개선 활동의 결과가 좋지 않은 경우에는 개선 활동을 중단한 후 단점을 보완하여 효율성을 높여나가야 한다.

33. **병원 고객 만족도 개선 활동의 평가 목적으로 적절하지 않은 것은?**

① 설정된 목표의 달성 정도 점검
② 병원 직원들의 직무역량평가
③ 개선계획의 효과 및 효율성 검토
④ 서비스 개선 과정에서 나타나는 문제점 파악

해설 병원 직원들의 직무역량평가는 직원의 인사고과에 대한 것으로 병원 고객 만족도 개선 활동의 평가와는 직접적인 관련이 없다.

34. **수집된 VOC(Voice of Customer)를 분석하여 정리하는 방법으로 가장 적절하지 않은 것은?**

① 정리된 문제점들의 우선순위를 결정하여 정리한다.
② 접점별 또는 부서별로 분류하여 정리한다.
③ 문제의 심각성, 발생빈도, 개선 가능성 등을 종합적으로 고려하여 실행 순서를 정한다.
④ 고객의 성명, 나이, 성별 등에 따라 분류하여 정리한다.

해설 VOC(Voice of Customer)는 고객의 성명, 나이, 성별 등에 따라 분류할 필요는 없다.

32. ① 33. ② 34. ④ 정답

35. **VOC(Voice of Customer)를 수집하기 위한 방법으로 가장 적절하지 않은 것은?**

① '고객의 소리함'을 설치하여 고객이 직접 제안이나 칭찬, 불만 사항들을 적어서 제출할 수 있도록 한다.
② '고객의 소리함'은 고객의 눈에 잘 띄지 않는 곳에 비치한다.
③ '고객의 소리함'을 운영하고 있음을 안내하는 포스터 또는 스티커 등을 만들어서 병원 곳곳에 비치하고 홍보하는 것이 좋다.
④ '고객의 소리함'에는 고객이 사용할 카드와 볼펜을 비치하여 누구나 쉽게 작성할 수 있도록 해야 한다.

해설 고객의 눈에 잘 띄는 곳에 비치해야 한다.

36. **다음 중 VOC(Voice of Customer) 카드에 들어갈 내용으로 적절하지 않은 것은?**

① 진료 일자
② 고객 연락처
③ 문의, 불편, 칭찬, 건의 등을 적을 수 있는 내용란
④ 수납 금액

해설 수납 금액에 대한 정보는 필요하지 않다.

37. **불만 고객 발생 시, 병원코디네이터의 역할로 가장 적절하지 않은 것은?**

① 불만 고객의 감정 변화와 토로하는 불만 사항을 세심하게 파악하는 것이 중요하다.
② 고객이 불만 토로로 인해 손해를 볼 수 있다는 두려움을 느끼고 있음을 이해해야 한다.
③ 동일한 문제가 반복되지 않도록 불만의 원인을 파악하고 재발 방지책을 마련한다.
④ 고객의 불만을 개인적인 감정으로 받아들인다.

해설 병원코디네이터는 고객의 불만을 객관적으로 처리해야 하며, 개인적인 감정으로 받아들이는 것은 적절하지 않다.

38. **불만을 표시하는 고객에 대한 설명으로 옳은 것은?**

① 병원에 대한 충성도가 낮다.
② 떠날 가능성이 높으므로 관리가 필요 없다.
③ 병원에 귀중한 정보를 제공해 주는 고객이다.

35. ② 36. ④ 37. ④ 38. ③ 정답

④ 다른 고객에게 부정적인 영향을 미치므로 격리해야 한다.

해설 불만을 표시하는 고객은 병원에 개선점을 알려주는 중요한 정보를 제공하며, 잘 응대하면 충성 고객으로 전환될 수 있다.

39. 고객 불만의 원인 중, 병원 입장의 원인에 해당하지 않는 것은?

① 치료시간 지연
② 서비스 정신 결여
③ 진료처리 지연에 대한 초조감
④ 고객 감정에 관한 배려 부족

해설 진료처리 지연에 대한 초조감은 고객 불만의 원인 중 고객 입장의 원인이다.

40. 고객이 불만 토로를 통해 얻고자 하는 것이 아닌 것은?

① 정당한 불평에 대한 인정　② 정확한 설명
③ 신속한 사과와 보상　④ 직원과의 친목 도모

해설 진료처리 지연에 대한 초조감은 고객 불만의 원인 중 고객 입장의 원인이다.

41. 불만을 잘 처리한 경우 병원이 얻게 되는 이점과 거리가 먼 것은?

① 이윤 증대에 기여　② 부정적 평판 사전 방지
③ 법적 소송 비용 절감　④ 직원 업무 부담 경감

해설 불만 처리는 이윤 증대, 부정적 평판 방지, 법적 소송 비용 절감에 이바지한다. 그러나 불만을 해결하는 과정에서 추가적인 지원 업무와 시간이 필요하므로 직원의 업무는 오히려 증가할 수 있다.

42. 다음 중 불만 고객의 행동 유형이 아닌 것은?

① 침묵 고객　② 전환 고객　③ 단골 고객　④ 토로 고객

해설 단골 고객은 병원을 지속적으로 이용하는 고객을 의미하며, 불만 고객이 아니다.

43. 다음 중 토로 고객의 특징에 해당하지 않는 것은?

① 병원에 직접 불평을 털어놓는 고객이다.
② 병원에 긍정적인 영향을 미칠 수 있는 유일한 유형이다.

39. ③ 40. ④ 41. ④ 42. ③ 43. ④　정답

③ 전화나 방문을 통해 불만을 제기한다.
④ 항상 이성적이고 차분하게 불만을 제기한다.

해설 토로 고객은 감정적으로 흥분하여 불만을 제기할 수도 있고, 이성적으로 상황을 정리하여 불만을 제기할 수도 있다.

44. **고객을 화나게 하는 태도 중, 고객을 귀찮고 성가신 존재로 취급하여 차갑고 퉁명스럽게 대하는 태도는 무엇인가?**

① 무관심 ② 무시 ③ 냉담 ④ 거만

해설 냉담에 관한 설명이다.

45. **불만 고객을 응대하는 방법으로 옳지 않은 것은?**

① 고객의 입장에서 생각한다.
② 병원의 규정을 먼저 설명한다.
③ 서비스 제공자 개인 감정을 드러내지 않는다.
④ 고객의 가치관을 바꾸려 하지 않는다.

해설 병원의 규정이나 기준을 먼저 설명하면 고객의 감정을 더 상하게 할 수 있다.

46. **불만 접수 시, 불만일지에 반드시 기록해야 하는 내용이 아닌 것은?**

① 고객 정보 ② 불만 내용
③ 불만 원인 ④ 고객의 종교

해설 불만일지에는 고객 정보, 불만 내용, 불만 원인, 조치 사항, 추후 관리 계획 등을 기록해야 하며, 고객의 종교는 필수적인 정보가 아니다.

47. **병원에 방문하여 불만을 토로하는 고객을 응대하는 방법으로 옳지 않은 것은?**

① 장소를 옮겨서 응대한다.
② 고객의 불만을 충분히 경청하고 필요한 부분은 메모하며 듣는다.
③ 고객의 말을 끊고 논리적으로 반박한다.
④ 고객이 감정을 진정할 수 있도록 음료나 차를 대접한다.

해설 고객의 말을 끊거나 논리적으로 반박하는 것은 좋은 응대가 아니다. 고객의 불만 사항을 경청하고 원인 분석을 해야 하며, 병원 측의 문제로 인한 불만의 경우에는 정중한 사과를 한다.

44. ③ 45. ② 46. ④ 47. ③ 정답

48. 좋은 불만 처리 방법으로 가장 거리가 먼 것은?

① 불만 처리의 중요성을 직원들에게 인식시킨다.
② 불만 내용을 반드시 기록한다.
③ 불만 발생 시 처리 및 보고 절차를 확립한다.
④ 불만 사항을 은폐하고 축소한다.

해설 불만 사항은 은폐하거나 축소해서는 안 되며, 투명하게 공개하고 적극적으로 해결해야 한다.

49. 진료의뢰서에 포함되는 환자정보가 아닌 것은?

① 환자성명
② 휴대전화번호
③ 생년월일
④ 종교

해설 진료의뢰서에는 ① 환자정보, ② 진료의뢰정보, ③ 의뢰기관정보가 포함된다.

① 환자정보 : 환자성명, 생년월일, 휴대전화번호, 예비휴대전화번호, 주소
② 진료의뢰정보 : 희망진료과목, 희망진료의사명, 희망예약일시, 상태 및 내용, 진료영상 첨부, 첨부파일 첨부, 진료협력센터에 전달 메모
③ 의뢰기관정보 : 병원명, 의뢰의사명, 의사면허번호, 병원전화번호, FAX, 병원주소, 환자의뢰 동의에 체크, 의뢰환자의 예약결과 전달받는 방법 선택(SMS, E–mail 등), 진료결과 회신서 수령받는 방법(E–mail, 우편, FAX 등)

50. 협력병원의 On–line '진료의뢰 시스템' 운영방법으로 적합하지 않은 것은?

① 전문적인 상담을 통해서 적합한 진료과를 연결해준다.
② 고객이 진료의뢰를 할 때는 신속히 진료예약을 실시한다.
③ 진료의뢰 및 진료의뢰서를 작성하고, 진료정보제공 환자동의서는 나중에 수술 시 받는다.
④ 진료 내용에 대해서는 SMS 서비스 등을 제공하여 협진의가 의뢰한 환자의 상태를 파악할 수 있도록 한다.

해설 On–line 시스템으로 진료의뢰를 할 경우에는 진료의뢰 및 진료의뢰서를 작성하고, 진료정보제공 환자동의서를 받는다.

48. ④ 49. ④ 50. ③ 정답

51. 협력병원 간 '진료의뢰 및 회신'의 일반적인 절차로서 그 순서가 바른 것은?

ㄱ. 진료협력센터 진료의뢰　　ㄴ. 진료의뢰서 작성
ㄷ. 진료 실시　　ㄹ. 의뢰환자 병원 방문　　ㅁ. 진료결과 회신

① ㄱ - ㄴ - ㄷ - ㅁ - ㄹ　　② ㄱ - ㄴ - ㄹ - ㄷ - ㅁ
③ ㄴ - ㄱ - ㄷ - ㅁ - ㄹ　　④ ㄴ - ㄱ - ㄹ - ㄷ - ㅁ

해설 일반적으로 협력병원 간 진료의뢰 및 회신의 절차는 "진료의뢰서 작성 - 진료협력센터 진료의뢰 - 의뢰환자 병원 방문 - 진료 실시 - 진료결과 회신" 순서로 진행된다.

52. 협력병원의 진료결과에 대한 일반적인 회신 절차로서 그 순서가 바른 것은?

ㄱ. 진료회신서 작성　　ㄴ. 협력병원에서 진료
ㄷ. 진료결과 회신　　ㄹ. 환자진료기록 조회

① ㄴ - ㄹ - ㄷ - ㄱ　　② ㄴ - ㄹ - ㄱ - ㄷ
③ ㄴ - ㄱ - ㄷ - ㄹ　　④ ㄴ - ㄱ - ㄹ - ㄷ

해설 협력병원의 진료결과의 일반적인 회신 절차는 '협력병원에서 진료 - 환자진료기록 조회 - 진료회신서 작성 - 진료결과 회신' 순으로 진행된다.

53. 협력병원의 협약체결 목적 및 효과로서 적절하지 않은 것은?

① 협력병원 간에 상호 협력을 통해 공동 발전을 추구한다.
② 협력병원 간에 상호 협력을 통해 이윤창출을 극대화 한다.
③ 협력병원 간에 상호 협력을 통해 병원경영의 효율성을 증진한다.
④ 협력병원 간에 상호 협력을 통해 의료전달체계를 확립하여 환자편의 향상과 국민 건강증진에 기여한다.

54. 협력병원의 협약체결을 통한 상호지원 사항으로 적절하지 않은 것은?

① 협력병원 지정 표시
② 신속한 진료의뢰 예약 및 회송 상호 협력
③ 환자에 대한 편의 제공 및 의학정보 교환

51. ④ 52. ② 53. ② 54. ④　　정답

④ 상급병원의 의료정보시스템 개발 및 구축비의 일체 지원

55. 협력병원에 진료를 의뢰할 시 파악해야 하는 사항으로 적절하지 않은 것은?

① 해당 진료과목의 유무와 의료진 진료 가능 여부
② 환자와 보호자의 연고지
③ 환자에게 필요한 검사 장비
④ 환자와 보호자의 진료비 지불 능력

해설 진료 의뢰시 확인해야 할 사항은 환자 및 보호자의 요구도 파악과 의뢰 병원의 수용능력, 이동수단 등을 사전에 파악해야 한다.

56. 입원치료가 필요한 환자를 협력병원에 의뢰하는 경우 병원코디네이터의 역할로 적절하지 않은 것은?

① 연속 진료가 가능할 수 있도록 협력병원에 환자의 진료 정보를 전달한다.
② 협력병원의 입원 가능 시간대를 확인해서 불필요한 대기시간을 줄이도록 노력한다.
③ 입원중인 환자 전원시 이동수단은 환자와 보호자가 원하는 방법으로 진행될 수 있도록 한다.
④ 입원환자 의뢰시 해당 진료과목의 유무 및 병상 수용 능력, 의료진의 진료 가능 여부를 사전에 확인해야 한다.

해설 입원환자 전원시 환자상태에 따라서 담당의사와 환자, 보호자 등이 상의한 후 결정하게 된다. 병원코디네이터는 환자와 보호자가 최대한 편안하게 이동할 수 있도록 안내하는 역할을 한다.

57. 협력기관과의 협업 시 병원코디네이터의 역할로 적절하지 않은 것은?

① 검사의 우선순위가 있는 환자를 의뢰하는 경우에는 진료협력센터 담당자에게 연락하여 환자상태를 설명하고 순서대로 검사가 진행될 수 있도록 협조를 구한다.
② 당일 진료가 필요한 환자를 의뢰할 경우에는 사전에 협진의의 진료 가능 여부를 확인한다.
③ 환자와 보호자의 일정이 가장 중요하므로 병원코디네이터는 환자가 원하는 날짜에 진료를 받을 수 있도록 협력병원에 요구해야 한다.
④ 검사와 진료가 여러 날짜에 걸쳐서 진행되지 않도록 최대한 조율하고 환자가 효율적인 진료를 받을 수 있도록 도와주는 역할을 한다.

55. ④ 56. ③ 57. ③ 정답

해설 병원코디네이터는 환자와 보호자의 일정을 사전에 파악하여 진료협력센터 담당자와 진료 일정을 조율하는 역할을 한다. 무조건적으로 요구하는 것은 협력기관에 대한 예의에 어긋날 수 있다.

58. 고객 진료일정 조율에 대한 병원코디네이터의 응대로 가장 적절하지 않은 것은?

① 진료의뢰서를 지참하여 고객이 원하는 날짜에 협력의료기관에 방문하도록 안내한다.
② 당일 진료가 반드시 필요한 환자를 의뢰시에는 진료협력센터에 환자상태를 설명하고 당일 진료를 신속하게 받을 수 있도록 협조를 구한다.
③ 진료와 검사가 같은 날짜에 이루어질 수 있도록 일정을 조율한다.
④ 온라인을 통해 진료의뢰를 한 경우에도 진료협력센터에 유선 상으로 일정 확인을 하여 환자에게 정확한 예약 일정을 안내하는 것이 좋다.

해설 환자가 진료예약 없이 협력의료기관에 방문하면 당일 진료가 어려울 수 있으므로 병원코디네이터는 사전에 일정을 조율하여 진료 예약을 한 후 방문하도록 안내하는 것이 좋다.

59. 외국인 환자를 의뢰할 경우 병원코디네이터의 역할로 적절하지 않은 것은?

① 진료의뢰할 협력의료기관에 통역코디네이터가 없는 경우에는 환자를 의뢰하지 않도록 조정한다.
② 진료협력센터에 연락하여 해당 언어 서비스가 제공되는지 여부를 미리 확인한다.
③ 해당 언어의 통역코디네이터가 없는 협력의료기관에 의뢰시에는 휴대전화를 통한 통역서비스 제공이 가능한지 여부를 확인한다.
④ 통역과 행정적인 절차에 대한 상세한 안내가 필요함을 협력의료기관에 미리 알려서 서비스가 제공될 수 있도록 한다.

해설 해당 언어의 통역코디네이터가 없는 협력의료기관에 의뢰 시 bbb서비스와 같은 통역서비스를 활용할 수 있도록 안내하여 조율하는 것이 좋다.

60. 진료결과를 인터넷을 통하여 의뢰병원으로 송부하기 위한 절차 중 잘못된 내용은?

① 진료의뢰센터에 전자의무기록 조회를 신청한다.
② 요청 병원의 아이디 부여 및 조회 서비스 이용 방법을 안내한다.
③ 부여받은 아이디와 비밀번호를 입력하여 접속한다.
④ 환자의 동의서가 없는 경우 검사결과는 직계존속의 경우만 의무기록을 조회할 수 있도록 한다.

58. ① 59. ① 60. ④ 정답

해설 검사결과 및 의무기록의 조회는 본인이 아닌 경우 환자의 동의서 제출이 없을 시 모든 경우에서 불가능하다.

61. 환자의 전원 시 진료의 연속성을 유지하기 위하여 '진료의뢰서'에 포함되지 않는 정보는?

① 성명, 생년월일, 주소, 진료기간 등과 같은 환자의 일반정보
② 진료소견(진단명, 경과요약 등), 전원사유 등과 같은 환자의 질병상태
③ 응급 상황인 경우는 반드시 서면동의서 첨부
④ 전원 시 확인사항(감염여부, 인공호흡기 적용, 산소흡인 등) 의료진 동반 여부, 이송수단 등의 정보

해설 전원 및 의뢰를 위해 타병원에 진료정보 등을 보낼 때 고객지원센터는 환자(보호자)의 전원동의를 서면으로 받는다. 단, 응급 상황인 경우는 제외한다.

62. 전원기관 및 의뢰병원의 평가 및 선정에 고려되는 내용으로 거리가 가장 먼 것은?

① 환자(보호자)의 요구와 최대한 일치하며 환자의 상태에 대한 병원의 수용능력을 고려하여 선정
② 선호도, 연고지, 비용, 장기요양, 완화의료서비스, 가정간호 등을 고려하여 선정
③ 질환, 중증도, 의식상태, 의료진 동반의 필요성 여부 등 환자의 상태를 파악하여 선정
④ 환자(보호자)의 치료비용 납부 능력을 고려하여 선정

63. 전기 화재 안전관리 방법으로 옳지 않은 것은?

① 전기기구 전선의 피복이 벗겨졌을 때 반창고를 감아 사용한다.
② 전기기구 사용 시에는 전압 및 전류를 확인하고, 사용 전 · 후 이상 유무를 확인한다.
③ 전선이 꼬이거나 묶인 채 사용하면 열이 발생하여 위험하므로 전선이 꼬이지 않도록 한다.
④ 한 개의 콘센트나 소켓에서 여러 선을 끌어 쓰거나 한꺼번에 여러 가지 전기기구를 꽂는 문어발식 사용을 하지 않는다.

해설 전기기구 전선의 피복이 벗겨졌을 때에는 감전 및 화재의 위험이 있으므로 반창고를 사용하면 안되고, 임시로 절연 테이프를 사용할 수는 있지만, 안전을 위해 전선을 교체해야 한다.

61. ③ 62. ④ 63. ① 정답

64. 화기위험물 안전관리의 설명으로 적절하지 않은 것은?

① 화기 주변에는 인화물질을 가까이하지 않는다.
② 화기 주변에는 방화사, 방화수를 비치한 후 수시로 상태를 점검한다.
③ 근무교대 시 화기의 이상 유무를 점검한 후 필히 인수, 인계한다.
④ 허가되지 않은 화기를 사용할 때에는 이상 유무를 정기적으로 점검한다.

해설 허가되지 않은 화기는 사용하지 않는다.

65. 화재 발생 시 피난을 원활하게 하기 위해 점검 및 관리하는 내용으로 옳지 않은 것은?

① 비상 엘리베이터의 점검과 관리를 한다.
② 피난층과 안전지역으로 가는 피난경로에 설치된 장애물은 파악해 둔다.
③ 대피 경로 안내 표지 설치 및 관리를 한다.
④ 의료가스 · 압축가스 기능 마비에 대비한 이동용 기구 확보 및 관리를 한다.

해설 피난층과 안전지역으로 가는 피난경로에 설치된 장애물은 파악 후 제거해 둔다.

66. 병원의 소방안전관리 대상에 해당하는 것을 모두 고른 것은?

가. 입원환자　　나. 외래환자　　다. 예약환자　　라. 병원 모든 방문객

① 가, 나　　② 가, 나, 다　　③ 가, 나, 라　　④ 가, 나, 다, 라

67. 세탁물 위생관리에 대한 설명으로 옳지 않은 것은?

① 수집 장소는 다른 시설과 구분되고 위생적으로 관리한다.
② 혈액이나 분비물로 젖은 세탁물은 새지 않는 방수처리를 하거나 별도의 용기를 사용한다.
③ 수거와 운반 시 운반자와 주변 환경에 오염되지 않도록 주의한다.
④ 세탁물 수집 햄퍼는 기타세탁물과 오염세탁물을 구분하지 않고 동일한 바구니를 사용한다.

해설 세탁물 수집 햄퍼는 기타세탁물과 오염세탁물을 구분하여 사용하고, 구분이 용이하도록 유색 바구니를 사용한다.

64. ④ 65. ② 66. ③ 67. ④ 정답

68. 혈액을 엎지른 경우의 관리로 옳지 않은 것은?

① 염소계 소독제를 사용하여 소독한다.

② 사용한 휴지나 흡착포는 장갑과 함께 비닐봉투에 밀봉 후 일반 쓰레기통에 버린다.

③ B형 간염 바이러스에 효과적인 소독제를 사용하여 소독한다.

④ 장갑을 착용한 후 흡착포나 휴지 등으로 혈액을 흡수시킨다.

해설 사용한 휴지나 흡착포는 장갑과 함께 감염성 쓰레기로 분류하여 폐기한다.

69. 병원 위생관리 중 청소관리에 대한 내용 중 적절하지 않은 것은?

① 환자 접촉이 잦은 문고리나 화장실 표면은 일상적인 빈도보다 더 자주 청소한다.

② 수술실 및 검사실, 격리병실처럼 오염가능성이 있는 공간은 소독제를 이용한 청소가 필요하다.

③ 청소의 순서는 높은 위치에서 낮은 위치로, 오염이 심한 곳부터 낮은 곳 순서로 진행한다.

④ 청소방법과 절차는 병원의 규정에 따라 철저히 진행한다.

해설 청소의 순서는 높은 위치에서 낮은 위치로, 오염이 낮은 곳부터 심한 곳 순서로 진행한다.

70. 병원 내 자살기도 예방에 따른 안전관리 예방수칙으로 옳지 않은 것은?

① 환자와의 라포 형성을 통하여 신뢰감을 형성한다.

② 저녁이나 야간 순회를 자주 하여 자살기도 기회를 줄인다.

③ 치료적인 활동에 참여하도록 격려한다.

④ 환자의 자살 관련 과거력은 선입견을 갖게 할 수 있으므로 파악하지 않는다.

해설 자살기도의 과거력이 있는 환자와 자살에 대한 생각이 있는 환자의 행동, 사고, 기분을 파악함으로써 예방할 수 있기 때문에 자살 관련 과거력은 파악해야 한다.

68. ② 69. ③ 70. ④ 정답

참고문헌

김용화, 고객만족 고객서비스1, 현대미디어, 2017

김화연, 서비스경영자격 SMAT비즈니스 커뮤니케이션, 박문각, 2018

대한병원코디네이터협회, 제4판 NCS 병원안내기반 병원코디네이터, 계축문화사, 2019

안태용, 정진희, 박진호, 다시 해석하는 고객만족, 나비의활주로

에듀윌, 2023 에듀윌 SMAT모듈A 비즈니스 커뮤니케이션, 에듀윌, 2022

한국서비스경영연구소, SMAT모듈A 비즈니스 커뮤니케이션 과외노트, 시대고시기획, 2022

병원코디네이터 시크릿 노트 값 30,000원

2025년 12월 15일 제1판 인쇄
2025년 12월 20일 제1판 발행

편저자 : 대한병원코디네이터협회
발행인 : 주 영 일
발행처 : **계 축 문 화 사**

서울특별시 종로구 통일로12길 16-17
우편번호 : 03029
TEL : 735-2257 · 738-9746
FAX : 723-9025
E-mail : gyechuk@hanmail.net
홈페이지 : http://gyechuk.co.kr
1973. 10. 31 등록번호 제300-1973-8호
ISBN 978-89-5629-868-9 93510